临床路径治疗药物释义

普通外科分册

（修订版）

《临床路径治疗药物释义》专家组　编

中国协和医科大学出版社

图书在版编目（CIP）数据

临床路径治疗药物释义·普通外科分册/《临床路径治疗药物释义》专家组编著. —北京：中国协和医科大学出版社，2014.8

ISBN 978-7-5679-0138-4

Ⅰ. ①临…　Ⅱ. ①临…　Ⅲ. ①外科学-用药法　Ⅳ. ①R452

中国版本图书馆 CIP 数据核字（2014）第 164305 号

临床路径治疗药物释义·普通外科分册（修订版）

编　　者：《临床路径治疗药物释义》专家组
责任编辑：谢　阳

出版发行：中国协和医科大学出版社
（北京东单三条九号　邮编 100730　电话 65260378）
网　　址：www.pumcp.com
经　　销：新华书店总店北京发行所
印　　刷：北京佳艺恒彩印刷有限公司

开　　本：850×1168　1/32 开
印　　张：13
字　　数：500 千字
版　　次：2014 年 8 月修订版　　　2014 年 8 月第 1 次印刷
定　　价：48.00 元

ISBN 978-7-5679-0138-4

临床路径及相关释义
编审专家名单

王　杉　北京大学人民医院
刘永锋　中国医科大学附属第一医院
刘玉村　北京大学第一医院
孙　阳　中国医学科学院北京协和医院
张忠涛　首都医科大学附属北京友谊医院
姜洪池　哈尔滨医科大学附属第一医院
赵玉沛　中国医学科学院北京协和医院
秦新裕　复旦大学附属中山医院

《临床路径治疗药物释义》编审专家名单

金有豫　首都医科大学
孙忠实　海军总医院
李大魁　北京协和医院
王汝龙　首都医科大学附属北京友谊医院
朱　珠　北京协和医院
赵志刚　首都医科大学附属北京天坛医院
翟所迪　北京大学第三医院
黎沾良　中国人民解放军第 304 医院
史录文　北京大学
史亦丽　北京协和医院
郭代红　中国人民解放军总医院
周　颖　北京大学第一医院
贡联兵　中国人民解放军第 305 医院
陈瑞玲　首都医科大学附属北京天坛医院
刘丽萍　中国人民解放军第 302 医院
朱　曼　中国人民解放军总医院

《临床路径治疗药物释义》

普通外科分册

参编专家名单

（以姓氏笔画为序）

王　杉　王汝龙　史录文　史亦丽　孙　阳

孙忠实　李大魁　刘丽萍　刘永锋　刘玉村

朱　曼　朱　珠　陈瑞玲　贡联兵　张忠涛

金有豫　周　颖　郭代红　姜洪池　赵玉沛

赵志刚　秦新裕　翟所迪　黎沾良

总　序

2009年3月，《中共中央国务院关于深化医药卫生体制改革的意见》和国务院《医药卫生体制改革近期重点实施方案（2009~2011年）》发布以来，医药卫生体制改革五项重点改革取得明显进展。

为了把医药卫生体制改革持续推向深入，“十二五”期间，要以建设符合我国国情的基本医疗卫生制度为核心，加快健全全民医保体系，巩固完善基本药物制度和基层医疗卫生机构运行新机制，积极推进公立医院改革，建立现代化医院管理制度，规范诊疗行为，调动医务人员积极性。

开展临床路径工作是用于医务保健优化、系统化、标准化和质量管理的重要工具之一。临床路径在医疗机构中的实施，可为医院管理提供标准和依据，是医院内涵建设的基础。

为更好地贯彻国务院办公厅关于开展医药卫生体制改革的有关精神，帮助各级医疗机构开展临床路径管理，保证临床路径试点工作顺利进行，受卫生部委托，中国医学科学院承担了组织编写《临床路径释义》的工作。其中《临床路径治疗药物释义》一书笔者深感尤其值得推荐。本书就临床路径及释义的“治疗方案选择”、“选择用药方案”中所涉及药物相关信息做了详尽阐述，既是临床路径标准化的参考依据，也是帮助临床医生了解药物知识的最佳平台。

本书由国内知名专家编写审定。在通读全书后，我认为本书有几个非常鲜明的特点：一是开创性。作为一本临床指导类图书，《临床路径治疗药物释义》在紧密结合临床用药实践指导合理用药和个体化给药，整合“医”和“药”方面作了开创性的工作。二是包容性。这本书既可为临床医生提供切实可行的指导，对药学工作者也颇具参考价值。书中对药品信息资料进行了系统整理，涵盖了药品的政策和学术来源。三是延伸性。《临床路径治疗药物释义》这本书对路径病种所对应的选择用药提供了拓展阅读，指出资料来源与出处，便于临床医师进一步查阅详细内容。

笔者相信，随着更多有关《临床路径释义》及《临床路径治疗药物释义》的图书不断问世，医护人员和卫生管理人员将能更准确地理解、把握和运用临床路径，从而结合本院实际情况合理配置医疗资源，规范医疗行为，提高医疗质量，保证医疗安全。

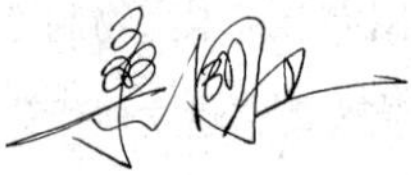

中国工程院　院　士
中国药学会　理事长

序　　言

普通外科是外科系统最大的专科，是以手术为主要方法治疗肝脏、胆道、胰腺、胃肠、肛肠、血管疾病、甲状腺和乳房的肿瘤及外伤等其它疾病的临床学科。其包含多器官涉及的外科疾病，患病人数较多。随着时间的发展，外科领域的新药、新器械、新术式也在当今层出不穷。对于广大患者和医院管理者来说，规范医疗行为、提高医疗质量、保障病人安全和降低医疗费用等问题尤为重要。

研究与实践证明，临床路径管理是通过循证医学建立医师共识，以共识规范医疗行为，从而达到整合优化资源、避免不必要检查与药物应用、减轻疾病负担、减少人为疏失、提高医疗服务质量等诸多方面的目标。因此，实施临床路径管理是医疗质量管理的重要工作，在医药卫生体制改革中扮演着重要角色。国家卫生和计划生育委员会（原卫生部）于 2011 年 1 月公布的《2011 年卫生工作要点》中特别把“继续制定常见病、多发病临床路径，增加实施病种数量，扩大临床路径实施覆盖面”作为一项公立医院的改革任务来布置。

迄今临床路径试点工作已进行三年多，为更好地贯彻国务院办公厅医药卫生体制改革的有关精神，帮助各级医疗机构开展临床路径管理，保证临床路径试点工作顺利进行，受国家卫生和计划生育委员会（原卫生部）委托，中国医学科学院承担了组织编写《临床路径释义》的工作。中国协和医科大学出版社在组织专家编写《临床路径释义》过程中，根据临床合理用药原则，结合《临床路径》及《临床路径释义》内容，又组织国内临床药学、药理专家共同编写了《临床路径治疗药物释义》，就临床路径及释义的“治疗方案选择”、“选择用药方案”中所涉及药物相关信息做了补充说明。

希望我推荐的这本《临床路径治疗药物释义·普通外科分册》能够帮助界内各位同仁更好的理解并开展临床路径管理工作，规范医疗行为，提高医疗质量。

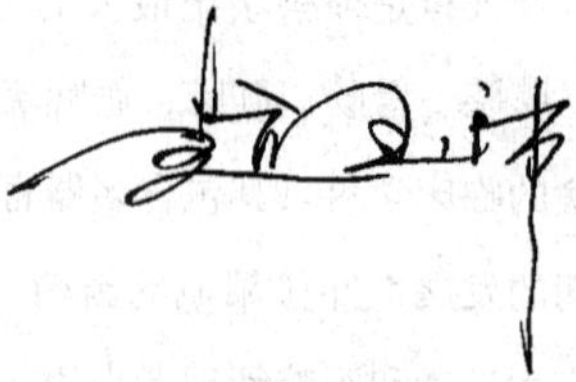

中华医学会外科学分会　主任委员

中国科学院　院士

前 言

临床路径是由医院管理人员、医师、护师、药师、医技师等多学科专家共同参与，针对特定病种或病例组合的诊疗流程，整合检查、检验、诊断、治疗和护理等多种诊疗措施而制定的标准化、表格化的诊疗规范。开展临床路径工作是实现医疗保健优化、系统化、标准化和全程质量管理的重要途径。

为更好地贯彻国务院办公厅医药卫生体制改革的有关精神，帮助各级医疗机构开展临床路径管理，保证临床路径工作顺利开展，受卫生部委托，中国医学科学院承担了组织编写《临床路径释义》的工作。在此基础上，中国协和医科大学出版社组织国内临床药学、药理学等领域的专家共同编写了《临床路径治疗药物释义》，就临床路径及相关释义中涉及药物的部分进行了补充释义和拓展阅读。

参加本书编写的专家大多数亲身经历了医院临床路径试点工作。他们根据临床路径各病种的具体特点，设计了便于临床医师在诊疗过程中查阅的药品表单，对药物信息进行了系统、简明阐述。全书涵盖了药品的政策和学术来源，并在临床路径及相关释义中，对“治疗方案选择”、“选择用药方案”、“术前、术中、术后”用药、“医师表单医嘱用药”等项下涉及相关药物的信息进行了归纳整理。根据最新公布的《医疗机构抗菌药物管理办法》，编者在每个学科分册中附加编写了“手术预防用抗菌药物”和“治疗用抗菌药物”表单，在适应证的基础上增加了抗菌药物的抗菌谱，这将极大地便利临床医生合理选择抗菌药物。本书附录则收载了药物相互作用、常用药物的皮肤敏感试验、静脉输液注意事项和调配处方时所使用的标签用语等，便于临床医生检索。

当然，临床路径既不是一成不变的，也不是放之四海而皆准的。相反，随着医药科技的不断进步，临床路径将根据循证医学的原则动态修正；与此同时，处于不同地域的不同医疗机构也应根据自身情况，合理制定适合本地区、本院实际情况的临床路径。因时间和条件限制，书中的不足之处难免，欢迎同行诸君批评指正。

桑国卫副委员长对临床路径系列出版物非常关心，百忙之中通读《临床路径治疗药物释义》，并亲自给本系列图书写序。在此表示衷心感谢！

编　者

2013 年 10 月

目 录

第一章　临床处方须知

第一节　关于处方的管理规定

本规定系依据《处方管理办法》（中华人民共和国卫生部第 53 号令于 2007 年 2 月 14 日发布）中的有关规定编写。

一、概述

1. 处方（prescription），是指由注册的执业医师和执业助理医师（以下简称医师）在诊疗活动中为患者开具的、由取得药学专业技术职务任职资格的药学专业技术人员（以下简称药师）审核、调配、核对，并作为患者用药凭证的医疗文书。处方包括门诊处方和医疗机构病区用药医嘱单。

2. 处方除作为患者用药的凭证外，尚具有经济和法律意义，可作为药品消耗数量和药费收入金额的原始记载文件；在遇有法律问题时也可作为证据使用。各种处方应按《处方管理办法》规定的保存期限和销毁手续进行管理。

3. 医师开具处方和药师调剂处方应当遵循安全、有效、经济的原则。

二、处方书写规则

1. 患者一般情况，临床诊断填写清晰、完整，并与病历记载相一致。

2. 每张处方限于一名患者的用药。

3. 字迹清楚，不得涂改；如需修改，医师须在修改处再次签名并注明修改日期。

4. 药品名称应当使用规范的中文通用名称书写，没有中文名称的可以使用规范的英文名称书写；医疗机构或者医师、药师不得自行编制药品缩写名称或者使用代号；书写药品名称、剂量、规格、用法、用量要准确规范，药品用法可用规范的中文、英文、拉丁文或者缩写体书写，但不得使用“遵医嘱”“自用”等含糊不清字句。

5. 患者年龄应当填写实足年龄，新生儿、婴幼儿写日龄、月龄，必要时要注明体重。

6. 西药和中成药可以分别开具处方，也可以开具一张处方，中药饮片应当单独开具处方。

7. 开具西药、中成药处方，每一种药品应当另起一行，每张处方不得超过 5 种药品。

8. 药品用法用量应当按照药品说明书规定的常规用法用量使用，特殊情况需要超剂量使用时，应当注明原因并再次签名。

9. 除特殊情况外，应当注明临床诊断。

10. 开具处方后的空白处画一斜线以示处方完毕。

11. 处方医师的签名式样和专用签章，应当与院内医务处及药学部门留样备查的式样相一致，不得任意改动，否则应当重新登记留样备案。

12. 药品剂量与数量用阿拉伯数字书写。剂量应当使用法定剂量单位：重量以克（g）、毫克（mg）、微克（μg）、纳克（ng）为单位；容量以升（L）、毫升（ml）、微升（μl）为单位；国际单位（IU）、单位（U）。片剂、丸剂、胶囊剂、颗粒剂分别以片、丸、粒、袋为单位；溶液剂以支、瓶为单位；软膏及乳膏剂以支、盒为单位；注射剂以支、瓶为单位，应当注明含量。

三、处方开具规则

1. 医疗机构应当根据本机构性质、功能、任务，制定本机构的药品处方集。

2. 医师开具处方应当使用经药品监督管理部门批准并公布的药品通用名称、新活性化合物的专利药品名称和复方制剂药品名称。

3. 开具院内制剂处方时医师应当使用经省级药品监督管理部门批准的名称。

4. 处方开具当日有效。特殊情况下需延长有效期的，由开具处方的医师注明有效期限，但有效期最长不得超过 3 日。

5. 医师利用计算机开具、传递普通处方时，应当同时打印出纸质处方，其格式与手写处方一致；打印的纸质处方经签名或者加盖签章后有效。药师核发药品时，应当核对打印的纸质处方，无误后发给药品，并将打印的纸质处方与计算机传递处方同时收存备查。

6. 各种药品处方的限量及要求

（1）普通药品：处方一般不得超过 7 日用量；急诊处方一般不得超过 3 日用量；对于某些慢性病、老年病或特殊情况，处方用量可适当延长，但医师应当注明理由。

（2）医疗用毒性药品及放射性药品：医疗用毒性药品、放射性药品的处方用量，应当严格按照国家有关规定执行。开具医疗用毒性药品，每张处方剂量不得超过 2 日极量（西药只限开制剂，不得开原料）。

（3）麻醉药品及精神药品：

1）医师应当按照卫生部制定的麻醉药品和精神药品临床应用指导原则，开具麻醉药品、第一类精神药品和第二类精神药品的处方。

2）门（急）诊癌症疼痛患者和中、重度慢性疼痛患者需长期使用麻醉药品和第一类精神药品的，首诊医师应当亲自诊查患者，建立相应的病历，要求其签署《知情同意书》。病历中应当留存下列材料复印件：二级以上医院开具的诊断证明，患者户籍簿、身份证或者其他相关有效身份证明文件；为患者代办人员身份证明文件。

3）除需长期使用麻醉药品和第一类精神药品的门（急）诊癌症疼痛患者和中、重度慢性疼痛患者外，麻醉药品注射剂仅限于医疗机构内使用。

4）为门（急）诊患者开具的麻醉药品注射剂，每张处方为一次常用量；控、缓释制剂。每张处方不得超过 7 日常用量；其他剂型，每张处方不得超过 3 日常用量。

第一类精神药品注射剂，每张处方为一次常用量；控、缓释制剂，每张处方不得超过 7 日常用量；其他剂型，每张处方不得超过 3 日常用量。哌甲酯用于治疗儿童多动症时，每张处方不得超过 15 日常用量。

第二类精神药品，一般每张处方不得超过 7 日常用量；对于慢性病或某些特殊情况的患者，处方用量可以适当延长，医师应当注明理由。

5）为门（急）诊癌症疼痛患者和中、重度慢性疼痛患者开具的麻醉药品、第一类精神药品注射剂，每张处方不得超过 3 日常用量；控、缓释制剂，每张处方不得超过 15 日常用量；其他剂型，每张处方不得超过 7 日常用量。

6）为住院患者开具的麻醉药品和第一类精神药品处方应当逐日开具，每张处方为 1 日常用量。

7）对于需要特别加强管制的麻醉药品，盐酸二氢埃托啡处方为 1 次常用量，仅限于 2 级以上医院内使用；盐酸哌替啶处方为 1 次常用量，仅限于医疗机构内使用。

8）医疗机构应当要求长期使用麻醉药品和第一类精神药品的门（急）诊癌症患者和中、重度慢性疼痛患者，每 3 个月复诊或者随诊一次。

四、处方调剂规则

1. 具有药师以上专业技术职务任职资格的人员负责处方审核、评估、核对、发药以及安全用药指导；药士从事处方调配工作。

2. 药师应当凭医师处方调剂处方药品，非经医师处方不得调剂。

3. 药师应当按照操作规程调剂处方药品：认真审核处方，准确调配药品，正确书写药袋或粘贴标签，注明患者姓名和药品名称、用法、用量，包装；向患者交付药品时，按照药品说明书或者处方用法，进行用药交待与指导，包括每种药品的用法、用量、注意事项等。

4. 药师应当认真逐项检查处方前记、正文和后记书写是否清晰、完整，并确认处方的合法性。

5. 药师应当对处方用药适宜性进行审核，审核内容包括：①规定必须做皮试的药品，处方医师是否注明过敏试验及结果的判定；②处方用药与临床诊断的相符性；③剂量、用法的正确性；④选用剂型与给药途径的合理性；⑤是否有重复给药现象；⑥是否有潜在临床意义的药物相互作用和配伍禁忌；⑦其他用药不适宜情况。

6. 药师审核处方后，认为存在用药不适宜时，应当告知处方医师，请其确认或者重新开具处方。药师发现严重不合理用药或者用药错误，应当拒绝调剂，及时告知处方医师，并应当记录，按照有关规定报告。

7. 药师调剂处方时必须做到“四查十对”：查处方，对科别、姓名、年龄；查药品，对药名、剂型、规格、数量；查配伍禁忌，对药品性状、用法用量；查用药合理性，对临床诊断。

8. 药师在完成处方调剂后，应当在处方上签名或者加盖专用签章。

9. 药师应当对麻醉药品和第一类精神药品处方，按年月日逐日编制顺序号。

10. 药师对于不规范处方或者不能判定其合法性的处方，不得调剂。

五、处方监督管理规则

1. 医疗机构应当加强对本机构处方开具、调剂和保管的管理。

2. 医疗机构应当建立处方点评制度。

3. 未取得处方权的人员及被取消处方权的医师不得开具处方。未取得麻醉药品和第一类精神药品处方资格的医师不得开具麻醉药品和第一类精神药品处方。

4. 未取得药学专业技术职务任职资格的人员不得从事处方调剂工作。

5. 处方由调剂处方药品的医疗机构妥善保存。普通处方、急诊处方、儿科处方保存期限为 1 年，医疗用毒性药品、第二类精神药品处方保存期限为 2 年，麻醉药品和第一类精神药品处方保存期限为 3 年。

处方保存期满后，经医疗机构主要负责人批准、登记备案，方可销毁。

6. 医疗机构应当根据麻醉药品和精神药品处方开具情况，按照麻醉药品和精神药品品种、规格对其消耗量进行专册登记，登记内容包括发药日期、患者姓名、用药数量。专册保存期限为 3 年。

第二节　药品不良反应报告与监测

本文系依据《药品不良反应报告和监测管理办法》（中华人民共和国卫生部部务会议审议通过，于 2011 年 5 月 4 日以中华人民共和国卫生部令第 81 号发布）有关内容编写。

一、概述

1. 药品不良反应（adverse drug reaction，ADR），是指合格药品在正常用法用量下出现的与用药目的无关的有害反应。

2. 药品不良事件（adverse drug event，ADE），是指药物治疗期间所发生的任何不利的医疗事件，该事件并非一定与该药有因果关系。

在相关性未弄清之前，它只能作为一个不良事件，待进一步研讨后，再肯定或否定该事件是否为药物不良反应。

3. 新的药品不良反应，是指药品说明书中未载明的不良反应。说明书中已有描述，但不良反应发生的性质、程度、后果或者频率与说明书描述不一致或者更严重的，按照新的药品不良反应处理。

4. 严重药品不良反应，是指因使用药品引起以下损害情形之一的反应：①导致死亡；②危及生命；③致癌、致畸、致出生缺陷；④导致显著的或者永久的人体伤残或者器官功能的损伤；⑤导致住院或者住院时间延长；⑥导致其他重要医学事件，如不进行治疗可能出现上述所列情况的。

5. 药品不良反应发生率，根据国际医学科学组织委员会（CIOMS）推荐，不良反应按其发生率分为十分常见、常见、少见、偶见、罕见、十分罕见6级。它们的发生率分别如下：十分常见≥10%，常见为2%～<10%，少见为1%～<2%，偶见为0.1%～<1%，罕见为0.01%～<0.1%，十分罕见<0.01%。

6. 药品群体不良事件，是指同一药品在使用过程中，在相对集中的时间、区域内，对一定数量人群的身体健康或者生命安全造成损害或者威胁，需要予以紧急处置的事件。同一药品：指同一生产企业生产的同一药品名称、同一剂型、同一规格的药品。

7. 药品重点监测，是指为进一步了解药品的临床使用和不良反应发生情况，研究不良反应的发生特征、严重程度、发生率等，开展的药品安全性监测活动。

8. 为及时、有效控制药品风险，保证公众用药安全，国家实行药品不良反应报告制度。药品生产企业（包括进口药品的境外制药厂商）、药品经营企业、医疗卫生机构应按规定报告所发现的药品不良反应。

二、报告与监测

1. 药品不良反应报告和监测是指药品不良反应的发现、报告、评价和控制的过程。

2. 药品生产、经营企业和医疗机构获知或者发现可能与用药有关的不良反应，应当通过国家药品不良反应监测信息网络报告；不具备在线报告条件的，应当通过纸质报表报所在地药品不良反应监测机构，由所在地药品不良反应监测机构代为在线报告。

3. 药品生产、经营企业和医疗机构应当配合药品监督管理部门、卫生行政部门和药品不良反应监测机构对药品不良反应或者群体不良事件的调查，并提供调查所需的资料。

4. 药品生产、经营企业和医疗机构应当建立并保存药品不良反应报告和监测档案。

5. 药品生产、经营企业和医疗机构应当主动收集药品不良反应，获知或者发现药品不良反应后应当详细记录、分析和处理，填写《药品不良反应/事件报告表》并报告。

6. 新药监测期内的国产药品应当报告该药品的所有不良反应；其他国产药品，报告新的和严重的不良反应。进口药品自首次获准进口之日起5年内，报告该进口药品的所有不良反应；满5年的，报告新的和严重的不良反应。

7. 药品生产、经营企业和医疗机构发现或者获知新的、严重的药品不良反应应当在15日内报告，其中死亡病例须立即报告；其他药品不良反应应当在30日内报告。有随访信息的，应当及时报告。

8. 药品生产、经营企业和医疗机构获知或者发现药品群体不良事件后，应当立即通过电话或者传真等方式报所在地的县级药品监督管理部门、卫生行政部门和药品不良反应监测机构，必要时可以越级报告；同时填写《药品群体不良事件基本信息表》，对每一病例还应当及时填写《药品不良反应/事件报告表》，通过国家药品不良反应监测信息网络报告。

9. 医疗机构发现药品群体不良事件后应当积极救治患者，迅速开展临床调查，分析事件发生的原因，必要时可采取暂停药品的使用等紧急措施。

三、评价与控制

1. 药品生产企业应当对收集到的药品不良反应报告和监测资料进行分析、评价，并主动开展药品安全性研究。药品经营企业和医疗机构应当对收集到的药品不良反应报告和监测资料进行分析和评价，并采取有效措施减少和防止药品不良反应的重复发生。

2. 国家药品不良反应监测中心应当根据对药品不良反应报告和监测资料的综合分析和评价结果，及时发布药品不良反应警示信息。

3. 下列信息由国家食品药品监督管理局和卫生部统一发布：①影响较大并造成严重后果的药品群体不良事件；②其他重要的药品不良反应信息和认为需要统一发布的信息。前款规定统一发布的信息，国家食品药品监督管理局和卫生部也可以授权省级药品监督管理部门和卫生行政部门发布。

第三节　儿童与老年人用药

一、儿童用药

（一）儿童生理特点

1. 儿童是生长发育中的机体　从医学角度看，儿童不是成人的缩影，而是处于生长发育中的机体，其解剖生理特点和疾病的临床表现与成人有很大差别。儿童的许多脏器（如心、肝、肾）及神经系统的功能发育尚不完善，免疫机制亦不健全，因而对药物也具有特殊的反应。在儿童的年龄范围内，自出生到青春发育成熟，其全身器官和组织逐步成长，体格、心理和精神状态均在不断发育的过程中，年龄越小，与成人的差别越大（尤其是新生儿和婴幼儿）。因此，对防治儿童疾病必须考虑其生理特点及用药特殊性。

2. 儿童按年龄分期　我国儿童年龄范围为：自出生至18周岁。为分析儿童生长发育各阶段对药物处置及反应情况，将儿童按年龄做以下分期，见表1-1：

表 1-1　儿童各期发育特点

分期	年龄	发育特点
新生儿期	自胎儿娩出脐带结扎至 28 日	适应环境阶段，各项生理功能还不完善和协调
婴儿期	自出生后～1 周岁之前	体格生长迅速，脑发育很快，各系统器官的生长发育虽在继续进行，但还不够成熟完善
幼儿期	自 1~3 周岁之前	生长速度稍减慢，智能发育迅速，消化系统功能仍不完善
学龄前期	自 3~6 周岁之前	生长速度较慢，神经心理发育更趋完善，智能发育更加迅速
学龄期	自 7~12 周岁之前	体格生长稳步增长，多种生理功能已基本成熟，除生殖器官外，其他器官发育基本接近成人水平
青春期	自 12~18 周岁	这是儿童过渡到成人的发育阶段，但个体差异很大，与地区、气候、种族及性别有关。女孩的青春期开始和结束年龄均比男孩早 2 年。青春期，儿童体格生长速率出现第二高峰，生殖系统发育成熟，生理发育达到新的水平

学龄前儿童（6~7 周岁之前）称为小儿。

（二）儿童药动学特点

儿童由于生理方面的特点，使得药物在其体内的药动学过程与成人有一定的差异。

1. 吸收

口服给药：口服在胃肠道的吸收程度，受胃内酸度、胃排空时间、病理状态、药物性质及个体差异的影响。儿童不同时期存在差异：①新生儿及婴幼儿胃酸过低或缺乏，直到 3 岁左右才稳定在成人水平。胃蠕动差，胃排空时间延长达 6~8 小时（6~8 个月才接近成人水平），因此新生儿口服药物吸收的量难以预料，胃肠吸收功能有较大差异；②婴幼儿胃内酸度仍低于成人，故对药物的吸收与成人也不尽相同，不过胃排空时间较新生儿短，在十二指肠吸收的药物吸收时间快于新生儿；③较大儿童胃肠道对药物的吸收已接近成人，但首关消除能力强，对于首关效应较强的药物（如普萘洛尔等）生物利用度低，个体差异大。

皮肤、黏膜给药：新生儿、婴幼儿的皮肤、黏膜面积相对较成人大，且皮肤角化层薄，黏膜娇嫩，某些药物可通过口腔、直肠，鼻、眼等黏膜和皮肤吸收。但是，由于吸收速率快，作用强，尤其皮肤有炎症或破损时，吸收的更多，可引起一些药物（如硼酸、水杨酸、糖皮质激素等）发生不良反应甚至中毒。虽应用有限，亦应引起警惕。

肌内注射：由于小儿（学龄前儿童）臀部肌肉不发达，肌内纤维软弱，故油脂类药物难以吸收，易造成局部非化脓性炎症。另外，由于局部血流量及肌肉容量少，故肌内注射后药物吸收不佳。

皮下注射：由于小儿皮下脂肪少，注射容量有限，且易发生感染，故皮下注射亦不适宜。

静脉注射：药物吸收速度快，药效可靠，是危重病儿可靠的给药途径。

2. 分布　许多因素影响儿童的药物分布，例如体液组分、血浆蛋白结合、血-脑脊液屏障等。新生儿、婴幼儿药物分布与成人差异明显。

（1）体液组分：儿童的体液量、细胞外液、间质液均相对高于成人。如新生儿的体液、细胞外液分别占体重的80%和45%，1岁婴儿的体液、细胞外液分别占体重的70%和30%，儿童的体液占体重的65%，而成人上述两项的比例分别为60%和15%~20%。因此，对于儿童来说，水溶性药物的分布容积增大，一是可以降低药物峰浓度而减低药物的最大效应，二是减慢药物消除，延长药物作用维持的时间。这说明，若欲达到与成人相似的血浆药物浓度，儿童需要较大的初始药物剂量，而且首剂量之后给药间隔需延长。

婴儿、特别是新生儿体脂肪与体重的比例低于成人。早产儿体脂肪的含量仅占其体重的1%~3%，而足月儿，则占其体重的12%~15%。随着年龄的增长，体脂肪含量有所增加。幼儿脂溶性药物分布容积较新生儿期大。体脂肪比值的高低，可影响脂溶性药物的分布。由于新生儿、婴幼儿脂肪含量低，脂溶性药物不能与其充分结合，分布容积小，血浆中游离药物浓度升高，这是新生儿容易出现药物中毒的原因之一。同时，新生儿、婴幼儿的脑占身体比例较成人大得多，而脑组织富含脂质，血脑屏障发育又不完全，通透性较成人大，使得脂溶性药物易分布入脑，这是新生儿、婴幼儿容易出现中枢神经系统反应的重要机制之一。

（2）药物与血浆蛋白结合率：影响药物分布最重要的因素是药物与血浆蛋白的结合。新生儿、婴幼儿体内药物与血浆蛋白结合率比成人低，其主要原因：新生儿、婴幼儿血浆蛋白含量低，且与药物的亲和力低，结合能力弱。因此血浆中游离药物浓度高，药物易进入组织细胞，药效加强并引起不良反应。另外，由于新生儿血中有较多的胆红素或游离脂肪酸，它们与血浆蛋白的亲和力高，与药物竞争血浆蛋白，使游离药物浓度增高。

3. 代谢　药物在体内代谢的主要场所是肝脏。肝脏代谢药物的酶系统，有肝微粒体酶和葡萄糖醛酸转移酶等，参与药物氧化、还原、水解、结合等过程，最后使代谢产物排出体外。新生儿、婴幼儿肝脏酶系统发育尚不成熟，各种酶活性低，使代谢减慢，$t_{1/2}$延长，易致药物在体内蓄积中毒，且个体差异较大。例如，用一般剂量氯霉素，因与葡萄糖醛酸结合较少而在新生儿体内代谢较慢，故可引起“灰婴综合征”，磺胺类药物可使葡萄糖醛酸转移酶缺乏的新生儿出现溶血。新生儿在出生后1~4周，应慎用或减量使用在肝脏代谢的药物，如地西泮、苯妥英钠、地高辛等。幼儿、学龄儿童对某些药物在肝脏的代谢能力有所提高，如茶碱、地西泮、苯妥英钠等，血浆$t_{1/2}$较成人短。要注意肝代谢酶诱导药或抑制药对新生儿药物代谢的影响。

4. 排泄　肾脏是药物排泄的主要器官。儿童年龄越小，肾功能越不完善。婴幼儿、新生儿肾功能发育不全。肾小球滤过率、肾小管排泌能力、肾有效血流量均远较成人或年长儿低。肾小管重吸收、尿浓缩、钠离子交换、酸碱平衡功能也差，特别是新生儿，可使药物排泄减慢，$t_{1/2}$延长。如，氯霉素在新生儿半衰期为250小时，而成人仅为4小时。因此，在新生儿与儿童时期，使用的药物剂量不能相同。一般新生儿用药剂量要酌情减少，间隔时间应适当延长。

（三）儿童用药剂量

儿童，特别是新生儿，对药物的反应不同于成年人，因此儿童用药剂量较成年人更须准确。其计算方法：应按药品说明书推荐的儿童剂量（每千克或每平方米用量）按儿童体重或体表面积计算。如药品说明书无儿童剂量，可根据儿童年龄、体重、体表面积及成人剂量换算。具体方法如下。

1. 按儿童体重计算

（1）根据药品说明书推荐的儿童剂量按儿童体重计算：

每次（日）剂量=儿童体重×每次（日）药量/kg

此方法科学方便。为临床常用的最基本的计算方法。

（2）根据成人用药剂量按儿童体重计算：

儿童剂量=成人剂量×儿童体重/70kg

此方法仅用于药品说明书中未提供儿童剂量时，简单易记，但对年幼儿剂量偏小，而对年长儿，特别是体重过重儿，剂量偏大。因此，用此法计算剂量时应同时考虑年龄因素，年龄越小所需剂量应相对大些，故常以高限数值计算。例如，地高辛口服的饱和量，2岁以下为0.06~0.08mg/kg，2岁以上为0.04~0.06mg/kg。这是因为药物代谢与体表面积有关，年龄越小，体表面积相对越大，则用药量相对越多。较大儿童按体重计算，所得剂量超过成人剂量时，则以成人剂量为限。

正常儿童体重计算方法：

1岁以下儿童体重：

1~6个月儿童体重（kg）=3（出生时体重）+月龄×0.6

7~12个月儿童体重（kg）=3（出生时体重）+月龄×0.5

1岁以上儿童体重：

体重（kg）=年龄×2+8

注：视儿童营养状况适当增减。如某些药物要求计算准确，或由于营养问题致体重与年龄不相符时，则需具体称出实际体重。

2. 按儿童年龄计算

（1）1岁以内剂量=0.01×（月龄+3）×成人剂量

1岁以上剂量=0.05×（年龄+2）×成人剂量

（2）Fried公式：婴儿剂量=月龄×成人量/150

（3）Young公式：儿童剂量=年龄×成人量/（年龄+12）

根据年龄计算剂量的方法，虽然比较方便但不精确，不太实用，很少被儿科医师采用。但对于某些剂量不需十分精确的药物，如止咳化痰药、助消化药，仍有根据年龄计算的。一般止咳合剂的用量，可按每次每岁1ml计算，最多每次10ml。

3. 按体表面积计算

（1）儿童剂量=儿童体表面积（m^2）×每次（日）剂量/m^2（药品说明书按

体表面积已推荐儿童药量）

（2）儿童剂量=成人剂量×儿童体表面积（m^2）/1.73m^2（药品说明书未按体表面积推荐儿童药量）

由于很多生理过程（如基础代谢、肾小球滤过率等）与体表面积的关系比与体重、年龄更为密切，因此按体表面积计算剂量最为合理，适用于各个年龄段，包括新生儿至成年人，即不论任何年龄，其每平方米体表面积的用药剂量是相同的。该法虽比较繁琐，但适用于安全范围窄、毒性较大的药物。如抗肿瘤药、激素等，应以体表面积计算剂量。

体表面积［body surface area（BSA）］的计算方法

成人 BSA（按体重 70kg 计算）为 1.73m^2。

儿童 BSA 的计算如下：

（1）体重低于 30kg 儿童的 BSA（m^2）=（年龄+5）×0.07

或 BSA（m^2）=0.035（m^2/kg）×体重（kg）+0.1（m^2）

（2）体重>30kg 的儿童，在 30kg 体重的 BSA=1.15m^2 的基础上，每增加体重 5kg，BSA 增加 0.1m^2，如 35kg 的儿童为 1.25m^2。体重超过 50kg 时，则每增加体重 10kg，BSA 增加 0.1m^2。

儿童年龄-体重-体表面积折算，见表 1-2。

表 1-2 儿童年龄-体重-体表面积折算

年龄	体重（kg）	体表面积（m^2）	年龄	体重（kg）	体表面积（m^2）
出生	3	0.21	4 岁	16	0.66
1 月龄	4	0.24	5 岁	18	0.73
2 月龄	4.5	0.26	6 岁	20	0.8
3 月龄	5	0.27	7 岁	22	0.89
4 月龄	5.5	0.28	8 岁	24	0.94
5 月龄	6	0.31	9 岁	26	1
6 月龄	6.5	0.33	10 岁	28	1.08
7 月龄	7	0.35	11 岁	30	1.15
8 月龄	7.5	0.36	12 岁	33	1.19
9 月龄	8	0.38	13 岁	36	1.26
10 月龄	8.5	0.4	14 岁	40	1.33
11 月龄	9	0.42	15 岁	45	1.43
12 月龄	10	0.44	16 岁	50	1.5
2 岁	12	0.52	17 岁	55	1.55
3 岁	14	0.59	18 岁	60	1.6

（四）儿童用药注意事项

儿童用药除注意成人用药原则（即全面了解所用药物及病人的情况）外，由于儿童具有许多解剖生理特点，对药物的耐受性、反应性与成人不尽相同，而且儿童的病情多较急、变化快，用药更需确切及时。因此，必须熟悉儿科用药的药物选择、给药方法、剂量计算、药品不良反应及儿童禁用的药物等方面的特点，以便取得良好的治疗效果，尽量避免或减少不良反应和药源性疾病。

1. 熟悉儿童特点，明确诊断，合理选药　临床医师和药师应了解儿童不同发育时期的解剖生理特点、药物的特殊反应，严格掌握用药指征，在明确诊断的情况下，应慎重合理选择，不可滥用。药物种类不宜过多，可用可不用的药物尽量不用。在合并应用几种药物时，应注意避免由于药物在体内的相互作用而产生不良反应或药效抵消等问题。就几种临床常见病关于药物的选择列举如下。

（1）抗感染药物：儿童易患感染性疾病，且多为急性感染，病情变化快，故抗感染药物较常应用。应根据不同病种、病情轻重、年龄大小等选择用药。如临床已肯定诊断为病毒性感染（如麻疹、风疹、流感等），可选用抗病毒药物或某些中草药制剂，而不用抗菌药物。认为应用抗菌药物可以预防继发细菌感染的看法并无根据。滥用抗菌药物，可因各种不良反应给患儿造成不良后果。因此，儿童用抗菌药物必须慎重考虑适应证和不良反应。开始时根据患儿临床症状、体征及有关的实验室检查结果进行经验用药，待细菌培养和药敏试验结果出来后，有针对性地选用。通常以应用一种抗菌药为宜，但如感染严重亦可联合用药。

（2）退热药物：一般选用对乙酰氨基酚和布洛芬，疗效确切，相对安全。特别是布洛芬解热镇痛效果强，不良反应小。但用上述药剂量不宜过大。

（3）镇静、抗惊厥药物：小儿有高热、过度兴奋、烦躁不安、频繁呕吐、惊厥等情况下，可给予镇静药，使其得到休息，以利于病情恢复。常用的药物有苯巴比妥、水合氯醛、地西泮（安定）等可镇静、抗惊厥。在使用镇静药前，必须重视原发病的诊断，否则用药后症状被掩盖，容易引起误诊。

（4）镇咳、祛痰、止喘药物：咳嗽有清除呼吸道分泌物的作用。小儿呼吸道较窄，发炎时黏膜肿胀，渗出物较多，容易引起呼吸道梗阻而出现呼吸困难。因此在呼吸道感染（尤其是肺炎）时，应多用祛痰药，口服或雾化吸入，如氨溴索口服液，少用镇咳药，尤其要慎用作用较强的镇咳药（如可待因）。一般对于咳嗽严重、引起小儿精神紧张或影响休息时才用镇咳药。小儿哮喘，提倡局部吸入 β_2 受体激动药类药物，必要时也可用茶碱类，但新生儿、小婴儿慎用。

（5）泻药和止泻药：婴儿便秘应先调整饮食，如喂蜂蜜，膳食中增加蔬菜、水果等。需要时可用甘油栓、开塞露、肥皂条等。仅在十分必要时才用缓泻药。婴儿腹泻时应予饮食疗法，首选口服补液盐等，或辅以双歧杆菌或乳酸杆菌的制剂，以调节肠道的微生态环境；有感染时控制感染，不宜首选止泻药，因为用药后腹泻虽可减轻，但肠道毒素吸收增加，可使全身中毒症状加重。

（6）糖皮质激素：糖皮质激素类药物在儿科应用较为广泛。可局部（如治疗湿疹等）或全身，短期或长期使用。短疗程口服，多用于哮喘发作、严重感染（与抗生素合用）及过敏性疾病。重症病例需大量静脉给药。中疗程（几周或数月），多用于白血病、肾病综合征及免疫性疾病。长期（数年）用药，儿科少用。此类药物亦应避免滥用，因用药后可使机体免疫力、反应性降低，往往掩盖了原发病的性质，虽然自觉症状好转而病情却在发展，因而延误了诊断和治疗。较长时间用药，对水、盐、蛋白质、脂肪代谢均有不良影响，还能抑制骨骼增长，影响体格发育，并可引起骨质疏松、肌肉萎缩和皮质醇增多症即库欣综合征，患儿的肾上腺皮质可发生萎缩。

应特别指出，患水痘的儿童禁用糖皮质激素，因为用药后可使病情急剧恶化，甚至死亡。若在激素治疗过程中发生水痘，应视情况减量或停药。

（7）其他药物：儿童对影响水盐代谢、酸碱平衡的药物较敏感，在应用利尿药后较易发生低钠血症或低钾血症。早产儿、新生儿应用维生素 K、磺胺类等，可发生高胆红素血症，甚至引起胆红素脑病，故上述药物应慎用。

2. 严格掌握用药剂量，并根据具体情况进行调整　药物剂量应随儿童年龄（日龄、月龄）及病情不同而不同，避免机械地按照成人剂量简单缩减。对于新生儿的用药剂量和给药间隔时间，近年多主张通过监测药物的血药浓度指导药物的剂量，根据药物的半衰期决定给药间隔时间，尤其是对那些治疗量与中毒量接近的药物及不良反应较大的药物。采用此种方法使药物在体内既可达到有效治疗浓度又能避免发生不良反应。

前面介绍了 3 种计算和折算儿童用药剂量的方法，但无论采用何种方法，所得数据都有其局限性，在具体应用时还须结合患儿的下列情况加以调整。

（1）生理特点：新生儿、早产儿肝肾功能不成熟，解毒、排泄功能均较差，用药剂量应偏小，甚至仅给半量。

（2）疾病种类与病情：重症要用大量，例如，磺胺类治疗一般感染，一日应用 50~100mg/kg 即可；但治疗流行性脑膜炎，则需一日 150~200mg/kg。再如，青霉素治疗一般感染，一日用3 万~5 万 U/kg 即可；而治疗化脓性脑膜炎时的剂量，甚至需加大 10 倍以上。当肝、肾功能受损时，应用某些药物的剂量应减小。

（3）用药目的：同一种药物因用药目的不同而剂量不同。如苯巴比妥用于抗惊厥剂量要大，用于镇静则剂量要小；阿托品用于抢救中毒性休克的剂量，比用于腹痛解痉的用量要大几倍至几十倍。

（4）用药途径：同一药物，灌肠法给药比口服量要大，静脉注射法给药比口服量要小。

如果使用新的或潜在有毒的药物，应注意严格按照药品说明书推荐的剂量。

3. 根据儿童不同时期特点，确定适合的剂型及给药途径　根据年龄、病情，选择适合的剂型及给药途径。用药种类及给药次数不宜过多。

（1）口服：能口服者尽量口服，以减少注射给药对患儿带来的不良刺激。婴幼儿及不能吞咽药片的儿童，最好用水剂（糖浆剂）、冲剂，或临时将药片压碎用糖水溶化后再服。对液体口服制剂，在提供的量器中不要加其他任何药物或食物，以免产生相互作用或影响剂量准确性。给小婴儿喂药时应将其抱起，使成半卧位，用小勺慢慢将药液从嘴角灌入，使药液达舌根部后即可咽下。对较大的儿童，应首先鼓励其自己吃药，必要时强制喂药，但动作要迅速，以防儿童将药吐出引起呛咳。可用拇指及示指紧按两颊，使上下颌分开，将匙留在上下牙之间，直至将药咽下为止。有味的药物不可与食物放在一起喂服，以免引起拒食，造成喂药困难。不应将药物交给较大患儿让其自己掌握，以免发生误服或隐瞒不服的情况。

（2）注射：药物作用发挥较口服快。重症、急症或有呕吐者多用。新生儿静脉给药可直接进入血液循环，对危重新生儿是较可靠的给药途径。但是要按规定速度滴注，不可过快过急。要防止药液渗出引起组织坏死。对于婴幼儿、学龄前及学龄儿童，可根据病情、药物特点选用合适的注射方法。

（3）皮肤外用：由于新生儿体表面积相对较大，皮肤角层薄，故药物经皮肤吸收较成人迅速广泛，尤其在皮肤有炎症或破损时，吸收更多。有的药物（如碘酊、硼酸、糖皮质激素等）经皮肤吸收过多，可发生中毒反应，因此应严格控制给药剂量，并注意观察。外用药应注意避免患儿用手揉入眼中或吃入口中。

（4）其他：只能口服的药物（如中药汤剂），对昏迷患儿可用胃管鼻饲法灌入。舌下、含漱、吸入等给药方法，仅用于能合作的较大患儿。

灌肠法，因药物不易吸收，小婴儿又难以保留药液，故采用不多；可用栓剂肛门给药，如预防高热、惊厥用直肠安定栓剂等。

4. 注意儿童用药过程中发生的不良反应　一旦发现药品不良反应，应立即停药并及时采取治疗措施，同时针对原患疾病更换其他药物治疗。对所发生的药品不良反应要填表、评价，上报药品不良反应监测中心。值得关注的是，对于儿童在用药过程中发生的所有可疑的药品不良反应均应上报。鉴定和报告儿童的药品不良反应尤为重要，因为：①在药品上市前的临床研究中，儿童不作为受试对象；②药物对儿童的作用和药动学与成人有很大的差异；③有些药物尚未广泛用于儿童；④许多药物没有通过批准就用于儿童，属于超适应证用药；⑤药物制剂中虽有适合儿童的成分，但却没有适合儿童的剂量；⑥疾病状态和病程与药品不良反应，在成人和儿童之间是不同的。

国家药品不良反应监测中心，对儿童用药发生的严重不良反应，应汇总通报，并提出相应措施，以提高儿童用药安全性。

5. 儿童禁用或慎用的药物　由于儿童在成长发育的各阶段，有许多解剖和生理的特点，因而对药物的耐受性和反应性不仅与成人不尽相同，而且在儿童年龄范围内，自出生到青春发育期也不尽相同。因此，成人能用的药物对于儿童可能是禁用或慎用，如氟喹诺酮类抗菌药物 18 岁以下儿童禁用。较大儿童能用的药物，对较小儿童可能是禁用或慎用，如四环素类抗生素 8 岁以下儿童禁用。还有许多药物，对早产儿、新生儿、婴幼儿是禁用的。故临床医生给儿童用药时，必须依据药品说明书，决定该药品可用、慎用或禁用。

以下仅列举不同年龄段儿童部分禁用和慎用药品，供用药参考。

（1）儿童禁用药物：见表 1-3。

表 1-3 儿童禁用的药物

类别	药 名
抗菌药物	四环素类（8 岁以下）、磺胺类（新生儿）、硝基呋喃类（新生儿）、杆菌肽（新生儿）、乙胺丁醇（新生儿）、氟喹诺酮类（出生至 18 岁）
神经系统药物	苯丙胺（婴幼儿）、氟哌利多（婴幼儿）、羟嗪（婴儿）、左旋多巴（3 岁以下）、硫喷妥钠（6 个月内）
其他药物	丙磺舒（2 岁以下）、依他尼酸（婴儿）、苯海拉明（早产儿、新生儿）、酚酞（婴儿）、噻嘧啶（婴儿）、甲氧氯普胺（婴幼儿）

（2）儿童慎用药：有些药物虽不严格禁用，但使用中应特别注意，如有代替品最好不用。

氯霉素：该药除对骨髓有抑制作用外，新生儿使用后，由于缺乏葡萄糖醛酸转移酶而无法结合成无活性的衍生物，致使血中游离氯霉素增多，引起中毒，致新生儿“灰婴综合征”。

氨基苷类抗生素：该类药不仅对儿童，而且对成人同样有耳毒性，但对儿童的危害更大，因幼儿尚未掌握语言能力，可引起聋哑。另外，该类药尚可引起肾毒性和神经-肌肉阻滞不良反应。

双氯芬酸：该药可使肾小管收缩，对儿童造成不同程度的肾损害而致血尿，还可因儿童肝、肾功能发育不全而致蓄积中毒。故含双氯芬酸的复方制剂儿童慎用。

阿司匹林：该药用于儿童退热。临床发现有 5%~15%的哮喘患儿，在服用本品后引起哮喘发作。新生儿使用含阿司匹林的制剂，易在胃内形成黏膜糜烂，系由于新生儿胃内酸度低，胃排空迟缓，药物吸收慢所致。

6. 儿科用药的色、香、味及外观，应有一定要求，使儿童易接受用药。剂量应能准确分割，或药品规格单剂量化，以提高药物治疗的依从性，提高疗效。说明书应通俗易懂，以便家长掌握，正确执行医嘱。

二、老年人用药

随着社会发展和医学进步，人类寿命正在延长。人口老龄化日益明显。我国统计显示，目前 60 岁以上老年人口占国内总人口的 10%以上，65 岁以上的老年人占总人口的 7%以上。中国已在步入老龄社会。老年人的特点是生理和心理等方面均处于衰退状态。许多老年人同时患有多种疾病，通常为慢性病，需要长期治疗，因此用药种类较多，药物因素引起的药源性损害也明显增加。因此，对老年人用药问题进行关注和研究，是保证老年患者有效和安全用药的重要措施，同时也可避免过度的和不必要的卫生资源的浪费。

为使老年患者合理用药，应了解老年人各系统器官和组织生理、生化功能及病理、生理学所发生的特征性改变，以及老年人药动学和药效学的特点，对于正确使用药物、减少或避免不良反应以及药源性疾病尤为重要。

（一）老年人药动学特点

1. 吸收 老年人胃肠道肌肉纤维萎缩，张力降低，胃排空延缓，胃酸分泌减少，一些酸性药物解离部分增多，吸收减少。胃排空时间延迟，小肠黏膜表面积减少，胃肠道血流量减少，有效吸收面积减少。胃肠功能的变化，对被动扩散方式吸收的药物几乎没有影响，如阿司匹林、对乙酰氨基酚、复方磺胺甲噁唑等；但对于按主动转运方式吸收的药物，如维生素 B_1、维生素 B_6、维生素 B_{12}、维生素 C、铁剂、钙剂等需要载体参与吸收的药物，则吸收减少，营养素的吸收也减少。

2. 分布 老年人机体的组成成分、血浆蛋白结合率、组织器官的血液循环等，都有不同程度的变化，从而影响体内药物的分布。①老年人体内水分和体重的比例随年龄增长而下降，而体内脂肪随年龄增长而增加，非脂肪组织则逐渐减少。水溶性强的药物，如对乙酰氨基酚，乙酰唑胺、阿替洛尔等分布容积随年龄增长而降低，即相对在血浆中有较高的浓度，因此效应相对增强；脂溶性强的药物，如硫喷妥钠、普萘洛尔、胺碘酮、地西泮等分布容积随年龄增长而增大，半衰期相应延长，峰值则相反降低；②老年人血浆蛋白含量降低，直接影响药物与蛋白的结合，使游离药物浓度增加，作用增强。如华法林的血浆蛋白结合率高，因老年人血浆蛋白降低，使血中具有活性的游离型药物比结合型药物多，常规用量就有造成出血的危险。口服降糖药、长效磺胺等均属于蛋白结合率高的药物，应予注意。

3. 代谢 肝脏是药物代谢和解毒的主要场所。老年人由于肝重量减轻，肝细胞和肝血流量下降，肝微粒体药酶合成减少，活性降低，药物代谢减慢，半衰期延长，使药物在体内易积蓄，产生不良反应，故应适当减量，如利多卡因、苯巴比妥、普萘洛尔、哌唑嗪，阿司匹林等。反之，一些需经肝脏代谢活化的前体药物，在老年人的作用或毒性可能降低。另外，由于老年人的肝血流量比年轻人减少 40%~45%，因此，对肝脏代谢率高、且首关效应显著的药物（如硝酸甘油、利多卡因等），生物利用度增加，70 岁老年人稳态血药浓度为 40 岁者 4 倍。

老年人肝脏药物代谢酶活性，其个体差异大于年龄差异，而且目前尚无临床检验可直接反映肝脏的药物代谢能力，因而需强调老年人用药剂量的个体化。

4. 排泄 肾脏是药物排泄的主要器官。由于老年人肾脏萎缩，血管硬化，血流量减少，老年人的肾脏功能仅为年轻人的 1/2。而且部分老年人因某些慢性疾病影响肾脏的血流灌注，肾脏的血流量减少。这些因素均可影响药物排泄，使药物在体内积蓄，容易产生不良反应或中毒。肾小球随年龄增长而逐渐纤维化，当老年人使用经肾排泄的常规治疗量药物时，容易出现蓄积中毒。特别是使用地高辛、四环素类、头孢菌素类、氨基苷类抗生素、苯巴比妥、磺胺类、普萘洛尔、锂盐等药物时，更应慎重，严格控制用药剂量。

（二）老年人的药效学特点

对于老年人药效学改变的研究远不及药动学深入。老年人机体各器官结构功能退化，适应力减退，体内调节功能下降，药动学性质改变，可使药物达到作用部位或受体的血药浓度改变，引起细胞与受体数量和反应性改变，可能是药效学改变的因素。

1. 神经系统变化对药效学的影响 老年脑萎缩，脑神经细胞数量减少，脑血流量减少，酶活性减弱或靶组织中受体数目和结合力改变，神经递质代谢和功能变化，均可影响药效。苯丙胺、士的宁等中枢兴奋药作用减弱。中枢抑制药，如巴比妥类和地西泮易引起老年人精神错乱和共济失调。中枢抑制性降压药利血平或氯丙嗪、抗组胺药及糖皮质激素等，可引起明显的精神抑制和自杀倾向。氨基苷类抗生素等易致听力损害。老年人由于心脏的神经和胆碱能受体减少，所以阿托品使心率加快的作用仅为年轻人的1/5。

2. 心血管系统的变化对药效学的影响 老年人心血管系统的功能减退，每搏心排血量、心脏指数及动脉顺应性下降。而总外周阻力上升，动脉压增高，循环时间延长，压力感受器的反射调节功能降低，心脏和自主神经系统反应障碍，因此心脏对缺氧、儿茶酚胺、高碳酸等刺激的反应明显下降，对异丙肾上腺素反应性降低，且对β_1、β_2受体的反应性亦减弱。β受体拮抗药普萘洛尔减慢心率的作用减弱，但同时也应考虑由于其在老年人的首关效应减弱而血药浓度增高。不过，老年人对利尿药、亚硝酸盐类、抗高血压药等敏感性增高，药理作用增强，在正常血药浓度即可引起直立性低血压。另外，由于老年人肝合成凝血因子的能力减退并血管发生退行性病变而致止血反应减弱，故对肝素和口服抗凝药非常敏感，一般治疗剂量可引起持久凝血障碍，并有自发性内出血的危险。老年人对洋地黄类强心苷也十分敏感，应用这两类药时应控制剂量并注意密切观察。

3. 内分泌系统的变化对药效的影响 随着年龄的增长内分泌功能发生改变，各种激素的分泌产生变化，与此相适应的各种激素受体数量的改变，从而导致对药物反应性的差别。老年人许多甾体激素的受体，如糖皮质激素受体数量约减少16%，这对营养物质的转运和代谢的调控能力降低相一致，但老年人对同化代谢/异化代谢呈负平衡，对皮质激素促进蛋白异化作用敏感性增高，易致骨质疏松，甚至自然病理性骨折。老年人对胰岛素和葡萄糖的耐受力下降，大脑对低血糖的耐受力亦差，在使用胰岛素时，易引起低血糖反应，甚至昏迷。试验还证明，对老年人的镇痛作用在夜间明显降低，这可能因松果腺激素和褪黑素分泌的减少有关，因为它们不但提高吗啡白昼的镇痛水平，亦能反转夜间降低镇痛的作用。老年人的细胞免疫和体液免疫功能减弱，一般主张对无肝、肾功能障碍患者，抗菌药物的剂量可稍增加或疗程适当延长，以防感染复发，但需注意变态反应，因骨髓抑制、过敏性肝炎及间质性肾炎等发生率不比年轻人低。

4. 老年人对某些药物的耐受性降低 老年人的中枢神经系统有些受体处于高敏状态。某些药物小剂量即可引起治疗作用，常规治疗剂量可引起较强的药理反应，出现耐受性降低现象。如对抗惊厥药、苯二氮䓬类、三环类抗抑郁药等较敏感。这类药物可能严重干扰老年人的中枢神经系统功能，从而引起精神错乱、烦躁、抑郁、激动、幻觉、失眠等临床症状。

（三）老年人常用药物的不良反应

临床研究表明，药品不良反应发生率随年龄增长而增加。主要原因是：①老年人基础疾病较多，用药品种多，而且用药时间较长，容易出现药物相互作用和蓄积；②老年人的药动学特性发生改变，药物的生物转化减慢，血药浓度保持在较高水平，不良反应增加；③随着年龄的增长，体内稳态机制变差，药物效应相对增强；④老年人的各系统，尤其是中枢神经系统对多种药物敏感性增加；⑤人体的免疫机制，随年龄增加而发生改变，可能出现变态反应。老年人的不良反应还有其特殊性，临床表现更为严重，且药理作用更为广泛。老年人用药的不良反应经常是不明确的，也存在非特异性。主要症状（可能是任何常用药物导致）经常是杂乱的。为了判断不良反应可能是所用药物中的哪一种引起的，以便及时停药并采取相应措施，现将常用药物的不良反应做如下叙述。

1. 镇静催眠药 许多镇静催眠药半衰期较长，产生严重的宿醉效应，如困倦、共济失调、语言不清、意识混乱等。老年人应使用半衰期短的药物，帮助患者顺利度过疾病急性期，但是应尽早停药，避免产生药物依赖性。目前临床常用的为苯二氮䓬类药物，如地西泮等。该类药易引起中枢神经系统抑制，表现有嗜睡、四肢无力、神志不清及语言不清等。长期应用苯二氮䓬类药物可引起老年抑郁症。巴比妥类药物，可延长老年人中枢抑制作用或出现兴奋激动等，可能由于排泄或代谢功能变化所致，故老年人应慎重使用该类药物。

2. 解热镇痛药 阿司匹林、对乙酰氨基酚等对发热（尤其是高热）的老人，可致大汗淋漓、血压下降、体温下降、四肢冰冷、极度虚弱，甚至虚脱。如用于镇痛长期服用阿司匹林、吲哚美辛等非甾体抗炎药，可致消化道溃疡、胃出血、呕吐咖啡色物及黑粪，尤其对患有心脏病或肾功能损害的老年患者危害更加严重。

3. 心血管系统用药 抗高血压药，如利血平、甲基多巴，长期应用易导致精神忧郁症；血管扩张药、β受体拮抗药，易引起直立性低血压；硝苯地平可出现面部潮红、心慌、头痛等反应。抗心绞痛药，如硝酸甘油可引起头晕、头胀、心跳加快、面部潮红，诱发或加重青光眼。抗心律失常药，如胺碘酮可出现室性心动过速；美西律可出现眩晕、低血压、手震颤、心动过缓和传导阻滞；普萘洛尔（β受体拮抗药）可致心动过缓、心脏停搏，还可诱发哮喘，加重心力衰竭。用于慢性心功能不全药物，如强心苷类药物地高辛，可引起室性期前收缩、传导阻滞及低钾血症等洋地黄中毒反应。

4. 利尿药 如呋塞米、氢氯噻嗪可致脱水、低血钾等不良反应。另外，呋塞米和依他尼酸还可致耳毒性（耳鸣、听力减退）、眩晕、恶心、头痛、共济失调。利尿药均可引起高血糖和高尿酸血症，患糖尿病和有痛风病史的老年人更应慎用。

5. 抗凝药 老年人用肝素、华法林易导致出血，应严格控制剂量。用药期间，应密切观察出血迹象并监测出、凝血时间及国际标准化比值。

6. 降糖药 胰岛素和格列齐特等口服降糖药，因老年人肝、肾功能减退而消除减慢，易发生低血糖反应。

7. 抗胆碱药和抗抑郁药 如阿托品、苯海索和抗抑郁药丙米嗪等，可使前列腺增生的老年病人排尿括约肌抑制而导致尿潴留。阿托品还可诱发或加重老年青光眼，甚至可致盲。阿米替林和丙米嗪，对大多数老年人服用后会出现不安、失眠、健忘、激动、定向障碍、妄想等症状，可能与老年人神经系统功能有关，发现后应停药。

8. 抗震颤麻痹药和抗癫痫药 左旋多巴、金刚烷胺等，可使老年期痴呆加重；左旋多巴还可致排尿困难，引起直立性低血压。苯妥英钠，对患有低蛋白血症或肾功能低下的老年患者，可增加神经和血液方面的不良反应，应根据年龄适当减少剂量并监测血药浓度。

9. 抗过敏性药　苯海拉明、氯苯那敏等可致嗜睡、头晕、口干等反应。

10. 抗生素　大量长期应用广谱抗生素，容易出现肠道菌群失调或真菌感染等严重并发症。庆大霉素、卡那霉素等氨基苷类与利尿药合用，可加重耳、肾毒性反应。老年人对药物产生的肾毒性比较敏感，使用四环素、万古霉素等应慎重，使用氨基苷类、头孢菌素类、多黏菌素，需减量或延长给药时间间隔。

11. 糖皮质激素类药物　如泼尼松、地塞米松等长期应用，可致水肿、高血压、高血糖，易使感染扩散，并可诱发溃疡出血等。

12. 维生素及微量元素　维生素 A 过量，可引起中毒，表现为畏食、毛发脱落、易发怒激动、骨痛、骨折、颅内压增高（头痛、呕吐等）。维生素 E 过量会产生严重不良反应，如静脉血栓形成、头痛及腹泻等。微量元素锌过量，可致高脂血症及贫血；硒补过多，可致慢性中毒、引起恶心、呕吐、毛发脱落、指甲异常等。

（四）老年人用药注意事项

由于老年人药物的体内过程和药理作用明显不同于年轻人，充分认识其特殊性，从而对老年患者合理用药，提高药物的疗效，减少或避免药品不良反应，这对老年人疾病的防治具有重要意义。

1. 明确用药指征，合理选药　由于老年人生理衰老、病理变化，往往患有多种疾病，用药品种亦较多。因此，在给老年患者用药前，医师应了解其疾病史、用药史及目前用药情况，在此基础上首先做出正确的诊断，明确用药指征，选择疗效确切、不良反应小、无或较少相互作用、能纠正病理过程或消除病因的药物。若无必要用药，则坚决不用；可用可不用药，以不用为好。就是说，对于老年人，除急症或器质性病变外，应尽量少使用药物。当老年患者必须进行药物治疗时，则应用最少的药物和最小的有效剂量，一般不超过 3~4 种药物配用，以免药物相互作用而产生严重不良反应或拮抗疗效，也免得老年人漏用或误用。

2. 用药剂量个体化　老年人用药应从小剂量开始，逐渐增加至个体最合适的获得满意疗效的治疗剂量。一般来说，应根据年龄、体重、体质情况，以成人用量的 1/2、2/3、3/4 顺序用药。即使采用此法，也因老年人个体差异很大，而最好是根据药物的药动学特点、监测血药浓度及肝肾功能降低的情况适当调节剂量，实行剂量个体化。如药物或活性代谢产物主要由肾排泄时，给药剂量或给药时间调整，均需根据肌酐清除率、原型药物经肾排泄百分率（F），按下列公式计算剂量调整系数。

$$剂量调整系数=1/F(K_f-1)+1$$

K_f 表示肾功能降低或肾病患者的肾排泄功能，即其肌酐清除率除以肌酐清除率正常值（每分钟 120ml）而得。按下列公式计算调整剂量和给药时间间隔，即：

肾功能降低者或肾病患者给药剂量=正常人剂量/剂量调整系数

肾功能降低者或肾病患者给药时间间隔=正常人给药时间间隔×剂量调整系数

3. 选择合适的药物剂型，简化用药方法　老年人因体质方面变化，给药方法较年轻人更为重要，只有采取适当的给药方法，才能取得较好的疗效。静脉注射或滴注给药途径不方便，只有吞咽困难或重病人采用。一般多采用口服给药，许多老年人吞咽片剂或胶囊困难，尤其量较大时，故宜选用颗粒剂、口服液或喷雾剂。由于老年人胃肠功能减退和不稳定，将影响缓释、控释药物制剂的释放，如胃排空及肠道运动减慢，使其释放增加，提高吸收量而产生不良反应。故也不宜使用缓、控释药物制剂。

选用简便的服用方法对老年人更有益，免得漏服。有明确适应证的药物，尽量选用一天用药1~2次的药物。需要特别注意的是，尽量不用服药间隔不规则的药物，以便提高依从性。

4. 密切观察临床可能出现的药品不良反应　注意观察患者的临床表现，并定期测定其肝肾功能、血象、电解质和酸碱情况，在用药过程中一旦出现不良反应，应及时停药，并采取相应措施，对原有疾病更换作用相同或相似的、不良反应小的药物进行治疗。

（五）让患者或家属清楚掌握用药

为老年患者开的处方，医师的字迹更要清楚，诸项完整明确，患者或家属一目了然。药师在发药时，对药物的用法、用量及注意事项要耐心交待清楚。在有条件情况下，要给患者用药指导卡片，其内容：①老年患者用药注意事项；②忠告患者合理营养，加强身体锻炼，保持身心健康，不可滥用滋补药、保健品、抗衰老药；③写明本次所取诸药的用法、用量及注意事项；④药品特殊保存方法。

第四节　妊娠与哺乳期妇女用药

一、妊娠期妇女用药

妇女的妊娠期分为 4 个时期，第 1 期为着床前期，从受精到着床约 12 日。第 2 期为器官形成期（妊早期），从 13~56 日。第 3 期占其余 70% 的妊娠期（妊中期），是生长发育期。第 4 期是分娩期（妊晚期），为 7~14 日。妊娠妇女的用药、剂量和作用时间、胎儿的遗传构成和易感性、母亲的年龄及营养状况等诸多因素均决定药物对胎儿的影响。尤其是前 2、3 期最危险。

妊娠期妇女用药直接关系到下一代的身心健康。在胎儿发育过程中的不同阶段，其器官功能和药物代谢酶系统尚不完善，如用药不当，就会产生不良影响。因此，为防止诱发畸胎、器官损伤，在妊娠初始的第 2、3 期内应尽量避免用药，尤其是已确定或怀疑有致畸作用的药物。如必须用药，应在医、药师的指导下，选用一些无致畸作用的药物。对致畸性尚未充分了解的新药，一般避免使用。

国外把对妊娠有危险性的药物分成 5 个等级（即 A、B、C、D、X 级），由美国 FDA 颁布，大部分药物危害性的级别均由制药公司按上述标准拟定，详情可检索《新编药物学》第 16 版附录 5（危险等级的药物检索表）。妊娠期妇女禁用的药物名单，见表 1-4。

表 1-4 妊娠期妇女禁用的药物名单

类别	药物
抗感染药物	链霉素、盐酸大观霉素、依托红霉素、琥乙红霉素、氯霉素（妊晚期禁用）、米诺环素、多西环素、氟喹诺酮类抗菌药、磺胺嘧啶（临近分娩禁用）、磺胺甲噁唑（临近分娩禁用）、磺胺异噁唑（临近分娩禁用）、甲硝唑（初始3个月禁用）：呋喃唑酮、利福平（初始3个月禁用）、伊曲康唑、阿糖腺苷、利巴韦林、伐昔洛韦、膦甲酸钠、阿巴卡韦、依非韦伦、盐酸左旋咪唑、阿苯达唑、噻苯达唑、噻嘧啶、乙胺嘧啶、沙利度胺、司坦夫定、奎宁、磷酸氯喹、喷他脒
主要作用于精神和神经系统药物	左旋多巴、溴隐亭（妊早期禁用）、卡马西平、苯妥英钠、磷苯妥英钠、三甲双酮（妊早期）、扑米酮、夸西泮、咪达唑仑、苯巴比妥、异戊巴比妥、水合氯醛、地西泮（初始3个月禁用）、奥沙西泮、氟西泮、氯硝西泮、三唑仑、艾司唑仑、扎来普隆、赖氨酸阿司匹林（妊晚期禁用）、贝诺酯、双水杨酸酯、尼美舒利、萘普生、双氯芬酸钠（初始3个月禁用）、舒林酸、吡罗昔康（妊晚期禁用）、美罗昔康、氯诺昔康、萘丁美酮（妊晚期禁用）、依托度酸、塞来昔布、帕瑞昔布、伐地昔布、金诺芬，阿明诺芬、奥沙普嗪、芬布芬、洛索洛芬、甲芬那酸、甲氯芬那酸、吲哚美辛、青霉胺、秋水仙碱、别嘌醇、麦角胺、丁丙诺啡、戊四氮、贝美格、吡拉西坦、他克林、苯噻啶、阿米替林、盐酸丙米嗪、氟西汀、盐酸哌替啶（临近分娩禁用）、盐酸美沙酮、盐酸硫吡醇、甲磺酸双麦角碱、利扎曲普坦、洛美利嗪、罗匹尼罗、齐拉西酮、左乙拉西坦、多奈哌齐、麦角胺
麻醉药与主要作用于骨骼肌系统药物	氯化筒箭毒碱（妊娠前3个月禁用）、顺阿曲库铵、利鲁唑
主要作用于循环系统药物	伊布曲特、地尔硫䓬（注射剂禁用）、卡维地洛、美托洛尔（中晚期禁用）、索他洛尔（中晚期禁用）、比索洛尔、阿罗洛尔、丁咯地尔、阿托伐他汀、洛伐他汀、普伐他汀、氟伐他汀、匹伐他汀、非诺贝特、辛伐他汀、阿昔莫司、氯贝丁酯、非诺贝特、普萘洛尔（中晚期禁用）、吲哒帕胺（妊娠高血压者禁用）、尼索地平、尼群地平、非洛地平、马尼地平、阿折地平、赖诺普利（中晚期禁用）、卡托普利、依那普利、咪达普利、贝那普利、培哚普利、福辛普利、西拉普利、雷米普利、喹那普利、佐芬普利、氯沙坦（中晚期禁用）、缬沙坦、厄贝沙坦（中晚期禁用）、替米沙坦、奥美沙坦酯、坎地沙坦西酯、依普罗沙坦、特拉唑嗪、肼屈嗪、盐酸乌拉地尔、利血平、曲匹地尔（初始3个月禁用）、盐酸米多君、前列地尔
主要作用于呼吸系统药物	氢溴酸右美沙芬（初始3个月禁用）、厄多司坦、喷托维林、氯哌斯汀、非诺特罗、曲尼司特、异丙托溴铵（妊早期禁用）、噻托溴铵（临近分娩禁用）、波生坦

续　表

类别	药　　物
主要作用于消化系统药物	曲硫嗪、哌仑西平、枸橼酸铋钾、胶体果胶铋、碱式碳酸铋、胶体酒石酸铋、西咪替丁、雷尼替丁、法莫替丁、尼扎替丁、枸橼酸铋雷尼替丁、米索前列醇、罗沙前列醇、恩前列素、甘珀酸钠、吉法酯、醋氨乙酸锌（初始3个月禁用）、泮托拉唑（初始3个月禁用），雷贝拉唑钠、埃索美拉唑、西沙必利、奥沙拉索、复方铝酸铋、匹维溴铵、马来酸曲美布汀、多拉司琼、托烷司琼、雷莫司琼、硫酸镁、甲氧氯普胺、硫酸钠、蓖麻油、欧车前亲水胶、苦参素、地芬诺酯、复方樟脑酊、硫普罗宁、甘草酸二胺、甲磺酸加贝酯、乙型肝炎疫苗注射剂、非布丙醇、曲匹布通、羧甲香豆素、熊去氧胆酸、鹅去氧胆酸、奥曲肽、柳氮磺吡啶（临近分娩禁用）、特利加压素、生长抑素、三甘氨酰基赖氨酸加压素
主要作用于泌尿和生殖系统药物	布美他尼（初始3个月禁用）、醋甲唑胺、醋羟胺酸、鞣酸加压素、垂体后叶素、缩宫素、麦角新碱（胎盘娩出前禁用）、马来酸麦角新碱（胎盘未剥离胎儿娩出前）、地诺前列酮（胎位异常者禁用），呋塞米、布美他尼（初始3个月禁用）、氟他胺、比卡鲁胺、非那雄胺、依立雄胺、度他雄胺
主要作用于血液和造血系统药物	促红素、血凝酶、依诺肝素（妊娠早期禁用）、达肝素（妊娠早期禁用）、华法林钠，双香豆素、双香豆素乙酯、醋硝香豆素、茴茚二酮、苯茚二酮、降纤酶、去纤酶、重组人组织型纤溶酶原激酶衍生物、莫拉司亭、培非格司亭、阿法达贝泊汀、羟乙基淀粉（妊娠早期禁用）、西洛他唑、沙格雷酯，伊洛前列素
主要作用于内分泌和代谢系统药物	甲磺酸溴隐亭、兰瑞肽，重组促卵泡激素α、重组促卵泡激素β、西曲瑞克、曲安奈德、雌二醇、戊酸雌二醇、炔雌醇、雌三醇、尼尔雌醇，己烯雌酚，尿促性素、氯米芬、亮丙瑞林、曲普瑞林、甲睾酮（妊早期禁用）、苯丙酸诺龙、甲地孕酮、左炔诺孕酮、孕三烯酮、氯地孕酮、羟孕酮、米非司酮、卡前列素、卡前列甲酯、甲苯磺丁脲、格列本脲、格列吡嗪、格列齐特、格列喹酮、格列美脲、苯乙双胍、二甲双胍、罗格列酮、吡格列酮、瑞格列奈、那格列奈、降钙素、碘化钾、重组人生长激素、雷洛昔芬、羟乙膦酸钠、帕米膦酸二钠、依替膦酸二钠、氯屈磷酸二钠、阿仑膦酸钠、伊班膦酸钠、替鲁膦酸钠、利塞膦酸钠
维生素、营养与调节水、电解质和酸碱平衡药物	过量维生素D、过量维生素A、葡萄糖酸锌

续 表

类别	药　物
抗变态反应药及免疫调节药物	苯海拉明（妊早期禁用）、茶苯海明（妊早期妊晚期）、西替利嗪（妊早期禁用）、左西替利嗪、异丙嗪（临近分娩禁用）、依巴斯汀、司他斯汀、左卡巴斯汀、青霉胺、环孢素、他克莫司、硫唑嘌呤、咪唑立宾，匹多莫德（初始3个月禁用）、来那度胺、抗人淋巴细胞免疫球蛋白、来氟咪特、吗替麦考酚酯、干扰素、重组人白细胞介素Ⅱ、雷公藤多苷
皮肤与软组织用药	鬼臼毒素、林旦、维胺酯、维A酸、阿达帕林，异维A酸、他扎罗汀、甲氧沙林、三甲沙林
抗肿瘤药物	氮芥、苯丁酸氮芥、硝卡芥、美法仑、氧氮芥、甲氧芳芥、环磷酰胺、异环磷酸胺、甘磷酰芥、氮甲、白消安、六甲蜜胺、雌莫司汀、卡莫司汀、洛莫司汀，司莫司汀、尼莫司汀、福莫司汀、塞替派、达卡巴嗪、卡培他滨、甲氨蝶呤、氨蝶呤、巯嘌呤（初始3个月禁用）、硫鸟嘌呤（初始3个月禁用）、硫唑嘌呤、氟尿嘧啶（初始3个月禁用）、氟尿苷、卡莫氟、去氧氟尿苷、氟尿脱氧核苷、替加氟（初始3个月禁用）、羟基脲、美法仑、阿糖胞苷（初始3个月禁用）、吉西他滨、苏尼替尼、丝裂霉素（初始3个月禁用）、平阳霉素、柔红霉素、多柔比星（初始3个月禁用）、吡柔比星、表柔比星、阿柔比星、伊达比星，长春碱、长春新碱、长春地辛、长春瑞滨、依托泊苷、替尼泊苷、拓扑替康，伊立替康、紫杉醇、多西他赛、羟喜树碱，高三尖杉酯碱、门冬酰胺酶（初始3个月禁用）、顺铂、卡铂、奥沙利铂、赛特铂、米托蒽醌、他莫昔芬、托瑞米芬、福美坦，依西美坦、氨鲁米特，来曲唑、阿那曲唑，甲羟孕酮、甲地孕酮、亮丙瑞林、戈舍瑞林、戈那瑞林、阿拉瑞林、曲普瑞林、丙卡巴肼、达卡巴嗪、三氧化二砷，靛玉红、托烷司琼、利妥昔单抗、群司珠单抗、泊待佐米单抗、氟维司群、替莫唑胺、雷替曲塞、喜树碱
生物制品	森林脑炎灭活疫苗、冻干黄热病活疫苗、冻干流行性腮腺炎活疫苗、流行性出血热灭活疫苗（Ⅰ型、Ⅱ型）、水痘减毒活疫苗、冻干风疹活疫苗、斑疹伤寒疫苗、霍乱疫苗、甲型肝炎活疫苗，伤寒菌苗、伤寒副伤寒甲、乙菌苗、伤寒Ⅵ多糖菌苗、钩端螺旋体菌苗、冻干鼠疫活菌苗、冻干人用布氏菌病活菌苗、霍乱菌苗、乙型肝炎疫苗

依据《中华人民共和国药典临床用药须知》2005年版整理

二、哺乳期妇女用药

药物由母体血浆通过血浆-乳汁屏障进入乳汁中，而后经婴儿通过吞吸后在消化道吸收。乳母用药后药物进入乳汁，其中的含量很少超过母亲摄入量的1%~2%，故一般不至于给哺乳儿带来危害，然而少数药物在乳汁中的排泄量较大，母亲服用量应考虑对哺乳婴儿的危害，避免滥用。一般药物的分子量<200和在脂肪

与水中都能有一定的溶解度的物质较易通过细胞膜。在药物与母体血浆蛋白结合能力方面，只有在母体血浆中处于游离状态的药物才能进入乳汁，而与母体血浆蛋白结合牢固的药物如抗凝药华法林不会在乳汁中出现。另外，要考虑药物的解离度，解离度越低，乳汁中药物浓度也越低。弱碱性药物（如红霉素）易于在乳汁中排泄，而弱酸性药物（如青霉素）较难排泄。哺乳期妇女用药的原则有：尽量减少药对子代的影响，同时，由于人乳是持续地分泌并在体内不潴留，母亲如需服药，要在服药后第6个小时（一般药物的1个血浆半衰期）再哺乳，如药品对孩子影响太大则停止哺乳，暂时由人工喂养替代。哺乳期妇女禁用的药物名单，见表1-5。

表1-5　哺乳期妇女禁用的药物名单

类别	药　物
抗感染药物	链霉素、硫酸巴龙霉素、卡那霉素、氯霉素、林可霉素、红霉素、琥乙红霉素、四环素、米诺环素、多西环素、盐酸林可霉素、万古霉素、去甲万古霉素、氟喹诺酮类抗菌药、磺胺嘧啶、柳氮磺吡啶、磺胺甲噁唑、磺胺异噁唑、呋喃妥因、特比萘芬、伊曲康唑、两性霉素B、氯法齐明、利巴韦林、膦甲酸钠、去羟肌苷、阿巴卡韦、依非韦伦、齐多夫定、甲苯达唑、阿苯达唑、噻苯达唑、替硝唑、乙胺嘧啶、伯氨喹、喷他脒、吡喹酮、盐酸左旋咪唑
主要作用于精神和神经系统药物	左旋多巴、金刚烷胺、卡马西平、苯巴比妥、苯妥英钠、磷苯妥英钠、唑吡坦、碳酸锂、甲喹酮、地西泮、硝西泮、奥沙西泮、氟硝西泮、三唑仑、水合氯醛、扎来普隆、扑米酮、利培酮、奥氮平、氟哌利多、甲丙氨酯、盐酸氯丙嗪、氟哌啶醇、氯普噻吨、舒必利、氟伏沙明、齐拉西酮、赖氨酸阿司匹林、对乙酰氨基酚、贝诺酯、双水杨酸酯、可待因、尼美舒利、双氯芬酸钠/米索前列醇、萘普生、吲哚美辛、舒林酸、芬布芬、金诺芬、洛索洛芬、吡罗昔康、美罗昔康、氯诺昔康、萘丁美酮、依托度酸、塞来昔布、奥沙普嗪、青霉胺、秋水仙碱、别嘌醇、麦角胺、羟考酮、丁丙诺啡、吗啡、戊四氮、贝美格、士的宁、吡拉西坦、他克林、氟西汀、帕罗西汀、西酞普兰、舍曲林、氟扶沙明、草酸S-西酞普兰、文拉法辛、盐酸多奈哌齐、托卡朋、麦角胺
主要作用于循环系统药物	伊布曲特、地尔硫䓬、卡维地洛、比索洛尔、阿罗洛尔、丁咯地尔、氟桂利嗪、马尼地平、阿托伐他汀、洛伐他汀、普伐他汀、非诺贝特、辛伐他汀、匹伐他汀、氯贝丁酯、阿昔莫司、依那普利、贝那普利、赖诺普利、雷米普利、培哚普利、福辛普利、西拉普利、佐芬普利、厄贝沙坦、替米沙坦、奥美沙坦酯、坎地沙坦西酯、依普罗沙坦、特拉唑嗪、盐酸乌拉地尔、盐酸肼屈嗪、二氮嗪、盐酸米多君、前列地尔
主要作用于呼吸系统药物	厄多司坦、喷托维林、氯哌斯汀、右美沙芬、倍氯米松

续 表

损害类别	影响药物
非剂量依赖性肝细胞坏死	异烟肼、对氨基水杨酸、氟烷、三环类抗抑郁药、单胺氧化酶抑制药、抗癫痫药、肌松药、抗溃疡药、青霉素衍生物、抗真菌药、利尿药、美托洛尔、钙通道阻滞药、奎尼丁、鹅去氧胆酸、可卡因
药物引起的脂肪肝	
以胆汁淤积性损害为主	异烟肼、甲氨蝶呤、苯妥英钠、苯巴比妥、糖皮质激素、四环素、水杨酸类、丙戊酸钠
肝肉芽肿浸润	异烟肼、硝基呋喃类、青霉素衍生物、磺胺类、抗癫痫药、阿司匹林、金盐、别嘌醇、雷尼替丁、氯磺丙脲、氯丙嗪、奎尼丁、地尔硫䓬、丙吡胺、肼屈嗪
慢性实质性药物引起的肝损伤	
活动性慢性肝炎	甲基多巴、呋喃妥因、丹曲林、异烟肼、对乙酰氨基酚
慢性胆汁淤积	氯丙嗪、丙米嗪、甲苯磺丁脲、红霉素、噻苯达唑、丙戊酸钠、非诺洛芬
肝纤维化和肝硬化	甲氨蝶呤、烟酸、维生素A
肝磷脂和酒精性肝炎样	胺碘酮
药物引起的胆管病变（硬化性胆管炎）	氟尿嘧啶
药物引起的肝血管病变	
布卡综合征	口服避孕药、达卡巴嗪
静脉栓塞性疾病	硫唑嘌呤、噻苯达唑、硫鸟嘌呤、环磷酰胺、环孢素、多柔比星、丝裂霉素、卡莫司汀、雌激素
肝窦状隙损害、包括扩张、紫癜肝、周边窦状隙纤维化、非硬化性门静脉高压、小节再生性增生、肝动脉和门静脉血栓	硫唑嘌呤、口服避孕药、雄激素、同化激素、维生素A、甲氨蝶呤、巯嘌呤
肝脏肿瘤	
良性肿瘤	口服避孕药、雄激素和蛋白同化激素
病灶性小节增生	口服避孕药
肝细胞癌	口服避孕药、雄激素和蛋白同化激素

续　表

损害类别	影响药物
ALT 和 AST 升高	四环素、林可霉素、克林霉素、两性霉素 B、氨苄西林、羧苄西林、苯唑西林、氯唑西林、美洛西林、多黏菌素、头孢呋辛、头孢美唑、头孢曲松、头孢哌酮、头孢他啶、拉氧头孢、头孢地嗪、亚胺培南/西司他丁钠、红霉素酯化物、依托红霉素、氟康唑、伊曲康唑、灰黄霉素、酮康唑、阿昔洛韦、伐昔洛韦、泛昔洛韦、异烟肼、利福平、乙胺丁醇、辛伐他汀、普伐他汀、洛伐他汀、氟伐他汀、阿托伐他汀、来氟米特、吗替麦考酚酯、咪唑立宾、匹莫林、莫雷西嗪、西咪替丁、罗沙替丁、尼扎替丁、奥美拉唑、兰索拉唑、雷贝拉唑、肝素钙、依诺肝素、达肝素钠、那屈肝素钙、降纤酶、东菱精纯抗栓酶、氯丙嗪、氟哌啶醇、氯普噻吨、奥氮平
血清-谷氨酰转移酶（γ-GT）升高	苯妥英钠、苯巴比妥、乙醇

引自《中国国家处方集》2010 年版

（一）肝功能不全患者的用药原则

1. 明确诊断，合理选药。

2. 避免或减少使用对肝脏毒性较大的药物。

3. 注意药物相互作用，特别应避免肝毒性的药物合用。

4. 对肝功能不全而肾功能正常的患者可选用对肝功能毒性小，并且从肾脏排泄的药物。

5. 开始用药时宜小剂量，必要时进行血药浓度监测，做到给药方案个体化。

6. 定期检查肝功能，及时调整治疗方案。

（二）肝功能不全患者抗菌药物的选择

1. 可按常量应用的药物　青霉素、头孢唑林、头孢他啶、氨基苷类、万古霉素类和多黏菌素类、氧氟沙星、环丙沙星等氟喹诺酮类。

2. 对严重肝病者需减量使用的药物（对一般肝病者可按常量应用）　哌拉西林、美洛西林、阿洛西林、羧苄西林、头孢噻肟、头孢曲松、头孢哌酮、红霉素、克林霉素、甲硝唑、氟罗沙星、氟胞嘧啶、伊曲康唑等。

3. 肝病者减量用药　林可霉素、培氟沙星、异烟肼（异烟肼在肝炎活动期避免使用）。

4. 肝病者避免使用的药物　红霉素酯化物、四环素类、氯霉素、利福平类、两性霉素 B、酮康唑、咪康唑、特比萘芬、磺胺类。

二、肾功能不全的患者用药

肾脏是药物排泄的主要器官，也是药物代谢的器官之一，极易受到某些药物的作用而出现毒性反应。肾毒性的表现有轻度的肾小球、肾小管损伤，肾衰竭，临床可见蛋白尿、管型尿、血肌酐及尿素氮值升高，严重时可引起少尿、无尿或肾衰竭。磺胺药除引起血尿外，还可发生结晶尿。肾功能受损时，药物吸收、分布、代谢、排泄以及机体对药物的敏感性均可能发生改变。

（一）肾功能不全时药动学和药效学特点

1. 吸收　肾功能不全患者肾单位数量减少、肾小管酸中毒。如维生素 D 羟化不足，可导致肠道钙吸收减少。慢性尿毒症患者常伴有胃肠功能紊乱，如腹泻、呕吐，这些均减少药物的吸收。

2. 分布　肾功能损害能改变药物与血浆蛋白的结合率。一般而言，酸性药物血浆蛋白结合率下降。如苯妥英钠、呋塞米，而碱性药物血浆蛋白结合率不变（普萘洛尔、筒箭毒碱）或减低（地西泮、吗啡）。其作用机制为：①血浆蛋白含量下降；②酸性代谢产物蓄积，竞争血清蛋白，使药物蛋白结合率下降；③血浆蛋白结构或构型改变，导致药物与蛋白结合点减少或亲和力下降。

肾功能不全，血浆蛋白结合率改变，药物分布容积也可改变。大多数药物表现为分布容积增加，某些蛋白结合率低的药物，如庆大霉素、异烟肼等分布容积无改变。例外的是，地高辛分布容积减少。

肾功能不全所致药物蛋白结合率及分布容积改变的临床意义很难预测。一方面，药物蛋白结合率下降，游离血药浓度增高，作用增强，毒性增加，但另一方面，分布容积增加，消除加快，半衰期缩短。

3. 代谢　肾脏含有多种药物代谢酶，氧化、还原、水解及结合反应在肾脏均可发生，所以有肾脏疾病时，经肾脏代谢的药物生物转化障碍。如尿毒症患者维生素 D_3 的第二次羟化障碍。

由于肾功能受损，药物的代谢也可能发生改变。如药物的氧化反应加速，还原和水解反应减慢，对药物的结合反应影响不大。肾功能损害患者对苯妥英钠、苯巴比妥和普萘洛尔的排泄均较正常人快。

4. 排泄　肾功能损害时，主要经肾脏排泄的药物消除减慢，血浆半衰期延长。因药物在体内蓄积作用加强，甚至产生毒性反应，其作用机制如下。

（1）肾小球滤过减少。如地高辛、普鲁卡因胺、氨基苷类抗感染药物都主要经肾小球滤过而排出体外。急性肾小球肾炎及严重肾缺血患者，肾小球滤过率下降，上述药物排泄减慢。

（2）肾小管分泌减少。尿毒症患者体内蓄积的内源性有机酸可与弱酸性药物在转运上发生竞争使药物经肾小管分泌减少。轻、中度肾衰竭时，这种竞争所致的有机酸排出减少可能比功能性肾单位减少更重要。

（3）肾小管重吸收增加。肾功能不全患者体内酸性产物增加，尿液 pH 下降，弱酸性药物离子化减少，重吸收增加。

（4）肾血流量减少。某些疾病，如休克、心力衰竭、严重烧伤均可致肾血流量减少。由于肾血流量减少，肾小球滤过、肾小管分泌、重吸收功能均可能发生障碍，从而导致肾药物排泄减少。

某些药物在体内的代谢产物仍有药理活性，甚至毒性，肾功能受损时，这些代谢产物在体内蓄积产生不良反应。其中最典型的是普鲁卡因胺，其代谢产物 N-

乙酰卡尼（NAPA）85%经肾排泄。肾功能不全患者半衰期从正常人的6小时延长到45小时。美托洛尔肾排泄其代谢产物去甲基美托洛尔仅为5%~10%，当肾功能不全时其半衰期为正常受试者的4~6倍。在肾功能不全时，抗生素不能及时排出，在血和组织内发生积蓄，更易出现毒性反应。

5. 肾功能不全者机体对药物的敏感性改变　镇静、催眠药对慢性尿毒症患者的中枢抑制作用明显增强，肾功能不全患者对甲基多巴的降压作用更敏感。但进一步研究发现这些现象的产生是由于肾功能损害导致血-脑屏障功能受损，进入中枢神经的药量增加所致，而不是真正的机体敏感性改变。

尿毒症患者常伴有电解质及酸碱平衡紊乱。如低血钾可降低心脏传导性，因而增加洋地黄类、奎尼丁、普鲁卡因胺等药物的心脏传导抑制作用；酸血症和肾小管酸中毒可对抗儿茶酚胺的升压作用。这些现象是敏感性发生改变的典型例子。

无论是药物分布的改变，还是机体敏感性的改变，肾功能损害时机体对药物的反应性均可能发生改变。因此，临床应用时应予以考虑。

（二）肾功能不全患者用药原则

1. 明确诊断，合理选药。

2. 避免或减少使用对肾脏毒性大的药物。

3. 注意药物相互作用，特别应避免与有肾毒性的药物合用。

4. 肾功能不全而肝功能正常者可选用具有双通道排泄的药物。

5. 必要时进行血药浓度监测，设计个体化给药方案。

6. 定期检查肾功能，依据肾小球滤过率、肌酐清除率及时调整治疗方案和药物剂量。

（三）肾功能不全患者抗菌药物的选择

1. 可按正常剂量略减剂量使用的抗菌药物　阿莫西林、氨苄西林、美洛西林、哌拉西林、头孢噻肟、头孢哌酮、头孢曲松、红霉素、螺旋霉素、吉他霉素、氯霉素、磷霉素、多西环素、林可霉素类、利福霉素类、环丙沙星、甲硝唑、酮康唑、异烟肼、乙胺丁醇。

2. 可按正常剂量减半使用的抗菌药物　青霉素、阿洛西林、羧苄西林、头孢噻吩、头孢氨苄、头孢唑林、头孢拉定、头孢孟多、头孢呋辛、头孢西丁、头孢他啶、头孢唑肟、头孢吡肟、拉氧头孢、氨曲南、亚胺培南、氧氟沙星、磺胺甲噁唑、甲氧苄啶。

3. 避免应用，确有指征应用时在血药浓度监测下并显著减量使用的药物　庆大霉素、卡那霉素、妥布霉素、阿米卡星、奈替米星、链霉素、万古霉素、两性霉素B、替考拉宁、氟尿嘧啶。

4. 禁用的药物　四环素类（多西环素除外）、呋喃妥因、萘啶酸、特比萘芬等。四环素、土霉素的应用可加重氮质血症，硝基呋喃类和萘啶酸可在体内明显积聚，产生对神经系统的毒性反应。故均不宜应用，可选用其他抗菌活性相仿、毒性低的药物替代。肾病患者慎用的药物，见表1-7。

表 1-7 肾病患者慎用的药物

损害类别	影响药物
肾小球功能障碍	非甾体抗炎药、硝普钠、四环素类抗生素、普萘洛尔、可乐定、利血平、米诺地尔、甲基多巴、哌唑嗪、尼卡地平、卡托普利、硝苯地平、两性霉素 B、环孢素
肾小管功能障碍	巯嘌呤、锂制剂、格列本脲、四环素类、两性霉素 B、秋水仙碱、利福平、长春新碱等
肾小球肾炎及肾病综合征	金制剂、锂制剂、铋制剂、青霉胺、丙磺舒、卡托普利、非甾体抗炎药、氯磺丙脲、利福平、甲巯咪唑、华法林、可乐定、干扰素、磺胺类
急性肾衰竭	
泌尿系统阻塞	镇静催眠药、阿片类药、抗抑郁药、溴苄胺、甲基麦角丁胺、麦角衍生物、甲基多巴、解热镇痛药、吗啡及海洛因等镇痛剂、抗凝药、磺胺类、甲氨蝶呤、巴比妥类、乙醇、利福平、琥珀胆碱、巯嘌呤及对比剂等
血管阻塞	氨基己酸、噻嗪类利尿药、磺胺类、糖皮质激素、青霉素、肼屈嗪、普鲁卡因胺、奎尼丁、丙硫氧嘧啶等
肾间质及肾小管损害	头孢噻吩及青霉素类、四环素类、氨基苷类抗生素、利福平、磺胺类、非那宗、环孢素、多黏菌素 B、四氯化碳、四氯乙烯、对比剂、右旋糖酐-40
肾前尿毒症	锂盐、强利尿药、四环素类
急性肾小管坏死	氨基苷类抗生素、鱼精蛋白、地尔硫䓬、氢化可的松、卡托普利（低钾及血容量降低可加重毒性）、顺铂、卡莫司汀、洛莫司汀、甲氨蝶呤、门冬酰胺酶、丝裂霉素、普卡霉素及重金属盐类。能增大上述各药毒性的有呋塞米、甲氧氟烷、两性霉素 B、克林霉素、头孢菌素类及对比剂
渗透性肾病	甘露醇、右旋糖酐-40、甘油及大量葡萄糖
肾小管损害	头孢菌素、丝裂毒素、口服避孕药、甲硝唑（儿童）、磺胺类、噻嗪类利尿药、别嘌醇、卡马西平、格列本脲、苯妥英钠、奎尼丁、青霉胺、链激酶、苯丙胺、吡罗昔康及生物制品等
急性肾小球肾炎	利福平、肼屈嗪、青霉胺、依那普利等
间质性肾炎	头孢菌素、青霉素类、庆大霉素、对氨水杨酸、利福平、异烟肼、乙胺丁醇、多黏菌素 B、黏菌素、呋喃妥因、多西环素、磺胺类、氢氯噻嗪、呋塞米、阿米洛利、丙磺舒、吡罗昔康、布洛芬、吲哚美辛、托美丁、舒林酸、阿司匹林、甲氯芬那酸、非那西丁、非诺洛芬及保泰松、西咪替丁、硫唑嘌呤、环孢素、干扰素、别嘌醇、卡托普利、普萘洛尔、甲基多巴、苯丙胺、苯妥英钠、苯巴比妥、苯茚二酮等

续　表

损害类别	影响药物
肾结石	维生素 D、维生素 A 及过量抗酸药（如磷酸钙及三硅酸镁等）、乙酰唑胺、非甾体抗炎药、替尼酸、大量维生素 C（4~6g/d）、磺胺类、丙磺舒及甲氨蝶呤
尿潴留	吗啡、阿片、哌替啶、可待因、罗通定、吲哚美辛、肾上腺素、麻黄碱、阿托品、山莨菪碱、东莨菪碱、溴丙胺太林、樟柳碱、喷托维林、异丙嗪、苯海拉明、氯苯那敏、赛庚定、羟嗪、黄酮哌酯、溴丙胺太林、苯丙醇胺、氯丁替诺、氯丙嗪、奋乃静、氟哌啶醇、多塞平、丙米嗪、氯米帕明、苯海索、普罗吩胺、比哌立登、氯美扎酮、丙吡胺、阿普林定、普萘洛尔、拉贝洛尔、尼群地平、硝苯地平、硝酸甘油、氟桂利嗪、氨茶碱、呋塞米、可乐定、甲基多巴、胍那苄、林可霉素、头孢唑林、诺氟沙星、吡哌酸、异烟肼、西咪替丁、曲克芦丁、镇静催眠药、烟碱、氨甲苯酸等
血尿	头孢菌素、多肽抗生素、吡哌酸、诺氟沙星、麦迪霉素、甲硝唑、氨基苷类、多黏菌素、青霉素类、磺胺类、抗结核药、西咪替丁、雷尼替丁、卡托普利、环磷酰胺、环孢素、解热镇痛药、抗凝药、乙双吗啉、阿普唑仑、甲苯达唑等
尿失禁	氟哌啶醇、氯丙嗪、甲基多巴、哌唑嗪
影响肾功能试验	甲氧苄啶、西咪替丁
引起肾损害的常用药物	抗菌药物（如青霉素类、磺胺类、利福平、氨基苷类、四环素类、两性霉素 B、万古霉素、多黏菌素、氟喹诺酮类等）、抗肿瘤药（如环磷酰胺、长春新碱、氟尿嘧啶、喜树碱、巯嘌呤、顺铂、洛莫司汀、丝裂霉素、链佐星、柔红霉素、普卡霉素、博来霉素等）、生物制品、非甾体抗炎药、钙通道阻滞药、维生素 A 和维生素 D、右旋糖酐-40、甘油、环孢素等

引自《中国国家处方集》2010 年版

（四）肾功能不全患者的药物剂量调整

肾功能可分为正常、轻度损伤、中度损伤、较重损伤、严重损伤等 5 种状况，肾功能不全者应按肾功能损害的程度调整用药剂量，并按药物成分由肾脏的排泄率（肾小球滤过率）来选择药物和剂量。一般认为，肌酐清除率是测定肾功能的可靠方法，且与药物在血浆中的消除半衰期成反比关系，当肌酐清除率低于正常的 25%时，则应调整药物治疗剂量。肾功能不全或低下时，药物的血浆半衰期和剂量调整，详见表 1-8。

肾功能不全者也可按肌酐清除率调整剂量，每分钟≥50ml 者无需调整剂量，每分钟≥30ml 者，视具体药物调整剂量，每分钟≤10ml 者，应禁用。

表 1-8 肝、肾功能不全者和低下时药物的血浆半衰期和剂量调整

类别	药物	血浆半衰期(小时)			肾衰竭者,不同肾小球滤过率(ml)时剂量的调整(表内数字为正常人剂量的%)			肝功能低下时剂量的调整
		正常人	肾衰竭者	肝病患者	每分钟>50	每分钟 10~50	每分钟<10	
抗菌药物	阿米卡星	2~3	86	–	同卡那霉素	–		
	庆大霉素	3	60	–	75%~100%	35%~75%	25%~35%	–
	卡那霉素	3	84	–	75%	35%~50%	25%	–
	新霉素	2	12~24	–	–	每 8~12 小时 1 次	每 12~36 小时 1 次	–
	链霉素	2.5	110	–	每 24 小时 1 次	每 24~48 小时 1 次	每 48~96 小时 1 次	–
	妥布霉素	2.5	70	–	同庆大霉素	–		
	头孢克洛	0.6~1	1.5~3.5	–	–	50%~100%	25%~33%	–
	头孢孟多	0.5~1.8	15~24	–	–	25%~50%	10%~25%	–
	头孢西丁	0.6~1	8~33	–	每 8 小时 1 次	每 8~12 小时 1 次	每 24~48 小时 1 次	–
	头孢羟氨苄	1~1.4	10~25	–	每 8 小时 1 次	每 12~24 小时 1 次	每 24~48 小时 1 次	–
	头孢米星	0.75~1.5	–	–	–	–	每 12~24 小时 1 次	–
	头孢噻啶	1.5	10~23	–	避免应用–	同左	同左	–
	头孢噻吩	0.5~0.9	3~18	–	–	–	每 8~12 小时 1 次	严重者慎用
	头孢匹林	0.5	2.5	–	–	–	每 6~12 小时 1 次	严重者稍减量

续 表

类别	药物	血浆半衰期(小时)			肾衰竭者,不同肾小球滤过率(ml)时剂量的调整(表内数字为正常人剂量的%)			肝功能低下时剂量的调整
		正常人	肾衰竭者	肝病患者	每分钟>50	每分钟 10~50	每分钟<10	
抗菌药物	头孢拉定	0.5	2.5	–	–	50%	25%	–
	氯霉素	2~4	3.5~7	12	–	–	–	减量
	克林霉素	2~4	3.5~5	7~14	–	–	–	中度及重度者需减量
	多黏菌素 E	1.6~8	10~20	–	75%~100%	50%~75%	23%~30%	–
	红霉素	1.5~3	4~6	–	–	–	中度及重度患者需减量	
	林可霉素	4~6.4	10	11.8	每 6 小时 1 次	每 6~12 小时 1 次	每 12~24 小时 1 次	中度及重度患者需减量
	氨苄西林	0.8~1.5	6~20	1.9	–	每 12~24 小时 1 次	每 24~48 小时 1 次	–
	羧苄西林	1	10~20	1.9	每 8~12 小时 1 次	每 12~24 小时 1 次	每 24~48 小时 1 次	–
	邻氯西林	0.5	0.8	–	–	–	–	–
	双氯西林	0.7	1	–	–	–	–	–
	乙氧萘西林	0.6	1.2	1.7	–	–	严重者需减量	
	苯唑西林	0.4	1	稍延长	–	–	–	严重者需稍减
	青霉素	0.5	6~20	–	–	每 12 小时 1 次	每 12~18 小时 1 次	–
	多黏菌素 B	4.5~6	36	–	75%~100%	50%~75%	25%~30%	–

续 表

类别	药物	血浆半衰期(小时)			肾衰竭者,不同肾小球滤过率(ml)时剂量的调整(表内数字为正常人剂量的%)			肝功能低下时剂量的调整
		正常人	肾衰竭者	肝病患者	每分钟>50	每分钟 10~50	每分钟<10	
抗菌药物	多西环素	15~24	25	–	–	–	–	稍减量
	米诺环素	12~15	14~30	–	–	–	–	稍减量
	四环素	6~15	7~75	–	不用	不用	不用	–
	万古霉素	4~8	200~240	–	每 24~72 小时 1 次	每 72~240 小时 1 次	每 240 小时 1 次	–
	灰黄霉素	10~22	–	–	–		–	严重者需减量
	咪康唑	20~24	24	–	–	–	–	严重者需减量
	孟德立酸	3~6	–	–	–	–	不用	–
	甲硝唑	16~14	8~15	–	–	每 8~12 小时 1 次	每 12~24 小时 1 次	严重者需减量
	萘啶酸	1~2.5	21	–	–	–	不用	严重者需减量
	呋喃妥因	0.3	1	–	–	不用	不用	慎用
	磺胺甲噁唑	9~11	10~50	–	每 12 小时 1 次	每 18 小时 1 次	每 18~24 小时 1 次	严重者需减量
	磺胺异噁唑	4.5~7	6~12	–	–	每 8~12 小时 1 次	每 12~24 小时 1 次	严重者需减量
	甲氧苄啶	8~16	24~46	–	–	每 8~12 小时 1 次	每 12~24 小时 1 次	–

续 表

类别	药物	血浆半衰期(小时)			肾衰竭者,不同肾小球滤过率(ml)时剂量的调整(表内数字为正常人剂量的%)			肝功能低下时剂量的调整
		正常人	肾衰竭者	肝病患者	每分钟>50	每分钟 10~50	每分钟<10	
抗结核药	乙胺丁醇	3.3	>10	–	–	50%每24小时1次或100%每36小时1次	25%每24小时1次或100%每18小时1次	–
	异烟肼	1.4	2.3	6.7	–	–	66%~100%	中度及严重者需减量
	利福平	2.3	3.1~5	延长	–	–	–	有蓄积性
抗病毒药	金刚烷胺	12~36	>24	–	有蓄积性	同左	同左	–
镇痛药	对乙酰氨基酚	2	–	–	每4小时1次	每4小时1次	每4小时1次	不用
	阿司匹林	2~19	–	–	每4小时1次	每4~6小时1次	不用	不用
	可待因	3.4	–	–	每3~4小时1次	每3~4小时1次	每3~4小时1次	稍减量
	吗啡	2.3	–	–	每3~4小时1次	每3~4小时1次	每3~4小时1次	稍减量
	哌替啶	3	–	7	每3~4小时1次	每3~4小时1次	每3~4小时1次	稍减量
	美沙酮	13~55	–	–	每6小时1次	每8小时1次	每8~12小时1次	稍减量
	喷他佐辛	2	–	–	每4小时1次	每4小时1次	每4小时1次	稍减量

续 表

类别	药物	血浆半衰期(小时)			肾衰竭者,不同肾小球滤过率(ml)时剂量的调整(表内数字为正常人剂量的%)			肝功能低下时剂量的调整
		正常人	肾衰竭者	肝病患者	每分钟>50	每分钟 10~50	每分钟<10	
镇静催眠药	水合氯醛	7~14	–	–	每24小时1次	不用	不用	减量
	氯氮䓬	5~30	–	63	每6~8小时1次	每6~8小时1次	每6~8小时1次	减量
	地西泮	29~90	–	105~164	每8小时1次	每8小时1次	每8小时1次	减量
	氟西泮	47~100	–	–	每24小时1次	每24小时1次	每24小时1次	减量
	格鲁米特	5~22	–	–	每24小时1次	不用	不用	减量
	己巴比妥	3.7	–	5~13	每8小时1次	每8小时1次	每8小时1次	减量
	甲丙氨酯	6~17	–	32	每6小时1次	每9~12小时1次	每12~18小时1次	稍缓慢
	甲喹酮	10~43	–	–	每24小时1次	不用	不用	减量
	奥沙西泮	6~25	–	–	每8小时1次	每8小时1次	不用	–
	戊巴比妥	18~48	–	–	每8~24小时1次	每8~24小时1次	每8~24小时1次	减量
	硫喷妥钠	3.8	–	–	–	–	稍减量	减量

续 表

类别	药物	血浆半衰期(小时)			肾衰竭者,不同肾小球滤过率(ml)时剂量的调整(表内数字为正常人剂量的%)			肝功能低下时剂量的调整
		正常人	肾衰竭者	肝病患者	每分钟>50	每分钟 10~50	每分钟<10	
抗高血压药	可乐定	7~12	24	–	减量	减量	减量	可能减量
	胍乙啶	120~140	–	–	–	减量	减量	可能减量
	肼屈嗪	2~3	延长	–	减量	减量	减量	减量
	甲基多巴	2~3	6	–	–	–	–	不用
	米诺地尔	4.2	42	–	–	–	–	可能减量
	哌唑嗪	2.5~4	–	–	–	–	–	可能减量
	利血平	46~165	–	–	–	–	–	可能减量
利尿药	氯噻酮	51	100	–	–	无效	无效	–
	依地尼酸	1	延长	–	不用	不用	不用	可能减量
	呋塞米	0.5~1	延长	–	–	–	–	可能减量
	氢氯噻嗪	2.5	24	–	–	可能无效	可能无效	–
	汞利尿药	2~3	16	–	不用	不用	不用	–
	螺内酯	16	延长	–	减量	不用	不用	–
	氨苯蝶啶	2	–	–	–	不用	不用	–

续 表

类别	药物	血浆半衰期(小时)			肾衰竭者,不同肾小球滤过率(ml)时剂量的调整(表内数字为正常人剂量的%)			肝功能低下时剂量的调整
		正常人	肾衰竭者	肝病患者	每分钟>50	每分钟10~50	每分钟<10	
抗心律失常药及强心苷药	溴苄铵	4~17	31.5	-	每8小时1次	每24~48小时1次	不用	-
	洋地黄毒苷	168~192	200	-	-	-	-	-
	地高辛	30~40	87~100	-	-	减少50%	减少50%~75%	-
	丙吡胺	4.8~8.2	43	-	每6小时1次	每12~24小时1次	每24~48小时1次	-
	利多卡因	1.3~2.3	1.3~2.5	5	-	-	-	负荷量不变,滴入速率减慢一半
	普鲁卡因胺	2.2~4	9~16	-	每3~6小时1次	每6~12小时1次	每12~24小时1次	-
	普萘洛尔	4	2~3.2	延长	-	-	-	明显减量
	奎尼丁	3~16	3~6	-	-	-	-	-
	维拉帕米	3~7	-	-	慎用	慎用	慎用	-

续　表

类别	药物	血浆半衰期(小时)			肾衰竭者，不同肾小球滤过率(ml)时剂量的调整(表内数字为正常人剂量的%)			肝功能低下时剂量的调整
		正常人	肾衰竭者	肝病患者	每分钟>50	每分钟 10～50	每分钟<10	
抗痛风及抗炎药	别嘌醇	0.7	延长	–	每日 300mg	一日 200mg	一日 100mg	–
	秋水仙碱	0.3	0.7	0.2	–	不得长期应用		–
	非诺洛芬	1.5～2.9	–	–	–	–	–	–
	布洛芬	2	–	–	–	–	–	–
	吲哚美辛	2～11	2	–	–	–	–	–
	萘普生	12～15	–	–	–	–	不用	–
	青霉胺	–	–	–	–	不用	不用	–
	保泰松	40～140	27～96	40～190	–	–	–	–
	泼尼松	2.5～3.5	–	3.5	–	–	不用	–
	丙磺舒	3～17	–	–	–	不用	不用	–
	舒林酸	1.5～3.0	–	–	–	–	从半量开始	–

续 表

类别	药物	血浆半衰期(小时)			肾衰竭者,不同肾小球滤过率(ml)时剂量的调整(表内数字为正常人剂量的%)			肝功能低下时剂量的调整
		正常人	肾衰竭者	肝病患者	每分钟>50	每分钟 10~50	每分钟<10	
免疫抑制药及抗肿瘤药	多柔比星	1	–	延长	–	–	稍减量	胆红素<2~3 时减量 20%~30%
	巯嘌呤	1	稍延长	稍延长	–	–	稍减量	可能引起肝毒性
	博来霉素	2	延长	–	–	可能减量	减量	–
	白消安	长	–	–	–	–	–	–
	顺铂	0.4~0.8	延长	–	–	减量	减量	–
	环磷酰胺	3~10	延长	延长	–	–	可能减量	稍减量
	阿糖胞苷	0.1	–	–	–	–	可能减量	–
	氟尿嘧啶	0.1	–	稍延长	–	–	–	稍减量
	美法仑	2	–	–	–	–	–或稍减量	–
	甲氨蝶呤	2.3	延长	–	–	–	减量	慎用
	长春碱	0.1	–	可能延长	–	–	–或稍减量	稍减量
	长春新碱	0.1	–	可能延长	–		–或稍减量	稍减量

续 表

类别	药物	血浆半衰期(小时)			肾衰竭者,不同肾小球滤过率(ml)时剂量的调整(表内数字为正常人剂量的%)			肝功能低下时剂量的调整
		正常人	肾衰竭者	肝病患者	每分钟>50	每分钟 10～50	每分钟<10	
作用于神经与精神系统药物	新斯的明	0.9～1.3	3	–	–	–	减量 50%	–
	吡斯的明	1.5～4.3	5.1～10.3	–	–	–	减量 50%	–
	卡马西平	19～55	–	–	–	–	–	–
	乙琥胺	53～66	–	–	–	–	稍减量	–
	氟哌啶醇	10～36	–	–	–	–	–	–或稍减量
	左旋多巴	0.8～1.6	–	–	–	–	–	–
	锂盐	14～28	延长	–	–或稍减	不用	不用	–
	苯巴比妥	60～150	–	–	–	–	稍减量	慎用
	氯丙嗪	11～42	–	–	–	–	–或稍减	稍减,慎用
	苯妥英钠	10～30	6～11	–	–	–	–	严重时减量
	阿米替林	12～56	–	–	–	–	–	稍减,慎用
	三甲双酮	16	–	–	–	不用	不用	–
	丙戊酸	10～15	–	–	–	–	稍减量	稍减量

续 表

类别	药物	血浆半衰期(小时)			肾衰竭者,不同肾小球滤过率(ml)时剂量的调整(表内数字为正常人剂量的%)			肝功能低下时剂量的调整
		正常人	肾衰竭者	肝病患者	每分钟>50	每分钟 10~50	每分钟<10	
抗糖尿病药	氯磺丙脲	25~42	延长	–	稍减量	不用	不用	慎用
	胰岛素	0.08~0.25	延长	–	减量	减量	减量	根据血糖高低决定剂量
	甲苯磺丁脲	4~8	3~9	3~7	–	–	–	–
其他	西咪替丁	1.4~2.4	3~10	–	每6小时300mg	每8小时300mg	每12小时300mg	–
	苯海拉明	3~8	–	–	–	–	–或稍减	–
	肝素	1~2	–或稍延长	1.3	–	–	–	–
	丙胺太林	2.2~3.7	–	–	–	–	–或稍减	–
	丙硫氧嘧啶	1~2	–	–	–	–	–	–
	茶碱	3~12	–	10~59	–	–	–	减少50%
	华法林	15~87	21~43	17~29	–	–	–	–

第二章　普通外科临床路径及相关释义

第一节　胃十二指肠溃疡临床路径释义

一、胃十二指肠溃疡编码

胃十二指肠溃疡是位于胃十二指肠壁的局限性圆形或椭圆形的全层黏膜缺损。有胃及十二指肠溃疡2种。因溃疡的形成与胃酸-蛋白酶的消化作用有关，也称为消化性溃疡。

胃溃疡编码：K25.3或.6或.9。

十二指肠溃疡编码：K26.3或.6或.9。

未指明部位或复合型胃溃疡编码：K27.3或.6或.9。

原临床路径编码：K25-K27。

手术操作及编码：

胃大部切除术、迷走神经切断加胃窦切除术、胃空肠吻合加迷走神经切断术

迷走神经切断　44.0。

胃空肠吻合　44.39。

胃大部切除术　43.6-43.8。

原临床路径编码：（ICD-9-CM-3：43.6-43.8，44.39）。

二、临床路径检索方法

K25-K27类目中.3.6. .9伴44.0加43.6或43.7或43.8或44.0加44.39

三、胃十二指肠溃疡临床路径标准住院流程

（一）适用对象

第一诊断为胃十二指肠溃疡（ICD-10：K25-K27），行胃大部切除术、迷走神经切断加胃窦切除术、胃空肠吻合加迷走神经切断术（ICD-9-CM-3：43.6-43.8，44.39）。

释义

■ 本路径适用对象是第一诊断为胃十二指肠溃疡者，包括胃溃疡、十二指肠溃疡以及胃十二指肠复合性溃疡。对于一些特殊类型的胃十二指肠溃疡，如应激性溃疡、胰源性溃疡、术后复发性溃疡等，不进入本路径。对于胃十二指肠溃疡有并发症者，如穿孔、瘢痕性幽门梗阻、出血、恶变等，不进入本路径。若术前诊断符合本路径，但术中或术后病理提示为胃癌等其他疾病者，按变异情况处理，进入其他相关路径。

■ 绝大多数胃十二指肠溃疡属于内科治疗范围，仅一小部分患者需要外科治疗。本路径针对的是因胃十二指肠溃疡行外科手术的患者。胃十二指肠溃疡的手术方式经过长期的发展与演变，目前主要存在胃部分切除术和迷走神经切断术两种基本方法。纳入本路径的具体术式包括胃大部切除术、迷走神经切断加胃窦切除术、胃空肠吻合加迷走神经切断术。其他手术方式，如选择性迷走神经切断术（或加幽门成形术）等，不进入本路径。腹腔镜手术不进入本路径。

（二）诊断依据

根据《临床诊疗指南——外科学分册》（中华医学会，人民卫生出版社）、《外科学》（第七版，人民卫生出版社）、《胃肠外科学》（人民卫生出版社）。

1. 病史　慢性、节律性和周期性的上腹疼痛伴消化不良症状。

2. 体征　上腹局限性轻压痛。

3. 辅助检查　HP 检测试验阳性，上消化道 X 线钡餐检查和（或）内镜检查明确。

释义

■ 临床表现是诊断胃十二指肠溃疡的初步依据。多数患者表现为慢性、节律性和周期性的上腹疼痛，可伴有反酸、胃灼热、恶心、呕吐等症状。十二指肠溃疡的节律性较胃溃疡更加明显。体格检查可于上腹有局限性轻压痛。少数患者可无明显临床症状和体征，仅通过其他辅助检查偶然发现。

■ 上消化道 X 线钡餐和（或）内镜检查是常用的检查方法，胃十二指肠溃疡的典型表现为龛影。十二指肠球部溃疡多数表现为间接征象，如球部激惹、球部变形、幽门痉挛等。对于 X 线钡餐不能确定者，应行内镜检查。内镜检查已成为溃疡病的最主要诊断手段，内镜下可见到溃疡的大小、形态等，还可进行组织活检除外癌变，并检测有无幽门螺杆菌感染。部分患者临床表现不典型，如 X 线钡餐或内镜检查支持胃十二指肠溃疡亦可进入路径。

（三）选择治疗方案的依据

根据《临床诊疗指南——外科学分册》（中华医学会，人民卫生出版社）、《外科学》（第七版，人民卫生出版社）、《胃肠外科学》（人民卫生出版社）。

胃十二指肠溃疡患者手术适应证：

1. 严格内科治疗（包括根治 HP 措施）无效的顽固性溃疡，表现为溃疡不愈合或短期内复发。
2. 胃溃疡巨大（直径>2.5cm）或高位溃疡。
3. 胃十二指肠复合性溃疡。
4. 溃疡不能除外恶变者。

释义

■ 随着多种抗溃疡药物的出现以及对幽门螺杆菌感染的认识增加，目前内科药物治疗胃十二指肠溃疡的效果明显提高，需手术治疗的病例逐渐减少。胃十二指肠溃疡在考虑良性溃疡的基础上应首先考虑内科治疗，严格内科治疗（包括根治 HP 措施）无效的顽固性溃疡，表现为溃疡不愈合或短期内复发，可考虑外科手术治疗。

■ 巨大胃溃疡指直径>2.5cm 者，高位胃溃疡常指距贲门 3cm 以内的小弯及贲门、胃底部的胃溃疡。这两类胃溃疡恶变率高，可考虑外科手术治疗。

■ 复合性溃疡指胃与十二指肠同时存在溃疡，多数是先发生十二指肠溃疡，后发生胃溃疡。本病病情较顽固，并发症发生率较高，出血率高达 50%左右，且多为大出血，故应积极治疗。

■ 内镜下形态学观察及组织学活检是明确溃疡病灶良恶性的最主要和有效的诊断方法。对于获得明确病理诊断的溃疡型胃癌，应进入相应临床路径。对于形态学表现不除外早期胃癌，以及良性溃疡随诊中怀疑继发恶变，但组织学活检阴性的胃十二指肠溃疡，可考虑手术治疗，进入本路径。

（四）标准住院日 9~18 天。

释义

胃十二指肠溃疡患者入院后，术前准备 2~6 天，在第 3~7 天实施手术，术后恢复 6~11 天出院。

（五）进入路径标准

1. 第一诊断必须符合 ICD-10：K25-K27 胃十二指肠溃疡疾病编码。

2. 当患者同时具有其他疾病诊断，但在住院期间不需要特殊处理也不影响第一诊断的临床路径流程实施时，可以进入路径。

释义

■ 进入本路径的患者第一诊断必须为胃十二指肠溃疡，包括胃溃疡、十二指肠溃疡以及胃十二指肠复合性溃疡。需除外应激性溃疡、胰源性溃疡、术后复发性溃疡等特殊类型。本路径适用于择期手术患者，对胃十二指肠溃疡合并穿孔、出血、幽门梗阻等急症者需进入其他相关路径。

■ 入院后术前检查发现其他疾病，而该疾病的诊治对患者健康更为重要，或者该疾病可能影响手术实施、增加手术和麻醉风险、影响预后，则应优先考虑诊治该疾病，暂不宜进入路径，例如，高血压、糖尿病、心功能不全、肝肾功能不全、凝血功能障碍等。

■ 若既往患有上述疾病，经合理治疗后达到稳定，或目前尚需要维持药物治疗，经术前评估无手术及麻醉禁忌，则可进入路径。但可能会增加医疗费用，延长住院时间。

（六）术前准备 2~6 天

1. 必须的检查项目

（1）血常规、尿常规、便常规+潜血。

（2）肝肾功能、电解质、凝血功能、血型、感染性疾病筛查（乙肝、丙肝、艾滋病、梅毒等）。

（3）胃镜（可门诊完成）、腹部超声、上消化道钡剂造影（必要时门诊完成）。

（4）心电图、胸部 X 线正位片。

2. 根据患者病情选择　肺功能测定、超声心动图等。

释义

■ 血常规、尿常规、便常规+潜血、肝肾功能、电解质、凝血功能、心电图、胸部 X 线正位片等常规检查主要用于评价身体状况，评估有无合并其他基础疾病，除外手术禁忌。血型、感染性疾病筛查是为手术及输血准备。上消化道钡剂造影、胃镜为进一步明确诊断。上消化道钡剂造影可显示胃十二指肠整体轮廓，并提示溃疡部位，便于制订手术方案。而胃镜可直视病灶，描述形态学变化，行组织活检除外胃癌，并行幽门螺杆菌检测，为后续内科治疗提供依据。腹部超声可评估腹腔脏器情况，鉴别其他腹腔脏器病变所引起的上腹痛症状，如肝、胆、胰等疾病。上述检查为术前必查项目，为缩短住院时间，可适当安排于门诊完成。

■ 高龄患者（年龄>65 岁）、既往有心肺疾病的患者、术前心电图或 X 线胸片提示异常的患者，应增加超声心动图和（或）肺功能检查。

（七）选择用药

1. 口服制酸剂　H_2 受体拮抗剂或质子泵抑制剂。

2. 抗菌药物：按照《抗菌药物临床应用指导原则》［卫医发（2004）285 号］执行，并结合患者的病情决定抗菌药物的选择，预防性用药时间为 1 天。

释义

■ 制酸剂可以缓解活动性溃疡的症状。目前制酸剂主要包括 H_2 受体拮抗剂（H_2RA）和质子泵抑制剂（PPI）两大类，PPI 较 H_2RA 抑制胃酸分泌的作用更强，持续时间更久。术前可予以口服制酸剂治疗。

■ 按照《抗菌药物临床应用指导原则》，胃十二指肠手术属于清洁-沾染手术，需预防性应用抗生素，可选用第一代、二代头孢菌素，预防用药时间通常为 24 小时，必要时延长至 48 小时。

（八）手术日　为入院第 3~7 天［门诊已完成胃镜和（或）X 线钡餐检查］。

1. 麻醉方式　气管插管全麻或硬膜外麻醉。

2. 手术内固定物　无。

3. 术中用药　麻醉常规用药、术后镇痛泵的应用。

4. 输血　视术中情况定。

释义

■ 开腹胃手术麻醉方式一般选择全麻。若无禁忌，亦可选择硬膜外麻醉。

■ 对于手术切口引起的疼痛应该积极给予药物镇痛治疗，以减少患者痛苦，并避免因为腹部伤口疼痛限制患者的呼吸，有助于咳痰，减少肺部感染并发症，因此，术后可给予PCA镇痛泵。

（九）术后住院恢复6~11天

1. 必须复查的检查项目

（1）血常规、肝肾功能、电解质。

（2）出院1个月后门诊复诊。

（3）出院3个月后复查胃镜。

2. 术后用药　抗菌药按照《抗菌药物临床应用指导原则》［卫医发（2004）285号］选用药物，用药时间1天。

3. 术后饮食指导。

释义

■ 胃术后3天内患者需禁食水，予以补液治疗，故需注意复查血常规、肝肾功能、电解质等，及时发现并处理可能的感染、贫血、水电解质紊乱等情况，检查频率通常可按照术后当天、第3天、第6天以及出院前，可根据具体情况增加或减少检查次数。出院1个月后门诊复诊，了解患者饮食等恢复情况，并复查上述指标评价身体状况。出院6个月后复查胃镜观察吻合口情况。

■ 患者术后4~5天根据排气情况决定开始进水，并逐步过渡至流食，减少补液至停液，术后1周左右恢复半流食。因胃大部切除术后食物改道及胃容积缩小，饮食恢复要循序渐进，由少到多，开始时要少量多餐，术后2个月内以每日5餐为宜，第3个月可改为4餐，第4个月可恢复正常人的进食习惯。

（十）出院标准

1. 无发热，恢复肛门排气排便，可进半流食。

2. 切口愈合良好　引流管拔除，伤口无感染，无皮下积液（或门诊可处理的少量积液）。

3. 没有需要住院处理的并发症和（或）合并症。

释义

■ 出院前需全面评估患者病情，在其恢复良好的情况下安排出院：化验检查无明显异常；体温正常，排气排便、饮食恢复满意；伤口愈合良好，包括引流管拔除后的伤口，简单的伤口换药及拆线可安排出院后在门诊进行。如果术后出现出血、吻合口瘘、阻塞综合征、胃排空障碍等并发症，需积极处理，待病情好转后，方可出院，但可能造成医疗费用和住院时间的延长。

（十一）变异及原因分析

1. 术前合并其他基础疾病影响手术的患者，需要进行相关的诊断和治疗。

2. 术前需确定手术方式（迷走神经切断+胃引流术，胃大部切除术），视术中情况定胃肠道重建方式。

3. 胃溃疡患者术中活检提示胃癌，则按胃癌处理，进入相应路径。

4. 有并发症（穿孔、瘢痕性幽门梗阻、出血、恶变等）的胃十二指肠溃疡患者，则转入相应临床路径。

释义

■ 患者既往存在或者术前检查发现其他基础疾病，如高血压、糖尿病、心功能不全、肝肾功能不全、凝血功能障碍等，则经过相关科室会诊后，考虑该疾病情况会增加手术和麻醉风险，需要先进行相关的诊断和治疗，则应退出本路径。

■ 术前根据患者具体病情决定行胃大部切除术或迷走神经切断相关术式。胃大部切除术后消化道重建主要分为毕Ⅰ和毕Ⅱ两种，需根据术中情况选择重建方式。

■ 入院后术前胃镜活检病理明确胃癌，或者术中冷冻病理明确胃癌的患者，需退出本路径，而转入胃癌相关临床路径。

■ 入院后在完善术前检查过程中发生胃十二指肠溃疡相关并发症，如出血、穿孔、幽门梗阻等，导致病情复杂，则退出本路径。

四、推荐表单

（一）医师表单

胃十二指肠溃疡临床路径医师表单

适用对象：第一诊断为胃十二指肠溃疡（ICD-10：K25-K27）
行胃大部切除术、迷走神经切断加胃窦切除术、胃空肠吻合加迷走神经切断术（ICD-9-CM-3：43.6-43.8，44.39）

患者姓名：______性别：______年龄：______门诊号：______住院号：______
住院日期：____年__月__日 出院日期：____年__月__日 标准住院日：9~18天

时间	住院第1天	住院第2~6天 （术前准备日）	住院第3~7天 （手术日）
主要诊疗工作	□ 询问病史，体格检查，完善病历 □ 开检查、化验单 □ 上级医师查房与手术前评估	□ 上级医师查房并确定有手术指征，确定手术方案 □ 疑难病例需要全科讨论 □ 改善一般情况，完善术前准备 □ 请相应科室会诊 □ 完成病历书写 □ 向患者及家属交代围手术期注意事项、签署各种医疗文书	□ 手术 □ 完成手术记录、麻醉记录和术后当天的病程记录 □ 上级医师查房 □ 开术后医嘱 □ 向患者及家属交代病情及术后注意事项 □ 确定有无麻醉、手术并发症
重点医嘱	**长期医嘱** □ 普通外科护理常规 □ 二级护理 □ 饮食：按病情 □ 制酸剂口服 **临时医嘱** □ 血常规、尿常规、便常规+潜血 □ 肝肾功能、电解质、凝血功能、血型、感染性疾病筛查 □ 胃镜、腹部超声、上消化道钡剂造影 □ 心电图、胸部X线正位片 □ 肺功能测定和超声心动图（必要时）	**长期医嘱** □ 同前 □ 至术前全停 **临时医嘱** □ 既往基础用药临时下达 □ 拟明日在硬膜外麻醉或全麻下行◎胃大部切除术◎迷走神经切断加胃窦切除术◎胃空肠吻合加迷走神经切断术 □ 今日流食，术前禁食水 □ 明晨留置胃管 □ 幽门梗阻者术前三天留置胃管温盐水洗胃 □ 明晨留置尿管 □ 常规皮肤准备 □ 术前麻醉辅助药 □ 预防性抗菌药物	**长期医嘱** □ 今日在硬膜外麻醉或全麻下行◎胃大部切除术◎迷走神经切断加胃窦切除术◎胃空肠吻合加迷走神经切断术 □ 普通外科术后常规护理 □ 一级护理 □ 禁食、水 □ 记24小时出入量 □ 留置胃管、胃肠减压、记量 □ 腹腔引流记量、尿管接袋记量 □ 静脉予以 H_2 受体阻断剂或PPI抑制剂 **临时医嘱** □ 术后急查肝肾功能、血常规 □ 心电监护、吸氧 □ 抗菌药物、补液 □ 其他特殊医嘱
病情变异记录	□ 无 □ 有，原因： 1. 2.	□ 无 □ 有，原因： 1. 2.	□ 无 □ 有，原因： 1. 2.
医师签名			

时间	住院第4~8天 （术后第1日）	住院第5~9天 （术后第2日）	住院第6~10天 （术后第3日）
主要诊疗工作	□ 上级医师查房 □ 注意观察生命体征 □ 观察胃管、腹腔引流量及性状 □ 观察肠功能恢复情况 □ 观察切口情况 □ 评估辅助检查结果 □ 完成常规病历书写	□ 上级医师查房 □ 注意胃管、腹腔引流量及性状 □ 注意观察体温、血压等生命体征 □ 观察肠功能恢复情况 □ 观察切口情况 □ 完成常规病历书写	□ 上级医师查房 □ 住院医师完成病历书写 □ 注意病情变化、引流量 □ 注意观察体温、血压等 □ 根据引流情况明确是否拔除引流管
重点医嘱	**长期医嘱** □ 普通外科术后常规护理 □ 一级护理 □ 禁食、水 □ 记24小时出入量 □ 留置胃管、胃肠减压、胃管护理记量 □ 腹腔引流记量及护理 □ 尿管接袋记量 □ 会阴擦洗 □ 心电监护、吸氧 □ 补液 **临时医嘱** □ 切口换药	**长期医嘱** □ 普通外科术后常规护理 □ 一级护理 □ 禁食、水 □ 记24小时出入量 □ 留置胃管、胃肠减压、胃管记量（视情况早期拔除） □ 腹腔引流记量 □ 尿管接袋记量（视情况早期拔除） □ 心电监护、吸氧 □ 补液 **临时医嘱** □ 视情况早期拔除胃管、尿管	**长期医嘱** □ 普通外科术后常规护理 □ 一/二级护理 □ 禁食、水 □ 停引流记量 □ 停尿管接袋记量 □ 停胃肠减压、胃管记量 □ 测BP、P □ 补液 **临时医嘱** □ 切口换药 □ 复查血常规、肝肾功能、电解质 □ 拔除胃管、尿管（酌情）
病情变异记录	□ 无　□ 有，原因： 1. 2.	□ 无　□ 有，原因： 1. 2.	□ 无　□ 有，原因： 1. 2.
医师签名			

<table>
<tr><th>时间</th><th>住院第 7~12 天
（术后第 4~5 日）</th><th>住院第 9~13 天
（术后第 6 日）</th><th>住院第 10~18 天
（术后第 7~11 日，出院日）</th></tr>
<tr><td>主要诊疗工作</td><td>□ 上级医师查房，确定有无手术并发症和手术切口感染
□ 住院医师完成病历书写
□ 根据肠功能恢复情况，逐步恢复到流质饮食、减少补液
□ 注意观察体温、血压等</td><td>□ 上级医师查房，确定有无手术并发症和手术切口感染
□ 完成日常病程纪录</td><td>□ 上级医师查房，进行手术及伤口评估，确定有无手术并发症和切口愈合不良情况，明确是否出院
□ 通知患者及其家属出院
□ 向患者及其家属交代出院后注意事项，预约复诊日期及拆线日期
□ 完成出院记录、病案首页、出院证明书
□ 将出院小结的副本交给患者或其家属</td></tr>
<tr><td>重点医嘱</td><td>长期医嘱
□ 普通外科术后常规护理
□ 二级护理
□ 清流半量
□ 补液
临时医嘱
□ 伤口换药</td><td>长期医嘱：
□ 普通外科术后常规护理
□ 二级护理
□ 半流
临时医嘱
□ 复查血常规、电解质、肝肾功能</td><td>临时医嘱
□ 根据患者全身状况决定检查项目
□ 拆线、换药
□ 出院带药</td></tr>
<tr><td>病情变异记录</td><td>□ 无 □ 有，原因：
1.
2.</td><td>□ 无 □ 有，原因：
1.
2.</td><td>□ 无 □ 有，原因：
1.
2.</td></tr>
<tr><td>医师签名</td><td></td><td></td><td></td></tr>
</table>

（二）护士表单

胃十二指肠溃疡临床路径护士表单

适用对象：第一诊断胃十二指肠溃疡（ICD-10：K25.7/K26.7/K27.7）（无并发症患者）

患者姓名：________性别：________年龄：________住院号：________

住院日期：____年__月__日 出院日期：____年__月__日 标准住院日：5~7天

时间	住院第1天	住院第2天	住院第3天
健康宣教	□ 入院宣教 介绍主管医师、护士 介绍环境、设施 介绍住院注意事项 介绍探视和陪伴制度 介绍贵重物品制度	□ 药物宣教 □ 胃镜检查前宣教 宣教胃镜检查前准备及检查后注意事项 告知胃镜检查后饮食 告知患者在检查中配合医师 主管护士与患者沟通，消除患者紧张情绪 告知检查后可能出现的情况及应对方式	□ 胃镜检查当日宣教 告知饮食、体位要求 告知胃镜检查后需禁食2~4小时 给予患者及家属心理支持 再次明确探视陪伴须知
护理处置	□ 核对患者，佩戴腕带 □ 建立入院护理病历 □ 协助患者留取各种标本 □ 测量体重	□ 协助医师完成胃镜检查前的相关化验 □ 胃镜检查前准备 禁食、禁水	□ 送患者至内镜中心 摘除患者义齿 核对患者资料及带药 □ 接患者 核对患者及资料
基础护理	□ 三级护理 晨晚间护理 排泄管理 患者安全管理	□ 三级护理 晨晚间护理 排泄管理 患者安全管理	□ 二/一级护理 晨晚间护理 患者安全管理
专科护理	□ 护理查体 □ 病情观察 呕吐物及粪便的观察 腹部体征的观察 □ 填写跌倒及压疮防范表（需要时） □ 请家属陪伴（需要时） □ 确定饮食种类 □ 心理护理	□ 病情观察 呕吐物及粪便的观察 腹部体征的观察 □ 遵医嘱完成相关检查 □ 心理护理	□ 遵医嘱予补液 □ 病情观察 呕吐物及粪便的观察 腹部体征的观察 □ 心理护理
重点医嘱	□ 详见医嘱执行单	□ 详见医嘱执行单	□ 详见医嘱执行单
病情变异记录	□ 无　□ 有，原因： 1. 2. 护士签字　　时间	□ 无　□ 有，原因： 1. 2. 护士签字　　时间	□ 无　□ 有，原因： 1. 2. 护士签字　　时间
签名执行时间			

时间	住院第 4 天	住院第 5~7 天 （出院日）
健康宣教	□ 胃镜检查后宣教 药物作用及频率 饮食、活动指导	□ 出院宣教 复查时间 服药方法 活动休息 指导饮食 指导办理出院手续
护理处置	□ 遵医嘱完成相关检查	□ 办理出院手续 书写出院小结
基础护理	□ 二级护理 晨晚间护理 排泄管理 患者安全管理	□ 三级护理 晨晚间护理 协助或指进食、水 协助或指导活动 患者安全管理
专科护理	□ 病情观察 监测生命体征 出血、穿孔、感染等并发症的观察 粪便的观察 腹部体征的观察 □ 心理护理	□ 病情观察 监测生命体征 出血、穿孔、感染等并发症的观察 粪便的观察 腹部体征的观察 □ 出院指导（胃溃疡者需要治疗后复查胃镜和病理） □ 心理护理
重点医嘱	□ 详见医嘱执行单	□ 详见医嘱执行单
病情变异记录	□ 无 □ 有，原因： 1. 2. 护士签字 时间	□ 无 □ 有，原因： 1. 2. 护士签字 时间
签名执行时间		

（三）患者表单

胃十二指肠溃疡临床路径患者表单

适用对象：第一诊断胃十二指肠溃疡（ICD-10：K25.7/K26.7/K27.7）（无并发症患者））

患者姓名：______性别：______年龄：______门诊号：______住院号：______

住院日期：____年__月__日 出院日期：____年__月__日 标准住院日：5~7天

时间	入院	胃镜术前	胃镜检查当天
医患配合	□ 配合询问病史、收集资料，请务必详细告知既往史、用药史、过敏史 □ 配合进行体格检查 □ 有任何不适请告知医师	□ 配合完善胃镜检查前相关检查、化验，如采血、留尿、心电图、X线胸片 □ 医师向患者及家属介绍病情，并进行胃镜检查谈话、胃镜检查前签字	□ 配合完善相关检查、化验，如采血、留尿、胃镜 □ 配合医师摆好检查体位
护患配合	□ 配合每日测量体温、脉搏、呼吸3次，血压、体重1次 □ 配合完成入院护理评估（简单询问病史、过敏史、用药史） □ 接受入院宣教（环境介绍、病室规定、订餐制度、贵重物品保管等） □ 配合执行探视和陪伴制度 □ 有任何不适请告知护士	□ 配合测量体温、脉搏、呼吸3次，询问排便1次 □ 接受胃镜检查前宣教 □ 接受饮食宣教 □ 接受药物宣教	□ 配合测量体温、脉搏、呼吸3次，询问排便1次 □ 送内镜中心前，协助完成核对，带齐影像资料及用药 □ 返回病房后，配合接受生命体征的测量 □ 配合检查意识（全麻者） □ 配合缓解疼痛 □ 接受胃镜检查后宣教 □ 接受饮食宣教：胃镜当天禁食 □ 接受药物宣教 □ 有任何不适请告知护士
饮食	□ 遵医嘱饮食	□ 遵医嘱饮食	□ 胃镜检查前禁食禁水 □ 胃镜检查后，根据医嘱2小时后试饮水，无恶心、呕吐进少量流食或者半流食
排泄	□ 正常尿便	□ 正常尿便	□ 正常尿便
活动	□ 正常活动	□ 正常活动	□ 正常活动

时间	胃镜检查后	出院
医患配合	□ 配合腹部检查 □ 配合完善术后检查，如采血，留尿、便等	□ 接受出院前指导 □ 知道复查程序 □ 获取出院诊断书
护患配合	□ 配合定时测量生命体征、每日询问排便情况 □ 配合检查腹部 □ 接受输液、服药等治疗 □ 接受进食、进水、排便等生活护理 □ 配合活动，预防皮肤压力伤 □ 注意活动安全，避免坠床或跌倒 □ 配合执行探视及陪伴	□ 接受出院宣教 □ 办理出院手续 □ 获取出院带药 □ 知道服药方法、作用、注意事项 □ 知道复印病历程序
饮食	□ 遵医嘱饮食	□ 遵医嘱饮食
排泄	□ 正常尿便	□ 正常尿便
活动	□ 正常适度活动，避免疲劳	□ 正常适度活动，避免疲劳

附：原表单（2009年版）

胃十二指肠溃疡临床路径表单

适用对象：第一诊断为胃十二指肠溃疡（ICD-10：K25-K27）
行胃大部切除术、迷走神经切断加胃窦切除术、胃空肠吻合加迷走神经切断术（ICD-9-CM-3：43.6-43.8，44.39）

患者姓名：______性别：______年龄：______门诊号：______住院号：______

住院日期：____年__月__日 出院日期：____年__月__日 标准住院日：9~18天

时间	住院第1天	住院第2~6天 （术前准备日）	住院第3~7天 （手术日）
主要诊疗工作	□ 询问病史，体格检查，完善病历 □ 开检查、化验单 □ 上级医师查房与手术前评估	□ 上级医师查房并确定有手术指征，确定手术方案 □ 疑难病例需要全科讨论 □ 改善一般情况，完善术前准备 □ 请相应科室会诊 □ 完成病历书写 □ 向患者及家属交代围手术期注意事项、签署各种医疗文书	□ 手术 □ 完成手术记录、麻醉记录和术后当天的病程记录 □ 上级医师查房 □ 开术后医嘱 □ 向患者及家属交代病情及术后注意事项 □ 确定有无麻醉、手术并发症
重点医嘱	**长期医嘱** □ 普通外科护理常规 □ 二级护理 □ 饮食：按病情 □ 制酸剂口服 **临时医嘱** □ 血常规、尿常规、便常规+潜血 □ 肝肾功能、电解质、凝血功能、血型、感染性疾病筛查 □ 胃镜、腹部超声、上消化道钡剂造影 □ 心电图、胸部X线正位片 □ 肺功能测定和超声心动图（必要时）	**长期医嘱** □ 同前 □ 至术前全停 **临时医嘱** □ 既往基础用药临时下达 □ 拟明日在硬膜外麻醉或全麻下行◎胃大部切除术◎迷走神经切断加胃窦切除术◎胃空肠吻合加迷走神经切断术 □ 今日流食，术前禁食水 □ 明晨留置胃管 □ 幽门梗阻者术前三天留置胃管温盐水洗胃 □ 明晨留置尿管 □ 常规皮肤准备 □ 术前麻醉辅助药 □ 预防性抗菌药物	**长期医嘱** □ 今日在硬膜外麻醉或全麻下行◎胃大部切除术◎迷走神经切断加胃窦切除术◎胃空肠吻合加迷走神经切断术 □ 普通外科术后常规护理 □ 一级护理 □ 禁食、水 □ 记24小时出入量 □ 留置胃管、胃肠减压、记量 □ 腹腔引流记量、尿管接袋记量 □ 静脉予以 H_2 受体阻断剂或PPI抑制剂 **临时医嘱** □ 术后急查肝肾功能、血常规 □ 心电监护、吸氧 □ 抗菌药物、补液 □ 其他特殊医嘱
主要护理工作	□ 环境介绍、护理评估 □ 制订护理计划 □ 静脉采血（明晨采血） □ 指导患者到相关科室进行检查 □ 饮食、心理、生活指导 □ 服药指导	□ 饮食、心理指导 □ 静脉采血 □ 术前指导 □ 术前准备：备皮、肠道准备等 □ 告知患者及家属术前流程及注意事项 □ 术前手术物品准备	□ 清洁肠道，保留胃管、尿管 □ 术后密切观察患者情况 □ 术后心理、生活护理 □ 疼痛护理及镇痛泵使用 □ 留置管道护理及指导 □ 记录24小时出入量
病情变异记录	□ 无 □ 有，原因： 1. 2.	□ 无 □ 有，原因： 1. 2.	□ 无 □ 有，原因： 1. 2.
护士签名			
医师签名			

时间	住院第4~8天 （术后第1日）	住院第5~9天 （术后第2日）	住院第6~10天 （术后第3日）
主要诊疗工作	□上级医师查房 □注意观察生命体征 □观察胃管、腹腔引流量及性状 □观察肠功能恢复情况 □观察切口情况 □评估辅助检查结果 □完成常规病历书写	□上级医师查房 □注意胃管、腹腔引流量及性状 □注意观察体温、血压等生命体征 □观察肠功能恢复情况 □观察切口情况 □完成常规病历书写	□上级医师查房 □住院医师完成病历书写 □注意病情变化、引流量 □注意观察体温、血压等 □根据引流情况明确是否拔除引流管
重点医嘱	**长期医嘱** □普通外科术后常规护理 □一级护理 □禁食、水 □记24小时出入量 □留置胃管、胃肠减压、胃管护理记量 □腹腔引流记量及护理 □尿管接袋记量 □会阴擦洗 □心电监护、吸氧 □补液 **临时医嘱** □切口换药	**长期医嘱** □普通外科术后常规护理 □一级护理 □禁食、水 □记24小时出入量 □留置胃管、胃肠减压、胃管记量（视情况早期拔除） □腹腔引流记量 □尿管接袋记量（视情况早期拔除） □心电监护、吸氧 □补液 **临时医嘱** □视情况早期拔除胃管、尿管	**长期医嘱** □普通外科术后常规护理 □一/二级护理 □禁食、水 □停引流记量 □停尿管接袋记量 □停胃肠减压、胃管记量 □测BP、P □补液 **临时医嘱** □切口换药 □复查血常规、肝肾功能、电解质 □拔除胃管、尿管（酌情）
主要护理工作	□体位：协助改变体位、取斜坡卧位 □密切观察患者病情变化 □观察胃肠功能恢复情况 □留置管道护理及指导 □生活、心理护理 □记录24小时出入量 □疼痛护理指导 □营养支持护理	□体位：协助改变体位、取斜坡卧位或半坐卧位 □密切观察患者病情变化 □观察胃肠功能恢复情况 □留置管道护理及指导 □生活、心理护理 □记录24小时出入量 □疼痛护理指导 □营养支持护理	□活动：斜坡卧位，协助下地活动 □密切观察患者病情变化 □静脉采血 □心理支持、饮食指导、协助生活护理 □按医嘱拔除胃管、尿管、镇痛泵管 □营养支持护理
病情变异记录	□无 □有，原因： 1. 2.	□无 □有，原因： 1. 2.	□无 □有，原因： 1. 2.
护士签名			
医师签名			

时间	住院第 7~12 天 （术后第 4~5 日）	住院第 9~13 天 （术后第 6 日）	住院第 10~18 天 （术后第 7~11 日，出院日）
主要诊疗工作	□ 上级医师查房，确定有无手术并发症和手术切口感染 □ 住院医师完成病历书写 □ 根据肠功能恢复情况，逐步恢复到流质饮食、减少补液 □ 注意观察体温、血压等	□ 上级医师查房，确定有无手术并发症和手术切口感染 □ 完成日常病程记录	□ 上级医师查房，进行手术及伤口评估，确定有无手术并发症和切口愈合不良情况，明确是否出院 □ 通知患者及其家属出院 □ 向患者及其家属交代出院后注意事项，预约复诊日期及拆线日期 □ 完成出院记录、病案首页、出院证明书 □ 将出院小结的副本交给患者或其家属
重点医嘱	**长期医嘱** □ 普通外科术后常规护理 □ 二级护理 □ 清流半量 □ 补液 **临时医嘱** □ 伤口换药	**长期医嘱** □ 普通外科术后常规护理 □ 二级护理 □ 半流 **临时医嘱** □ 复查血常规、电解质、肝肾功能	**临时医嘱** □ 根据患者全身状况决定检查项目 □ 拆线、换药 □ 出院带药
主要护理工作	□ 观察患者病情变化 □ 心理支持、饮食指导、协助生活护理 □ 营养支持护理 □ 留置深静脉导管护理	□ 指导半流质饮食 □ 观察患者生命体征、伤口敷料、腹部体征 □ 协助生活护理 □ 按医嘱拔除深静脉导管 □ 静脉采血 □ 按二级护理常规护理	□ 指导对疾病的认识及日常保健 □ 指导按时服药 □ 指导作息、饮食及活动 □ 指导复诊时间 □ 指导办理出院手续、结账等事项 □ 进行出院宣教
病情变异记录	□ 无　□ 有，原因： 1. 2.	□ 无　□ 有，原因： 1. 2.	□ 无　□ 有，原因： 1. 2.
护士签名			
医师签名			

第二节　直肠息肉临床路径释义

一、直肠息肉编码

直肠息肉泛指自直肠黏膜突向肠腔的隆起性病变。病理上常将息肉分为肿瘤性息肉和非肿瘤性息肉。肿瘤性息肉可分为管状腺瘤、绒毛状腺瘤和混合性腺瘤。非肿瘤性息肉包括增生性（化脓性）息肉、炎性息肉、幼年性息肉等。

非腺瘤：直肠息肉 K62.1。

腺瘤：

腺瘤样息肉　D12.8 M8210/0。

管状腺瘤　D12.8 M8211/0。

绒毛状腺瘤　D37.5 M8261/1。

管状绒毛腺瘤　D12.8 M8263/0。

原临床路径编码：K62.1；D12.8，M8210/0。

息肉切除术　48.36）。

二、临床路径检索方法

K62.1 或 D12.8 M8210/0 或 D12.8 M8211/0 或 D37.5 M8261/1 或 D12.8 M8263/0 同时伴 48.36。

三、直肠息肉临床路径标准住院流程

（一）适用对象

第一诊断为直肠息肉（ICD-10：K62.1；D12.8，M8210/0），行息肉切除术（ICD-9CM-3：48.36）。

释义

■ 本临床路径适用对象是第一诊断为单发的良性直肠息肉患者，直肠息肉癌变应视为直肠癌，患者需进入其他相应路径。结直肠息肉病也需进入其他相应路径。

（二）诊断依据

根据《临床诊疗指南——外科学分册》（中华医学会，人民卫生出版社）。

1. 症状　粪便带血，肛门肿物脱出，排便次数增多，黏液便或黏液血便。
2. 体征　直肠指检触及质软、有弹性或带蒂的肿物，指套或带血或黏液。
3. 肠镜提示（如无法作肠镜可考虑 CT 等检查）。

释义

■ 直肠息肉体积较小者，患者常无特异性症状，多于查体或结肠镜检查时无意中发现。随着直肠息肉体积增大，患者会出现相应症状，如粪便带血，肛门肿物脱出，排便次数增多，黏液便或黏液血便。通过直肠指检和结肠镜检查可以诊断。

■ 直肠息肉应注意与直肠癌鉴别。直肠癌患者多有排便习惯改变和粪便带血。中晚期可出现急性或慢性肠梗阻表现。便潜血为阳性，血清癌胚抗原（CEA）可升高。X线钡灌肠检查可见直肠有充盈缺损、黏膜破坏、肠壁僵硬、肠腔狭窄等征象。结肠镜检查和活检可明确诊断。

■ 结直肠息肉病与直肠息肉的区别首先在于息肉或腺瘤数目之分。根据Morson的标准为100个以上者属息肉（腺瘤）病。另外，不同结直肠息肉病有各自的特征，如黑斑息肉病患者口腔黏膜、口唇、口周、肛周及双手指掌足底常有斑点色素沉着；Gardner综合征患者常并发胃及小肠腺瘤、骨瘤病和皮肤软组织肿瘤。上述特征有助于鉴别。

（三）治疗方案的选择

根据《临床诊疗指南——外科学分册》（中华医学会，人民卫生出版社）。

1. 对于有蒂息肉，直径<2cm的广基息肉，非息肉病者，可行经肛门的切除术或行内镜下圈套摘除、活检钳钳除、高频电凝凝除。

2. 对直径>2cm的广基息肉，可根据临床实际情况选择手术方案

（1）经肛门手术：适用于位于腹膜反折以下直肠息肉。

（2）经腹手术：适用于腹膜反折以上基底直径>2cm的息肉。

（3）内镜黏膜下剥离术：直径>2cm的广基息肉，病变仅位于黏膜层。

（4）对于距肛缘5~15cm者，有条件可行经肛门内镜下息肉切除术（TEM术）。

（5）对距肛缘5~10cm，也可行经肛门括约肌途径的切除术（Mason术）。

释义

■ 息肉是直肠常见疾病，由于其临床及病理特征，处理正确与否涉及其预后。

■ 直肠息肉的外科手术切除有多种方法可供选择，应综合考虑息肉的具体部位、大小、术前活检的病理结果以及手术者的经验，选择合适的手术方式。

■ 局部切除术在现代直肠肿瘤患者的治疗中起着有限的但又十分重要的作用，其优点是创伤小、保留肛门括约肌功能、消除永久性肠造口所带来的极大不便。

（四）标准住院日 为4~9天。

释义

■ 进入本路径的直肠息肉患者入院后一般住院后第2~3天安排手术治疗，术后主要观察患者体温、腹部体征、伤口及排便情况，根据患者胃肠道恢复情况进食。总住院时间不超过9天符合本路径要求。

（五）进入路径标准

1. 第一诊断必须符合ICD-10：K62.1；D12.8，M8210/0直肠息肉疾病编码。

2. 门诊纤维内镜不能切除的广基息肉，病理未排除腺瘤癌变、家族性腺瘤性息肉病的患者。

3. 当患者同时具有其他疾病诊断，但在住院期间不需要特殊处理也不影响第一诊断的临床路径流程实施时，可以进入路径。

释义

■ 进入本路径的患者为第一诊断为直肠息肉，需要外科手术治疗。

■ 入院后常规检查发现以往没有发现的疾病或既往有基础病（如高血压、冠状动脉粥样硬化性心脏病、糖尿病、肝肾功能不全等），经系统评估后对手术治疗无特殊影响，仅需要药物维持治疗者，可进入路径。但可能会增加医疗费用，延长住院时间。

（六）术前准备 1~2天。

必须的检查项目：

1. 血常规、尿常规、便常规+潜隐血。

2. 肝肾功能、电解质、血型、凝血功能、感染性疾病筛查（乙肝、丙肝、梅毒、艾滋病等）。

3. X线胸片、心电图。

4. 术前机械性肠道准备。

释义

■ 血常规、尿常规是基本的常规检查，每个进入路径的患者均需完成。肝肾功能、凝血功能、心电图、X 线胸片主要是评估有无基础病，可能会影响到手术风险、住院时间、费用以及治疗预后；感染性疾病筛查主要是用于手术前准备。

■ 术前肠道准备的目的是减少肠道内致病菌的数量以降低术后感染并发症，并使肠道清洁空虚便于手术操作。应该根据患者的情况选择合适的机械性肠道准备方法。推荐采用术前 1 天的准备方法。

（七）预防性抗菌药物选择与使用时机

预防性抗菌药物：按照《抗菌药物临床应用指导原则》［卫医发（2004）285 号］执行，并结合患者的病情决定抗菌药物的选择，预防性用药时间为 1 天。

释义

■ 直肠息肉手术预防性抗生素应用可选用三代头孢菌素+甲硝唑；对青霉素过敏者不宜使用头孢菌素时可用喹诺酮类替代。

■ 预防性抗生素给药时机极为关键，应在术前 0.5~2 小时 1 次性给药，以保证在发生细菌污染之前血清及组织中的药物达到有效浓度。术后如无感染并发症不再使用抗生素。

（八）手术日　为入院第 2~3 天。

1. 麻醉方式　全身麻醉、腰麻及硬膜外麻醉或局部麻醉。
2. 手术内固定物　吻合器的应用。
3. 术中用药　麻醉常规用药。
4. 输血　视术中情况而定。
5. 病理学检查　冷冻加石蜡切片。

释义

■ 根据不同的手术方式选择不同的麻醉方式，可供选择的麻醉方式包括全身麻醉、腰麻及硬膜外麻醉或局部麻醉。

■ 经腹手术行肠切除肠吻合，可能需用吻合器。

■ 如怀疑直肠息肉癌变，术中需送冷冻病理检查。

（九）术后住院恢复 2~7天。

1. 根据患者情况复查血常规、肝功能、电解质。

2. 术后用药 预防性抗菌药物使用按照《抗菌药物临床应用指导原则》［卫医发（2004）285号］执行，并结合患者的病情决定抗菌药物的选择，用药时间1天。

释义

■ 腰麻或硬膜外麻醉患者需去枕平卧6小时，恢复进食前静脉补液。短期禁食者无需静脉营养支持。严格遵循预防性抗生素应用的原则，术后如无感染并发症不再使用抗生素。

■ 患者排气后可以进水，如无不适可以进流食，逐渐过渡到半流食。

■ 术后换药主要观察切口有无红肿渗出，如有切口红肿时可使用75%酒精湿敷，如已有局部感染及时敞开切口，取除线结，充分引流。

（十）出院标准

1. 伤口愈合好 伤口无感染及皮下积液，引流管拔除或无便血，体温正常。

2. 没有需要住院处理的并发症。

释义

■ 出院标准以患者症状、体征及临床化验为评判标准。无便血及手术并发症，自主进半流无不适，局部无明显压痛，血常规基本恢复正常。

■ 切口愈合良好的患者无需住院等待拆线，术后7~14天门诊拆线。

（十一）变异及原因分析

1. 息肉性质判断与术中情况或术后病理不符，需进行相关检查和治疗，导致住院时间延长。

2. 腺瘤癌变术前病理分期，需进行相关检查。

3. 息肉大小、数目、性质影响手术方式的选择。

4. 腺瘤癌变（高级别上皮内瘤变）患者，按直肠癌临床路径执行。

5. 有影响手术的并发症，需要进行相关的诊断和治疗。

释义

■ 变异是指入选临床路径的患者未能按路径流程完成医疗行为或未达到预期的医疗质量控制目标，包含以下情况：①按路径流程完成治疗，但超出了路径规定的时限或限定的费用，如术后腹腔感染、切口感染、术后粘连性肠梗阻，导致术后住院时间延长。住院后发现的其他疾病，需本次住院期间诊断和治疗，导致住院时间延长与费用增加；②不能按路径流程完成治疗，患者需要中途退出路径。检查发现直肠息肉癌变则建议行直肠癌根治术，转入相应路径。围手术期出现严重并发症，需二次手术或需接受重症监护治疗。

■ 医师认可的变异原因主要指患者入选路径后，医师在检查及治疗过程中发现患者合并存在一些事前未预知的对本路径治疗可能产生影响的情况，需要中止执行路径或者是延长治疗时间、增加治疗费用。医师需在表单中明确说明。

■ 因患者方面的主观原因导致执行路径出现变异，也需要医师在表单中予以说明。

四、推荐表单

(一) 医师表单

直肠息肉临床路径医师表单

适用对象：第一诊断为直肠息肉（ICD-10：K62.1；D12.8，M8210/0）
行息肉切除术（ICD-9-CM-3：48.36）

患者姓名：______性别：______年龄：______门诊号：______住院号：______

住院日期：____年__月__日 出院日期：____年__月__日 标准住院日：4~9天

时间	门诊	住院第1~2天 （手术准备日）	住院第2~3天 （手术日）
主要诊疗工作	□ 询问病史与体格检查 □ 完成门诊病历 □ 完善检查 □ 完成纤维结肠镜检查及病理学检查	□ 上级医师查房 □ 完成术前准备与术前评估 □ 根据体检、肠镜、病理等，行术前讨论，确定手术方案 □ 完成必要的相关科室会诊 □ 向患者及家属交代病情，签署手术同意书 □ 麻醉师访视并签麻醉同意书	□ 上级医师查房 □ 手术 □ 根据术中病理决定手术方式 □ 术者完成手术记录 □ 住院医师完成术后病程 □ 向患者及家属交代病情及术后注意事项
重点医嘱	□ 门诊处方 □ 血常规、凝血功能（可术前完成） □ 纤维结肠镜	**长期医嘱** □ 普通外科护理常规 □ 二级护理 **临时医嘱** □ 血常规、尿常规、便常规+潜血 □ 肝肾功能、电解质、血型、凝血功能、感染性疾病筛查 □ 心电图、正侧位X线胸片 □ 术前准备 □ 拟明日全麻或局部麻醉行息肉切除术 □ 禁食水 □ 留置尿管 □ 抗菌药物（术中） □ 术前肠道准备：口服泻药+清洁灌肠 □ 麻醉辅助药（术前30min）	**长期医嘱** □ 今日行直肠息肉切除术 □ 普通外科术后护理常规 □ 一级护理 □ 禁食、水 □ 低流量吸氧 □ 尿管接无菌引流袋、记量 □ 会阴擦洗 bid □ 记24小时尿量 □ 抗菌药物 **临时医嘱** □ 术中抗菌药物 □ 心电监护（必要时） □ 血常规、电解质 □ 镇痛、镇静（必要时） □ 更换敷料
主要护理工作	□ 患者活动：无限制 □ 饮食：半流或全流 □ 肠道准备等检查说明及指导 □ 心理支持	□ 患者活动：无限制 □ 禁食 □ 心理支持 □ 入院护理评估 □ 术前准备	□ 饮食：禁食水 □ 观察患者病情变化 □ 术后生活、心理护理 □ 术后疼痛护理及指导 □ 留置管道护理及指导 □ 记录出入量
病情变异记录	□ 无 □ 有，原因： 1. 2.	□ 无 □ 有，原因： 1. 2.	□ 无 □ 有，原因： 1. 2.
护士签名			
医师签名			

时间	住院第 3~4 天 （术后第 1 天）	住院第 4~9 天 （出院日）
主要诊疗工作	□ 上级医师查房，注意病情变化 □ 完成常规病历书写 □ 注意观察心率、血压、血氧、呼吸、体温 □ 评估伤口情况 □ 根据病情可考虑拔除尿管	□ 上级医师查房，进行手术评估，确定是否出院 □ 评估肠鸣音及注意肛门排气、排便情况 □ 视情况予流质饮食 □ 完成常规病历、出院记录、病案首页、出院证明书 □ 向患者交代出院后的注意事项 □ 将出院小结的副本交给患者
重点医嘱	**长期医嘱** □ 直肠息肉切除术后常规护理 □ 一级护理 □ 根据病情可进水和清流饮食 □ 低流量吸氧 □ 尿管接无菌引流袋 □ 会阴擦洗 bid □ 记 24 小时尿量 □ 停抗菌药物（酌情） **临时医嘱** □ 更换敷料（视情况）	**出院医嘱** □ 拔除尿管 □ 更换敷料 □ 切口拆线 □ 门诊随诊
主要护理工作	□ 观察患者病情变化 □ 术后心理护理 □ 术后疼痛护理及指导 □ 术后生活护理 □ 留置管道护理及指导 □ 会阴或伤口皮肤护理 □ 记录出入量	□ 指导患者术后康复锻炼 □ 指导出院后饮食及活动 □ 帮助患者办理出院手续、交费等事项
病情变异记录	□ 无　□ 有，原因： 1. 2.	□ 无　□ 有，原因： 1. 2.
护士签名		
医师签名		

（二）护士表单

直肠息肉临床路径护士表单

适用对象：第一诊断为直肠息肉，包括直肠腺瘤和炎症性息肉

行经肛门直肠息肉切除术/经肛门内镜微创息肉切除术（TEM 术）

患者姓名：______性别：______年龄：______门诊号：______住院号：______

住院日期：____年__月__日 出院日期：____年__月__日 标准住院日：9 天

时间	住院第 1 天	住院第 2~3 天	住院第 4 天 （手术当天）
健康宣教	□ 入院宣教 介绍主管医师、护士 介绍环境、设施 介绍住院注意事项	□ 术前宣教 宣教疾病知识、术前准备，特别是肠道准备方法及手术过程 告知准备物品、沐浴 告知术后饮食、活动及探视注意事项 告知术后可能出现的情况及应对方式 主管护士与患者沟通，了解并指导心理应对 告知家属等候区位置	□ 术后当日宣教 告知监护设备、管路功能及注意事项 告知饮食、体位要求 告知疼痛注意事项 告知术后可能出现情况的应对方式 给予患者及家属心理支持 再次明确探视陪伴须知
护理处置	□ 核对患者，佩戴腕带条 □ 建立入院护理病历 □ 卫生处置：剪指（趾）甲、沐浴，更换病号服 □ 防跌倒、坠床宣教	□ 协助医师完成术前检查化验 □ 术前准备 抗生素皮试 备会阴部皮肤 肠道准备：术前 2 日禁食、不禁水，口服肠内营养制剂及导泻药物；术前 1 日禁食予静脉补液及口服泻药，术前 12 小时禁食水	□ 送手术 摘除患者各种活动物品 核对患者资料及带药 填写手术交接单，签字确认 □ 接手术 核对患者及资料，签字确认
基础护理	□ 三级护理 晨晚间护理 患者安全管理	□ 三级护理 晨晚间护理 患者安全管理	□ 特级护理 卧位护理：协助翻身、床上移动、预防压疮 排泄护理 患者安全管理
专科护理	□ 护理查体 □ 填写跌倒及压疮防范表（需要时） □ 请家属陪伴（需要时） □ 心理护理	□ 遵医嘱完成相关检查和治疗 □ 观察肠道准备是否干净 □ 观察有无肠道准备不良反应 □ 心理护理	□ 病情观察，写特护记录 日间至少 q2h，夜间至少 q4h 评估生命体征、出入量、伤口敷料情况 □ 遵医嘱予抑酸禁食补液治疗 □ 心理护理
重点医嘱	□ 详见医嘱执行单	□ 详见医嘱执行单	□ 详见医嘱执行单
病情变异记录	□ 无 □ 有，原因： 1. 2. 护士签字 时间	□ 无 □ 有，原因： 1. 2. 护士签字 时间	□ 无 □ 有，原因： 1. 2. 护士签字 时间
签名执行时间			

时间	住院第 5~6 天 （术后第 1~2 天）	住院第 7~9 天 （术后第 3~5 天）
健康宣教	□ 术后宣教 饮食、活动指导 下床活动注意事项 复查患者对术前宣教内容的掌握程度 疾病恢复期注意事项 下床活动注意事项 拔尿管后注意事项	□ 出院宣教 复查时间 服药方法 活动休息 指导饮食 指导办理出院手续
护理处置	□ 遵医嘱完成相关检查 □ 夹闭尿管，锻炼膀胱功能	□ 办理出院手续 书写出院小结
基础护理	□ 一/二级护理 晨晚间护理 协助饮水、进食米汤 协助翻身、床上移动及床旁活动、预防压疮 排泄护理 协助更衣 患者安全管理	□ 二级护理 晨晚间护理 协助或指导进食半流少渣饮食 协助或指导床旁活动 患者安全管理
专科护理	□ 病情观察，写一般护理记录 评估生命体征、出入量、伤口敷料、肛周皮肤、肛门排气排便情况 □ 遵医嘱予抑酸、补液治疗 □ 需要时，联系主管医师给予相关治疗及用药 □ 心理护理	□ 病情观察 评估生命体征、伤口敷料、排尿、肛周皮肤、肛门排气排便情况以及排便次数、粪便性状 □ 心理护理
重点医嘱	□ 详见医嘱执行单	□ 详见医嘱执行单
病情变异记录	□ 无　□ 有，原因： 1. 2. 护士签字　　　　时间	□ 无　□ 有，原因： 1. 2. 护士签字　　　　时间
签名执行时间		

（三）患者表单

直肠息肉临床路径患者表单

适用对象：第一诊断为直肠息肉，包括直肠腺瘤和炎症性息肉

行经肛门直肠息肉切除术/经肛门内镜微创息肉切除术（TEM 术）

患者姓名：______性别：______年龄：______门诊号：______住院号：______

住院日期：____年__月__日 出院日期：____年__月__日 标准住院日：9 天

时间	入院	手术前	手术当天
医患配合	□ 配合询问病史、收集资料，请务必详细告知既往史、用药史、过敏史 □ 如服用抗凝剂，请明确告知 □ 配合进行体格检查 □ 有任何不适请告知医师	□ 配合完善术前相关检查、化验，如采血、留尿、心电图、X 线胸片、经肛门直肠腔内超声（ERUS）、电子结肠镜 □ 医师与您及家属介绍病情及手术谈话、术前签字 □ 麻醉师与您进行术前访视	□ 配合评估手术效果 □ 配合检查生命体征、伤口敷料、肛门排气排便情况；记录出入量
护患配合	□ 配合测量体温、脉搏、呼吸、血压、体重 1 次 □ 配合完成入院护理评估（简单询问病史、过敏史、用药史） □ 接受入院宣教（环境介绍、病室规定、订餐制度、贵重物品保管、防跌倒坠床等） □ 有任何不适请告知护士	□ 配合测量体温、脉搏、呼吸、询问排便 1 次 □ 接受术前宣教 □ 接受会阴部备皮 □ 抗生素皮试 □ 肠道准备：术前 2 日禁食、不禁水，口服肠内营养制剂及导泻药物大量饮水；术前 1 日禁食停用肠内营养制剂给予静脉补液，继续口服泻药大量饮水；术前 12 小时禁食水 □ 自行沐浴，加强会阴部清洁 □ 准备好必要用物，如吸水管、纸巾等 □ 取下义齿、饰品等，贵重物品交家属保管	□ 清晨测量体温、脉搏、呼吸 1 次 □ 送手术室前，协助完成核对，带齐影像资料，脱去衣物，上手术车 □ 返回病房后，协助完成核对，配合移至病床 □ 配合检查生命体征、伤口敷料、肛门排气排便情况；记录出入量 □ 配合术后吸氧、监护仪监测、输液、排尿用尿管 □ 配合缓解疼痛 □ 有任何不适请告知护士
饮食	□ 遵医嘱半流或全流	□ 术前 2 日禁食、不禁水，口服肠内营养制剂；术前 1 日禁食，停用肠内营养制剂给予静脉补液，术前 12 小时禁食水	□ 禁食、水
排泄	□ 正常尿便	□ 尿：正常 便：机械性肠道准备	□ 保留尿管、无排便
活动	□ 正常活动	□ 正常活动	□ 麻醉清醒后，头高位或半坐卧位 □ 卧床休息，保护管路 □ 双下肢床上活动

时间	手术后	出院
医患配合	□ 配合检查观察生命体征、伤口情况、肛门排气排便情况 □ 需要时，配合伤口换药 □ 配合拔除尿管	□ 接受出院前指导 □ 知道复查程序 □ 获取出院诊断书
护患配合	□ 配合定时测量生命体征、每日询问排便情况 □ 配合检查伤口敷料、肛门排气排便情况；记录出入量 □ 接受输液等治疗 □ 配合夹闭尿管、锻炼膀胱功能 □ 接受进水、进食、排便等生活护理 □ 注意活动安全，避免坠床或跌倒 □ 配合执行探视及陪伴	□ 接受出院宣教 □ 办理出院手续 □ 获取出院带药 □ 知道服药方法、作用、注意事项 □ 知道护理伤口的方法 □ 知道复印病历方法
饮食	□ 根据医嘱，可进水或清流饮食	□ 根据医嘱予以少渣半流质饮食
排泄	□ 保留尿管、无排便或稀便 □ 避免便秘	□ 拔除尿管：正常排尿，无排便或稀便 □ 避免便秘
活动	□ 可床边或下床活动 □ 注意保护管路，勿牵拉、脱出等	□ 正常适度活动，避免疲劳

附：原表单（2009 年版）

直肠息肉临床路径表单

适用对象：第一诊断为直肠息肉（ICD-10：K62.1；D12.8，M8210/0）
行息肉切除术（ICD-9-CM-3：48.36）

患者姓名：______性别：______年龄：______门诊号：______住院号：______

住院日期：____年__月__日 出院日期：____年__月__日 标准住院日：4~9 天

时间	门诊	住院第 1 天（手术准备日）	住院第 2 天（手术日）
主要诊疗工作	□ 询问病史与体格检查 □ 完成门诊病历 □ 完善检查 □ 完成纤维结肠镜检查及病理学检查	□ 上级医师查房 □ 完成术前准备与术前评估 □ 根据体检、肠镜、病理等，行术前讨论，确定手术方案 □ 完成必要的相关科室会诊 □ 向患者及家属交代病情，签署手术同意书 □ 麻醉师访视并签麻醉同意书	□ 上级医师查房 □ 手术 □ 根据术中病理决定手术方式 □ 术者完成手术记录 □ 住院医师完成术后病程 □ 向患者及家属交代病情及术后注意事项
重点医嘱	□ 门诊处方 □ 血常规、凝血功能（可术前完成） □ 纤维结肠镜	**长期医嘱** □ 普通外科护理常规 □ 二级护理 **临时医嘱** □ 血常规、尿常规、便常规+潜血 □ 肝肾功能、电解质、血型、凝血功能、感染性疾病筛查 □ 心电图、正侧位 X 线胸片 □ 术前准备 □ 拟明日全麻或局部麻醉行息肉切除术 □ 禁食水 □ 留置尿管 □ 抗菌药物（术中） □ 术前肠道准备：口服泻药+清洁灌肠 □ 麻醉辅助药（术前 30min）	**长期医嘱** □ 今日行直肠息肉切除术 □ 普通外科术后护理常规 □ 一级护理 □ 禁食、水 □ 低流量吸氧 □ 尿管接无菌引流袋、记量 □ 会阴擦洗 bid □ 记 24 小时尿量 □ 抗菌药物 **临时医嘱** □ 术中抗菌药物 □ 心电监护（必要时） □ 血常规、电解质 □ 镇痛、镇静（必要时） □ 更换敷料
主要护理工作	□ 患者活动：无限制 □ 饮食：半流或全流 □ 肠道准备等检查说明及指导 □ 心理支持	□ 患者活动：无限制 □ 禁食 □ 心理支持 □ 入院护理评估 □ 术前准备	□ 饮食：禁食、水 □ 观察患者病情变化 □ 术后生活、心理护理 □ 术后疼痛护理及指导 □ 留置管道护理及指导 □ 记录出入量
病情变异记录	□ 无 □ 有，原因： 1. 2.	□ 无 □ 有，原因： 1. 2.	□ 无 □ 有，原因： 1. 2.
护士签名			
医师签名			

时间	住院第 3 天 （术后第 1 天）	住院第 4~9 天 （出院日）
主要诊疗工作	□ 上级医师查房，注意病情变化 □ 完成常规病历书写 □ 注意观察心率、血压、血氧、呼吸、体温 □ 评估伤口情况 □ 根据病情可考虑拔除尿管	□ 上级医师查房，进行手术评估，确定是否出院 □ 评估肠鸣音及注意肛门排气、排便情况 □ 视情况予流质饮食 □ 完成常规病历、出院记录、病案首页、出院证明书写 □ 向患者交代出院后的注意事项 □ 将出院小结的副本交给患者
重点医嘱	**长期医嘱** □ 直肠息肉切除术后常规护理 □ 一级护理 □ 根据病情可进水和清流饮食 □ 低流量吸氧 □ 尿管接无菌引流袋 □ 会阴擦洗 bid □ 记 24 小时尿量 □ 停抗菌药物（酌情） **临时医嘱** □ 更换敷料（视情况）	**出院医嘱** □ 拔除尿管 □ 更换敷料 □ 切口拆线 □ 门诊随诊
主要护理工作	□ 观察患者病情变化 □ 术后心理护理 □ 术后疼痛护理及指导 □ 术后生活护理 □ 留置管道护理及指导 □ 会阴或伤口皮肤护理 □ 记录出入量	□ 指导患者术后康复锻炼 □ 指导出院后饮食及活动 □ 帮助患者办理出院手续、交费等事项
病情变异记录	□ 无　□ 有，原因： 1. 2.	□ 无　□ 有，原因： 1. 2.
护士签名		
医师签名		

第三节 门脉高压症临床路径释义

一、门脉高压症编码

疾病名称及编码：门脉高压症（ICD-10：K76.6 伴 K70-K71↑、K74↑、I98.3）。

手术操作名称及编码：行门奇静脉断流术（ICD-9-CM-3：42.91，44.91）。

二、临床路径检索方法

K76.6 伴 K70-K71↑、K74↑、I98.3。

三、门脉高压症临床路径标准住院流程

（一）适用对象

第一诊断为门脉高压症（ICD-10：K76.6 伴 K70-K71↑、K74↑、I98.3），行门奇静脉断流术（ICD-9-CM-3：42.91，44.91）

释义

■ 本路径主要适用对象为肝内型门脉高压症（病因为肝内窦前型梗阻，如血吸虫病、先天性肝纤维化，肝内窦性梗阻，如各种感染性免疫性肝炎，肝内窦后性梗阻，如酒精性肝炎），不包括肝前型门脉高压症（病因为先天性门静脉畸形、门静脉血栓、门静脉海绵样变、脾胃区炎性或肿瘤性压迫）、肝后型门脉高压症（病因为布-加综合征）。

■ 为该病因首次手术患者，术后再出血患者不进入此路径。

■ 治疗手段包括门奇静脉断流、门-体分流、内镜下硬化剂注射套扎、经颈静脉肝内门体分流（TIPS）等，本路径仅适用于门奇静脉断流术，具体术式为脾切除（必须进行）、食管胃底周围血管离断（必须进行）、近端胃部分切除（选择进行）、食管下段切除（选择进行）、胃底切除（选择进行）。

（二）诊断依据

根据《黄家驷外科学》（第七版，人民卫生出版社）及《临床诊疗指南——外科学分册》（中华医学会，人民卫生出版社）。

1. 临床表现　多见于中年男子，病情发展缓慢。症状因病因不同而有所差异，但主要是脾大、脾功能亢进、消化道出血和腹腔积液，部分患者有黄疸、前腹壁静脉曲张等。

2. 辅助检查

（1）血常规：血细胞计数减少，以白细胞和血小板改变最为明显。

（2）肝功能：常出现血浆白蛋白降低，球蛋白增高，白、球蛋白比例倒置。

（3）凝血功能：凝血酶原时间升高。

（4）胃镜：观察曲张静脉情况，胃黏膜病变、溃疡。

（5）钡餐：食管充盈时轮廓呈虫蚀状改变；排空时呈蚯蚓或串珠状负影。

（6）超声：肝硬化、脾大、腹腔积液、门静脉系统血流、血栓情况。

（7）腹部 CT、门静脉系统重建：肝硬化、脾大、腹腔积液，门静脉系统及其他重要血管位置、内径、血栓情况。

释义

■ 胃镜与钡餐视医疗机构硬件情况选其一，近期有出血者以钡餐为宜。

■ CT 门静脉系统重建视医疗机构硬件及患者经济条件决定。

（三）选择治疗方案的依据

根据《黄家驷外科学》（第七版，人民卫生出版社）及《临床诊疗指南——外科学分册》（中华医学会，人民卫生出版社）。

1. 该类门脉高压症患者采用梯级治疗，既往有出血史、非肝功严重损害、无其他严重合并症者首选断流手术（肝功评价分级见下表）。

肝功能的 Child-Pugh 分级

指标	记分 1	记分 2	记分 3
胆红素（mg/dl）	<1.5	1.5~3.0	>3.0
白蛋白（g/L）	>35	30~35	<30
PT 延长（sec）	1~4	4~6	>6
腹水	无	能控制	顽固
自发性脑病	无	无	有

分值相加，6 分为肝功能极佳，7~8 分为良好，9~12 分为中等，13~15 分为严重损害

2. 对于手术风险较大者（高龄、合并较严重内科疾病、肝功严重损害），应严格术前检查、评估，向患者及家属仔细交待病情，宜先采用内镜套扎硬化剂注射、控制合并症、支持治疗后择期手术，一旦出现反复严重的上消化道出血、上

述措施无法控制时可行急诊断流手术。

释义

■ 肝内型门脉高压推荐断流手术，但应严格掌握手术指征。

■ 因严重出血而急诊手术的病例也在此路径范畴，但术前检查要求更短时间完成。

（四）标准住院日　为21天

包括术前检查、评估、支持治疗7天，术后14天。

（五）进入路径标准

1. 第一诊断必须符合ICD-10：K76.6伴K70-K71↑、K74↑、I98.3疾病编码。

2. 拟采用门奇静脉断流术（ICD-9-CM-3：42.91，44.91）并无明显手术后禁忌者。

3. 当患者合并其他疾病，但住院期间不需特殊处理，也不影响第一诊断的临床路径实施时，可以进入路径。

释义

■ 拟采用各类分流术、分流断流联合术式均不进入本路径。

■ 肝功能严重损害（大量腹腔积液、凝血酶原时间>16秒、血清白蛋白水平<2.5mg/dl、出现肝性脑病）者，建议先进入消化内科支持调整，暂不进入此临床路径。经评估肝功好转后，可以进入路径。

■ 患者如果合并高血压、糖尿病、冠心病等其他慢性疾病，需要术前对症治疗时，如果不影响麻醉和手术，不影响术前准备的时间，可进入本路径。上述慢性疾病如果需要经治疗稳定后才能手术，术前准备过程先进入其他相应内科疾病的诊疗路径。

（六）术前准备　5~7天

1. 必须的检查项目

（1）血常规、尿常规、便常规+潜血。

（2）ABO及Rh血型、凝血功能、肝肾功能、电解质、血氨、甲胎蛋白。

（3）肝炎病毒学指标检测（乙肝、丙肝）。

（4）感染性疾病筛查（艾滋病，梅毒）。

（5）胸部X线片、心电图。

（6）钡餐或胃镜。
（7）腹盆腔、门静脉系统超声，腹盆腔 CT（增强、门静脉系统重建）。
2. 根据患者病情可选择的检查。
（1）超声心动图。
（2）肺功能。
（3）核素心肝血流比。

（七）预防性抗菌药物选择与使用时机

1. 按照《抗菌药物临床应用指导原则》［卫医发（2004）285 号］选择用药。
2. 预防性用抗菌药物，时间为术前 30 分钟。

释义

■ 该手术术中短暂开放胃肠道，属于Ⅱ类切口，且均切除脾脏、肝功常有异常、抗感染能力差，一旦感染可导致严重后果，尤其是腹腔积液感染。因此，可按规定适当预防性和术后（3~7 天）应用抗菌药物，建议选用三代头孢菌素。

（八）手术日　为入院第 5~7 天

1. 麻醉方式　全麻。
2. 手术方式　门奇静脉断流术。
3. 特殊手术器械　圆形吻合器、直线切割闭合器。
4. 术中用药　止血药物、抗菌药物、麻醉常规用药。
5. 输血　视手术出血情况决定。

释义

■ 基本手术方式为脾切除、食管胃底周围血管离断（必须严格离断冠状静脉所有属支，包括胃支、食管支、高位食管支）；术前钡餐或胃镜提示仅食管下段中重度静脉曲张者行近端胃部分切除或单纯食管下段切除，提示食管下段和胃底均有中重度静脉曲张者行近端胃部分切除或食管下段+胃底切除。

■ 术中是否输血依照出血量而定，切脾时建议采用自体血回输系统（横断消化道时停止），必要时输异体血。

（九）术后住院恢复　12~14 天

1. 监测指标　生命体征，腹部体征，胃肠蠕动，24 小时出入量，腹腔引流

2. 定期复查项目　血常规，肝肾功能，血电解质。

3. 术后用药　人血白蛋白（3~5天），胶体液（5~7天），抑酸剂，利尿剂，完全胃肠外营养液，抗菌素（3~5天）。

释义

■ 术后根据患者情况行上述检查，并根据病情变化增加检查的频次，如果监测指标出现异常，提示合并症（如吻合口瘘、肠梗阻、顽固性腹腔积液、腹腔积液感染等）发生并确认后终止该路径。血常规监测中，血小板增加超过上限2倍者建议使用阿司匹林、超过上限3倍者建议使用羟基脲。

■ 由于肝硬化、门脉高压症患者的特点，建议术后使用人血白蛋白和胶体溶液，增加渗透压、增强利尿、减少腹腔积液，以利于患者恢复、保护吻合口生长。胃肠外营养因肝功通常不佳，建议使用中长链脂肪乳及肝用氨基酸。术后抗菌素使用3~5天，若出现明确感染征像（发热、中毒症状、WBC增多、中性粒细胞比例升高、相关系统感染体征），应行血或分泌物培养，根据药敏结果决定抗菌药物的种类和使用时间。

■ 由于禁食、完全胃肠外营养时间较长，建议选择术前置PICC或术中置中心静脉插管。

（十）出院标准

1. 患者一般状态良好，饮食恢复。
2. 无明显异常体征，体温正常，各项化验无明显异常。
3. 引流顺利拔除，切口愈合良好。

释义

■ 根据复查情况决定能否出院。通常出现严重感染、吻合口并发症、顽固性腹腔积液、肝功能障碍甚至衰竭、切口愈合不良时，均需继续留院治疗，则退出此路径。

（十一）变异及原因分析

门脉高压症病因复杂、病情多变、患者身体状况不佳，在路径实施过程中可能产生很多不可预料之变异，应根据情况灵活掌握、随时进入或退出路径，并详细记录。

四、推荐表单

（一）医师表单

门脉高压症临床路径医师表单

适用对象：第一诊断为门静脉高压症（ICD-10：K76.6 伴 K70-K71↑、K74↑、I98.3）

行门奇静脉断流术（ICD-9-CM-3：42.91，44.91）

患者姓名：______性别：______年龄：______门诊号：______住院号：______

住院日期：____年__月__日　出院日期：____年__月__日　标准住院日：21 天

时间	住院第 1 天	住院第 2 天	住院第 3 天
主要诊疗工作	□ 病史采集，体格检查 □ 病历书写	□ 上级医师查房 □ 确定诊疗计划 □ 完善常规检查 □ 预约影像学检查和特殊检查	□ 继续完善术前检查 □ 相关科室会诊
重点医嘱	**长期医嘱** □ 一级护理 □ 门脉高压软食 肠内营养液（近 1 个月内有出血者） □ 口服药碎服 □ 记 24 小时尿量 **临时医嘱** □ 血常规、尿常规、便常规+潜血 □ 感染性疾病筛查（乙肝、丙肝、艾滋病、梅毒） □ 血肝肾功能、电解质 □ 凝血功能 □ ABO 及 Rh 血型 Rh 因子 □ 胸部 X 线片，心电图 □ 腹盆腔、门静脉系统超声或腹盆腔 CT、门静脉系统重建 □ 钡餐或胃镜 □ 必要时查心、肺功能	**长期医嘱** □ 一级护理 □ 门脉高压软食 肠内营养液 □ 口服药碎服 □ 记 24 小时尿量 □ 维生素 K_1 10~20mg 肌注 qd	**长期医嘱** □ 一级护理 □ 门脉高压软食 肠内营养液 □ 口服药碎服 □ 记 24 小时尿量 □ 口服利尿剂（24h 尿量<1000ml 者） □ 维生素 K_1 10~20mg 肌注 qd
病情变异记录	□ 无　□ 有，原因： 1. 2.	□ 无　□ 有，原因： 1. 2.	□ 无　□ 有，原因： 1. 2.
医师签名			

时间	住院第 4 天	住院第 5 天	住院第 6 天
主要诊疗工作	□ 继续完善术前检查 □ 相关科室会诊	□ 辅助检查结果汇总 □ 患者整体及专科情况评估	□ 术者查房 □ 术前讨论、决定术式 □ 向患者和（或）家属交代病情、签署手术知情同意书、麻醉知情同意书等
重点医嘱	**长期医嘱** □ 一级护理 □ 门脉高压软食 肠内营养液 □ 口服药碎服 □ 记 24 小时尿量 □ 口服利尿剂 □ 维生素 K_1 10~20mg 肌注 qd **临时医嘱** □ 人血白蛋白 20~30g 或血浆 400ml 静脉输注（血清白蛋白<2.0mg/dl）	**长期医嘱** □ 一级护理 □ 门脉高压软食 肠内营养液 □ 口服药碎服 □ 记 24 小时尿量 □ 口服利尿剂 □ 维生素 K_1 10~20mg 肌注 qd **临时医嘱** □ 人血白蛋白 20~30g 或血浆 400ml 静脉输注	**长期医嘱** □ 一级护理 □ 门脉高压软食 肠内营养液 □ 口服药碎服 □ 记 24 小时尿量 □ 口服利尿剂 □ 维生素 K_1 10~20mg 肌注 qd **临时医嘱** □ 备皮 □ 抗菌药物皮试 □ 根据情况备血、血小板（血小板<1 万） □ 人血白蛋白 20~30g 或血浆 400ml 静脉输注 □ 单采血小板 1U 静脉输注（血小板<1 万）
病情变异记录	□ 无 □ 有，原因： 1. 2.	□ 无 □ 有，原因： 1. 2.	□ 无 □ 有，原因： 1. 2.
医师签名			

时间	住院第7天 （手术当天）	住院第8、9天 （术后第1、2天）	住院第10天 （术后第3天）
主要诊疗工作	□ 手术室内核对患者信息无误 □ 全麻下门奇静脉断流术 □ 完成手术记录和术后记录	□ 完成病程记录 □ 监测生命体征 □ 监测腹部体征 □ 监测尿量、腹腔引流量	□ 完成病程记录 □ 监测生命体征 □ 监测腹部体征 □ 监测尿量、腹腔引流量 □ 伤口换药 □ 查血常规、肝肾功能、血电解质
重点医嘱	**长期医嘱** □ 一级护理 □ 禁食、水 □ 多参数心电监护 □ 吸氧 □ 记24小时出入量 □ 记胃管引流量 □ 记尿管引流量 □ 记引流管引流量 **临时医嘱** □ 抗菌素 □ 抑酸剂 □ 完全胃肠外营养 □ 血浆400ml静脉输注	**长期医嘱** □ 一级护理 □ 禁食、水 □ 多参数心电监护 □ 吸氧 □ 记24小时出入量 □ 记胃管引流量 □ 记尿管引流量 □ 记引流管引流量 □ 抗菌素 □ 抑酸剂 □ 完全胃肠外营养支持 □ 胶体液静脉输注 □ 人血白蛋白20~30g或血浆400ml静脉输注（血清白蛋白<2.5mg/dl） **临时医嘱** □ 排外感染因素的发热予对症处理，物理降温、退热药物	**长期医嘱** □ 一级护理 □ 禁食水 □ 记24小时出入量 □ 记胃管引流量 □ 记引流管引流量 □ 抗菌素 □ 抑酸剂 □ 完全胃肠外营养支持 □ 胶体液静脉输注 □ 人血白蛋白20~30g或血浆400ml静脉输注（血清白蛋白<2.5mg/dl） □ 无明显出血表现者开始抗凝 皮下注射低分子肝素 **临时医嘱** □ 根据病情可拔除尿管 □ 根据病情可退引流管3~4cm □ 观察有无感染、吻合口合并症
病情变异记录	□ 无　□ 有，原因： 1. 2.	□ 无　□ 有，原因： 1. 2.	□ 无　□ 有，原因： 1. 2.
医师签名			

时间	住院第 11~14 天 （术后第 4~7 天）	住院第 15 天 （术后第 8 天）	住院第 16~20 天 （术后第 9~14 天）
主要诊疗工作	□ 完成病程记录 □ 监测生命体征 □ 监测腹部体征 □ 监测尿量、腹腔引流量 □ 间断伤口换药 □ 间断复查血常规、肝肾功能、血电解质	□ 完成病程记录 □ 监测腹部体征 □ 伤口拆线	□ 完成病程记录 □ 监测腹部体征 □ 饮食调节
重点医嘱	**长期医嘱** □ 一级护理 □ 禁食水 □ 记 24 小时出入量 □ 记胃管引流量（排气后量<200ml 即拔除） □ 记引流管引流量（隔日退管 3cm 至拔除） □ 抑酸剂 □ 完全胃肠外营养支持 □ 胶体液静脉输注 □ 抗凝治疗 □ 人血白蛋白 20~30g 或血浆 400ml 静脉输注（血清白蛋白正常后停止输注） **临时医嘱** □ 根据病情可拔除胃管 □ 根据病情可拔除引流管	**长期医嘱** □ 一级护理 □ 禁食可饮水 □ 完全胃肠外营养支持 □ 抗凝治疗 **临时医嘱** □ 观察饮水后有无不适 □ 观察有无感染、吻合口合并症	**长期医嘱** □ 二级护理 □ 流食 □ 胃肠外营养逐渐减量至停止 □ 肠内营养逐渐增加至全量 □ 抗凝治疗
病情变异记录	□ 无 □ 有，原因： 1. 2.	□ 无 □ 有，原因： 1. 2.	□ 无 □ 有，原因： 1. 2.
医师签名			

时间	住院第 21 天 （术后第 14 天）
主要诊疗工作	□ 确定患者可以出院 □ 交代出院注意事项、复查日期 饮食少量多餐 继续抗凝治疗 3 个月 □ 通知出院处 □ 完成出院诊断书、出院记录
重点医嘱	**临时医嘱** □ 今日出院 □ 出院带药 抗凝药物、保肝药物
病情变异记录	□ 无　□ 有，原因： 1. 2.
医师签名	

（二）护士表单

门脉高压临床路径护士表单

适用对象：第一诊断为门脉高压症（ICD-10：K76.6伴K70-K71↑、K74↑、I98.3）
行门奇静脉断流术（ICD-9-CM-3：42.91，44.91）

患者姓名：______性别：______年龄：______门诊号：______住院号：______

住院日期：____年__月__日 出院日期：____年__月__日 标准住院日：21天

时间	住院第1日	住院第2~6日	住院第7日（手术日）
健康宣教	□ 介绍主管医师、护士 □ 介绍医院内相关制度 □ 介绍环境、设施 □ 介绍住院注意事项 □ 介绍疾病知识 □ 介绍陪伴及探视制度	□ 术前宣教，宣教疾病知识 □ 术前用药的药理作用及注意事项 □ 介绍记录尿量及口服药碎服和软食的原因 □ 术前准备（备皮、配血），介绍手术过程 □ 告知术前禁食水、沐浴，物品的准备 □ 告知签字及麻醉科访视事宜 □ 告知术后饮食、活动及术后可能出现的情况及应对方式 □ 强调术前陪伴及探视制度	□ 告知家属等候区位置 □ 告知手术当天禁食水 □ 告知体位要求 □ 告知术后疼痛处理方法 □ 给予患者及家属心理支持 □ 介绍术后注意事项，告知术后可能出现的情况及应对方式 □ 告知氧气，监护设备、管路功能及注意事项 □ 再次明确探视陪伴须知
护理处置	□ 核对患者，佩戴腕带 □ 建立入院护理病历 □ 卫生处置：剪指（趾）甲、沐浴，更换病号服 □ 遵医嘱完成特殊检查 □ 了解患者基础疾病，遵医嘱予以对应处理或检测	□ 协助完善相关检查，做好解释说明 □ 遵医嘱完成治疗及用药	送手术 □ 核对患者并摘除衣物，保护患者 □ 核对资料及带药 □ 填写手术交接单 术后 □ 核对患者及资料填写手术交接单 □ 遵医嘱完成治疗、用药
基础护理	□ 三级护理（生活不能完全自理患者予以二级护理） □ 晨、晚间护理 □ 患者安全管理	□ 三级护理（生活不能完全自理患者予以二级护理） □ 晨、晚间护理 □ 患者安全管理	□ 特级护理 □ 晨、晚间护理 □ 给予生活护理 □ 协助患者采取正确体位 □ 安全护理措施到位
专科护理	□ 护理查体 □ 填写跌倒及压疮防范表（需要时） □ 请家属陪伴（需要时） □ 门脉高压软食 □ 肠内营养液（近1个月内有出血者） □ 口服药碎服 □ 记二十四小时尿量 □ 心理护理	□ 遵医嘱协助患者完成相关检查 □ 监测血常规、肝肾功能，凝血功能 □ 门脉高压软食 □ 肠内营养液（近1个月内有出血者） □ 口服药碎服 □ 记24小时尿量 □ 心理护理	□ 观察记录患者生命体征、意识、伤口敷料、引流液性质及量，肢体活动，皮肤情况 □ 准确记录24小时出入量，观察每小时尿量 □ 胃管，引流管，尿管护理 □ 心理护理
重点医嘱	□ 详见医嘱执行单	□ 详见医嘱执行单	□ 详见医嘱执行单
病情变异记录	□ 无 □ 有，原因： 1. 2.	□ 无 □ 有，原因： 1. 2.	□ 无 □ 有，原因： 1. 2.
护士签名			

时间	住院第 8~9 日 （术后 1~2 日）	住院第 10~14 天 （术后第 3~7 天）	住院第 15~20 天 （术后 8~13）
健康宣教	□ 告知禁食、禁水 □ 告知胃管、引流管、尿管的名称、位置和作用 □ 告知氧气、监护仪的作用 □ 术后药物作用及频率 □ 告知术后排痰的方法和重要性 □ 相关检查及化验的目的、注意事项	□ 下地活动注意事项及安全指导 □ 术后药物作用及频率 □ 饮食宣教 □ 疾病恢复期注意事项 □ 拔除胃管、尿管后注意事项 □ 复查患者对术前宣教内容的掌握程度 □ 再次明确探视陪伴须知	□ 术后药物作用及频率 □ 疾病恢复期注意事项 □ 指导肠内营养液服用方法 □ 饮食指导，少食多餐
护理处置	□ 遵医嘱完成治疗、用药 □ 遵医嘱完成相关检查 □ 测量记录生命体征	□ 遵医嘱完成治疗、用药 □ 夹闭尿管，锻炼膀胱功能 □ 遵医嘱完成相关检查	□ 遵医嘱完成治疗 □ 遵医嘱完成相关检查
基础护理	□ 特级护理 □ 晨、晚间护理 □ 床上温水擦浴，协助更衣 □ 协助生活护理 □ 安全护理措施到位 □ 心理护理	□ 一级护理 □ 晨、晚间护理 □ 床上温水擦浴，协助更衣 □ 协助或指导生活护理 □ 安全护理措施到位 □ 二便护理 □ 心理护理	□ 二级护理 □ 晨、晚间护理 □ 指导生活护理 □ 安全护理措施到位 □ 心理护理
专科护理	□ 监测记录患者生命体征、意识，观察伤口敷料、腹部体征、肢体活动、皮肤情况 □ 监测记录引流液性质及量 □ 准确记录 24 小时出入量，观察每小时尿量 □ 妥善固定引流管及输液管路，防止管路滑脱 □ 询问患者有无排气 □ 协助患者咳痰 □ 协助翻身，指导床上活动	□ 监测生命体征及腹部体征 □ 观察有无感染症状及吻合口瘘 □ 观察引流管是否通畅，记录引流量 □ 妥善固定引流管及输液管路，防止管路滑脱 □ 监测血常规、肝肾功能、血电解质及凝血化验值，动态掌握患者病情变化 □ 询问患者有无排气、排便 □ 观察患者自行排尿情况 □ 协助或指导床旁活动	□ 观察病情变化 □ 观察患者进食、进水后有无呕吐症状
重点医嘱	□ 详见医嘱执行单	□ 详见医嘱执行单	□ 详见医嘱执行单
病情变异记录	□ 无　□ 有，原因： 1. 2.	□ 无　□ 有，原因： 1. 2.	□ 无　□ 有，原因： 1. 2.
护士签名			

时间	住院第 21 天 （出院日）
健康宣教	□ 指导办理出院手续 □ 定时复查 □ 出院带药服用方法 □ 注意休息 □ 饮食指导
护理处置	□ 办理出院手续 □ 书写出院小结
基础护理	□ 三级护理 □ 晨、晚间护理 □ 安全护理措施到位 □ 心理护理
专科护理	□ 观察尿量情况 □ 观察病情变化
重点医嘱	□ 详见医嘱执行单
病情变异记录	□ 无 □ 有，原因： 1. 2. 3.
护士签名	

（三）患者表单

门脉高压症临床路径患者表单

适用对象：第一诊断为门脉高压症（ICD-10：K76.6 伴 K70-K71↑、K74↑、I98.3）

行门奇静脉断流术（ICD-9-CM-3：42.91，44.91）

患者姓名：______性别：______年龄：______门诊号：______住院号：______

住院日期：____年__月__日 出院日期：____年__月__日 标准住院日：21 天

时间	住院第 1 日	住院第 2~6 天	住院第 7 天（手术日）
医患配合	□ 医师询问现病史、既往病史、用药情况（如服用抗凝剂，请明确告知医师），收集资料并进行体格检查 □ 环境介绍、住院制度 □ 配合完善术前相关化验、检查 □ 有任何不适请告知医师	□ 配合完善术前相关检查、化验，如采血、留尿、心电图、X 线胸片、胃镜、CT □ 医师向患者及家属介绍病情，进行手术谈话签字 □ 麻醉师与患者进行术前访视	□ 如病情需要，配合术后转入监护病房 □ 配合评估手术效果 □ 配合检查意识、肢体、胸腹部 □ 需要时，配合复查血液指标 □ 有任何不适请告知医师
护患配合	□ 配合测量体温、脉搏、呼吸、血压、体重 1 次 □ 配合完成入院护理评估（简单询问病史、过敏史、用药史） □ 接受入院宣教（环境介绍、病室规定、订餐制度、贵重物品保管等） □ 有任何不适请告知护士	□ 配合测量体温、脉搏、呼吸、询问排便情况 □ 接受术前宣教 □ 接受配血，以备术中需要时用 □ 接受备皮 □ 接受药物灌肠 □ 自行沐浴，加强头部清洁 □ 准备好必要用物，吸水管、奶瓶、纸巾等 □ 义齿、饰品等交家属保管 □ 配合执行探视及陪伴	□ 清晨测量体温、脉搏、呼吸、血压 1 次 □ 送手术室前，协助完成核对，带齐资料，脱去衣物，上手术车 □ 返回病房后，协助完成核对，配合抬患者上病床 □ 配合检查意识、肢体、各引流管，记出入量 □ 配合术后吸氧、监护仪监测、输液，注意各引流情况 □ 遵医嘱采取正确体位 □ 配合缓解疼痛 □ 有任何不适请告知护士
饮食	□ 门脉高压饮食 □ 口服药碎服	□ 术前 12 小时禁食、禁水	□ 禁食水
排泄	□ 正常尿便 □ 记录尿量	□ 正常尿便 □ 记录尿量	□ 保留尿管
活动	□正常活动	□正常活动	□ 卧床休息，保护管路 □ 双下肢活动

时间	住院第 8~20 天 （术后第 1~13 天）	住院第 21 天 （出院日）
医患配合	□ 配合检查腹部体征、引流 □ 需要时，配合伤口换药 □ 配合拔除胃管、引流管、尿管 □ 配合伤口拆线	□ 接受出院前指导 □ 知道复查程序 □ 继续抗凝治疗
护患配合	□ 配合定时测量生命体征，每日记录排气、排便情况 □ 配合检查腹部体征、引流，记录出入量 □ 接受排痰、输液、服药等治疗 □ 后期接受进食、进水、排便等生活护理 □ 配合活动，预防皮肤压力伤 □ 注意活动安全，避免坠床或跌倒 □ 配合执行探视及陪伴	□ 接受出院宣教 □ 办理出院手续 □ 获取出院诊断书 □ 获取出院带药 □ 知道服药方法、作用、注意事项 □ 知道护理伤口方法 □ 知道复印病历方法
饮食	□ 根据医嘱，由禁食、清流食逐渐过渡到流食	□ 根据医嘱，饮食调整
排泄	□ 保留尿管过渡到正常排尿 □ 避免便秘	□ 正常排尿便 □ 避免便秘
活动	□ 根据医嘱，平卧-半坐-床边站立-下床活动 □ 注意保护管路，勿牵拉、脱出等	□ 正常适度活动，避免疲劳

附：原表单（2009 年版）

门脉高压症临床路径表单

适用对象：第一诊断为上消化道出血、门静脉高压症［ICD-10：K76.6 伴（K70-K71↑，K74↑，I98.3*）］

行分流或断流术（ICD-9-CM-3：39.1，42.91，44.91）

患者姓名：______性别：______年龄：______门诊号：______住院号：______

住院日期：____年__月__日 出院日期：____年__月__日 标准住院日：14~18 天

时间	住院第 1 天	住院第 2~7 天 （手术准备日）	住院第 6~8 天 （手术日）
主要诊疗工作	□ 询问病史与体格检查 □ 完成病历书写 □ 完善检查 □ 上级医师查房 □ 完成上级医师查房记录 □ 确定诊断和初定手术日期 □ 预约各种特殊检查（腹部增强 CT、彩色多普勒超声、胃镜等）	□ 上级医师查房 □ 改善肝脏储备功能 □ 术前讨论，确定手术方案 □ 完成必要的相关科室会诊 □ 患者及（或）其家属签署手术知情同意书、自费用品协议书、输血知情同意书 □ 术前小结和上级医师查房纪录 □ 向患者及其家属交代围手术期注意事项	□ 手术 □ 术者完成手术记录 □ 麻醉师完成麻醉记录 □ 完成术后病程记录 □ 上级医师查房 □ 向患者及（或）其家属交代手术情况和术后注意事项
重点医嘱	**长期医嘱** □ 普通外科护理常规 □ 二级护理 □ 低脂软食 **临时医嘱** □ 血常规、尿常规、便常规+潜血 □ 肝肾功能、电解质、血型、凝血功能、血氨、甲胎蛋白、各种肝炎病毒学指标检测、感染性疾病筛查 □ X 线胸片、心电图、腹部超声、上消化道造影、胃镜、腹部 CT 、CTA/MRA □ 超声心动图和肺功能等（必要时）	**长期医嘱** □ 患者既往基础用药 □ 改善肝脏储备功能的药物 **临时医嘱** □ 术前医嘱：常规准备明日在全麻下行贲门周围血管分流或断流术 □ 术前禁食水 □ 明晨喝石蜡油后留置胃管、尿管 □ 今晚明晨各洗肠 1 次 □ 抗菌药物：术前 30 分钟使用 □ 配同型红细胞、血浆	**长期医嘱** □ 普通外科术后护理常规 □ 一级护理 □ 禁食水 □ 胃肠减压接负压吸引记量 □ 尿管接袋记量 □ 腹腔引流管接袋记量 □ 记 24 小时出入量 □ 抗菌药物 □ 抑酸剂×3 天 □ 支链氨基酸 **临时医嘱** □ 心电监护、吸氧（必要时） □ 补液 □ 复查血常规、血氨、凝血功能（必要时） □ 其他特殊医嘱
主要护理工作	□ 介绍病房环境、设施和设备 □ 入院护理评估及计划 □ 指导患者到相关科室进行检查	□ 早晨静脉采血 □ 术前沐浴、更衣、备皮 □ 术前肠道准备、物品准备 □ 术前心理护理	□ 观察患者情况 □ 手术后心理与生活护理 □ 指导并监督患者术后活动
病情变异记录	□ 无 □ 有，原因： 1. 2.	□ 无 □ 有，原因： 1. 2.	□ 无 □ 有，原因： 1. 2.
护士签名			
医师签名			

时间	住院第7~10天 （术后第1~2天）	住院第11~12天 （术后第3~4天）	住院第13~18天 （出院日）
主要诊疗工作	□ 注意观察体温、血压等生命体征及神志 □ 注意腹部体征、引流量及性状 □ 上级医师查房，对手术及手术切口进行评估，确定有无早期手术并发症和切口感染 □ 完成病程纪录	□ 上级医师查房 □ 根据体温、引流情况明确是否拔除引流管，是否停用抗菌药物 □ 评价肝功能、注意有无脾窝积液、门脉系统血栓形成 □ 完成日常病程记录和上级医师查房纪录	□ 上级医师查房，确定出院日期 □ 通知患者及其家属出院 □ 向患者及其家属交代出院后注意事项，预约复诊日期及拆线日期 □ 完成出院小结，将出院小结的副本交给患者或其家属 □ 完成病历书写
重点医嘱	**长期医嘱** □ 普通外科术后护理常规 □ 一级护理 □ 禁食、禁水 □ 胃肠减压接负压吸引记量 □ 尿管接袋记量 □ 腹腔引流管接袋记量 □ 记24小时出入量 □ 抗菌药物 **临时医嘱** □ 换药 □ 对症处理 □ 补液 □ 复查血常规、肝肾功能、血氨、凝血功能	**长期医嘱** □ 普通外科术后护理常规 □ 二级护理 □ 饮食根据病情 □ 停引流记量 □ 停抗菌药物 **临时医嘱** □ 换药 □ 对症处理 □ 补液 □ 根据血小板水平决定是否使用降血小板药物 □ 肝及门脉系统彩超检查	**出院医嘱** □ 出院带药 □ 门诊随诊 □ 嘱术后2周复查血常规，注意血小板变化（脾切除手术后）
主要护理工作	□ 观察患者情况 □ 手术后心理与生活护理 □ 指导并监督患者手术后活动	□ 观察患者情况 □ 手术后心理与生活护理 □ 指导并监督患者手术后活动	□ 出院准备指导（办理出院手续、交费等） □ 出院宣教
病情变异记录	□ 无 □ 有，原因： 1. 2.	□ 无 □ 有，原因： 1. 2.	□ 无 □ 有，原因： 1. 2.
护士签名			
医师签名			

第四节　腹股沟疝编码临床路径释义

一、腹股沟疝编码

腹股沟疝（ICD-10：K40.2，K40.9）。

疝手术 ICD-9-CM-3：（ICD-9-CM-3：53.0-53.1）。

二、临床路径检索方法

K40.2 或 K40.9 伴 53.0 或 53.1。

问题：腹腔镜疝手术是否进路径，如进路径手术码应加细目。

三、腹股沟疝临床路径标准住院流程

（一）适用对象

第一诊断为腹股沟疝（ICD-10：K40.2，K40.9），行择期手术治疗（ICD-9-CM-3：53.0-53.1）。

释义

■ 本临床路径适用于腹股沟区的斜疝、直疝和股疝，难复性疝可以进入此路径。

■ 如患者发生急性嵌顿或考虑为绞窄性疝应急诊处理，进入其他相应路径。

（二）诊断依据

根据《临床诊疗指南——外科学分册》（中华医学会，人民卫生出版社）、《成人腹股沟疝、股疝修补手术治疗方案（修订稿）》（中华外科分会疝与腹壁外科学组，2003 年）。

1. 症状　腹股沟区可复性肿块，可伴有局部坠胀感、消化不良和便秘症状。

2. 体征　患者站立时，可见腹股沟区肿块，可回纳或部分不能回纳。

3. 鉴别诊断　睾丸鞘膜积液、交通性鞘膜积液、精索鞘膜积液、睾丸下降不全等。

释义

■ 腹股沟疝早期肿块比较小，可以没有症状，此时诊断较为困难，一旦肿块明显并穿过浅环或进入阴囊，诊断较为容易。

■ 超声检查多鉴别腹股沟疝和鞘膜积液有帮助。

（三）治疗方案的选择

根据《临床诊疗指南——外科学分册》（中华医学会，人民卫生出版社）、《成人腹股沟疝、股疝修补手术治疗方案（修订稿）》（中华外科分会疝与腹壁外科学组，2003年）。

1. 非手术治疗　1周岁以内的婴儿可暂不手术，可用棉织束带捆绑法堵压腹股沟管内环；年老体弱或其他原因而禁忌手术者，可使用医用疝带。

释义

■ 对于非手术治疗不进入此路径。

2. 手术治疗

（1）疝囊高位结扎。

（2）疝修补术。

（3）疝成形术。

释义

■ 建议使用无张力疝修补术，对于特殊患者不能放置补片者，可使用传统修补方法。

■ 在腹股沟疝无张力修补术中，应明确疝的发生部位，在放置补片修补时应兼顾术后潜在的复发可能性，避免复发。

（四）标准住院日　为5~7天。

（五）进入路径标准

1. 第一诊断必须符合ICD-10：K40.2，K40.9腹股沟疝疾病代码。

2. 当患者同时具有其他疾病诊断，但在住院期间不需特殊处理也不影响第一诊断的临床路径流程实施时，可以进入路径。

（六）术前准备　1~2天（指工作日）。

1. 所必须的检查项目

（1）血常规、尿常规、便常规。

（2）肝肾功能、电解质、血糖、血型、凝血功能、感染性疾病筛查（乙肝、丙肝、梅毒、艾滋病等）。

（3）心电图及正位X线胸片。

2. 根据患者病情可选择检查项目　肺功能、超声心动图、立位阴囊和腹股沟B超及CT检查。

释义

■ 腹股沟疝的患者以老年为多，术前行超声心动图和肺功能检查是必要的。腹股沟区B超检查不是必需的，对于诊断困难或复杂的腹股沟疝可行B超检查，必要时行腹部CT检查。

（七）预防性抗菌药物选择与使用时机

预防性抗菌药物按照《抗菌药物临床应用指导原则》［卫医发（2004）285号］执行，并结合患者的病情决定抗菌药物的选择，预防性用药时间为手术前0.5小时。

释义

■ 该手术为无菌手术。建议可在术前30分钟预防性使用抗菌素一次。可使用覆盖革兰阳性菌的抗生素，如二代头孢菌素或青霉素类抗菌素。术后如无感染并发症不再使用抗菌素。

（八）手术日　为入院第2~3天。

1. 麻醉方式　局部浸润麻醉联合监测麻醉（MAC），或硬膜外麻醉。
2. 手术内固定物　人工合成疝修补网片。
3. 术中用药　麻醉常规用药。
4. 输血　通常无需输血。

（九）术后住院恢复　2~4天。

1. 必须复查的检查项目　根据患者症状体征而定。
2. 术后用药　按照《抗菌药物临床应用指导原则》［卫医发（2004）285号］执行。

释义

■ 术后无需特殊的实验室检查，手术当日注意患者的生命体征，腹部情况，特别是较肥胖的患者注意伤口下有无血肿和积液，术后伤口压沙袋可能是一种有效手段。术后早期注意病人排便、排尿情况，避免排尿困难和便秘的发生。术后出现短时间的低热属术后正常反应，可对症处理。

■ 术后镇痛：本路径手术术后预期疼痛强度属于轻中度疼痛，术后应评估患者的疼痛强度，进行管理和监测，合理使用镇痛药物，如非甾体类抗炎药（氟比洛芬酯注射液）曲马多、阿片类药物等实施多模式镇痛。

（十）出院标准

1. 切口对合好，无红肿、渗液、裂开及大面积皮下淤血情况。
2. 没有需要住院处理的手术并发症。

（十一）变异及原因分析

1. 腹股沟嵌顿疝和绞窄疝因病情严重且变化快，可能有疝内容物坏死，须急诊手术治疗，进入其他相应路径。

2. 合并有影响腹股沟疝手术治疗实施的疾病，或发生其他严重疾病，退出本路径。

3. 出现手术并发症，需要进行相关的诊断和治疗，可导致住院时间延长和费用增加

四、推荐表单

(一) 医师表单

腹股沟疝临床路径医师表单

适用对象：第一诊断为腹股沟疝（ICD-10：K40.2，K40.9）
行择期手术治疗（ICD-9-CM-3：53.0-53.1）

患者姓名：______性别：______年龄：______门诊号：______住院号：______

住院日期：____年__月__日 出院日期：____年__月__日 标准住院日：5~7天

时间	住院第1天	住院第2天	住院第2~3天（手术日）
主要诊疗工作	□ 病史询问与体格检查 □ 完成病历 □ 上级医师查房，指导诊断及制订治疗方案 □ 伴随疾病会诊	□ 上级医师查房，观察病情变化，行术前病情评估，根据评估结果确定手术方案 □ 完成术前准备 □ 签署手术知情同意书、自费/贵重用品协议书 □ 向患者及其家属交代围手术期注意事项	□ 手术 □ 完成手术记录和术后病程记录 □ 上级医师查房 □ 向患者及家属交代病情及术后注意事项 □ 确定有无术后并发症
重点医嘱	**长期医嘱** □ 外科疾病护理常规 □ 二级护理 □ 普食 □ 患者既往基础用药 **临时医嘱** □ 血常规、尿常规、便常规 □ 肝肾功能、电解质、血糖、血型、凝血功能、感染性疾病筛查 □ 心电图及X线正位胸片 □ 必要时行肺功能、超声心动图、立位阴囊/腹股沟B超或CT检查	**长期医嘱** □ 外科疾病护理常规 □ 二级护理 □ 普食 □ 患者既往基础用药 **临时医嘱** □ 拟明日在硬膜外或局麻+监测麻醉下行左/右侧腹股沟疝手术 □ 术前禁食水 □ 常规皮肤准备 □ 预防性抗菌药物应用 □ 其他特殊医嘱	**长期医嘱** □ 今日在硬膜外或局麻+监测麻醉下行左/右侧腹股沟疝手术 □ 普通外科术后护理常规 □ 一/二级护理 □ 饮食：根据病情 **临时医嘱** □ 心电监护、吸氧（必要时） □ 切口处沙袋加压 □ 观察伤口情况 □ 其他特殊医嘱
主要护理工作	□ 介绍病房环境、设施和设备 □ 入院护理评估 □ 护理计划 □ 指导患者到相关科室进行心电图、X线胸片等检查 □ 静脉采血（当天或此日晨）	□ 宣教、备皮等术前准备 □ 手术前心理护理 □ 手术前物品准备 □ 提醒患者术前禁食、水	□ 观察患者病情变化 □ 术后心理与生活护理 □ 指导并监督患者手术后活动 □ 夜间巡视
病情变异记录	□ 无　□ 有，原因： 1. 2.	□ 无　□ 有，原因： 1. 2.	□ 无　□ 有，原因： 1. 2.
护士签名			
医师签名			

时间	住院第4天 （术后第1天）	住院第5~7天 （出院日）
主要诊疗工作	□ 上级医师查房，观察患者情况，进行手术及伤口评估，确定下一步治疗方案 □ 必要时对手术及手术切口进行评估，检查有无手术并发症 □ 完成常规病程、病历书写	□ 上级医师查房，明确是否出院 □ 通知患者及其家属今天出院 □ 完成出院记录、病案首页、出院证明书 □ 向患者及其家属交代出院后注意事项，预约复诊日期及拆线日期 □ 将出院小结及出院证明书交患者或其家属
重点医嘱	**长期医嘱** □ 普通外科术后护理常规 □ 一/二级护理 □ 普食（流食/半流食） **临时医嘱** □ 镇痛 □ 伤口换药	**出院医嘱** □ 必要时出院带药
主要护理工作	□ 观察患者病情变化 □ 手术后心理与生活护理 □ 指导并监督患者手术后活动 □ 夜间巡视	□ 指导患者术后康复锻炼 □ 帮助患者办理出院手续、交费等事项
病情变异记录	□ 无 □ 有，原因： 1. 2.	□ 无 □ 有，原因： 1. 2.
护士签名		
医师签名		

（二）护士表单

腹股沟疝的临床路径护士表单

适用对象：第一诊断为腹股沟疝，包括腹股沟斜疝、腹股沟直疝、股疝
行腹股沟疝修补术

患者姓名：______性别：______年龄：______门诊号：______住院号：______

住院日期：____年__月__日 出院日期：____年__月__日 标准住院日：5 天

时间	住院第 1 天	住院第 2~3 天	住院第 3~4 天（手术日）
健康宣教	□ 介绍主管医师、护士 □ 介绍医院内相关制度 □ 介绍环境、设施 □ 介绍住院注意事项 □ 介绍疾病相关知识	□ 介绍术前准备（备皮、配血）特别是肠道准备方法及手术过程 □ 术前用药的药理作用及注意事项 □ 告知术前沐浴、物品的准备、贵重物品的保管 □ 告知签字及麻醉科访视事宜 □ 使用药品的宣教 □ 强调术前探视及陪伴制度	□ 告知监护设备、管路功能及注意事项 □ 告知术后饮食、体位要求 □ 告知疼痛注意事项 □ 告知咳嗽、咳痰的注意事项 □ 告知术后可能出现情况的应对方式 □ 告知术后探视及陪伴制度
护理处置	□ 核对患者，佩戴腕带条 □ 建立入院护理病历 □ 卫生处置：剪指（趾）甲、沐浴，更换病号服 □ 防跌倒、坠床宣教 □ 遵医嘱完成特殊检查 □ 了解患者基础疾病，遵医嘱予以对应处理或检测	□ 协助完成相关术前检查，做好解释说明	送手术 □ 核对患者并摘除衣物，保护患者 □ 核对患者资料及带药 □ 填写手术交接单 接手术 □ 核对患者及资料，填写手术交接单 术后 □ 核对患者及资料，填写手术交接单 □ 遵医嘱完成治疗、用药
基础护理	□ 三级护理（生活不能完全自理患者予以二级护理） □ 晨晚间护理 □ 患者安全管理 □ 心理护理	□ 三级护理（生活不能完全自理患者予以二级护理） □ 晨晚间护理 □ 患者安全管理 □ 心理护理	□ 一级护理 □ 晨、晚间护理 □ 协助生活护理 □ 指导患者采取正确体位 □ 六洁到位 □ 安全护理措施到位 □ 心理护理
专科护理	□ 护理查体 □ 填写跌倒及压疮防范表（需要时） □ 了解患者疝囊脱出后能否自行还纳	□ 遵医嘱完成相关检查和治疗 □ 观察肠道准备情况	□ 密切观察患者生命体征 □ 密切观察伤口敷料情况 □ 观察患者的排尿情况并准确记录 24 小时出入量 □ 禁食水 4~6 小时，予补液治疗
重点医嘱	□ 详见医嘱执行单	□ 详见医嘱执行单	□ 详见医嘱执行单
病情变异记录	□ 无 □ 有，原因： 1. 2.	□ 无 □ 有，原因： 1. 2.	□ 无 □ 有，原因： 1. 2.
护士签名			

时间	住院第4~5天 （术后第1天）	住院第5~6天 （术后第2天）
健康宣教	□ 饮食指导 □ 下床活动注意事项 □ 避免增加腹压的情况 □ 评价以前宣教效果	□ 指导办理出院手续 □ 定期复查、预防复发 □ 活动休息 □ 指导饮食 □ 预防感冒及便秘
护理处置	□ 遵医嘱完成治疗、用药 □ 根据病情测量生命体征 □ 夹闭尿管，锻炼膀胱功能 □ 遵医嘱拔除尿管	□ 办理出院手续 □ 书写出院小结
基础护理	□ 二级护理 □ 晨、晚间护理 □ 背部麻醉处的护理 □ 协助生活护理 □ 安全护理措施到位 □ 协助进流食、半流食 □ 心理护理	□ 二级护理 □ 晨晚间护理 □ 协助或指导进半流或普通饮食 □ 安全护理措施到位 □ 心理护理
专科护理	□ 观察患者病情及生命体征 □ 观察患者伤口敷料、排尿、排气、排便情况	□ 观察病情变化 □ 观察伤口敷料
重点医嘱	□ 详见医嘱执行单	□ 详见医嘱执行单
病情变异记录	□ 无 □ 有，原因： 1. 2. 3.	□ 无 □ 有，原因： 1. 2. 3.
护士签名		

（三）患者表单

腹股沟疝临床路径患者表单

适用对象：第一诊断为腹股沟疝，包括腹股沟斜疝、腹股沟直疝、股疝
　　　　行腹股沟疝修补术

患者姓名：______性别：______年龄：______门诊号：______住院号：______

住院日期：____年__月__日　出院日期：____年__月__日　标准住院日：5天

时间	住院第1日	住院第2~3天	住院第3~4天（手术日）
监测	□ 测量生命体征、体重	□ 测量生命体征（1次/日）	□ 测量生命体征 □ 24小时出入量
医患配合	□ 护士行入院护理评估（简单询问病史） □ 接受介绍相关制度 □ 医师询问现病史、既往病史、用药情况，收集资料并进行体格检查 □ 环境介绍 □ 配合完善术前相关化验、检查 □ 疾病知识、临床表现、治疗方法	□ 配合完善术前相关检查、化验，如采血、留尿、心电图、X线胸片、B超等 □ 术前用物准备：便盆等 □ 医师向患者及家属介绍病情，进行手术谈话、术前签字 □ 注意保暖，防止感冒 □ 手术时家属在等候区等候 □ 探视及陪伴制度	□ 配合评估手术效果 □ 配合检查生命体征、伤口敷料、肛门排气排便情况；记录出入量
护患配合	□ 配合测量体温、脉搏、呼吸、血压、体重1次 □ 配合完成入院护理评估（简单询问病史、过敏史、用药史） □ 接受入院宣教（环境介绍、病室规定、订餐制度、贵重物品保管、防跌倒坠床等） □ 有任何不适请告知护士	□ 配合测量体温、脉搏、呼吸、询问大便1次 □ 接受术前宣教 □ 接受会阴部备皮 □ 肠道准备：术前日下午用一支开塞露，术前6~8小时禁食、4~6小时禁水 □ 自行沐浴，加强会阴部清洁 □ 准备好必要用物，吸水管、纸巾等 □ 取下义齿、饰品等，贵重物品交家属保管	□ 清晨测量体温、脉搏、呼吸1次 □ 送手术室前，协助完成核对，带齐影像资料，脱去衣物，上手术车 □ 返回病房后，协助完成核对，配合移至病床上 □ 配合检查生命体征、伤口敷料、记录出入量 □ 配合术后吸氧、监护仪监测、输液、排尿情况、伤口压沙袋4~6小时 □ 配合缓解疼痛 □ 有任何不适请告知护士
饮食	□ 遵医嘱普食	□ 术前普食，术前6~8小时禁食、4~6小时禁水	□ 禁食水4~6小时，予补液治疗
排泄	□ 正常尿便	□ 尿：正常 便：术前日下午用1支开塞露，清洁肠道	□ 视情况留置导尿管，如无尿管，请尽早自行排尿 □ 无排便
活动	□ 正常活动	□ 正常活动	□ 麻醉清醒后，可垫枕 □ 卧床休息，保护管路 □ 双下肢床上活动

时间	手术后	出院
医患配合	□ 配合观察生命体征，检查伤口情况、排尿情况、肛门排气排便情况 □ 需要时，配合伤口换药 □ 配合拔除尿管	□ 接受出院前指导 □ 知道复查程序 □ 获取出院诊断书
护患配合	□ 配合定时测量生命体征、每日询问排便情况 □ 配合检查伤口敷料、肛门排气排便情况；记录出入量 □ 接受输液等治疗 □ 配合夹闭尿管、锻炼膀胱功能 □ 接受进水、进食、排便等生活护理 □ 注意活动安全，避免坠床或跌倒 □ 配合执行探视及陪伴	□ 接受出院宣教 □ 办理出院手续 □ 获取出院带药 □ 知道服药方法、作用、注意事项 □ 知道护理伤口的方法 □ 知道复印病历方法
饮食	□ 根据医嘱，可进水或清流饮食	□ 根据医嘱予以少渣半流质饮食
排泄	□ 保留尿管、无排便或稀便 □ 避免便秘	□ 拔除尿管：正常排尿 便：无排便或稀便 □ 避免便秘
活动	□ 可床边或下床活动 □ 注意保护管路，勿牵拉、脱出等	□ 正常适度活动，避免疲劳

第五节　血栓性外痔临床路径释义

一、血栓性外痔编码

血栓性外痔（ICD10：I84.3、O87.2、O22.4）。
原临床路径编码（ICD10：I84.3）。
血栓性外痔切除术（ICD-9-CM-3：49.47）。

二、临床路径检索方法

I84.3 或 O87.2 或 O22.4 伴 49.47。

三、血栓性外痔临床路径标准住院流程

（一）适用对象

第一诊断为血栓性外痔（ICD-10：I84.3），行血栓性外痔切除术（ICD-9-CM-3：49.47）。

释义

本临床路径适用对象是第一诊断为血栓性外痔的患者，内痔脱出、嵌顿痔、结缔组织外痔（皮赘）、炎性外痔、脱肛及直肠癌需进入其他相应路径。

血栓性外痔如果没有及时治疗，发生嵌顿、水肿、淤血甚至坏死，手术操作难度增加，术后并发症多。宜应用抗生素治疗，也需进入其他的相应路径。

（二）诊断依据

根据《临床诊疗指南——外科学分册》（中华医学会，人民卫生出版社）。

1. 临床表现　肛门不适、潮湿不洁；发生血栓时，肛门局部剧痛，起病突然。

2. 体格检查　肛门直肠指检，必要时行直肠、乙状结肠硬镜或纤维肠镜检查。

释义

■ 临床症状和查体是诊断血栓外痔的主要依据，早期有肛门不适、潮湿不洁。在一些明显诱因，如便秘、腹压增高、重体力劳动等，起病突

然，肛门局部剧烈疼痛，有明显的肛门肿块出现。

■ 血栓性外痔全身反应不重，当血栓较大时，局部疼痛较明显，尤其是排便和行走时疼痛。

■ 血栓性外痔如果没有明显嵌顿、坏死感染，一般血液检查白细胞计数正常，可以和炎性外痔相鉴别。

■ 血栓性外痔表现为肛周暗紫色长条圆形肿物，表面皮肤水肿、质硬、压痛明显。但不伴有便出血，可以和出血性内痔、直肠息肉和直肠癌相鉴别。

（三）治疗方案的选择

根据《临床诊疗指南——外科学分册》（中华医学会，人民卫生出版社）。

1. 一般治疗　包括增加水分摄入及膳食纤维，保持排便通畅，防止便秘和腹泻，温热坐浴，保持会阴清洁等。

2. 手术治疗　血栓性外痔通常伴有明显的疼痛，应急诊手术减压、去除血栓。

（四）标准住院日　为3天。

（五）进入路径标准

1. 第一诊断必须符合ICD-10：I84.3血栓性外痔疾病编码。

2. 当患者同时具有其他疾病诊断，但在住院期间不需特殊处理也不影响第一诊断的临床路径流程实施时，可以进入路径。

释义

■ 进入路径的患者为第一诊断为血栓性外痔，在经过保守治疗仍不能缓解疼痛甚至疼痛加重时同意手术治疗。

■ 入院后常规检查发现以往没有发现的疾病或既往有基础病（如高血压、冠状动脉粥样硬化性心脏病、糖尿病、肝肾功能不全等），经系统评估后对手术治疗无特殊影响，仅需药物维持治疗者，可进入路径。但可能会增加医疗费用，延长住院时间。

（六）术前准备（术前评估）　1天。

1. 必须的检查项目

（1）血常规、尿常规。

（2）肝肾功能、电解质、凝血功能、血型、感染性疾病筛查（乙肝、丙肝、梅毒、艾滋病等)。

(3) 心电图、X线胸片。

2. 必要时行直肠、乙状结肠硬镜或纤维肠镜检查。

释义

■ 血常规、尿常规是基本的常规检查，每个进入路径的患者均需完成。可以初步了解血栓性外痔的严重程度以及与其他疾病，如嵌顿性内痔、直肠癌等相鉴别。肝肾功能、凝血功能、心电图、X线胸片主要是评估有无基础疾病，可能会影响到手术风险、住院时间、费用以及治疗预后；感染性疾病的筛查主要适用于手术前准备。

■ 直肠、乙状直肠镜或纤维肠镜的检查，主要是与内痔、混合痔、直肠息肉以及直肠癌相鉴别。

(七) 预防性抗菌药物选择与使用时机

预防性抗菌药物按照《抗菌药物临床应用指导原则》［卫医发（2004）285号］执行，并结合患者的病情决定抗菌药物的选择。

释义

■ 血栓性外痔预防性抗生素一般选用第二代头孢菌素+甲硝唑，对于感染较重者可选用第三代头孢菌素+甲硝唑；对青霉素过敏者不宜使用头孢菌素时可用氨曲南替代。

■ 预防性抗生素给药时机极为关键，应在术前0.5~2小时给药，以保证在发生细菌污染之前血清及组织中的药物达到有效浓度。

■ 预防性抗生素应短程应用，术后再用一次或者用到24小时，特殊情况下可以延长到48小时。

(八) 手术日　为入院当天。

1. 麻醉方式　局麻、连续硬膜外麻醉或硬膜外蛛网膜下腔联合阻滞麻醉。

2. 急诊手术行血栓性外痔切除术。

3. 术后标本送病理。

释义

■ 术前诊断不明者需全麻下探查手术应进入其他路径。

■ 一般情况下，在局麻下，将痔表面皮肤菱形切开，摘除血栓，伤口填入油纱布，不缝创面。

■ 根据术中情况，如局部炎症反应重渗出物较多可蘸取渗出物送细菌培养，如术后发生腹腔感染可根据培养结果选用抗生素。

（九）术后住院恢复　2天。

1. 局部麻醉患者术后即可进食，半小时后可下床活动、进食。

2. 连续硬膜外麻醉或腰硬联合麻醉者术后去枕平卧、禁食水6小时，补液治疗；术后6小时可下床活动，可进流食。

3. 每天切口换药1~2次，创面较深时，放置纱条引流并保持引流通畅。

4. 术后用药　局部用药（栓剂、膏剂、洗剂）、口服药、物理治疗等。

5. 术后异常反应处理

（1）疼痛处理：酌情选用镇静药、镇痛药、患者自控镇痛泵等。

（2）术后尿潴留的预防及处理：理疗、针灸、局部封闭、导尿等。

（3）伤口渗血处理：换药、出血点压迫，使用止血剂。

（4）排便困难：口服软化大便药物，必要时诱导灌肠。

（5）创面水肿：使用局部或全身消水肿药。

（6）术后继发性大出血的处理。

（7）其他情况处理：呕吐、发热、头痛等，对症处理。

释义

■ 腰硬联合麻醉患者需去枕平卧6小时，恢复进食前静脉补液，术后24~48小时使用抗生素。短期禁食者无需静脉营养支持。

■ 患者如无不适可以进流食，逐渐过渡到半流食。

■ 术后换药主要观察切口有无红肿渗出，如已有局部感染及时敞开切口，热水坐浴，充分引流。

（十）出院标准

1. 患者一般情况良好，正常饮食，排便顺畅，无明显排便时肛门疼痛，各项实验室检查结果正常，体温正常。

2. 肛门部创面无异常分泌物，引流通畅，无明显水肿、出血。

释义

■ 出院标准以患者症状、体征及临床化验为评判标准。排便顺畅、肛门疼痛缓解，血常规基本恢复正常。

■ 切口无异常分泌物、无出血的患者不需要住院等待水肿消失，术后恢复2天出院。

（十一）变异及原因分析

1. 手术后出现继发切口感染或持续性大出血等并发症时，导致住院时间延长与费用增加。

2. 伴发其他基础疾病需要进一步明确诊断，导致住院时间延长与费用增加。

释义

■ 变异是指入选临床路径的患者未能按路径流程完成医疗行为或未达到预期的医疗质量控制目标，包括以下情况：①按路径流程完成治疗，但超出了路径规定的时限或限定的费用，如术后切口感染，导致术后住院时间延长。住院后发现的其他疾病，需本次住院期间诊断和治疗，导致住院时间延长与费用增加；②不能按路径流程完成治疗，患者需要中途退出路径。围手术期出现严重并发症，需二次手术或需接受重症监护治疗。

■ 医师认可的变异原因主要指患者入选路径后，医师在检查及治疗过程中发现患者合并存在一些事前未预知的对本路径治疗可能产生影响的情况，需要中止执行路径或者是延长治疗时间、增加治疗费用。医师需在表单中明确说明。

■ 因患者方面的主观原因导致执行路径出现变异，也需要医师在表单中予以说明。

四、推荐表单

（一）医师表单

血栓性外痔临床路径表单

适用对象：第一诊断为血栓性外痔（ICD-10：I84.3）

行血栓性外痔切除术（ICD-9-CM-3：49.47）

患者姓名：______性别：______年龄：______门诊号：______住院号：______

住院日期：____年__月__日 出院日期：____年__月__日 标准住院日：3天

时间	住院第1天 （急诊手术）	住院第2天 （术后第1天）	住院第3天 （出院日）
主要诊疗工作	□ 病史询问，体格检查，完善病历 □ 进行相关检查 □ 完成病历 □ 上级医师查看患者，制订治疗方案 □ 医患沟通，签署手术知情同意书，通知手术室，急诊手术 □ 手术24小时内完成手术记录、术后首次病程记录	□ 上级医师查房 □ 评估辅助检查结果 □ 观察术后病情：排便情况、有无便血、切口情况（分泌物、水肿等） □ 完成术后病程记录 □ 切口换药	□ 观察术后病情 □ 确定符合出院指征 □ 向患者交代出院注意事项、复查日期 □ 完成病历 □ 通知出院
重点医嘱	**长期医嘱** □ 术前禁食 □ 二级护理 **临时医嘱** □ 急查血常规、尿常规、血型、肝肾功能、电解质、凝血功能、感染性疾病筛查 □ 急查心电图、X线胸片 □ 必要时行直肠、乙状结肠硬镜或纤维肠镜检查 □ 术前准备（通便灌肠、术前镇静、备皮等） □ 今日急诊行血栓性外痔切除术	**长期医嘱** □ 二级护理 □ 半流饮食（创面较大或有肛周缝合切口者，应先禁食1~2天，并限制排便） □ 坐浴 bid □ 肛门部理疗 bid（红外线治疗、激光照射治疗等） □ 口服软化粪便药、消水肿药 **临时医嘱** □ 创面渗血较多时，加用止血药	**出院医嘱** □ 出院带药 □ 门诊随诊
主要护理工作	□ 患者一般状况资料登记，建立护理记录 □ 术前准备 □ 术后护理	□ 观察患者一般状况，营养状况 □ 嘱患者保持肛门清洁，切忌用力排便	□ 记录患者一般状况，营养状况 □ 嘱患者出院后继续注意保持排便通畅，保持肛门局部清洁
病情变异记录	□ 无　□ 有，原因： 1. 2.	□ 无　□ 有，原因： 1. 2.	□ 无　□ 有，原因： 1. 2.
护士签名			
医师签名			

（二）护士表单

血栓性外痔临床路径护士表单

适用对象：第一诊断为血栓性外痔
行血栓性外痔切除术

患者姓名：______性别：______年龄：______门诊号：______住院号：______

住院日期：____年__月__日 出院日期：____年__月__日 标准住院日：3 天

时间	住院第 1 天 （手术日）	住院第 2 天 （术后第 1 天）	住院第 3 天 （出院日）
健康宣教	□ 介绍环境、主管医生、护士 □ 介绍医院相关制度及注意事项 □ 介绍术前准备（备皮、配血）及手术过程 □ 术前用药的药理作用及注意事项 □ 告知术前洗浴、物品的准备 □ 告知签字及术前访视 □ 告知术后可能出现情况的应对方式 □ 告知监护设备、管路功能及注意事项 □ 告知术后饮食、体位要求 □ 告知疼痛注意事项 □ 告知术后探视及陪伴制度	□ 饮食指导 □ 下床活动注意事项 □ 评价以前宣教效果 □ 相关检查、化验的目的及注意事项 □ 术后用药指导 □ 术后相关治疗情况	□ 指导办理出院手续 □ 定时复查、随诊情况 □ 出院带药服用方法 □ 活动休息 □ 指导饮食及排泄
护理处置	□ 核对患者，佩戴腕带 □ 建立入院护理病历 □ 卫生处置：剪指（趾）甲、沐浴，更换病号服 □ 防跌倒、坠床宣教 □ 协助完成相关检查，做好解释说明 送手术 □ 核对患者并脱去衣服，保护患者 □ 核对患者资料及带药 □ 填写手术交接单 接手术 □ 核对患者及资料，填写手术交接单 术后 □ 核对患者及资料，填写手术交接单 □ 遵医嘱完成治疗、用药	□ 遵医嘱完成治疗、用药 □ 根据病情测量生命体征 □ 协助并指导患者坐浴	□ 办理出院手续 □ 书写出院小结
基础护理	□ 二级护理 □ 晨晚间护理 □ 患者安全管理 □ 心理护理	□ 二级护理 □ 晨晚间护理 □ 患者安全管理 □ 协助生活护理 □ 协助饮水、进食米汤（创面较大或有肛周缝合切口者，应先禁食，限制排便，予以静脉补液）	□ 二级护理 □ 晨晚间护理 □ 协助或指导饮食 □ 安全护理措施到位 □ 心理护理
专科护理	□ 护理查体 □ 需要时，填写跌倒及压疮防范表 □ 遵医嘱完成相关检查和治疗 □ 观察肠道准备情况 □ 观察有无肠道准备不良反应 □ 观察患者生命体征 □ 观察患者伤口敷料、肛周皮肤	□ 观察患者生命体征 □ 观察患者伤口敷料、肛周皮肤、肛门排气排便情况 □ 遵医嘱予坐浴和口服减轻水肿的药物	□ 观察病情变化 □ 观察伤口敷料、排尿、肛周皮肤、肛门排气排便情况以及排便次数、粪便性状
重点医嘱	□ 详见医嘱执行单	□ 详见医嘱执行单	□ 详见医嘱执行单
病情变异记录	□ 无 □ 有，原因： 1. 2.	□ 无 □ 有，原因： 1. 2.	□ 无 □ 有，原因： 1. 2.
护士签名			

(三)患者表单

血栓性外痔临床路径患者表单

适用对象：第一诊断为血栓性外痔
行血栓性外痔切除术

患者姓名：______性别：______年龄：______门诊号：______住院号：______

住院日期：____年__月__日 出院日期：____年__月__日 标准住院日：3天

时间	住院第1日 (急诊手术)	住院第2天 (术后第1天)	住院第3天 (出院日)
监测	□ 测量生命体征、体重	□ 测量生命体征 (4次/日)	□ 测量生命体征
医患配合	□ 护士行入院护理评估和宣教 □ 接受介绍相关制度、环境 □ 医师询问病史、收集资料并进行体格检查 □ 配合完善术前相关化验、检查，如采血、留尿、心电图、X线胸片、肠镜 □ 医师向患者及家属介绍病情，并进行手术谈话、术前签字 □ 手术时家属在等候区等候 □ 配合检查生命体征、伤口敷料	□ 配合评估手术效果 □ 配合检查生命体征、伤口敷料、肛门排气排便情况；记录出入量	□ 接受出院前指导 □ 知道复查程序 □ 获取出院诊断书
护患配合	□ 配合测量体温、脉搏、呼吸、血压、体重1次 □ 配合完成入院护理评估(简单询问病史、过敏史、用药史) □ 接受入院宣教(环境介绍、病室规定、订餐制度、贵重物品保管、防跌倒坠床等) □ 接受术前宣教、探视及陪伴制度 □ 接受会阴部备皮和肠道准备 □ 自行沐浴，加强会阴部清洁 □ 准备好必要用物，吸水管、纸巾等 □ 取下义齿、饰品等，贵重物品交家属保管 □ 送手术室前，协助完成核对，带齐影像资料，脱去衣物，上手术车 □ 返回病房后，协助完成核对，配合移至病床上 □ 配合术后吸氧、监护仪监测、输液、排尿用尿管、记录出入量 □ 配合缓解疼痛 □ 有任何不适请告知护士	□ 配合测量体温、脉搏、呼吸、询问排便情况1次 □ 配合检查生命体征、伤口敷料、肛门排气排便情况；记录出入量 □ 配合坐浴 □ 接受输液等治疗 □ 接受进水、进食、排便等生活护理 □ 注意活动安全，避免坠床或跌倒 □ 配合执行探视及陪伴	□ 接受出院宣教 □ 办理出院手续 □ 获取出院带药 □ 知道服药方法、作用、注意事项 □ 知道护理伤口的方法 □ 知道复印病历方法
饮食	□ 局麻患者术后即可进食 □ 连续硬膜外麻醉或腰硬联合麻醉者禁食水6小时后可进流食	□ 遵医嘱半流食(创面较大或有肛周缝合切口者，应先禁食1~2天)	□ 遵医嘱半流或流食
排泄	□ 排尿正常 □ 术前灌肠后有排便，术后暂无排便(创面较大或有肛周缝合切口者，应先禁食1~2天，限制排便)	□ 正常尿便(创面较大或有肛周缝合切口者，应先禁食1~2天，限制排便)	□ 正常尿便 □ 保持排便通畅、防止便秘 □ 保持肛门局部清洁
活动	□ 局麻患者术后半小时即可下床活动 □ 连续硬膜外麻醉或腰硬联合麻醉者术后去枕平卧6小时后可下地	□ 可床边或下床活动	□ 正常适度活动，避免疲劳

附：原表单（2009 年版）

血栓性外痔临床路径表单

适用对象：第一诊断为血栓性外痔（ICD-10：I84.3）

行血栓性外痔切除术（ICD-9-CM-3：49.47）

患者姓名：______性别：______年龄：______门诊号：______住院号：______

住院日期：____年__月__日 出院日期：____年__月__日 标准住院日：3 天

时间	住院第 1 天 （急诊手术）	住院第 2 天 （术后第 1 天）	住院第 3 天 （出院日）
主要诊疗工作	□ 病史询问，体格检查，完善病历 □ 进行相关检查 □ 完成病历 □ 上级医师查看患者，制订治疗方案 □ 医患沟通，签署手术知情同意书，通知手术室，急诊手术 □ 手术 24 小时内完成手术记录、术后首次病程记录	□ 上级医师查房 □ 评估辅助检查结果 □ 观察术后病情：排便情况、有无便血、切口情况（分泌物、水肿等） □ 完成术后病程记录 □ 切口换药	□ 观察术后病情 □ 确定符合出院指征 □ 向患者交代出院注意事项、复查日期 □ 完成病历 □ 通知出院
重点医嘱	**长期医嘱** □ 术前禁食 □ 二级护理 **临时医嘱** □ 急查血常规、尿常规、血型、肝肾功能、电解质、凝血功能、感染性疾病筛查 □ 急查心电图、X 线胸片 □ 必要时行直肠、乙状结肠硬镜或纤维肠镜检查 □ 术前准备（通便灌肠、术前镇静、备皮等） □ 今日急诊行血栓性外痔切除术	**长期医嘱** □ 二级护理 □ 半流饮食（创面较大或有肛周缝合切口者，应先禁食 1~2 天，并限制排便） □ 坐浴 bid □ 肛门部理疗 bid（红外线治疗、激光照射治疗等） □ 口服软化大便药、消水肿药 **临时医嘱** □ 创面渗血较多时，加用止血药	**出院医嘱** □ 出院带药 □ 门诊随诊
主要护理工作	□ 患者一般状况资料登记，建立护理记录 □ 术前准备 □ 术后护理	□ 观察患者一般状况，营养状况 □ 嘱患者保持肛门清洁，切忌用力排便	□ 记录患者一般状况，营养状况 □ 嘱患者出院后继续注意保持排便通畅，保持肛门局部清洁
病情变异记录	□ 无 □ 有，原因： 1. 2.	□ 无 □ 有，原因： 1. 2.	□ 无 □ 有，原因： 1. 2.
护士签名			
医师签名			

第六节　急性单纯性阑尾炎临床路径释义

一、急性单纯性阑尾炎编码

急性单纯性阑尾炎（ICD10：K35.1/K35.9）。
阑尾切除术（ICD9CM-3：47.09）。

二、临床路径检索方法

K35.1 或 K35.9 伴 47.09。

三、急性单纯性阑尾炎临床路径标准住院流程

（一）适用对象

第一诊断为急性单纯性阑尾炎（ICD10：K35.1/K35.9），行阑尾切除术（ICD9CM-3：47.09）。

释义

■ 本临床路径适用对象是第一诊断为急性单纯性阑尾炎患者，急性化脓性阑尾炎、坏疽性及穿孔性阑尾炎及阑尾周围脓肿患者需进入其他相应路径。

■ 急性单纯性阑尾炎发病时间较长超过 72 小时者，手术操作难度增加，术后并发症多。如病情稳定，宜应用抗生素治疗，也需要进入其他相应路径。

（二）诊断依据

根据《临床诊疗指南——外科学分册》（中华医学会，人民卫生出版社）。

1. 病史　转移性右下腹痛（女性包括月经史、婚育史）。

2. 体格检查　体温、脉搏、心肺查体、腹部查体、直肠指诊、腰大肌试验、结肠充气试验、闭孔内肌试验。

3. 实验室检查　血常规、尿常规，如可疑胰腺炎，查血尿淀粉酶。

4. 辅助检查　腹部立位 X 线片除外上消化道穿孔、肠梗阻等；有右下腹包块者行腹部超声检查，有无阑尾周围炎或脓肿形成。

5. 鉴别诊断　疑似右侧输尿管结石时，请泌尿外科会诊；疑似妇科疾病时，请妇科会诊。

释义

■ 病史、临床症状和查体是诊断阑尾炎的主要依据。早期阑尾腔内梗阻引起的腹痛较轻，位于上腹部或脐部。炎症涉及腹壁腹膜，腹痛变为持续性并转移至右下腹。70%~80%的患者有典型的转移性右下腹痛病史。腹痛也有直接起于右下腹并持续位于右下腹。

■ 急性阑尾炎全身反应不重，常有低热（37.5~38℃），但当阑尾化脓、坏疽并有腹腔感染时可出现寒战、高热。急性阑尾炎最重要的体征是右下腹麦氏点或其附近压痛、反跳痛。当阑尾处于深部，黏附于腰大肌、闭孔肌时，可出现腰大肌、闭孔内肌试验阳性。

■ 急性阑尾炎患者血液检查常有白细胞增多，但年老体弱及免疫抑制的患者白细胞不一定增多。急性阑尾炎患者尿液检查无特殊，可以与泌尿系结石相鉴别。

■ 上消化道穿孔起病突然，腹痛位于中上腹及右上腹，穿孔漏出的胃肠液沿右结肠旁沟流至右下腹时可出现类似阑尾炎的转移性右下腹痛和局部压痛、反跳痛。立位腹平片发现膈下游离气体可以鉴别。阑尾充血水肿渗出在超声显示中呈低回声管状结构，诊断阑尾炎准确率较高，同时有助于判断有无阑尾周围脓肿形成。

（三）治疗方案的选择

根据《临床诊疗指南——外科学分册》（中华医学会，人民卫生出版社）。

1. 诊断明确者，建议手术治疗。

2. 对于手术风险较大者（高龄、妊娠期、合并较严重内科疾病等），要向患者或家属详细交待病情；如不同意手术，应充分告知风险，予加强抗炎保守治疗。

3. 对于有明确手术禁忌证者，予抗炎保守治疗。

释义

■ 急性阑尾炎诊断明确，发病72小时以内者建议手术治疗。对于临床高度怀疑阑尾炎者也可以手术探查。

■ 对于采取保守治疗的患者应充分告知风险、阑尾炎加重，坏疽、穿孔、形成阑尾周围脓肿的可能，延误手术时机、增加手术难度甚至无法切除阑尾。对于选择保守治疗的患者需严密观察病情变化，必要时手术治疗。

■ 有明确手术禁忌者需进入其他路径。

（四）标准住院日　为≤7天。

释义

■ 进入本路径的急性单纯性阑尾炎患者入院后安排急诊手术治疗，术后主要观察患者体温及腹部体征，根据患者胃肠道恢复情况进食。总住院时间不超过7天符合本路径要求。

（五）进入路径标准

1. 第一诊断符合ICD10：K35.1/K35.9急性单纯性阑尾炎疾病编码。

2. 有手术适应证，无手术禁忌证。

3. 如患有其他疾病，但在住院期间无需特殊处理（检查和治疗），也不影响第一诊断时，亦可进入路径。

释义

■ 进入本路径的患者为第一诊断为急性单纯性阑尾炎，发病72小时以内，同意手术治疗。

■ 入院后常规检查发现以往没有发现的疾病或既往有基础病（如高血压、冠状动脉粥样硬化性心脏病、糖尿病、肝肾功能不全等），经系统评估后对手术治疗无特殊影响，仅需要药物维持治疗者，可进入路径。但可能会增加医疗费用，延长住院时间。

（六）术前准备（术前评估）　1天

1. 必须的检查项目：

（1）血常规、尿常规。

（2）凝血功能、肝肾功能。

（3）感染性疾病筛查（乙肝、丙肝、艾滋病、梅毒等）。

（4）心电图。

（5）其他根据病情需要而定　如血尿淀粉酶、胸透或胸部X线片、腹部立位X线片、腹部超声检查、妇科检查等。

释义

■ 血常规、尿常规是基本的常规检查，每个进入路径的患者均需完成。可以初步了解炎症的严重程度以及与其他疾病，如泌尿系结石相鉴别。肝肾功能、凝血功能、心电图、X线胸片主要是评估有无基础病，可能会影响到手术风险、住院时间、费用以及治疗预后；感染性疾病筛查主要是用于手术前准备。

■ 血尿淀粉酶检查是为了与急性胰腺炎引起的腹痛相鉴别。怀疑有消化道穿孔或肠梗阻患者选择立位腹平片检查。腹部超声检查对明确阑尾炎诊断有很大帮助，同时可以判断有无阑尾周围脓肿形成。女性患者易于妇科疾病导致的腹痛混淆，必要时行妇科检查，请妇科会诊。

（七）预防性抗菌药物选择与使用时机

1. 按《抗菌药物临床应用指导原则》［卫医发（2004）285号］选择用药。
2. 预防性用药时间为术前0.5~2小时内或麻醉开始时。
3. 如手术时间超过4小时，加用1次。
4. 无特殊情况，术后24~48小时内停止使用预防性抗菌药物。

释义

■ 急性单纯性阑尾炎预防性抗生素一般选用第二代头孢菌素+甲硝唑，对于感染较重者可选用第三代头孢菌素+甲硝唑；对青霉素过敏者不宜使用头孢菌素时可用氨曲南替代。

■ 预防性抗生素给药时机极为关键，应在术前0.5~2小时给药，以保证在发生细菌污染之前血清及组织中的药物达到有效浓度。

■ 预防性抗生素应短程应用，术后再用一次或者用到24小时，特殊情况下可以延长到48小时。

（八）手术日　为住院当天。

1. 麻醉方式　连续硬膜外麻醉或联合麻醉。
2. 手术方式　顺行或逆行切除阑尾。
3. 病理　术后标本送病理检查。
4. 实验室检查　术中局部渗出物宜送细菌培养及药敏试验检查。

释义

■ 术前诊断不明确者可能需全麻下行剖腹探查术应进入其他路径。

■ 对阑尾周围粘连重或盲肠后位阑尾炎以及阑尾系膜过短游离阑尾有困难者，均可采用逆行阑尾切除术。

■ 根据术中情况，如局部炎症反应重渗出物较多可蘸取渗出物送细菌培养，如术后发生腹腔感染可根据培养结果选用抗生素。

（九）术后住院恢复　≤7天。

1. 术后回病房平卧6小时，继续补液抗炎治疗。
2. 术后6小时可下床活动，肠功能恢复后即可进流食。
3. 术后2~3天切口换药，如发现切口感染，及时进行局部处理。
4. 术后复查血常规。

释义

■ 腰硬联合麻醉患者需去枕平卧6小时，恢复进食前静脉补液，术后24~48小时使用抗生素。短期禁食者无需静脉营养支持。

■ 患者排气后可以进水，如无不适可以进流食，逐渐过渡到半流食。

■ 术后换药主要观察切口有无红肿渗出，如有切口红肿时可使用75%酒精湿敷，如已有局部感染及时敞开切口，取除线结，充分引流。

（十）出院标准（围绕一般情况、切口情况、第一诊断转归）

1. 患者一般情况良好，恢复正常饮食。
2. 体温正常，腹部无阳性体征，相关实验室检查结果基本正常。
3. 切口愈合良好（可在门诊拆线）。

释义

■ 出院标准以患者症状、体征及临床化验为评判标准。发热、腹痛缓解，自主进半流或普食无不适，腹部无明显压痛，血常规基本恢复正常。

■ 切口愈合良好的患者无需住院等待拆线，术后6~7天门诊拆线。

（十一）有无变异及原因分析

1. 对于阑尾周围脓肿形成者，先予抗炎治疗；如病情不能控制，行脓肿引流手术，或行超声引导下脓肿穿刺置管引流术；必要时行Ⅱ期阑尾切除术，术前准备同前。

2. 手术后继发切口感染、腹腔内感染或门脉系统感染等并发症，导致围手术期住院时间延长与费用增加。

3. 住院后出现其他内、外科疾病需进一步明确诊断，导致住院时间延长与费用增加。

释义

■ 变异是指入选临床路径的患者未能按路径流程完成医疗行为或未达到预期的医疗质量控制目标，包括有以下情况：①按路径流程完成治疗，但超出了路径规定的时限或限定的费用，如术后腹腔感染、切口感染、术后粘连性肠梗阻，导致术后住院时间延长。住院后发现的其他疾病，需本次住院期间诊断和治疗，导致住院时间延长与费用增加；②不能按路径流程完成治疗，患者需要中途退出路径。检查发现阑尾周围脓肿形成则建议先行抗炎治疗，病情不能控制者行脓肿引流术或穿刺引流术，转入相应路径。围手术期出现严重并发症，需二次手术或需接受重症监护治疗。

■ 医师认可的变异原因主要指患者入选路径后，医师在检查及治疗过程中发现患者合并存在一些事前未预知的对本路径治疗可能产生影响的情况，需要中止执行路径或者是延长治疗时间、增加治疗费用。医师需在表单中明确说明。

■ 因患者方面的主观原因导致执行路径出现变异，也需要医师在表单中予以说明。

四、推荐表单

（一）医师表单

急性单纯性阑尾炎临床路径医师表单

适用对象：第一诊断为 急性单纯性阑尾炎（ICD10：K35.1/ K35.9）
行急诊阑尾切除术（ICD9CM-3：47.09）

患者姓名：______性别：______年龄：______门诊号：______住院号：______

住院日期：____年__月__日 出院日期：____年__月__日 标准住院日：≤7 天

<table>
<tr><th>时间</th><th colspan="3">住院第 1 天（急诊手术）</th><th colspan="3">住院第 2 天（术后第 1 天）</th><th colspan="3">住院第 3 天（术后第 2 天）</th></tr>
<tr><td>主要诊疗工作</td><td colspan="3">□ 询问病史，体格检查
□ 书写病历
□ 上级医师、术者查房
□ 制订治疗方案
□ 完善相关检查和术前准备
□ 交代病情、签署手术知情同意书
□ 通知手术室，急诊手术</td><td colspan="3">□ 上级医师查房
□ 汇总辅助检查结果
□ 完成术后第 1 天病程记录
□ 观察肠功能恢复情况</td><td colspan="3">□ 观察切口情况
□ 切口换药
□ 完成术后第 2 天病程记录</td></tr>
<tr><td>重点医嘱</td><td colspan="3">长期医嘱
□ 一级护理
临时医嘱：
□ 术前禁食、水
□ 急查血、尿常规（如门诊未查）
□ 急查凝血功能
□ 肝肾功能
□ 感染性疾病筛查
□ 心电图
□ 胸透或者胸部 X 线片、腹部立位 X 线片</td><td colspan="3">长期医嘱
□ 二级护理
□ 术后半流食</td><td colspan="3">长期医嘱
□ 二级护理
□ 术后半流食
临时医嘱
□ 根据患者情况决定检查项目</td></tr>
<tr><td>主要护理工作</td><td colspan="3">□ 入院评估：一般情况、营养状况、心理变化等
□ 术前准备
□ 术前宣教</td><td colspan="3">□ 观察患者病情变化
□ 嘱患者下床活动以利于肠功能恢复</td><td colspan="3">□ 观察患者一般状况，切口情况
□ 患者下床活动有利于肠功能恢复，观察患者是否排气
□ 饮食指导</td></tr>
<tr><td>病情变异记录</td><td colspan="3">□ 无 □ 有，原因：
1.
2.</td><td colspan="3">□ 无 □ 有，原因：
1.
2.</td><td colspan="3">□ 无 □ 有，原因：
1.
2.</td></tr>
<tr><td rowspan="2">护士签名</td><td>白班</td><td>小夜班</td><td>大夜班</td><td>白班</td><td>小夜班</td><td>大夜班</td><td>白班</td><td>小夜班</td><td>大夜班</td></tr>
<tr><td></td><td></td><td></td><td></td><td></td><td></td><td></td><td></td><td></td></tr>
<tr><td>医师签名</td><td colspan="3"></td><td colspan="3"></td><td colspan="3"></td></tr>
</table>

<table>
<tr><th>时间</th><th colspan="3">住院第 4 天（术后第 3 天）</th><th colspan="3">住院第 5 天（术后第 4 天）</th><th colspan="3">住院第 6~7 天
（术后第 5~6 天）</th></tr>
<tr><td>主要诊疗工作</td><td colspan="3">□ 上级医师查房
□ 复查血常规及相关生化指标
□ 完成术后第 3 天病程记录
□ 观察患者切口有无血肿、渗血
□ 进食情况及一般生命体征</td><td colspan="3">□ 观察切口情况，有无感染
□ 检查及分析化验结果</td><td colspan="3">□ 检查切口愈合情况与换药
□ 确定患者出院时间
□ 向患者交代出院注意事项、复查日期和拆线日期
□ 开具出院诊断书
□ 完成出院记录
□ 通知出院处</td></tr>
<tr><td>重点医嘱</td><td colspan="3">长期医嘱
□ 二级护理
□ 半流食
临时医嘱
□ 复查血常规及相关指标</td><td colspan="3">长期医嘱
□ 三级护理
□ 普食</td><td colspan="3">临时医嘱
□ 通知出院</td></tr>
<tr><td>主要护理工作</td><td colspan="3">□ 观察患者一般状况及切口情况
□ 鼓励患者下床活动，促进肠功能恢复</td><td colspan="3">□ 观察患者一般状况及切口情况
□ 鼓励患者下床活动，促进肠功能恢复</td><td colspan="3">□ 协助患者办理出院手续
□ 出院指导</td></tr>
<tr><td>病情变异记录</td><td colspan="3">□ 无　□ 有，原因：
1.
2.</td><td colspan="3">□ 无　□ 有，原因：
1.
2.</td><td colspan="3">□ 无　□ 有，原因：
1.
2.</td></tr>
<tr><td rowspan="2">护士签名</td><td>白班</td><td>小夜班</td><td>大夜班</td><td>白班</td><td>小夜班</td><td>大夜班</td><td>白班</td><td>小夜班</td><td>大夜班</td></tr>
<tr><td></td><td></td><td></td><td></td><td></td><td></td><td></td><td></td><td></td></tr>
<tr><td>医师签名</td><td colspan="3"></td><td colspan="3"></td><td colspan="3"></td></tr>
</table>

（二）护士表单

急性单纯性阑尾炎临床路径护士表单

适用对象：第一诊断为急性单纯性阑尾炎

行阑尾切除术

患者姓名：______性别：______年龄：______门诊号：______住院号：______

住院日期：____年__月__日 出院日期：____年__月__日 标准住院日：3天

时间	住院第1天 （手术日）	住院第2天 （术后第1天）	住院第3天 （出院日）
健康宣教	□ 介绍环境、主管医师、护士 □ 介绍医院相关制度及注意事项 □ 介绍术前准备（备皮、配血）及手术过程 □ 术前用药的药理作用及注意事项 □ 告知术前洗浴、物品的准备 □ 告知签字及术前访视 □ 告知术后可能出现情况的应对方式 □ 告知监护设备、管路功能及注意事项 □ 告知术后饮食、体位要求 □ 告知疼痛注意事项 □ 告知术后探视及陪伴制度	□ 饮食指导 □ 下床活动注意事项 □ 评价以前宣教效果 □ 相关检查及化验的目的及注意事项 □ 术后用药指导	□ 指导办理出院手续 □ 定时复查、随诊情况 □ 出院带药服用方法 □ 活动休息 □ 指导饮食
护理处置	□ 核对病人，佩戴腕带条 □ 建立入院护理病历 □ 卫生处置：剪指（趾）甲、沐浴，更换病号服 □ 防跌倒、坠床宣教 □ 协助完成相关检查，做好解释说明 □ 观察病情，协助完成治疗和用药 送手术 □ 核对患者并脱去衣物，保护患者 □ 核对患者资料及带药 □ 填写手术交接单 接手术 □ 核对患者及资料，填写手术交接单 术后 □ 核对患者及资料，填写手术交接单 □ 遵医嘱完成治疗、用药	□ 遵医嘱完成治疗、用药 □ 根据病情测量生命体征 □ 协助并指导患者床旁活动	□ 办理出院手续 □ 书写出院小结
基础护理	□ 一级护理 □ 晨晚间护理 □ 患者安全管理 □ 心理护理	□ 一级护理 □ 晨晚间护理 □ 患者安全管理 □ 协助生活护理 □ 协助饮水、流食	□ 二级护理 □ 晨晚间护理 □ 协助或指导饮食 □ 安全护理措施到位 □ 心理护理
专科护理	□ 护理查体 □ 需要时，填写跌倒及压疮防范表 □ 遵医嘱完成相关检查和治疗 □ 观察肠道准备情况 □ 观察患者生命体征 □ 观察患者伤口敷料	□ 观察患者生命体征 □ 观察患者伤口敷料、肛门排气排便情况	□ 观察病情变化 □ 观察伤口敷料、肛门排气排便情况以及排便次数、粪便性状
重点医嘱	□ 详见医嘱执行单	□ 详见医嘱执行单	□ 详见医嘱执行单
病情变异记录	□ 无 □ 有，原因： 1. 2.	□ 无 □ 有，原因： 1. 2.	□ 无 □ 有，原因： 1. 2.
护士签名			

（三）患者表单

急性单纯性阑尾炎临床路径患者表单

适用对象：第一诊断为急性单纯性阑尾炎
行阑尾切除术

患者姓名：______性别：______年龄：______门诊号：______住院号：______

住院日期：____年__月__日 出院日期：____年__月__日 标准住院日：3天

时间	住院第1日（急诊手术）	住院第2天（术后第1天）	住院第3天（出院日）
监测	□ 测量生命体征、体重	□ 测量生命体征（4次/日）	□ 测量生命体征
医患配合	□ 护士行入院护理评估和宣教 □ 接受介绍相关制度、环境 □ 医师询问病史、收集资料并进行体格检查 □ 配合完善术前相关化验、检查，如采血、留尿、心电图、X线胸片、肠镜 □ 医师向患者及家属介绍病情，并进行手术谈话、术前签字 □ 手术时家属在等候区等候 □ 配合检查生命体征、伤口敷料	□ 配合评估手术效果 □ 配合检查生命体征、伤口敷料、肛门排气排便情况；记录出入量	□ 接受出院前指导 □ 知道复查程序 □ 获取出院诊断书
护患配合	□ 配合测量体温、脉搏、呼吸、血压、体重1次 □ 配合完成入院护理评估（简单询问病史、过敏史、用药史） □ 接受入院宣教（环境介绍、病室规定、订餐制度、贵重物品保管、防跌倒坠床等） □ 接受术前宣教、陪伴探视制度 □ 接受会阴部备皮和肠道准备 □ 自行沐浴，加强会阴部清洁 □ 准备好必要用物，吸水管、纸巾等 □ 取下义齿、饰品等，贵重物品交家属保管 □ 送手术室前，协助完成核对，带齐影像资料，脱去衣物，上手术车 □ 返回病房后，协助完成核对，配合移至病床上 □ 配合术后吸氧、监护仪监测、输液、排尿用尿管、记录出入量 □ 配合缓解疼痛 □ 有任何不适请告知护士	□ 配合测量体温、脉搏、呼吸、询问排便情况1次 □ 配合检查生命体征、伤口敷料、肛门排气排便情况；记录出入量 □ 接受输液等治疗 □ 接受进水、进食、排便等生活护理 □ 注意活动安全，避免坠床或跌倒 □ 配合执行探视及陪伴	□ 接受出院宣教 □ 办理出院手续 □ 获取出院带药 □ 知道服药方法、作用、注意事项 □ 知道护理伤口的方法 □ 知道复印病历方法
饮食	□ 连续硬膜外麻醉或腰硬联合麻醉者禁食水6小时后，可进水	□ 遵医嘱半流食	□ 遵医嘱半流或流食
排泄	□ 尿正常 □ 术前灌肠后排便，术后暂无排便	□ 正常尿便	□ 正常尿便 □ 保持排便通畅、防止便秘
活动	□ 连续硬膜外麻醉或腰硬联合麻醉者术后去枕平卧6小时后可下地	□ 可床旁活动	□ 正常适度活动，避免疲劳

附：原表单（2009 年版）

急性单纯性阑尾炎临床路径表单

适用对象：第一诊断为 急性单纯性阑尾炎（ICD10：K35.1/ K35.9）

行急诊阑尾切除术（ICD9CM-3：47.09）

患者姓名：______性别：______年龄：______门诊号：______住院号：______

住院日期：____年__月__日 出院日期：____年__月__日 标准住院日：≤7 天

<table>
<tr><th>时间</th><th colspan="3">住院第 1 天（急诊手术）</th><th colspan="3">住院第 2 天（术后第 1 天）</th><th colspan="3">住院第 3 天（术后第 2 天）</th></tr>
<tr><td>主要诊疗工作</td><td colspan="3">□ 询问病史，体格检查
□ 书写病历
□ 上级医师、术者查房
□ 制订治疗方案
□ 完善相关检查和术前准备
□ 交代病情、签署手术知情同意书
□ 通知手术室，急诊手术</td><td colspan="3">□ 上级医师查房
□ 汇总辅助检查结果
□ 完成术后第 1 天病程记录
□ 观察肠功能恢复情况</td><td colspan="3">□ 观察切口情况
□ 切口换药
□ 完成术后第 2 天病程记录</td></tr>
<tr><td>重点医嘱</td><td colspan="3">长期医嘱
□ 一级护理
临时医嘱
□ 术前禁食水
□ 急查血、尿常规（如门诊未查）
□ 急查凝血功能
□ 肝肾功能
□ 感染性疾病筛查
□ 心电图
□ 胸透或者胸部 X 线片、腹部立位 X 线片</td><td colspan="3">长期医嘱
□ 二级护理
□ 术后半流食</td><td colspan="3">长期医嘱
□ 二级护理
□ 术后半流食
临时医嘱
□ 根据患者情况决定检查项目</td></tr>
<tr><td>主要护理工作</td><td colspan="3">□ 入院评估：一般情况、营养状况、心理变化等
□ 术前准备
□ 术前宣教</td><td colspan="3">□ 观察患者病情变化
□ 嘱患者下床活动以利于肠功能恢复</td><td colspan="3">□ 观察患者一般状况，切口情况
□ 患者下床活动有利于肠功能恢复，观察患者是否排气
□ 饮食指导</td></tr>
<tr><td>病情变异记录</td><td colspan="3">□ 无 □ 有，原因：
1.
2.</td><td colspan="3">□ 无 □ 有，原因：
1.
2.</td><td colspan="3">□ 无 □ 有，原因：
1.
2.</td></tr>
<tr><td rowspan="2">护士签名</td><td>白班</td><td>小夜班</td><td>大夜班</td><td>白班</td><td>小夜班</td><td>大夜班</td><td>白班</td><td>小夜班</td><td>大夜班</td></tr>
<tr><td></td><td></td><td></td><td></td><td></td><td></td><td></td><td></td><td></td></tr>
<tr><td>医师签名</td><td colspan="3"></td><td colspan="3"></td><td colspan="3"></td></tr>
</table>

<table>
<tr><th>时间</th><th colspan="3">住院第 4 天（术后第 3 天）</th><th colspan="3">住院第 5 天（术后第 4 天）</th><th colspan="3">住院第 6~7 天
（术后第 5~6 天）</th></tr>
<tr><td>主要诊疗工作</td><td colspan="3">□ 上级医师查房
□ 复查血常规及相关生化指标
□ 完成术后第 3 天病程记录
□ 观察患者切口有无血肿，渗血
□ 进食情况及一般生命体征</td><td colspan="3">□ 观察切口情况，有无感染
□ 检查及分析化验结果</td><td colspan="3">□ 检查切口愈合情况与换药
□ 确定患者出院时间
□ 向患者交代出院注意事项、复查日期和拆线日期
□ 开具出院诊断书
□ 完成出院记录
□ 通知出院处</td></tr>
<tr><td>重点医嘱</td><td colspan="3">长期医嘱
□ 二级护理
□ 半流食
临时医嘱
□ 复查血常规及相关指标</td><td colspan="3">长期医嘱
□ 三级护理
□ 普食</td><td colspan="3">临时医嘱
□ 通知出院</td></tr>
<tr><td>主要护理工作</td><td colspan="3">□ 观察患者一般状况及切口情况
□ 鼓励患者下床活动，促进肠功能恢复</td><td colspan="3">□ 观察患者一般状况及切口情况
□ 鼓励患者下床活动，促进肠功能恢复</td><td colspan="3">□ 协助患者办理出院手续
□ 出院指导</td></tr>
<tr><td>病情变异记录</td><td colspan="3">□ 无　□ 有，原因：
1.
2.</td><td colspan="3">□ 无　□ 有，原因：
1.
2.</td><td colspan="3">□ 无　□ 有，原因：
1.
2.</td></tr>
<tr><td rowspan="2">护士签名</td><td>白班</td><td>小夜班</td><td>大夜班</td><td>白班</td><td>小夜班</td><td>大夜班</td><td>白班</td><td>小夜班</td><td>大夜班</td></tr>
<tr><td></td><td></td><td></td><td></td><td></td><td></td><td></td><td></td><td></td></tr>
<tr><td>医师签名</td><td colspan="3"></td><td colspan="3"></td><td colspan="3"></td></tr>
</table>

第七节　结节性甲状腺肿临床路径释义

一、结节性甲状腺肿编码

结节性甲状腺肿又称腺瘤样甲状腺肿，实际上是指地方性甲状腺肿和散发性甲状腺肿晚期所形成的多发结节。

结节性甲状腺肿（ICD10：E04.902）。

甲状腺（部分、次全、全）切除术（ICD9CM-3：06.2-06.5）

二、临床路径检索方法

E04.902 伴 06.2 或 06.3 或 06.4 或 06.5。

不包括：①年龄>70 岁；②同时伴有甲状腺功能亢进。

三、结节性甲状腺肿临床路径标准住院流程

（一）适用对象

第一诊断为结节性甲状腺肿（ICD10：E04.902），行甲状腺（部分、次全、全）切除术（ICD9CM-3：06.2-06.5）。

释义

■ 本临床路径适用对象是不伴有甲状腺功能亢进症的结节性甲状腺肿患者。

■ 如患者合并有甲状腺功能亢进症应进入其他相应路径。

■ 术中冰冷病理检查诊断为甲状腺癌的患者也应进入其他相应路径。胸骨后巨大甲状腺肿压迫气管者可考虑进入其他相应路径。

（二）诊断依据

根据《临床诊疗指南——外科学分册》（中华医学会，人民卫生出版社）。

1. 病史　颈部肿物。

2. 体格检查　触诊发现肿物随吞咽移动。

3. 实验室检查　甲状腺功能。

4. 辅助检查　超声检查、颈部 X 线片（气管相?）。

5. 鉴别诊断　必要时行甲状腺核素扫描、ECT、CT（排除胸骨后甲状腺肿及甲状腺癌的证据）检查。

释义

■ 甲状腺功能检查应包括 T_3、T_4、TSH，主要排除合并有甲亢者，甲状腺功能正常或减退者均可进入本路径。

■ 气管相可有助于确定有无手术指征。

■ B 超可明确甲状腺结节位置及大小，提示有无否合并恶性结节，是重要的术前辅助检查。

（三）选择治疗方案的依据

根据《临床诊疗指南——外科学分册》（中华医学会，人民卫生出版社）。

1. 甲状腺肿物造成气管压迫症状，可疑恶变，伴随甲亢表现，影响外观。
2. 患者的全身状况良好，无手术禁忌证。
3. 征得患者同意（患者要求手术?）。

释义

■ 体格检查有气管移位或气管相显示气管受压改变者有手术指征。

■ 良性结节直径>2cm 者可有手术指征。

■ 影像学检查或体格检查怀疑有恶性病变者有手术指征，术中术后病理证实为恶性病变者，应进入其他相应路径。

■ 合并甲亢者也应进入其他路径。

（四）标准住院日　为≤10 天。

（五）进入路径标准

1. 第一诊断符合 ICD10：E04. 902 结节性甲状腺肿疾病编码。
2. 年龄 ≤70 岁。
3. 需要进行手术治疗。
4. 当患者同时具有其他疾病诊断时，但在住院期间不需特殊处理也不影响第一诊断的临床路径流程实施时，可以进入路径。
5. 对具有甲状腺功能亢进、甲状腺癌变可能等病情复杂的病例，不进入路径。

释义

■ 患者合并高血压、糖尿病、冠心病等其他慢性疾病，如不影响麻醉和手术，不影响术前准备的时间，可进入本路径。上述慢性疾病如需要经治疗稳定后才能手术，术前准备过程先进入其他相应内科疾病的诊疗路径。

■ 合并甲亢者，建议内分泌科药物治疗，条件允许后可手术，但不进入此临床路径。

■ 术中术后病理证实为恶性病变者，应进入其他相应路径。

（六）术前准备（术前评估） 1~4天。

必须的检查项目：

1. 血常规、尿常规；
2. 甲状腺功能 T_3、T_4、TSH、TG、PTH（是否必需?）、TPOAb 等。
3. 肝功能、肾功能。
4. 感染疾病筛查（乙肝、丙肝、艾滋病、梅毒等）。
5. 胸部 X 线片与颈部 X 线片（气管相?）。
6. 心电图。
7. 甲状腺超声检查。
8. 声带功能检查、气管软化试验（如何做?）。

释义

■ 如有合并症可增加相关必要检查。

■ 巨大甲状腺肿，估计手术中操作困难，有可能出血较多时，应酌情配血。

（七）预防性抗菌药物选择与使用时机

1. 按《抗菌药物临床应用指导原则》［卫医发（2004）285 号］执行。
2. 无特殊情况，术后 24 小时停用预防性抗菌药物。

释义

该手术为无菌手术。建议可在术前 30 分钟预防性使用抗菌素 1 次。可使用第二代头孢菌素或青霉素类抗菌素。术后如无感染并发症不再使用抗菌素。

（八）手术日 为住院第 2~5 天（依术前准备完成情况而定）。

1. 麻醉方式 颈从阻滞麻醉或全麻。
2. 手术方式 甲状腺（部分、次全、全）切除术。
3. 手术内置物 根据术中情况决定是否切口引流。
4. 病理 术中冷冻切片病理检查+术后石蜡切片病理检查。

释义

■ 术中视病变情况决定切除甲状腺范围，原则上应在尽可能保留正常甲状腺组织的情况下，尽量切除病变组织，延缓或避免因结节性甲状腺肿再次手术。必要时，在术中可考虑使用 NIM 实时监测，以避免喉反神经损伤。

■ 术中发现可以恶性结节应进行术中冷冻切片病理检查。

■ 根据手术范围、术中止血情况选择放置或不放置伤口引流，引流可选择皮片或橡皮管引流。

（九）术后住院恢复 ≤6 天。

术后必须复查甲状腺功能。

释义

■ 术后应密切观察伤口引流情况及呼吸通畅情况，床旁应常规备气管切开包。

■ 术后 2~4 周复查甲状腺功能，如有甲状腺功能减退应给予替代治疗。

（十）出院标准（围绕一般情况、切口情况、第一诊断转归）

1. 一般情况良好。
2. 无引流管或引流管拔除。
3. 可门诊拆线，切口愈合良好。

释义

■ 一般情况好，颈部伤口无积液、积血，引流管拔除后即可出院。

（十一）有无变异及原因分析

1. 因患者术后出现严重并发症而延期出院。
2. 术后诊断甲状腺功能亢进或甲状腺恶性肿瘤等情况。

四、推荐表单

（一）医师表单

结节性甲状腺肿临床路径医师表单

适用对象：第一诊断为结节性甲状腺肿（ICD10：E04.9）

行甲状腺（部分、次全、全）切除术（ICD9CM-3：06.2-06.5）

患者姓名：______性别：______年龄：______门诊号：______住院号：______

住院日期：____年__月__日　出院日期：____年__月__日　标准住院日：≤10天

时间	住院第1~4天	住院第2~5天（手术日）
主要诊疗工作	□ 询问病史、体格检查、初步诊断 □ 完成住院病历和首次病程记录 □ 开具常规实验室检查单和辅助检查单 □ 上级医师查房、术前评估、确定手术方案 □ 完成术前小结和上级医师查房记录 □ 向患者及家属交代病情，签署手术知情同意书 □ 术前准备 □ 麻醉科医师术前访视，评估并记录，签署麻醉知情同意书 □ 签署术中冷冻病理检查及输血知情同意书 □ 下达术前医嘱	□ 实施手术 □ 下达术后医嘱 □ 完成手术记录和术后当天病程记录 □ 向家属交代术中情况及注意事项 □ 上级医师查房 □ 完成上级医师查房记录 □ 麻醉科医师术后随访 □ 交班前医师查看术后患者情况并记录交班
重点医嘱	**长期医嘱** □ 二级护理 □ 普食 **临时医嘱** □ 血常规+血型、尿常规+镜检 □ 血生化、血糖、肝肾功能、凝血功能、感染性疾病筛查、甲状腺功能 □ 声带检查、耳鼻喉科会诊 □ 颈部X线片（气管相?） **手术医嘱** □ 在颈丛神经阻滞麻醉或全麻下行甲状腺（部分、次全、全）切除术 □ 如用普鲁卡因麻醉，应予皮试 □ 抗菌药物皮试 □ 必要的术前用药 □ 必要时术前备血	**长期医嘱** □ 术后护理常规 □ 一级护理 □ 术后6小时半流食 □ 观察呼吸、切口渗血、有无声嘶 **临时医嘱** □ 心电监护、吸氧、静脉补液 □ 备气管切开包
病情变异记录	□ 无　□ 有，原因： 1. 2.	□ 无　□ 有，原因： 1. 2.
医师签名		

时间	住院第 3~6 天（术后第 1 日）	住院第 4~7 天（术后第 2 日）
主要诊疗工作	□ 上级医师查房：进行手术切口、并发症的评估，确定是否可以拔除切口引流管 □ 完成日常病程记录和上级医师查房记录	□ 医师查房 □ 完成病程记录
重点医嘱	**长期医嘱** □ 二级护理 **临时医嘱** □ 切口换药	**长期医嘱** □ 二级护理
病情变异记录	□ 无 □ 有，原因： 1. 2.	□ 无 □ 有，原因： 1. 2.
医师签名		

时间	住院第 5~8 天（术后第 3 日）	住院第 6~10 天（术后第 4~6 日）
主要诊疗工作	□ 医师查房 □ 完成病程记录	□ 上级医师查房，确定患者出院日期 □ 完成上级医师查房记录 □ 出院日完成出院总结和病历首页的填写 □ 切口换药，切口评估 □ 向患者交代出院注意事项、复诊时间 □ 通知出院
重点医嘱	**长期医嘱** □ 二级护理	**临时医嘱** □ 住院日切口换药 □ 通知出院 □ 出院日切口拆线
病情变异记录	□ 无 □ 有，原因： 1. 2.	□ 无 □ 有，原因： 1. 2.
医师签名		

（二）护士表单

结节性甲状腺肿临床路径护士表单

适用对象：第一诊断为结节性甲状腺肿（ICD10：E04.902）

行甲状腺（部分、次全、全）切除术（ICD9CM-3：06.2-06.5）

患者姓名：______性别：______年龄：______门诊号：______住院号：______

住院日期：____年__月__日 出院日期：____年__月__日 标准住院日：6~8天

时间	住院第1天	住院第2天	住院第3~4天（手术日）
健康宣教	□ 介绍主管医师、护士 □ 介绍医院内相关制度 □ 介绍环境、设施 □ 介绍住院注意事项 □ 介绍疾病知识	□ 介绍术前准备及手术过程 □ 术前用药的药理作用及注意事项 □ 告知术前洗浴、物品的准备 □ 告知签字及麻醉科访视事宜 □ 使用药品的宣教 □ 强调术前探视及陪伴制度	□ 告知监护设备、管路功能及注意事项 □ 告知术后饮食、体位要求 □ 告知疼痛注意事项 □ 告知术后可能出现情况的应对方式 □ 告知术后探视及陪伴制度
护理处置	□ 核对患者，佩戴腕带 □ 建立入院护理病历 □ 卫生处置：剪指（趾）甲、沐浴，更换病号服 □ 防跌倒、坠床宣教 □ 遵医嘱完成特殊检查 □ 了解患者基础疾病，遵医嘱予以对应处理或检测	□ 协助完成相关检查，做好解释说明 □ 遵医嘱完成治疗及用药	送手术 □ 核对患者并脱去衣物，保护患者 □ 核对患者资料及带药 □ 填写手术交接单 接手术 □ 核对患者及资料，填写手术交接单 术后 □ 遵医嘱完成治疗、用药
基础护理	□ 三级护理（生活不能完全自理患者予以二级护理） □ 晨晚间护理 □ 患者安全管理 □ 心理护理	□ 三级护理（生活不能完全自理患者予以二级护理） □ 晨晚间护理 □ 患者安全管理 □ 心理护理	□ 特级护理 □ 晨、晚间护理 □ 协助生活护理 □ 指导患者采取正确体位 □ 六洁到位 □ 安全护理措施到位 □ 心理护理
专科护理	□ 护理查体 □ 填写跌倒及压疮防范表（需要时）	□ 遵医嘱完成相关检查和治疗	□ 密切观察患者生命体征 □ 密切观察引流的颜色、性质、量及伤口敷料情况 □ 患者声音、饮水情况 □ 准确记录24小时出入量 □ 遵医嘱予补液治疗
重点医嘱	□ 详见医嘱执行单	□ 详见医嘱执行单	□ 详见医嘱执行单
病情变异记录	□ 无　□ 有，原因： 1. 2.	□ 无　□ 有，原因： 1. 2.	□ 无　□ 有，原因： 1. 2.
护士签名			

时间	住院第4~6天 （术后第1~2日）	住院第6~8天 （出院日）
健康宣教	□ 饮食指导 □ 下床活动注意事项 □ 评价以前宣教效果 □ 相关检查及化验的目的及注意事项 □ 术后用药指导	□ 指导办理出院手续 □ 定时复查 □ 出院带药服用方法 □ 活动休息 □ 指导饮食
护理处置	□ 遵医嘱完成治疗、用药 □ 根据病情测量生命体征	□ 办理出院手续 □ 书写出院小结
基础护理	□ 一~二级护理（根据患者病情和生活自理能力确定护理级别） □ 晨、晚间护理 □ 协助生活护理 □ 协助饮水、进食温凉普食	□ 二级护理 □ 晨晚间护理 □ 指导采取相应措施预防跌倒、坠床 □ 心理护理
专科护理	□ 病情患者生命体征 □ 观察患者伤口敷料、引流管情况 □ 患者声音、饮水情况	□ 观察病情变化 □ 观察伤口敷料、患者声音、饮水情况
重点医嘱	□ 详见医嘱执行单	□ 详见医嘱执行单
病情变异记录	□ 无 □ 有，原因： 1. 2.	□ 无 □ 有，原因： 1. 2.
护士签名		

（三）患者表单

结节性甲状腺肿临床路径患者表单

适用对象：第一诊断为结节性甲状腺肿（ICD10：E04.902）

行甲状腺（部分、次全、全）切除术（ICD9CM-3：06.2-06.5）

患者姓名：______性别：______年龄：______门诊号：______住院号：______

住院日期：____年__月__日 出院日期：____年__月__日 标准住院日：6~8天

时间	住院第1日	住院第2天	住院第3~4天（手术日）
监测	□ 测量生命体征、体重	□ 测量生命体征（1次/日）	□ 测量生命体征 □ 24小时出入量
医患配合	□ 护士行入院护理评估（简单询问病史） □ 接受介绍相关制度 □ 医师询问现病史、既往病史、用药情况，收集资料并进行体格检查 □ 环境介绍 □ 配合完善术前相关化验、检查 □ 疾病知识、临床表现、治疗方法	术前宣教 □ 配合完善术前相关检查、化验，如采血、留尿、心电图、X线胸片、喉镜 □ 术前用物准备 □ 医师向患者及家属介绍病情手术谈话、术前签字 □ 手术时家属在等候区等候 □ 探视及陪伴制度	□ 配合评估手术效果 □ 配合检查生命体征、伤口敷料、引流管，记出入量
护患配合	□ 配合测量体温、脉搏、呼吸、血压、体重1次 □ 配合完成入院护理评估（简单询问病史、过敏史、用药史） □ 接受入院宣教（环境介绍、病室规定、订餐制度、贵重物品保管、防跌倒坠床等） □ 有任何不适请告知护士	□ 配合测量体温、脉搏、呼吸、询问排便情况1次 □ 接受术前宣教 □ 抗生素皮试 □ 肠道准备：术前12小时禁食水 □ 自行沐浴 □ 准备好必要用物，吸水管、纸巾等 □ 取下义齿、饰品等，贵重物品交家属保管	□ 清晨测量体温、脉搏、呼吸1次 □ 送手术室前，协助完成核对，带齐影像资料，脱去衣物，上手术车 □ 返回病房后，协助完成核对，配合移至病床上 □ 配合检查生命体征、伤口敷料、声音及饮水；记录出入量 □ 配合术后吸氧、监护仪监测、输液 □ 配合缓解疼痛 □ 有任何不适请告知护士
饮食	□ 遵医嘱	□ 术前12小时禁食水	□ 术前禁食水 □ 术后5~6小时可进食温凉水、酸奶及冰激凌等
排泄	□ 正常大小便	□ 正常大小便	□ 术后4~5小时内床上自行排尿 □ 床上排便
活动	□ 正常活动	□ 正常活动	□ 麻醉清醒后，头高位或半坐卧位 □ 卧床休息，保护管路 □ 床上活动，保护颈部伤口

时间	住院第4~6天 （术后第1~2）	住院第6~8天 （出院日）
医患配合	□ 配合观察生命体征，检查伤口情况 □ 需要时，配合伤口换药 □ 配合拔除引流管	□ 接受出院前指导 □ 知道复查程序 □ 获取出院诊断书
护患配合	□ 配合定时测量生命体征、每日询问排便情况 □ 配合检查伤口敷料，记录出入量 □ 接受输液等治疗 □ 接受进水、进食、排便等生活护理 □ 注意活动安全，避免坠床或跌倒 □ 配合执行探视及陪伴	□ 接受出院宣教 □ 办理出院手续 □ 获取出院带药 □ 知道服药方法、作用、注意事项 □ 知道护理伤口的方法 □ 知道复印病历方法
饮食	□ 根据医嘱，可进温凉普食	□ 根据医嘱进普食
排泄	□ 无排便或稀便 □ 避免便秘	□ 正常排尿 无排便或稀便 □ 避免便秘
活动	□ 可床边或下床活动 □ 注意保护管路，勿牵拉、脱出等	□ 正常适度活动，避免疲劳

附：原表单（2009 年版）

结节性甲状腺肿临床路径表单

适用对象：第一诊断为结节性甲状腺肿（ICD10：E04.9）

行甲状腺（部分、次全、全）切除术（ICD9CM-3：06.2-06.5）

患者姓名：______性别：______年龄：______门诊号：______住院号：______

住院日期：____年__月__日 出院日期：____年__月__日 标准住院日：≤10 天

时间	住院第 1~4 天			住院第 2~5 天（手术日）		
主要诊疗工作	□ 询问病史、体格检查、初步诊断 □ 完成住院志和首次病程记录 □ 开具常规实验室检查单和辅助检查单 □ 上级医师查房、术前评估、确定手术方案 □ 完成术前小结和上级医师查房记录 □ 向患者及家属交代病情，签署手术知情同意书 □ 术前准备 □ 麻醉科医师术前访视，评估并记录，签署麻醉知情同意书 □ 签署术中病理冷冻检查及输血知情同意书 □ 下达术前医嘱			□ 实施手术 □ 下达术后医嘱 □ 完成手术记录和术后当天病程记录 □ 向家属交代术中情况及注意事项 □ 上级医师查房 □ 完成上级医师查房记录 □ 麻醉科医师术后随访 □ 交班前医师查看术后患者情况并记录交班		
重点医嘱	**长期医嘱** □ 二级护理 □ 普食 **临时医嘱** □ 血常规+血型、尿常规+镜检 □ 血生化、血糖、肝肾功能、凝血功能、感染性疾病筛查、甲状腺功能 □ 声带检查、耳鼻喉科会诊 □ 颈部 X 线片 **手术医嘱** □ 在颈丛神经阻滞麻醉或全麻下行甲状腺（部分、次全、全）切除术 □ 如用普鲁卡因麻醉，应予皮试 □ 抗菌药物皮试 □ 必要时术前用药 □ 必要时术前备血			**长期医嘱** □ 术后护理常规 □ 一级护理 □ 术后 6 小时半流食 □ 观察呼吸、切口渗血、有无声嘶 **临时医嘱** □ 心电监护、吸氧、静脉补液 □ 备气管切开包		
主要护理工作	□ 入院介绍、入院评估 □ 健康宣教、心理护理 □ 指导患者完成相关辅助检查 □ 术前准备 □ 定时巡视病房			□ 观察病情变化 □ 术后生活护理、饮食指导、心理护理、疼痛护理 □ 定时巡视病房		
病情变异记录	□ 无　□ 有，原因： 1. 2.			□ 无　□ 有，原因： 1. 2.		
护士签名	白班	小夜班	大夜班	白班	小夜班	大夜班
医师签名						

第八节 下肢静脉曲张临床路径释义

一、下肢静脉曲张编码

疾病名称及编码：下肢静脉曲张 ICD-10：I83、022.0、087.8

手术操作及编码：行大隐静脉/小隐静脉高位结扎+抽剥/腔内激光烧灼术（ICD-9-CM-3：38.59）

二、临床路径检索方法

I83 或 022.0 或 087.8 伴 38.59

三、下肢静脉曲张临床路径标准住院流程

（一）适用对象

第一诊断为下肢静脉曲张（ICD-10：I83、022.0、087.8）

行手术治疗（ICD-9-CM-3：38.59）

释义

■ 本路径主要适用对象为适合手术治疗的原发性大隐静脉/小隐静脉曲张，可以同时合并下肢静脉性溃疡。

■ 因该病首次接受手术治疗者，术后复发患者不进入此路径。

■ 排除下肢深静脉功能不全及下肢深静脉血栓。

■ 具体手术方式可以根据疾病严重程度以及术者所能利用的设备器械进行最优组合。大隐静脉及小隐静脉主干的处理方式包括高位结扎+抽剥、激光灼闭、射频治疗、硬化剂注射、腔镜下切除等；曲张静脉属支的处理方式包括静脉团块切除、点式穿刺抽剥、经皮连续环形缝扎、经皮间断缝扎、激光灼闭、射频治疗、硬化剂注射、透光旋切刨吸（TriVex）等；交通静脉的处理方式包括腔镜深筋膜下交通静脉结扎（SEPS）、开放式交通静脉结扎等。

（二）诊断依据

根据《临床诊疗指南——外科学分册》（中华医学会编著，人民卫生出版社）。

1. 明显的临床症状　肢体沉重感、乏力、胀痛、瘙痒等。

2. 典型体征　静脉迂曲扩张、色素沉着、血栓性浅静脉炎、皮肤硬化、溃疡等。

3. 排除下肢深静脉功能不全及下肢深静脉血栓病史。
4. 血管彩色多普勒超声检查或下肢静脉造影检查明确。

释义

■ 无创性的血管彩色多普勒超声检查足以对下肢各静脉系统的形态和功能做出准确评判，并且该技术为绝大多数超声科及血管外科医生掌握，应该作为首选检查手段。

■ 以前作为金标准的下肢静脉造影近年只作为备选手段。

（三）治疗方案的选择

根据《临床诊疗指南——外科学分册》（中华医学会编著，人民卫生出版社）。

1. 手术　大隐静脉或小隐静脉高位结扎+抽剥/腔内激光烧灼术。
2. 手术方式　根据小腿静脉曲张的范围和程度以及患者意愿选择曲张静脉切除/环形缝扎/透光刨吸/电凝/激光闭锁等不同手术方式。

释义

■ 单纯性下肢静脉曲张的手术治疗包括两个部分：①针对大隐静脉或小隐静脉主干的治疗；②针对曲张静脉属支和交通支的治疗。针对前者的手术方式有大隐静脉或小隐静脉主干高位结扎+抽剥/激光烧灼/射频/硬化剂注射，针对后者的手术方式有曲张静脉切除/经皮环形缝扎/点式抽剥/透光旋切/射频/激光烧灼/硬化剂注射等术式。术者可以根据疾病的严重程度、患者对美观的要求以及能够利用的材料和设备进行合理组合。但无论采取何种组合，手术均可以一期完成。部分术式因伤口自然愈合时间较长可能超出之前路径规定时间，可以在路径时限内出院。

■ 大隐静脉和小隐静脉同属于下肢浅静脉系统，可入同一路径，手术方式可有多种选择。

（四）标准住院日为7~10天

释义

■ 包括术前检查、评估、手术准备3天，术后康复4~7天。术前准备和术后准备时间二者可以调整，但总时间控制在10天内。

（五）进入路径标准

1. 第一诊断必须符合 ICD-10：I83 下肢静脉曲张疾病编码。

2. 当患者同时具有其他疾病诊断，但在住院期间不需要特殊处理也不影响第一诊断的临床路径流程实施时，可以进入路径。

释义

■ 合并下肢深静脉功能不全或继发于下肢深静脉血栓后遗症的患者不进入此路径。

■ 患者如果合并高血压、冠心病、糖尿病、呼吸系统疾病、肝肾功能不全但不影响麻醉和手术的实施时，可进入路径。反之应先进入其他相应内科疾病的诊疗路径。

■ 患者以手术治疗为目的入院。

（六）术前准备 2~3 天

1. 必须检查的项目

（1）血常规、尿常规、大便常规；

（2）肝肾功能、电解质、凝血功能、感染性疾病筛查（乙肝、丙肝、艾滋病、梅毒等）；

（3）胸片、心电图、下肢静脉彩超。

2. 根据患者病情选择　下肢静脉造影、超声心动图和肺功能检查。

（七）选择用药

抗菌药物：按照《抗菌药物临床应用指导原则》（卫医发〔2004〕285 号）执行，并结合患者的病情决定抗菌药物的选择，可选用革兰阳性菌敏感的抗菌药物，预防性用药时间为 1~2 天。

释义

■ 该手术原则上为无菌手术，但大腿部切口接近会阴区不易术后清洁护理，并且部分患者小腿皮损区域有不同程度的炎症反应存在，因此可根据患者情况预防性（术前 30 分钟）和术后治疗性（1~2 天）使用抗菌药物。建议预防性用药使用一代头孢菌素，治疗性用药选用一代或二代头孢菌素。

■ 术前及术后可常规给予胰激肽原酶肠溶片、羟苯磺酸钙、七叶皂苷类药物如迈之灵片，有助于降低血管通透性、增加静脉回流、减轻静脉淤血症状、增加血管弹性、增加血管张力、抗氧自由基作用。

（八）手术日 为入院第3~5天

1. 麻醉方式 硬膜外麻醉、硬膜外蛛网膜下腔联合阻滞麻醉或腰麻。
2. 术中用药 麻醉常规用药、术后镇痛用药。
3. 输血 视术中情况而定。

释义

■ 少数患者无法耐受硬膜外麻醉、硬膜外蛛网膜下腔联合阻滞麻醉或腰麻或可选择经呼吸道的全麻。

（九）术后住院恢复 5~7天

1. 必须复查的检查项目 根据患者具体情况而定。
2. 术后用药 抗菌药物按照《抗菌药物临床应用指导原则》（卫医发〔2004〕285号）执行，可选用革兰阳性菌敏感的抗菌药物，用药时间1~2天。

释义

■ 术后通常不需进行常规项目的检查，如出现伤口血肿、感染、下肢深静脉血栓形成等情况时应复查血常规、出凝血常规、下肢静脉彩超，肺动脉CTA，肺通气灌注扫描等相应项目。

■ 按照《2012深静脉血栓形成的诊断和治疗指南》（中华医学会外科学分会血管外科学组）执行，术后适当应用抗凝或祛聚药物。

（十）出院标准

1. 患者体温正常，伤口无感染迹象，能正常下床活动。
2. 没有需要住院处理的并发症。

释义

■ 大腿段手术切口需术后一周拆线，小腿手术切口需术后一至两周拆线，经皮连续环形缝扎以及溃疡周边缝扎线需术后三周拆除，如无明显伤口感染等情况，伤口的换药及拆线均可以于出院后在门诊进行。

（十一）变异及原因分析

1. 严重基础疾病可能对手术造成影响者，术前准备时间会延长。

2. 术后出现伤口感染、下肢深静脉血栓形成等并发症时，住院恢复时间相应延长。

四、推荐表单

（一）医师表单

适用对象：**第一诊断为下肢静脉曲张（ICD-10：I83）**

行手术治疗（ICD-9-CM-3：38.59）

患者姓名：______性别：______年龄：______门诊号：______住院号：______

住院日期：____年__月__日　出院日期：____年__月__日　标准住院日：7~10天

时间	住院第1天	住院第2~3天
主要诊疗工作	□ 询问病史、体格检查 □ 病历书写 □ 开具化验和检查单 □ 上级医师查房及术前评估 □ 初步确定手术日期	□ 上级医师查房 □ 完成术前准备及评估 □ 完成术前小结、上级医师查房记录等书写 □ 根据体检以及辅助检查结果讨论制订手术方案 □ 必要的相关科室会诊 □ 签署手术同意书、自费用品同意书、输血同意书等文件 □ 向患者及家属交代围手术期注意事项
重点医嘱	**长期医嘱：** □ 外科疾病护理常规 □ 二级护理 □ 饮食 **临时医嘱：** □ 血常规、尿常规、大便常规 □ 肝肾功能、电解质、凝血功能、感染性疾病筛查 □ 胸片、心电图、下肢血管彩超， □ 必要时下肢静脉造影、超声心动图、肺功能检查	**长期医嘱：** □ 患者既往基础用药 **临时医嘱：** □ 必要的会诊意见及处理 □ 明日准备于硬膜外麻醉、硬膜外蛛网膜下腔联合阻滞麻醉下行◎大隐静脉/小隐静脉高位结扎、抽剥或腔内激光烧灼术◎小腿曲张静脉切除/环缝/刨吸/电凝/激光闭锁治疗 □ 术前禁食水 □ 备皮 □ 术前用药（鲁米那，阿托品） □ 预防用药抗菌药物 □ 一次性导尿包（必要时）
病情变异记录	□ 无　□ 有，原因： 1. 2.	□ 无　□ 有，原因： 1. 2.
医师签名		

时间	住院第 3~5 天 （手术日）	住院第 4~6 天 （术后第 1 天）
主要诊疗工作	□ 手术 □ 完成手术记录书写 □ 术后病程记录书写 □ 上级医师查房 □ 向患者及家属交代术后注意事项	□ 上级医师查房 □ 术后病程记录书写 □ 查看患肢情况及伤口 □ 观察生命体征变化
重点医嘱	**长期医嘱：** □ 今日在硬膜外麻醉/腰硬联合麻醉下行◎大隐静脉/小隐静脉高位结扎、抽剥或腔内激光烧灼术◎小腿曲张静脉切除/环缝/刨吸/电凝/激光闭锁治疗 □ 下肢静脉曲张术后护理常规 □ 一级护理 □ 6 小时后普食 □ 抬高患肢 30 度 □ 口服肠溶阿司匹林 □ 观察患肢血运 **临时医嘱：** □ 吸氧 □ 补液（视情况而定） □ 低分子肝素 □ 抗菌药物	**长期医嘱：** □ 普食 □ 二级护理 **临时医嘱：** □ 止呕、止痛药物 □ 根据情况决定是否补液
病情变异记录	□ 无 □ 有，原因： 1. 2.	□ 无 □ 有，原因： 1. 2.
医师签名		

时间	住院第 5~7 天 （术后第 2 天）	住院第 6~8 天 （术后第 3 天）	住院第 7~10 天 （出院日）
主要诊疗工作	□ 上级医师查房 □ 术后病程记录书写 □ 查看患肢情况及伤口 □ 观察生命体征变化	□ 上级医师查房 □ 术后病程记录书写 □ 查看患肢情况及伤口 □ 观察生命体征变化	□ 上级医师查房，进行伤口评估，决定是否可以出院 □ 完成出院记录、病案首页、出院证明等文件 □ 交代出院后注意事项如复查时间、出现手术相关意外情况时的处理等
重点医嘱	**长期医嘱：** □ 二级护理 □ 普通饮食 **临时医嘱：** □ 伤口换药	**长期医嘱：** □ 二/三级护理 □ 无特殊 **临时医嘱：** □ 视具体情况而定	**临时医嘱：** □ 拆线、换药 □ 出院带药
病情变异记录	□ 无　□ 有，原因： 1. 2.	□ 无　□ 有，原因： 1. 2.	□ 无　□ 有，原因： 1. 2.
医师签名			

（二）护士表单

适用对象：第一诊断为下肢静脉曲张（ICD-10：I83）

行手术治疗（ICD-9-CM-3：38.59）

患者姓名：______性别：______年龄：______门诊号：______住院号：______

住院日期：____年__月__日 出院日期：____年__月__日 标准住院日：7~10天

时间	住院第1天	住院第2~3天
健康宣教	□ 介绍主管医师、护士 □ 介绍医院内相关制度 □ 介绍环境、设施 □ 介绍住院注意事项 □ 介绍疾病知识 □ 介绍陪伴及探视制度	□ 术前宣教，宣教疾病知识 □ 宣传教育及心理护理 □ 执行术前医嘱 □ 心理护理 □ 术前准备（备皮等），介绍手术过程 □ 告知术前禁食水、沐浴，物品的准备 □ 告知签字及麻醉科访视事宜 □ 告知术后饮食、活动及术后可能出现的情况及应对方式 □ 强调术前陪伴及探视制度
护理处置	□ 核对患者，佩戴腕带 □ 建立入院护理病历 □ 卫生处置：剪指（趾）甲、沐浴，更换病号服 □ 遵医嘱完成特殊检查 □ 了解患者基础疾病，遵医嘱予以对应处理或检测	□ 协助完善相关检查，做好解释说明 □ 遵医嘱完成治疗及用药
基础护理	□ 三级护理（生活不能完全自理患者予以二级护理） □ 晨、晚间护理 □ 患者安全管理	□ 三级护理（生活不能完全自理患者予以二级护理） □ 晨、晚间护理 □ 患者安全管理
专科护理	□ 护理查体 □ 填写跌倒及压疮防范表（需要时） □ 请家属陪伴（需要时） □ 患肢抬高宣教 □ 下肢静脉曲张预防宣教 □ 心理护理	□ 遵医嘱协助患者完成相关检查 □ 监测血常规、肝肾功能，凝血功能 □ 心理护理
重点医嘱	□ 详见医嘱执行单	□ 详见医嘱执行单
病情变异记录	□ 无 □ 有，原因： 1. 2.	□ 无 □ 有，原因： 1. 2.
护士签名		

时间	住院第 3~5 天 （手术日）	住院第 4~6 天 （术后第 1 天）
健康宣教	□ 告知家属等候区位置 □ 告知手术当天禁食水 □ 告知体位要求 □ 告知术后疼痛处理方法 □ 给予患者及家属心理支持 □ 介绍术后注意事项，告知术后可能出现的情况及应对方式 □ 告知氧气，监护设备、管路功能及注意事项 □ 再次明确探视陪伴须知	□ 告知饮水，进食情况 □ 告知尿管的名称、位置和作用 □ 告知监护仪的作用（心肺功能差有监护仪使用时） □ 术后药物作用及频率 □ 告知术后排痰的方法和重要性 □ 相关检查及化验的目的、注意事项
护理处置	**送手术** □ 核对患者并摘除衣物，保护患者 □ 核对资料及带药 □ 填写手术交接单 **术后** □ 核对患者及资料填写手术交接单 □ 遵医嘱完成治疗、用药	□ 遵医嘱完成治疗、用药 □ 遵医嘱完成相关检查 □ 测量记录生命体征
基础护理	□ 一级护理 □ 晨、晚间护理 □ 给予生活护理 □ 协助患者采取正确体位 □ 安全护理措施到位	□ 一级护理 □ 晨、晚间护理 □ 协助生活护理 □ 安全护理措施到位 □ 心理护理
专科护理	□ 观察记录患者生命体征、意识、伤口敷料 □ 伤口渗血性质及量，肢体活动，皮肤情况 □ 下肢活动宣教和护理 □ 尿管护理 □ 心理护理	□ 指导患者术后功能锻炼 □ 观察患肢情况 □ 伤口渗出情况 □ 心理和生活护理
重点医嘱	□ 详见医嘱执行单	□ 详见医嘱执行单
病情变异记录	□ 无　□ 有，原因： 1. 2.	□ 无　□ 有，原因： 1. 2.
护士签名		

时间	住院第5~7天 (术后第2天)	住院第6~8天 (术后第3天)	住院第7~10天 (出院日)
健康宣教	□ 告知进食、进水 □ 术后药物作用及频率 □ 相关检查及化验的目的、注意事项 □ 下肢行走锻炼预防深静脉血栓宣教	□ 下地活动注意事项及安全指导 □ 术后药物作用及频率 □ 饮食宣教 □ 疾病恢复期注意事项 □ 复查患者对术前宣教内容的掌握程度 □ 再次明确探视陪伴须知	□ 指导办理出院手续 □ 定时复查 □ 出院带药服用方法 □ 注意休息 □ 饮食指导
护理处置	□ 遵医嘱完成治疗、用药 □ 遵医嘱完成相关检查 □ 测量记录生命体征	□ 遵医嘱完成治疗、用药 □ 下肢行走锻炼 □ 遵医嘱完成相关检查	□ 办理出院手续 □ 书写出院小结
基础护理	□ 一级护理 □ 晨、晚间护理 □ 协助生活护理 □ 安全护理措施到位 □ 心理护理	□ 一级护理 □ 晨、晚间护理 □ 协助或指导生活护理 □ 安全护理措施到位 □ 心理护理	□ 三级护理 □ 晨、晚间护理 □ 安全护理措施到位 □ 心理护理
专科护理	□ 指导患者术后功能锻炼 □ 观察患肢情况 □ 伤口渗出情况 □ 心理和生活护理	□ 指导患者术后功能锻炼 □ 观察患肢情况 □ 伤口渗出愈合情况 □ 心理和生活护理	□ 观察下肢肿胀情况 □ 观察伤口愈合情况 □ 观察病情变化
重点医嘱	□ 详见医嘱执行单	□ 详见医嘱执行单	□ 详见医嘱执行单
病情变异记录	□ 无 □ 有，原因： 1. 2.	□ 无 □ 有，原因： 1. 2.	□ 无 □ 有，原因： 1. 2.
护士签名			

（三）患者表单

适用对象：**第一诊断为**下肢静脉曲张（ICD-10：I83）

行手术治疗（ICD-9-CM-3：38.59）

患者姓名：______性别：______年龄：______门诊号：______住院号：______

住院日期：____年__月__日 出院日期：____年__月__日 标准住院日：7~10天

时间	住院第1天	住院第2~3天
医患配合	□ 配合医师询问现病史、既往病史、用药情况（如服用静脉曲张药物，阿司匹林等药物请明确告知医师），收集资料并进行体格检查 □ 环境介绍、住院制度 □ 配合完善术前相关化验、检查 □ 有任何不适请告知医师	□ 配合完善术前相关检查、化验，如采血、留尿、心电图、X线胸片、彩超等检查 □ 医师向患者及家属介绍病情，进行手术谈话签字 □ 麻醉师与患者进行术前访视
护患配合	□ 配合测量体温、脉搏、呼吸、血压、体重1次 □ 配合完成入院护理评估（简单询问病史、过敏史、用药史） □ 接受入院宣教（环境介绍、病室规定、订餐制度、贵重物品保管等） □ 有任何不适请告知护士	□ 配合测量体温、脉搏、呼吸、询问排便情况 □ 接受术前宣教 □ 接受配血，以备术中需要时用 □ 接受备皮 □ 接受药物灌肠 □ 自行沐浴，加强头部清洁 □ 准备好必要用物，吸水管、奶瓶、纸巾等 □ 义齿、饰品等交家属保管 □ 配合执行探视及陪伴
饮食	□ 正常规律饮食	□ 术前12小时禁食、禁水
排泄	□ 正常尿便 □ 记录尿量	□ 正常尿便 □ 记录尿量
活动	□正常活动	□ 正常活动

时间	住院第 3~5 天 （手术日）	住院第 4~8 天 （术后第 1~7 天）
医患配合	□ 配合评估手术效果 □ 配合检查意识、肢体等部位 □ 需要时，配合复查血液指标 □ 有任何不适请告知医师	□ 配合检查下肢肿胀等体征、伤口渗出等 □ 需要时，配合伤口换药 □ 配合拔除尿管 □ 配合伤口拆线
护患配合	□ 清晨测量体温、脉搏、呼吸、血压 1 次 □ 送手术室前，协助完成核对，带齐资料，脱去衣物，上手术车 □ 返回病房后，协助完成核对，配合抬患者上病床 □ 配合检查意识、肢体、各引流管，记出入量 □ 配合术后吸氧、监护仪监测、输液，注意各引流情况 □ 遵医嘱采取正确体位 □ 配合缓解疼痛 □ 有任何不适请告知护士	□ 配合定时测量生命体征 □ 配合检查下肢肿胀等体征、伤口渗出等 □ 接受输液、服药等治疗 □ 后期接受进食、进水等生活护理 □ 配合活动，预防皮肤压力伤 □ 注意活动安全，避免坠床或跌倒 □ 配合执行探视及陪伴
饮食	□ 术后 6 小时禁食水	□ 根据医嘱，由禁食逐渐过渡到普食
排泄	□ 保留尿管	□ 保留尿管过渡到正常排尿 □ 避免便秘
活动	□ 卧床休息，保护管路 □ 患肢抬高，双下肢活动	□ 根据医嘱，平卧-半坐-下床活动 □ 注意保护伤口

时间	住院第 7~10 天 （出院日）
医患配合	□ 接受出院前指导 □ 知道复查程序 □ 继续下肢锻炼 □ 下床活动预防深静脉血栓 □ 患者使用弹力绷带
护患配合	□ 接受出院宣教 □ 办理出院手续 □ 获取出院诊断书 □ 获取出院带药 □ 知道服药方法、作用、注意事项 □ 知道护理伤口方法 □ 知道复印病历方法
饮食	□ 根据医嘱，饮食调整
排泄	□ 正常排尿便 □ 避免便秘
活动	□ 正常适度活动 □ 避免疲劳 □ 伤口结痂脱落前下肢佩戴弹力绷带 □ 伤口结痂脱落后下地佩戴医用弹力袜活动

附：原表单（2009 年版）

下肢静脉曲张临床路径表单

适用对象：第一诊断为下肢静脉曲张（ICD-10：I83）

行手术治疗（ICD-9-CM-3：38.59）

患者姓名：______性别：______年龄：______门诊号：______住院号：______

住院日期：____年__月__日 出院日期：____年__月__日 标准住院日：7~10 天

时间	住院第 1 天	住院第 2~3 天
主要诊疗工作	□ 询问病史、体格检查 □ 病历书写 □ 开具化验和检查单 □ 上级医师查房及术前评估 □ 初步确定手术日期	□ 上级医师查房 □ 完成术前准备及评估 □ 完成术前小结、上级医师查房记录等书写 □ 根据体检以及辅助检查结果讨论制订手术方案 □ 必要的相关科室会诊 □ 签署手术同意书、自费用品同意书、输血同意书等文件 □ 向患者及家属交代围手术期注意事项
重点医嘱	**长期医嘱：** □ 外科疾病护理常规 □ 二级护理 □ 饮食 **临时医嘱：** □ 血常规、尿常规、大便常规 □ 肝肾功能、电解质、凝血功能、感染性疾病筛查 □ 胸片、心电图、下肢血管彩超 □ 必要时下肢静脉造影、超声心动图、肺功能检查	**长期医嘱：** □ 患者既往基础用药 **临时医嘱：** □ 必要的会诊意见及处理 □ 明日准备于硬膜外麻醉、硬膜外蛛网膜下腔联合阻滞麻醉下行◎大隐静脉/小隐静脉高位结扎、抽剥或腔内激光烧灼术◎小腿曲张静脉切除/环缝/刨吸/电凝/激光闭锁治疗 □ 术前禁食水 □ 备皮 □ 术前用药（鲁米那，阿托品） □ 预防用药抗菌药物 □ 一次性导尿包（必要时）
主要护理工作	□ 介绍病房环境及设施 □ 告知手术相关注意事项 □ 告知医院规章制度 □ 入院护理评估	□ 宣传教育及心理护理 □ 执行术前医嘱 □ 心理护理
病情变异记录	□ 无 □ 有，原因： 1. 2.	□ 无 □ 有，原因： 1. 2.
护士签名		
医师签名		

时间	住院第 3~5 天 （手术日）	住院第 4~6 天 （术后第 1 天）
主要诊疗工作	□ 手术 □ 完成手术记录书写 □ 术后病程记录书写 □ 上级医师查房 □ 向患者及家属交代术后注意事项	□ 上级医师查房 □ 术后病程记录书写 □ 查看患肢情况及伤口 □ 观察生命体征变化
重点医嘱	**长期医嘱：** □ 今日在硬膜外麻醉/腰硬联合麻醉下行◎大隐静脉/小隐静脉高位结扎、抽剥或腔内激光烧灼术◎小腿曲张静脉切除/环缝/刨吸/电凝/激光闭锁治疗 □ 下肢静脉曲张术后护理常规 □ 一级护理 □ 6 小时后普食 □ 抬高患肢 30 度 □ 口服肠溶阿司匹林 □ 观察患肢血运 **临时医嘱：** □ 吸氧 □ 补液（视情况而定） □ 抗菌药物	**长期医嘱：** □ 普食 □ 二级护理 **临时医嘱：** □ 止呕、止痛药物 □ 根据情况决定是否补液
主要护理工作	□ 观察生命体征、胃肠道反应及麻醉副作用 □ 观察患肢情况 □ 伤口渗出情况 □ 心理和生活护理	□ 指导患者术后功能锻炼 □ 观察患肢情况 □ 伤口渗出情况 □ 心理和生活护理
病情变异记录	□ 无　□ 有，原因： 1. 2.	□ 无　□ 有，原因： 1. 2.
护士签名		
医师签名		

时间	住院第5~7天 （术后第2天）	住院第6~8天 （术后第3天）	住院第7~10天 （出院日）
主要诊疗工作	□ 上级医师查房 □ 术后病程记录书写 □ 查看患肢情况及伤口 □ 观察生命体征变化	□ 上级医师查房 □ 术后病程记录书写 □ 查看患肢情况及伤口 □ 观察生命体征变化	□ 上级医师查房，进行伤口评估，决定是否可以出院 □ 完成出院记录、病案首页、出院证明等文件 □ 交代出院后注意事项如复查时间、出现手术相关意外情况时的处理等
重点医嘱	**长期医嘱：** □ 二级护理 □ 普通饮食 **临时医嘱：** □ 伤口换药	**长期医嘱：** □ 二/三级护理 □ 无特殊 **临时医嘱：** □ 视具体情况而定	**临时医嘱：** □ 拆线、换药 □ 出院带药
主要护理工作	□ 指导患者术后功能锻炼 □ 观察患肢情况 □ 伤口渗出情况 □ 心理和生活护理	□ 指导患者术后功能锻炼 □ 观察患肢情况 □ 伤口渗出情况 □ 心理和生活护理	□ 指导办理出院手续
病情变异记录	□ 无 □ 有，原因： 1. 2.	□ 无 □ 有，原因： 1. 2.	□ 无 □ 有，原因： 1. 2.
护士签名			
医师签名			

第三章　普通外科临床路径释义药物信息表

第一节　H_2受体拮抗药

■ 药品名称	西咪替丁　Cimetidine
适应证	本品用于应激性溃疡
制剂与规格	1. 西咪替丁片：①200mg；②400mg；③800mg 2. 西咪替丁胶囊：200mg
用法用量	1. 口服：①十二指肠溃疡或病理性高分泌状态一次 200～400mg。②预防溃疡复发一次 400mg，睡前服用 2. 肌内注射：一次 200mg 3. 静脉注射：将本品用葡萄糖注射液或葡萄糖氯化钠注射液 20ml 稀释后缓慢静脉注射（长于 5 分钟），一次 200mg 4. 静脉滴注：将本品用葡萄糖注射液或葡萄糖氯化钠注射液稀释后静脉滴注，一次 200～600mg 5. 肾功能不全者应减量：①肌酐清除率为每分钟 30～50ml 时，一次 200mg；②肌酐清除率为每分钟 15～30ml 时，剂量为一次 200mg；③肌酐清除率小于每分钟 15ml 时，剂量为一次 200mg 6. 肝功能不全者：最大剂量为一日 600mg 7. 老年人：剂量酌减
注意事项	对本品过敏者，严重心脏及呼吸系统疾病、慢性炎症、器质性脑病、幼儿、老年人、有使用本品引起血小板减少史的患者、高三酰甘油血症者慎用。严重肾功能不全者、妊娠及哺乳期妇女禁用
药典与处方集	Eur. P.、USP、Chin. P.；CNF
目录类别	【保（甲）】
备注	

■ 药品名称	雷尼替丁　Ranitidine
适应证	本品用于应激性溃疡
制剂与规格	1. 雷尼替丁片：①150mg；②300mg 2. 雷尼替丁胶囊：150mg

续 表

用法用量	1. 口服：①预防用药一次 150mg，一日 2 次，或 300mg 夜间顿服；② Mendelcon 综合征预防：手术患者麻醉前 2 小时服 150mg，最好麻醉前一日晚上服 150mg 2. 肌内注射：溃疡病出血一次 25～50mg，每 4～8 小时 1 次 3. 静脉注射：将本品注射液 50mg 用 0.9%氯化钠注射液或 5%葡萄糖稀释至 20ml，做缓慢静脉注射（超过 2 分钟），术前用药于术前 1.5 小时静脉注射 100mg 4. 静脉滴注：术前用药，加入 5%葡萄糖注射液 100ml，静脉滴注 100～300mg，30 分钟滴完 5. 肾功能不全者：严重肾功能损坏患者（肌酐清除率小于 50ml/min），口服剂量一次 75mg，一日 2 次；注射推荐剂量 25mg 6. 肝功能不全者剂量应减少。老年人的肝肾功能降低，为保证用药安全，剂量应进行调整。长期非卧床腹透或长期血透的患者，于透析后应立即口服 150mg
注意事项	1. 肝肾功能不全慎用 2. 严重肾功能不全者、妊娠及哺乳期妇女以及 8 岁以下儿童禁用
药典与处方集	Eur. P.、USP、Jpn. P.、Chin. P.；CNF
目录类别	【基、保（甲）】
备注	

■ 药品名称	法莫替丁　Famotidine
适应证	本品用于应激性溃疡
制剂与规格	1. 法莫替丁片：①10mg；②20mg；③40mg 2. 法莫替丁胶囊：20mg
用法用量	1. 口服：十二指肠溃疡的维持治疗或预防复发一日 20mg，睡前顿服 2. 静脉注射：消化性溃疡出血或应激性溃疡出血，一次 20mg，每 12 小时 1 次，一次不能超过 20mg，把药物溶解于 0.9%的氯化钠溶液 5～10ml 中，然后缓慢注射（至少 2 分钟） 3. 静脉滴注：剂量同静脉注射，应把本品溶解于 5%葡萄糖溶液 100ml 中，滴注时间为 15～30 分钟 4. 肾功能不全者：应酌情减量或延长用药间隔时间。肌酐清除率小于等于 30ml/min 时，可予一日 20mg，睡前顿服 5. 老年人：剂量酌减
注意事项	1. 肝肾功能不全者、老年人、心脏病患者慎用 2. 小儿用药的安全性尚未确定 3. 严重肾功能不全者、妊娠及哺乳期妇女禁用
药典与处方集	Chin. P.；CNF

续　表

目录类别	【保（甲）】
备注	
■ 药品名称	尼扎替丁　Nizatidine
适应证	本品用于应激性溃疡
制剂与规格	1. 尼扎替丁胶囊：①150mg；②300mg 2. 尼扎替丁片：150mg
用法用量	口服：预防十二指肠溃疡复发，一日 150mg，睡前顿服。肾功能不全者酌情减量
注意事项	1. 肝肾功能不全者慎用 2. 本品不建议儿童使用 3. 严重肾功能不全者、妊娠及哺乳期妇女禁用
药典与处方集	Eur. P.、USP；CNF
目录类别	
备注	
■ 药品名称	罗沙替丁乙酸酯　Roxatidine Acetate
适应证	本品用于应激性溃疡
制剂与规格	罗沙替丁乙酸酯缓释胶囊：75mg
用法用量	口服：一次 75mg，一日 2 次，早餐后及睡前服用。可按照年龄和症状适当增减；肝肾功能不全者：酌情减量
注意事项	1. 肝肾功能不全者慎用 2. 孕妇和儿童用药的安全性尚未明确，一般不宜应用 3. 哺乳期妇女禁用
药典与处方集	CNF
目录类别	
备注	
■ 药品名称	枸橼酸铋雷尼替丁　Ranitidine Bismuth Citrate
适应证	本品用于应激性溃疡
制剂与规格	1. 枸橼酸铋雷尼替丁胶囊：0. 35g 2. 枸橼酸铋雷尼替丁片：0. 4g
用法用量	口服：一次 0. 35~0. 4g，一日 2 次，餐前服用。与抗菌药物合用的剂量和疗程应遵医嘱

续 表

注意事项	1. 对儿童不建议使用 2. 重度肾功能损害者禁用 3. 孕妇和哺乳期妇女禁用
药典与处方集	CNF
目录类别	
备注	

第二节 质子泵抑制药

■ 药品名称	奥美拉唑 Omeprazole
适应证	本品用于应激性溃疡
制剂与规格	1. 奥美拉唑片：①10mg；②20mg 2. 奥美拉唑缓释胶囊：①10mg；②20mg 3. 奥美拉唑镁肠溶片：①10mg；②20mg 4. 奥美拉唑肠溶胶囊：20mg
用法用量	1. 口服：用于胃、十二指肠溃疡，一次 20mg 2. 静脉注射：消化性溃疡出血，一次 40mg。先把 10ml 专用溶剂完全抽出，然后打进有冻干药物的小瓶内，溶化后即组成静脉注射液，应在 4 小时内使用，推注速度不宜过快（每 40mg 不可少于 2.5 分钟） 3. 静脉滴注：可用 40mg 静脉滴注，将专用溶剂注入冻干粉小瓶内溶解药物后加入氯化钠注射液或 5%葡萄糖注射液 100ml，40mg 奥美拉唑稀释后滴注时间不少于 20 分钟 4. 对严重肝功能不全者慎用，必要时剂量减半
注意事项	1. 老年人使用本品不需要调整剂量 2. 肝肾功能不全慎用 3. 妊娠及哺乳期妇女尽可能不用 4. 严重肾功能不全者、婴幼儿禁用
药典与处方集	CNF
目录类别	【基、保（甲/乙）】
备注	
■ 药品名称	埃索美拉唑 Esomeprazole
适应证	本品用于应激性溃疡

续　表

制剂与规格	埃索美拉唑镁肠溶片：①20mg；②40mg
用法用量	1. 成人常规剂量，口服：一次 20mg 2. 肾功能不全者无需调整剂量。 3. 轻、中度肝功能损害的患者无需调整剂量，严重肝功能损害的患者，本品一日剂量不应超过 20mg 4. 老年人无需调整剂量
注意事项	见奥美拉唑
药典与处方集	USP；CNF
目录类别	【保（乙）】
备注	
■ 药品名称	兰索拉唑　Lansoprazole
适应证	本品用于应激性溃疡
制剂与规格	1. 兰索拉唑肠溶片：①15mg；②30mg 2. 兰索拉唑肠溶胶囊：①15mg；②30mg
用法用量	口服： 1. 成人常规剂量，用于胃及十二指肠溃疡，一次 15~30mg 2. 肝肾功能不全者，一次 15mg，一日 1 次
注意事项	1. 肝肾功能不全慎用 2. 妊娠期妇女慎用 3. 小儿不宜使用 4. 老年人慎用 5. 哺乳期妇女禁用
药典与处方集	USP、Chin. P.；CNF
目录类别	【保（乙）】
备注	
■ 药品名称	泮托拉唑　Pantoprazole
适应证	本品用于应激性溃疡
制剂与规格	1. 泮托拉唑钠肠溶片：40mg 2. 泮托拉唑钠肠溶胶囊：40mg

续　表

用法用量	1. 口服：①常规剂量一次 40mg；②肾功能不全者：剂量不宜超过一日 40mg；③肝功能不全者：严重肝功能衰竭患者，剂量应减少至隔日 40mg；④老年人：剂量不宜超过一日 40mg，在根除 Hp 治疗时参照常规剂量 2. 静脉滴注：一次 40mg。将 0.9%氯化钠注射液 10ml 注入装有泮托拉唑干燥物的小瓶中制成待用液，此液可直接静脉输入（至少持续 2 分钟），或将之与 0.9%氯化钠注射液 100ml、5%或 10%的葡萄糖注射液 100ml 混合后静脉输入（时间约 15~30 分钟），不宜用上述之外的液体配制，配制液的 pH 值为 9。配制液需在 3 小时内使用
注意事项	1. 肝肾功能不全者慎用 2. 儿童不宜应用 3. 哺乳期、妊娠期妇女禁用
药典与处方集	USP、Chin. P.；CNF
目录类别	【保（乙）】
备注	
■ 药品名称	雷贝拉唑钠　Rabeprazole Sodium
适应证	本品用于应激性溃疡
制剂与规格	1. 雷贝拉唑钠胶囊：20mg 2. 雷贝拉唑钠肠溶片：①10mg；②20mg
用法用量	1. 成人常规剂量，口服：用于活动性十二指肠溃疡，一次 10~20mg 2. 重症肝炎患者应慎用本品，必须使用时应从小剂量开始并监测肝功能 3. 肝功能正常的老年人无需调整剂量
注意事项	1. 孕妇和哺乳期妇女禁用 2. 儿童不推荐使用
药典与处方集	USP；CNF
目录类别	【保（乙）】
备注	

第三节　围手术期镇静用药

■ 药品名称	咪达唑仑　Midazolam
适应证	本品用于麻醉前给药，全麻醉诱导和维持，椎管内麻醉及局部麻醉时辅助用药，诊断或治疗性操作（如心血管造影、心律转复、支气管镜检查、消化道内镜检查等）患者镇静，ICU 患者镇静
制剂与规格	咪达唑仑注射液：①1ml：5mg；②3ml：15mg；③5ml：5mg
用法用量	1. 肌内注射时用 0.9%氯化钠注射液稀释 2. 静脉注射时用 0.9%氯化钠注射液、5%或 10%葡萄糖注射液、5%果糖注射液、复方氯化钠注射液稀释 3. 在麻醉诱导前 20~60 分钟使用剂量为 0.05~0.075mg/kg 肌内注射，老年患者剂量酌减；全麻诱导常用 5~10mg（0.1~0.15mg/kg） 4. 局部麻醉或椎管内麻醉辅助用药，分次静脉注射 0.03~0.04mg/kg 5. ICU 患者镇静，先静脉注射 2~3mg，继之以每小时 0.05mg/kg 静脉滴注维持
注意事项	1. 慢性肾衰、肝功能损害者、体质衰弱者或慢性病、肺阻塞性疾病或充血性心衰患者慎用 2. 本品不能用于孕妇 3. 本品可随乳汁分泌，通常不用于哺乳期妇女 4. 用作全麻诱导术后常有较长时间再睡眠现象，应注意保持患者的气道通畅 5. 本品不能用 6%葡聚糖注射液或碱性注射液稀释或混合 6. 肌内注射或静脉注射咪达唑仑后至少 3 个小时不能离开医院或诊室，至少 12 个小时内不得开车或操作机器等 7. 老年人危险性的手术推荐应用咪达唑仑
药典与处方集	Eur. P.；CNF
目录类别	【保（乙）】
备注	

■ 药品名称	地西泮　diazepam
适应证	本品用于麻醉前给药
制剂与规格	地西泮注射液：2ml：10mg
用法用量	静脉注射可用于全麻的诱导和麻醉前给药，用法： 1. 成人静脉注射或肌内注射用于静脉麻醉或基础全麻剂量为 10~30mg 2. 老年人应使用最小有效剂量，缓慢增量，以减少头晕、共济失调及过度镇静等反应

续 表

注意事项	1. 对本品过敏者、妊娠及妊娠期妇女、新生儿禁用 2. 高龄衰老、危重、肺功能不全以及心血管功能不稳定等患者易发生中枢抑制 3. 静脉注射易发生静脉血栓或静脉炎 4. 本品有可能沉淀在静脉输液器管壁上或吸附在塑料输液袋的容器和导管上
药典与处方集	Chin. P.、Eur. P.、Int. P.、Jpn. P.、Pol. P.、USP、Viet. P.；CNF
目录类别	【保（甲）】
备注	
■ 药品名称	**劳拉西泮　Lorazepam**
适应证	本品用于手术前给药，外科手术前夜或手术前 1~2 小时效果良好
制剂与规格	劳拉西泮片：1mg
用法用量	常用作大手术前夜的术前给药，手术当日清晨若手术开始延迟则可能需补充小剂量或者在手术当日清晨第一次给药。用法：口服成人每次 1~2mg，一日 2~3 次，年老或体弱者减少用量
注意事项	1. 对本品或其他苯二氮䓬类衍生物过敏者禁用 2. 可能引起血质不调，或损害肝或肾的功能 3. 怀孕的前三个月禁用 4. 不能与麻醉药、巴比妥类或酒精合用
药典与处方集	Eur. P.、Jpn. P.、USP；CNF
目录类别	【保（乙）】
备注	
■ 药品名称	**苯巴比妥　Phenobarbital**
适应证	本品用于术前镇静
制剂与规格	1. 苯巴比妥片：①15mg；②30mg；③100mg 2. 注射用苯巴比妥钠：①50mg；②100mg；③200mg
用法用量	1. 口服：①成人：镇静，一次 15~30mg，一日 2~3 次。极量：一次 250mg，一日 500mg。老年人或虚弱患者应减量；②儿童：用药应个体化。镇静，按体重一次 2mg/kg，或 60mg/m^2，一日 2~3 次 2. 肌内注射：①成人常用量：催眠，一次 100mg；极量一次 250mg，一日 500mg；②儿童常用量：镇静，一次 16~100mg

续　表

注意事项	1. 神经衰弱者、甲状腺功能亢进、糖尿病、严重贫血、发热、临产及产后、轻微脑功能障碍、低血压、高血压、肾上腺功能减退、高空作业、精细和危险作业者、老年患者慎用 2. 过敏体质者服用后可出现荨麻疹、血管神经性水肿、皮疹及哮喘等，甚至可发生剥脱性皮炎
药典与处方集	Chin. P.、Eur. P.、Int. P.、Jpn. P.、Pol. P.、USP、Viet. P.；CNF
目录类别	【基、保（甲）】
备注	
■ 药品名称	司可巴比妥　Secobarbital
适应证	本品用于术前镇静
制剂与规格	1. 司可巴比妥钠胶囊：100mg 2. 注射用司可巴比妥钠：100mg
用法用量	1. 口服：①成人常用量，镇静：一次 30～50mg，一日 3～4 次；麻醉前用药：200～300mg，术前 1 小时服，或成人极量一次 300mg；②小儿常用量，镇静：每次按体重 2mg/kg，或按体重表面积 60mg/m^2，一日 3 次；麻醉前用药：50～100mg，术前 1 小时给药 2. 静脉注射：用于麻醉前催眠，一次不超过 250mg，速度不超过 200mg/min（不超过 15 秒 50 mg）
注意事项	1. 对巴比妥类药过敏者禁用 2. 轻微脑功能障碍症、低血压、高血压、贫血、甲状腺功能减退、肾上腺功能减退、心肝肾功能损害、高空作业、驾驶员、精细和危险工种作业者慎用 3. 肝功能不全者，用量应从小量开始
药典与处方集	Chin. P.、USP；CNF
目录类别	【保（乙）】
备注	

第四节 围手术期镇痛药

■ 药品名称	芬太尼 Fentanyl
适应证	本品适用于麻醉前、中、后的镇静与镇痛。麻醉前给药及诱导麻醉，并作为辅助用药与全麻及局麻药合用于各种手术。氟哌利多2.5mg和本品0.05mg的混合液麻醉前给药，能使患者安静，对外界环境漠不关心，但仍能合作。也用于手术前、后及术中等各种剧烈疼痛
制剂与规格	1. 枸橼酸芬太尼注射液：①1ml：0.05mg；②2ml：0.1mg（均以芬太尼计） 2. 芬太尼透皮贴剂：2.5mg/贴；5mg/贴
用法用量	1. 成人静脉注射，全麻时初量：①小手术按体重1~2μg/kg；②大手术按体重2~4μg/kg；③全麻同时吸入氧化亚氮按体重1~2μg/kg 2. 成人麻醉前或手术后镇痛，按体重肌内或静脉注射0.7~1.5μg/kg 3. 儿童镇痛，2~12岁按体重2~3μg/kg 4. 成人手术后镇痛，硬膜外给药，初量0.1mg，加0.9%氯化钠注射液稀释到8ml，每2~4小时可重复，维持量一次为初量的一半
注意事项	1. 肝、肾功能不良者慎用 2. 妊娠期妇女慎用 3. 心律失常、慢性梗阻性肺部疾患、呼吸储备力降低及脑外伤昏迷、颅内压增高、脑肿瘤等易陷入呼吸抑制的患者及运动员慎用 4. 老年人首次剂量应适当减量 5. 按麻醉药品管理 6. 本品务必在单胺氧化酶抑制药停用14日以上方可给药，而且应先试用小剂量（1/4常用量），否则会发生严重不良反应甚至死亡
药典与处方集	Chin. P.、Eur. P.、Jpn. P.、Pol. P.、USP；CNF
目录类别	【基、保（甲/乙）】
备注	

■ 药品名称	瑞芬太尼 Remifentanil
适应证	本品用于全麻诱导和全麻中维持镇痛
制剂与规格	注射用瑞芬太尼：①1mg；②2mg；③5mg

续　表

用法用量	1. 麻醉诱导：本品只能用于静脉给药。给药前须用以下注射液之一溶解并定量稀释成 25μg/ml、50μg/ml 或 250μg/ml 浓度的溶液：①灭菌注射用水；②5%葡萄糖注射液；③0.9%氯化钠注射液；④5%葡萄糖氯化钠注射液；⑤0.45%氯化钠注射液。本品应与麻醉、催眠药（如丙泊酚、硫喷妥、咪达唑仑、氧化亚氮、七氟烷或氟烷）一并给药，用于诱导麻醉。成人按 0.5~1μg/kg 的剂量持续静滴。也可在静滴前给予 0.5~1μg/kg 的初始剂量静推，静推时间应大于 60 秒 2. 气管插管患者的麻醉维持：给药速率可以在 2~5 分钟增加 25%~100%或减小 25%~50%。患者反应麻醉过浅时，每隔 2~5 分钟给予 0.5~1μg/kg 剂量静脉推注给药，以加深麻醉深度
注意事项	1. 肝肾功能受损的患者不需调整剂量 2. 本品可通过胎盘屏障 3. 本品能经母乳排泄 4. 运动员、心律失常、慢性梗阻性肺部疾患、呼吸储备力降低及脑外伤昏迷、颅内压增高、脑肿瘤等易陷入呼吸抑制的患者慎用 5. 65 岁以上老年患者用药时，初始剂量为成人剂量的一半 6. 按照麻醉药品管理 7. 本品务必在单胺氧化酶抑制药停用 14 天以上，方可给药，而且应先试用小剂量
药典与处方集	CNF
目录类别	【保（乙）】
备注	
■ 药品名称	舒芬太尼　Sufentanil
适应证	本品用于气管内插管，使用人工呼吸的全身麻醉；作为复合麻醉的镇痛用药；作为全身麻醉大手术的麻醉诱导和维持用药
制剂与规格	舒芬太尼注射液：①1ml：75μg（相当于舒芬太尼 50μg）；②2ml：150μg（相当于舒芬太尼 100μg）；③5ml：375μg（相当于舒芬太尼 250μg）
用法用量	1. 成人：①当作为复合麻醉的一种镇痛成分应用时：按体重 0.5~5.0μg/kg 作静脉推注，或者加入输液管中，在 2~10 分钟内滴完。当临床表现显示镇痛效应减弱时，可按体重 0.15~0.7μg/kg 追加维持剂量；②在以本品为主用于静脉给药的全身麻醉诱导时，用药总量可为 8~30μg/kg，当临床表现显示镇痛效应减弱时可按体重 0.35~1.4μg/kg 追加维持剂量 2. 儿童：用于 2~12 岁儿童以本品为主的全身麻醉诱导和维持中总量建议为 10~20μg/kg。如果临床表现镇痛效应降低时，可给予额外的剂量 1~2μg/kg

续　表

注意事项	1. 肝和/或肾功能不全者慎用本品 2. 妊娠期和哺乳的妇女，不能使用本品 3. 肥胖、乙醇中毒和使用过其他已知对中枢神经系统有抑制作用的药物的患者慎用 4. 本品按麻醉药品管理 5. 大剂量给予本品以后可产生显著的呼吸抑制并持续至术后，可用特异性拮抗药纳洛酮逆转其呼吸抑制作用，必要时重复给药 6. 舒芬太尼可导致肌肉僵直，包括胸壁肌肉的僵直，可使用苯二氮䓬类药物及肌松药对抗之 7. 术前应给予适量抗胆碱药物，以避免心动过缓甚至心搏停止 8. 在诱导麻醉期间可以加用氟哌利多，以防止恶心和呕吐的发生 9. 对接受过阿片类药物治疗或有过阿片类滥用史的患者，则可能需要使用较大的剂量
药典与处方集	Eur. P.、USP；CNF
目录类别	【保（乙）】
备注	
■ 药品名称	曲马多　Tramadol
适应证	本品用于癌症疼痛，骨折或术后疼痛等各种急、慢性疼痛
制剂与规格	盐酸曲马多片：50mg
用法用量	口服，一次 50~100mg，必要时可重复。日剂量不超过 400mg
注意事项	1. 肝肾功能不全者、心脏疾患者酌情减量使用或慎用 2. 不得与单胺氧化酶抑制剂同用 3. 与中枢安静剂（如安定等）合用时需减量 4. 长期使用不能排除产生耐药性或药物依赖性的可能 5. 有药物滥用或依赖性倾向的病人只能短期使用
药典与处方集	Chin. P.、Eur. P.；CNF
目录类别	【保（乙）】
备注	
■ 药品名称	布桂嗪　Bucinnazine
适应证	适用于手术后疼痛
制剂与规格	1. 盐酸布桂嗪片 ①30mg；②60mg 2. 盐酸布桂嗪注射液　①1ml：50mg；②2ml：100mg

续　表

用法用量	1. 口服：①成人，一次30~60mg，一日3~4次；②儿童，一次1mg/kg，疼痛剧烈时用量可酌增 2. 皮下或肌内注射：成人，一次50~100mg，一日1~2次。疼痛剧烈时用量可酌增。首次及总量可以不受常规剂量的限制
注意事项	本品为国家特殊管理的麻醉药品
药典与处方集	CNF
目录类别	【保（乙）】
备注	
■ 药品名称	对乙酰氨基酚　Paracetamol
适应证	本品可缓解轻度至中度疼痛
制剂与规格	1. 对乙酰氨基酚片：①0.1g；②0.3g；③0.5g 2. 对乙酰氨基酚控释片：0.65g 3. 对乙酰氨基酚混悬液：15ml：1.5g
用法用量	口服： 1. 成人：一次0.3~0.6g，一日3~4次；一日量不超过2g，不宜超过10天 2. 儿童：按体重一次10~15mg/kg，每4~6小时1次。或按体表面积一天1.5g/m^2，分次服，每4~6小时1次；12岁以下的小儿每24小时不超过5次量
注意事项	1. 肝病者尽量避免长期使用 2. 肾功能不全者长期大量使用本品有增加肾脏毒性的危险，故建议减量使用 3. 孕妇及哺乳期慎用 4. 3岁以下儿童因其肝、肾功能发育不全慎用 5. 不宜大量或长期用药以防引起造血系统和肝肾功能损害
药典与处方集	Chin. P.、Eur. P.、Int. P.、Jpn. P.、Pol. P.、USP、Viet. P.；CNF
目录类别	【基、保（乙）】
备注	2011年1月13日，美国食品药品管理局（FDA）发布有关降低对乙酰氨基酚处方药肝损害风险的措施，包括限制对乙酰氨基酚处方药的规格，即每片（每粒胶囊或其他剂量单位）的含量不超过325mg，同时修订此类药品说明书，警示肝损害和过敏反应的风险
■ 药品名称	布洛芬　Ibuprofen
适应证	本品用于急性疼痛如手术后、创伤后、劳损后、原发性痛经、牙痛、头痛等

续 表

制剂与规格	1. 布洛芬片剂：①0.1g；②0.2g 2. 布洛芬胶囊：①0.1g；②0.2g 3. 布洛芬缓释胶囊：0.3g 4. 布洛芬口服液：10ml：0.1g 5. 布洛芬混悬液：100ml：2g 6. 布洛芬滴剂：15ml：600mg
用法用量	1. 成人：轻中度疼痛，胶囊一次0.2～0.4g，每4～6小时一次。一日最大剂量为2.4g。缓释剂型一次0.3g，一日2次 2. 儿童用量：一次按体重5～10mg/kg，一日3次，口服。儿童日最大剂量为2.0g
注意事项	1. 对阿司匹林或其他非甾体抗炎药过敏者对本品可有交叉过敏反应 2. 本品可能增加胃肠道出血的风险并导致水钠潴留 3. 轻度肾功能不全者可使用最小有效剂量并密切监测肾功能和水钠潴留情况 4. 孕妇及哺乳期妇女尽量避免使用 5. 避免本品与小剂量阿司匹林同用以防后者减效 6. 有消化道溃疡病史、支气管哮喘、心功能不全、高血压、血友病或其他出血性疾病、有骨髓功能减退病史的患者慎用
药典与处方集	Chin. P.、Eur. P.、Int. P.、Jpn. P.、Pol. P.、USP、Viet. P.；CNF
目录类别	【基、保（甲/乙）】
备注	
■ 药品名称	塞来昔布 Celecoxib
适应证	本品用于缓解手术前后的急性疼痛
制剂与规格	塞来昔布胶囊：①100mg；②200mg
用法用量	口服：成人一次400mg，一日1次，疗程不超过7天
注意事项	1. 本品导致胃肠黏膜损伤而引起消化性溃疡和出血的风险较其他传统非甾体抗炎药为少。适用于有消化性溃疡、肠道溃疡、胃肠道出血病史者 2. 有心血管风险者慎用 3. 本品长期服用可引起血压升高、钠潴留、水肿等 4. 与磺胺类药有交叉过敏反应 5. 有支气管哮喘病史、过敏性鼻炎、荨麻疹病史者慎用 6. 有中度肝肾损害者，本品剂量应减低而慎用 7. 服用本品时不能停服因防治心血管病所需服用的小剂量阿司匹林，但两者同服会增加胃肠道不良反应 8. 孕妇及哺乳期妇女禁用本品

续　表

药典与处方集	CNF
目录类别	【保（乙）】
备注	
■ 药品名称	氟比洛芬　Flurbiprofen
适应证	本品用于术后及癌症的镇痛
制剂与规格	氟比洛芬酯注射液：5ml：50mg
注意事项	1. 妊娠妇女应用的安全性尚未确立 2. 应用本品过程中避免哺乳（可能会转移到母乳中） 3. 有消化道溃疡既往史的患者，有出血倾向、血液系统异常或有既往史的患者，心、肝、肾功能不全或有既往史的患者及高血压患者，有过敏史的患者，有支气管哮喘的患者慎用。 4. 儿童使用的安全性尚未确定 5. 要特别当心老年患者出现不良反应，要从小剂量开始慎重给药 6. 尽量避免与其他的非甾体抗炎药合用 7. 不能用于发热患者的解热和腰痛症患者的镇痛
药典与处方集	Eur. P.、Jpn. P.、USP；CNF
目录类别	【保（乙）】
备注	
■ 药品名称	洛索洛芬　Loxoprofen
适应证	本品用于术后的镇痛
制剂与规格	1. 洛索洛芬钠片：60mg 2. 洛索洛芬钠胶囊：60mg
用法用量	口服：不宜空腹服药，成人一次顿服 60mg，应随年龄及症状适宜增减。但原则上一日 2 次，一日最大剂量不超过 180mg，或遵医嘱
注意事项	1. 妊娠期妇女用药应权衡利弊 2. 哺乳期妇女用药时停止哺乳 3. 有消化性溃疡既往史患者，血液异常或有其既往史患者，肝损害或有其既往史患者，肾损害或有其既往史患者，心功能异常患者，有过敏症既往史患者，支气管哮喘患者，高龄者慎用 4. 用于急性疾患时，应考虑急性炎症、疼痛及发热程度而给药，原则上避免长期使用同一药物 5. 有长期使用非甾体抗炎药可导致女性暂时性不育的报道
药典与处方集	Jpn. P.；CNF

续 表

目录类别	【保（乙）】
备注	
■ 药品名称	氯诺昔康 Lornoxicam
适应证	本品用于急性轻度至中度疼痛
制剂与规格	氯诺昔康片：8mg
用法用量	一日 8~16mg。如需反复用药，一日最大剂量为 16mg
注意事项	1. 肝肾功能受损者，有胃肠道出血或十二指肠溃疡病史者，凝血障碍者，老年人以及哮喘患者慎用 2. 已知对非甾体类抗炎药（如阿司匹林）过敏者、由水杨酸诱发的气管哮喘者、急性胃肠出血或急性胃或肠溃疡者、严重心功能不全者、严重肝功能不全者、血小板计数明显减低者、妊娠和哺乳期患者、年龄小于 18 岁者禁用
药典与处方集	CNF
目录类别	【保（乙）】
备注	
■ 药品名称	帕瑞昔布 Parecoxib
适应证	本品用于手术后疼痛的短期治疗
制剂与规格	注射用帕瑞昔布钠：①20mg；②40mg（以帕瑞昔布钠计）
用法用量	1. 静脉或肌内注射推荐剂量为 40mg，随后视需要间隔 6~12 小时给予 20mg 或 40mg，每天总剂量不超过 80mg。肌内注射应选择深部肌肉缓慢推注。疗程不超过 3 天 2. 可使用氯化钠溶液 9mg/ml（0.9%）、葡萄糖注射液 50g/L（5%）、氯化钠 4.5mg/ml（0.45%）和葡萄糖 50g/L（5%）注射液作为溶媒 3. 对于老年患者（≥65 岁）不必进行剂量调整。对于体重低于 50kg 的老年患者，本品的初始剂量应减至常规推荐剂量的一半且每日最高剂量应减至 40mg 4. 肝肾功能损伤者、中度肝功能损伤者应慎用，剂量应减至常规用量的一半，且每日最高剂量降至 40mg。对肾功能损伤者不必调整剂量

续　表

注意事项	1. 妊娠期妇女不推荐在妊娠期前三分之二阶段或分娩期使用本品 2. 哺乳期妇女不宜使用本品 3. 具有发生心血管事件的高危因素者（如：高血压、高血脂、糖尿病、吸烟）、老年人、服用其他非甾体抗炎药如（阿司匹林）或有过胃肠道疾病病史者（如溃疡或胃肠道出血）、脱水患者、口服华法林或其他口服抗凝血药者慎用 4. 儿童不推荐使用 5. 建议临床连续使用不超过三天 6. 治疗期间不能中止抗血小板治疗
药典与处方集	CNF
目录类别	【保（乙）】
备注	
■ 药品名称	醋氯芬酸　Aceclofenac
□ 其他名称	悦意宁
适应证	骨关节炎、类风湿关节炎和强直性脊椎炎等引起的疼痛和炎症的症状治疗
制剂与规格	醋氯芬酸缓释片：0.2g
用法用量	口服：必须整片吞服，勿嚼碎。每次 0.2g（一片），每日一次，或遵医嘱
注意事项	1. 口服时必须整片吞服，勿嚼碎。嚼碎会影响缓释效果，增加副作用发生的可能性 2. 有胃肠道疾病的患者或有消化道溃疡、脑血管出血、溃疡性结肠炎、Crobn's 病、系统性红斑狼疮（SLE）、卟啉病及造血和凝血功能障碍病史患者应慎用或在密切监控下使用 3. 轻度、中度肝、肾、心功能不全者以及有体液潴留、用利尿药治疗或其他同样有低血容量危险的患者应慎用 4. 服用非甾体消炎药后出现头晕和中枢神经系统其他障碍的患者应避免开车或从事机械操作 5. 长期服用非甾体抗炎镇痛药患者应经常检查，以防对肝肾功能和血细胞计数的不良影响
药典与处方集	CNF
目录类别	【保（乙）】
备注	

续 表

■ 药品名称	地佐辛 Dezocine
□ 其他名称	加罗宁
适应证	需要使用阿片类镇痛药治疗的各种疼痛
制剂与规格	地佐辛注射液：每支 5mg（1ml）
用法用量	1. 肌内注射：单剂量 5~20mg，应根据病人的体重、年龄、疼痛程度、身体状况及服用其他药物的情况调节剂量。必要时每隔 3~6 小时给药 1 次，最高剂量为 120mg/天 2. 静脉注射：初剂量为 5mg，以后每 2~4 小时给予 2. 5~10mg
注意事项	1. 本品含有焦亚硫酸钠，硫酸盐对于某些易感者可能引起致命性过敏反应和严重哮喘 2. 本品为强效阿片类镇痛药，应在医院内使用，对麻醉药有依赖性、脑损伤、颅内损伤或颅内压高的病人慎用或避免使用 3. 患有呼吸抑制、哮喘、呼吸梗阻，肝、肾功能不全者应减量使用 4. 胆囊手术者慎用 5. 使用本品的患者在药物作用存在时，不应开车或操作危险的机器 6. 妊娠期及哺乳期妇女慎用 7. 18 岁以下患者用药的安全性和有效性尚未确定
药典与处方集	
目录类别	
备注	

第五节 肠外营养药

■ 药品名称	脂肪乳注射液（$C_{14\sim24}$） Fat Emulsion Injection（$C_{14\sim24}$）
适应证	本品用于肠外营养补充能量及必需脂肪酸
制剂与规格	脂肪乳注射液（$C_{14\sim24}$）：①10%100ml；②10%250ml；③10%500ml；④20%100ml；⑤20%250ml；⑥20%500ml；⑦30%100ml；⑧30%250ml

续　表

用法用量	本品常用于配制含葡萄糖、脂肪、氨基酸、电解质、维生素和微量元素等的“全合一”营养混合液。本品也可与葡萄糖氨基酸混合注射液通过 Y 型管混合后输入体内，适用于中心静脉和适用于外周静脉 静脉滴注： 1. 成人按脂肪量计，剂量在一日 2g 三酰甘油/kg 内为宜。10%和 20%脂肪乳注射液（$C_{14\sim24}$）500ml 的输注时间分别不少于 5 小时和 10 小时；30%脂肪乳注射液（$C_{14\sim24}$）250ml 的输注时间不少于 8 小时 2. 新生儿和婴儿：脂肪乳注射液（$C_{14\sim24}$）使用剂量为一日 0.5～4g 三酰甘油/kg，输注速度不超过每小时 0.17g/kg。对早产儿及低体重新生儿，应 24 小时连续输注，开始剂量为按体重一日 0.5～1g/kg，以后逐渐增加至一日 2g/kg。应征求儿科医师的意见
注意事项	1. 本品慎用于脂肪代谢功能减退的患者 2. 新生儿和未成熟儿伴高胆红素血症或可疑肺动脉高压者应慎用本品 3. 连续使用本品一周以上者，或在临床上有需要时，应做脂肪廓清观察 4. 脂肪乳输注期间，血脂以不从原来水平有明显增加为佳 5. 休克和严重脂质代谢紊乱、低钾血症、水钠潴留、低渗性脱水、不稳定代谢、酸中毒等、失代偿性糖尿病、急性心肌梗死、脑卒中、栓塞、不明原因昏迷的患者、重度肝功能障碍和凝血功能障碍患者、伴有酮症的糖尿病患者、对本品中各成分（如大豆油、卵磷脂等）有过敏反应的患者禁用
药典与处方集	CNF
目录类别	【保（乙）】
备注	
■ 药品名称	ω-3 鱼油脂肪乳注射液　ω-3 Fish Oil Fat Emulsion Injection
适应证	本品用于肠外营养支持时，补充长链 ω-3 脂肪酸。常用于调整患者 ω-3脂肪酸和 ω-6 脂肪酸的比例到 1∶3 左右
制剂与规格	ω-3 鱼油脂肪乳注射液：① 50ml∶5g（精制鱼油）与 0.6g（卵磷脂）；②100ml∶10g（精制鱼油）与 1.2g（卵磷脂）
用法用量	本品应与其他脂肪乳同时使用。一日剂量：按体重一日输注本品 1～2ml/kg，相当于鱼油 0.1～0.2g/kg。最大滴注速度，按体重一小时的滴注速度不可超过 0.5ml/kg，相当于不超过鱼油 0.05g/kg。应严格控制最大滴注速度，否则血清三酰甘油会出现升高。本品临床应用不应超过 4 周延长应用时间时，需由医师根据临床需要来定

续 表

注意事项	1. 孕妇及哺乳期妇女不推荐使用 2. 使用本品有可能延长出血时间，抑制血小板聚集，因此接受抗凝治疗的患者应慎用本品 3. 临床应用本品应在4周以内，当医疗需要超过4周时间，应由主治医师结合临床情况进行分析和评估后继续使用
药典与处方集	CNF
目录类别	【保（乙）】
备注	
■ 药品名称	长链脂肪乳注射液（OO） Long Chain Fat Emulsion Injection（OO）
适应证	同脂肪乳注射液（$C_{14\sim24}$）
制剂与规格	长链脂肪乳注射液（OO）20%：① 100ml：20g（脂肪）与1.2g（卵磷脂）；②250ml：50g（脂肪）与3g（卵磷脂）；③1000ml：200g（脂肪）与12g（卵磷脂）
用法用量	适用于进行肠外营养补充脂肪。本品为橄榄油及大豆油混合物。橄榄油的单不饱和脂肪酸（MUFA）含量较高，但没有短期输入后改善临床结局的随机对照临床研究报告
注意事项	同脂肪乳注射液（$C_{14\sim24}$）
药典与处方集	CNF
目录类别	
备注	
■ 药品名称	中/长链脂肪乳注射液（$C_{6\sim24}$）（$C_{8\sim24}$） Medium and Long Chain Fat Emulsion Injection（$C_{6\sim24}$）（$C_{8\sim24}$）
适应证	本品基本同脂肪乳注射液。适用于肝功能轻度受损和创伤后患者
制剂与规格	中/长链脂肪乳注射液（$C_{6\sim24}$）（$C_{8\sim24}$）：①10%250ml：大豆油12.5g与中链三酰甘油12.5g与卵磷脂1.5g；②10% 500ml：大豆油25g与中链三酰甘油25g与卵磷脂3g；③20% 250ml：大豆油25g与中链三酰甘油25g与卵磷脂3g；④20% 500ml；大豆油50g与中链三酰甘油50g与卵磷脂6g
用法用量	同脂肪乳注射液（$C_{14\sim24}$）
注意事项	同脂肪乳注射液（$C_{14\sim24}$）
药典与处方集	CNF

续　表

目录类别	【保（乙）】
备注	
■ 药品名称	中/长链脂肪乳注射液（$C_{8\sim24}$Ve）　Medium and Long Chain Fat Emulsion Injection（$C_{8\sim24}$Ve）
适应证	本品加入维生素 E，有抗注射液中甘油三酸酯被氧化的作用。余同中/长链脂肪乳注射液（$C_{6\sim24}$）（$C_{8\sim24}$）
制剂与规格	中/长链脂肪乳注射液（$C_{8\sim24}$Ve）：①10%：500ml；②20%：100ml；③20%：250ml
用法用量	静脉滴注，按脂肪量计算，剂量一日按体重 1~2g 三酰甘油/kg 滴注速度每小时 0.125g 三酰甘油/kg。余参见中/长链脂肪乳注射液（$C_{6\sim24}$）（$C_{8\sim24}$）
注意事项	同中/长链脂肪乳注射液（$C_{6\sim24}$）（$C_{8\sim24}$）
药典与处方集	CNF
目录类别	【保（乙）】
备注	
■ 药品名称	结构脂肪乳注射液（$C_{6\sim24}$）　Structural Fat Emulsion Injection（$C_{6\sim24}$）
适应证	同中/长链脂肪乳注射液（$C_{6\sim24}$）（$C_{8\sim24}$）
制剂与规格	结构脂肪乳注射液（$C_{6\sim24}$）：①20% 250ml：结构三酰甘油 50g；②20% 500ml：结构三酰甘油 100g
用法用量	静脉滴注：按体重 1~1.5g 三酰甘油/kg，每小时 0.15g 三酰甘油/kg，余见中/长链脂肪乳注射液（$C_{6\sim24}$）（$C_{8\sim24}$）
注意事项	同中/长链脂肪乳注射液（$C_{6\sim24}$）（$C_{8\sim24}$）
药典与处方集	CNF
目录类别	
备注	
■ 药品名称	复方氨基酸（18AA）　Compound Amino Acid（18AA）
适应证	改善外科手术前、后患者的营养状态

续 表

制剂与规格	复方氨基酸注射液（18AA）：①250ml∶12.5g（总氨基酸）；②500ml∶25g（总氨基酸）；③250ml∶30g（总氨基酸）
用法用量	均需缓慢静脉滴注。根据年龄、病情、症状、体重等决定用量。一般一日按体重输入0.1~0.2g氮/kg较适宜，非蛋白热卡氮之比约为120~150∶1，应同时给予足够的能量、适量的电解质、维生素及微量元素
注意事项	1. 本品须缓慢输入 2. 包装破损或药液变色浑浊等不能使用 3. 本制剂中含有抗氧化剂，偶可引起过敏反应 4. 本品对孕妇安全性的评价尚不明确。哺乳期妇女应避免使用 5. 对于高龄患者，由于生理功能减退，应用本品应减小剂量，或减慢给药速度
药典与处方集	CNF
目录类别	【基、保（甲）】
备注	
■ 药品名称	**复方氨基酸注射液（18AA-Ⅰ）** Compound Amino Acid Injection (18AA-Ⅰ)
适应证	本品同复方氨基酸注射液（18AA）
制剂与规格	复方氨基酸注射液（18AA-Ⅰ）：①250ml∶17.5g（总氨基酸）；②500ml∶35g（总氨基酸）
用法用量	根据病情，缓慢滴注。高龄及重症患者更需缓慢。在配伍合理性得到保证的前提下，可与葡萄糖注射液、脂肪乳注射液及其他营养要素按照适当的比例混合后经中心或周围静脉连续输注，并根据年龄、症状、体重等情况决定用量。余同复方氨基酸注射液（18AA）
儿童剂量	本品用于新生儿和婴儿患者时，应在开始使用一周内逐渐增加剂量，最大剂量为按体重一日30ml/kg
注意事项	同复方氨基酸注射液（18AA）
药典与处方集	CNF
目录类别	
备注	
■ 药品名称	**复方氨基酸注射液（18AA-Ⅱ）** Compound Amino Acid Injection (18AA-Ⅱ)
适应证	本品同复方氨基酸注射液（18AA）

续　表

制剂与规格	复方氨基酸注射液（18AA－II）：①250ml：12.5g（总氨基酸）；②500ml：25g（总氨基酸）；③250ml：21.25g（总氨基酸）；④500ml：42.5g（总氨基酸）；⑤250ml：28.5g（总氨基酸）；⑥500ml：57g（总氨基酸）
用法用量	同复方氨基酸注射液（18AA）
注意事项	同复方氨基酸注射液（18AA）
药典与处方集	CNF
目录类别	
备注	
■ 药品名称	**复方氨基酸注射液（18AA－Ⅲ）　Compound Amino Acid Injection（18AA－Ⅲ）**
适应证	本品同复方氨基酸注射液（18AA）
制剂与规格	复方氨基酸注射液（18AA－Ⅲ）：250ml：25.90g（总氨基酸）
用法用量	同复方氨基酸注射液（18AA）
注意事项	本品含60mEq/L的醋酸根，大量应用或并用电解质输液时应注意电解质与酸碱平衡。同复方氨基酸注射液（18AA）
药典与处方集	CNF
目录类别	
备注	
■ 药品名称	**复方氨基酸注射液（18AA－V）　Compound Amino Acid Injection（18AA－V）**
适应证	本品同复方氨基酸注射液（18AA）
制剂与规格	本品同复方氨基酸注射液（18AA）
用法用量	本品同复方氨基酸注射液（18AA）
注意事项	本品含盐酸盐，大量输入可能导致酸碱失衡
药典与处方集	CNF
目录类别	
备注	

续　表

■ 药品名称	复方氨基酸注射液（18AA-Ⅶ）　Compound Amino Acids Injection（18AA- Ⅶ）
适应证	本品同复方氨基酸注射液（18AA）
制剂与规格	复方氨基酸注射液（18AA- Ⅶ）：200ml：20.65g（总氨基酸）
用法用量	1. 周围静脉给药：成人一次 200~400ml，缓慢静脉滴注，用量可根据年龄、症状、体重适当增减。本品最好与糖类同时输注 2. 中心静脉给药：成人一日 400~800ml。可与糖类等混合，由中心静脉 24 小时持续滴注
注意事项	本品含有 80mEq/L 醋酸根，大量给药或与电解质液并用时应注意酸碱平衡。同复方氨基酸注射液（18AA）
药典与处方集	CNF
目录类别	【保（乙）】
备注	
■ 药品名称	复方氨基酸双肽注射液 Compound Amino Acid and Dipeptide Injection
适应证	本品用于接受肠外营养时需要补充谷氨酰胺的患者
制剂与规格	
用法用量	静脉滴注：由于本品的渗透压超过 800 mOsm/L，可在“全合一”中应用。使用剂量取决于人体对氨基酸的需求量。本品一般推荐剂量与一般氨基酸相同。按体重一日输注氨基酸（包括双肽）1~1.5g/kg。推荐输注速度：配制为“全合一”后，应用的总量在 18~24 小时均匀输完。对于有肾脏或肝脏疾病的患者应单独调整剂量
注意事项	本品不应作为其他药物的载体溶液，只能与可配伍的溶液混合，使用时应监测电解质平衡、酸碱平衡和肝功能。使用本品一般不超过 2 周
药典与处方集	
目录类别	
备注	
■ 药品名称	氨基酸葡萄糖注射液　Amino Acid and Glucose Injection
适应证	本品为静脉输注营养用药，适用于不能经胃肠摄取营养、经胃肠摄取营养不足或对肠内营养禁忌的患者

续　表

制剂与规格	氨基酸葡萄糖注射液：2000ml/袋，每袋含 5.5%平衡氨基酸电解质注射液 1000ml，15%葡萄糖电解质注射液 1000ml。电解质包括钾、钠、氯、钙、镁、磷酸盐等
用法用量	根据患者的代谢需要、能量消耗及患者的临床状况选择剂量。输注速度根据剂量、输注溶液的性质、24 小时输注的总液量及输注时间调节。输注时间应长于 12 小时。建议应该加脂肪乳均匀输入（参考脂肪乳的输入方法）。本品可用作中心静脉营养开始时的初始液，与脂肪乳混输适用于术后患者的低氮低热卡肠外营养
注意事项	1. 菌血症患者，高渗性脱水患者，肾衰患者，心衰患者，由于梗阻性泌尿系疾病造成尿量减少的患者，糖尿病患者，尿崩症患者，有胰腺功能障碍的患者应慎用 2. 给药期间，患者的排尿量每天不少于 800ml 3. 肠外营养治疗时，如果怀疑严重酸中毒是由于缺乏维生素 B_1而引起的，应停止肠外营养治疗 4. 临用前即刻混合，药液混浊或包装破损时禁止使用。如果两个腔袋之间的隔膜部分已经被打开，不能使用
药典与处方集	CNF
目录类别	
备注	
■ 药品名称	**脂肪乳氨基酸（17）葡萄糖（11%）注射液　Fat Emulsion, Amino Acids (17) and Glucose (11) Injection**
适应证	本品原则同肠外营养的适应证，如短肠综合征患者和有营养风险的患者
制剂与规格	脂肪乳氨基酸（17）葡萄糖（11%）注射液：塑料输液袋装，2400ml/袋，1920ml/袋，1440ml/袋。每袋三腔中分别包装葡萄糖（11%）注射液、氨基酸（17 种）注射液和脂肪乳（长链）注射液
用法用量	可经周围静脉或中心静脉进行输注。开通腔室间的封条，使三腔内液体混匀，混合液在 25℃下可放置 24 小时。适量添加微量元素及维生素。本品输注速率不宜超过每小时 3.7ml/kg。推荐输注时间为 12～24 小时
注意事项	同脂肪乳注射液（$C_{14\sim24}$）和复方氨基酸注射液（18AA）
药典与处方集	CNF
目录类别	【保（乙）】
备注	

续 表

■ 药品名称	脂肪乳氨基酸（17）葡萄糖（19%）注射液 Fat Emulsion，Amino Acids（17）and Glucose（19）Injection
适应证	本品同脂肪乳氨基酸（17）葡萄糖（11%）注射液
制剂与规格	脂肪乳氨基酸（17）葡萄糖（19%）注射液：塑料输液袋装，2566ml/袋，2053ml/袋，1540ml/袋，1026ml/袋。每袋三腔中分别包装葡萄糖（19%）注射液、氨基酸（17 种）注射液和脂肪乳（20%长链）注射液。容积渗透压约 1060mOsm/L，pH 值约 5.6
用法用量	仅推荐经中心静脉进行输注。输注速率不宜超过每小时 2.6ml/kg。推荐输注时间为 12~24 小时。余同脂肪乳氨基酸（17）葡萄糖（11%）注射液
注意事项	同脂肪乳氨基酸（17）葡萄糖（11%）注射液
药典与处方集	CNF
目录类别	【保（乙）】
备注	

第六节 营 养 药

■ 药品名称	肠内营养粉（AA） Enteral Nutritional Powder（AA）
适应证	本品与肠内营养的适应证基本相同。但更侧重于消化道有部分功能的患者
制剂与规格	肠内营养粉（AA）：本品为原味粉剂，易溶于水，pH 5.3。其主要成分为结晶氨基酸、脂质、碳水化合物、电解质、维生素和微量元素等。每包 80.4g（300ml），总能量为 300kcal，能量密度为 1kcal/ml
用法用量	配制 300ml 全浓度本品方法如下：将 250ml 温水倒入适量容器中，加入 1 袋（80.4g）本品，盖上盖振荡 20 秒，静置 5~10 分钟后，颗粒充分溶解后使用。成人常用量：管饲连续滴入第一天先用 80.4g/袋，化水 300ml，一小时 20ml，根据患者消化道情况逐日增加至维持一日 5~6 包 口服：80.4g/袋，化水 300ml，一小时 50ml。一般口服只能达到 2 袋，很难达到全量

续　表

注意事项	1. 静脉使用，请依医师或营养师指示使用；不宜用于 10 岁以下儿童 2. 用 50℃以上的热水配制营养剂；糖尿病患者应注意控制和监测血糖 3. 肠功能异常者慎用 4. 可室温保存，配制好的制剂可在室温下贮藏 8 小时，配制后冰箱中 4℃下冷藏可贮藏 48 小时 5. 肠梗阻及肠功能紊乱的患者禁用
药典与处方集	CNF
目录类别	【保（乙）】
备注	
■ 药品名称	**谷氨酰胺颗粒　Glutamine Granules**
适应证	本品用于需要补充谷氨酰胺患者的肠内营养补充剂。谷氨酰胺为肠黏膜修复和免疫细胞增殖所需要的营养素
制剂与规格	谷氨酰胺颗粒剂：2.5g（袋）
用法用量	口服：一日 15~30g，加入肠内营养剂中均匀输入。也可根据医嘱，成人一次 5~10g，一日 3 次；温开水溶解后服用，即配即用。儿童每公斤体重一次 0.1~0.2g，一日 3 次
注意事项	对于代偿性肝功能不全的患者，定期监测肝功能。本品中加入肠内营养剂后，24 小时内使用。其水溶液在室温中每天分解量约为 1%~2%
药典与处方集	CNF
目录类别	
备注	
■ 药品名称	**肠内营养混悬液（SP）　Enteral Nutritional Suspension（SP）**
适应证	本品用于有胃肠功能或有部分胃肠道功能有营养风险的住院病人。主要用于：1. 代谢性胃肠道功能障碍（胰腺炎、肠道炎症性疾病、放射性肠炎和化疗、肠瘘、短肠综合征、艾滋病）；2. 危重疾病（大面积烧伤、创伤、脓毒血症、大手术后的恢复期）；3. 营养不良病人的手术前喂养、肠道准备
制剂与规格	肠内营养混悬液：500ml
用法用量	口服或肠道喂养。置入一根喂养管到胃，十二指肠或空肠上段部分，连接喂养管与本品容器。本品能量密度为 1kcal/ml，正常滴速为每小时 100~125ml（开始时滴速宜慢）。①一般病人，一天给以 2000kcal（4 袋），即可满足机体对营养的需求；②高代谢病人（烧伤，多发性创伤），一天 4000kcal（8 袋）；③初次肠道喂养的病人，初始剂量从 1000kcal（2 袋）开始，在 2~3 日内逐渐增加至需要量

续 表

注意事项	1. 不能经静脉输注 2. 胃肠功能异常的患者慎用 3. 肝肾功能不全的患者慎用
药典与处方集	CNF
目录类别	【保（乙）】
备注	
■ 药品名称	短肽型肠内营养粉剂 Short Peptide Enteral Nutrition Powder
适应证	同氨基酸型肠内营养剂
制剂与规格	短肽型肠内营养粉剂，其主要成分为：麦芽糊精、水解乳清蛋白、植物油、中链三酰甘油（MCT）、乳化剂、稳定剂、矿物质、维生素和微量元素等，能量密度为1kcal/ml
用法用量	混悬剂打开前先摇匀，适应全浓度输注无需稀释。操作中注意洗手，避免交叉感染。粉剂在容器中注入50ml温开水，加入1袋，充分混匀，待粉剂完全溶解后，再加温开水至500ml，轻轻搅拌混匀即可。具体用法：①一般病人，一天给以2000kcal（4袋），即可满足机体对营养的需求；②高代谢病人（烧伤、多发性创伤），一天4000kcal（8袋）；③初次肠道喂养的病人，初始剂量从1000kcal（2袋）开始，在2~3日内逐渐增加至需要量
注意事项	非供静脉使用，请遵医嘱使用；妊娠及哺乳期妇女用药具体使用由医生处方决定
药典与处方集	CNF
目录类别	
备注	
■ 药品名称	肠内营养乳剂（TP） Enteral Nutritional Emulsion（TP）
适应证	本品同肠内营养的适应证。本品不含膳食纤维，可用于严重胃肠道狭窄和肠瘘患者
制剂与规格	肠内营养乳剂（TP）：每500ml含蛋白质19g、脂肪17g、碳水化合物69g，以及钠、钾、氯、钙等电解质、多种维生素和微量元素，提供500kcal热量，能量密度为1kcal/ml
用法用量	本品通过管饲或口服使用，应按照患者体重和营养状况计算每日剂量。①以本品为唯一营养来源的患者：推荐剂量为按体重一日30ml（30kcal）/kg；②以本品补充营养的患者：根据患者需要，一日使用500~1000ml。管饲给药时，应逐渐增加剂量，第一天滴速为一小时20ml，以后逐日增加一小时20ml，最大滴速一小时125ml

续 表

注意事项	1. 对于以本品为惟一营养来源的患者，必须监测其液体平衡 2. 应根据患者不同的代谢状况决定是否需要另外补钠 3. 本品提供长期营养时，只适用于禁用膳食纤维的患者。否则应选用含纤维的营养制剂 4. 使用前摇匀，有效期内使用 5. 处于妊娠期初期 3 个月的妇女和育龄妇女一日摄入维生素 A 不应超过 10000U。本品与含维生素 A 的其他营养制剂一起使用时，应考虑这一因素 6. 25℃以下密闭保存。开启后冷处（2~10℃）保存 24 小时 7. 不可应用于消化道功能严重障碍和对本品所含营养物质有先天性代谢障碍，以及 1 岁以下婴儿
药典与处方集	CNF
目录类别	【保（乙）】
备注	
■ 药品名称	肠内营养粉剂（TP） Enteral Nutritional Powder（TP）
适应证	本品同肠内营养的适应证
制剂与规格	肠内营养粉剂（TP）每听 400g，可加水溶解为 1750ml，提供 1750kcal 热量，能量密度为 1kcal/ml。含有蛋白质、碳水化合物、脂肪、维生素和矿物质，不含麸质。本品具有渗透性，重量渗克分子浓度为 443mOsm/kg 水，容积渗克分子浓度为 379mOsm/L。热氮比为 177：1，非蛋白热氮比为 152：1
用法用量	1. 同肠内营养输注的基本原则；混合方法：在杯中加入本品 55.8g，用温开水 200ml，缓慢地搅拌直到溶解为 250ml，400g 粉剂分 7 份。可口服或管饲，遵照医嘱使用 2. 管饲：根据患者的病情和耐受性调整滴速、用量和浓度。额外需要的液体应通过每餐和两餐之间给予温水补足，连续管饲时，给药速度应从 20ml/h 增至正常速度 3. 一日输注前检查胃内残留物，如胃液大于 100ml，应注意调整速度。间歇管饲时，如果患者仍不能忍受可将配方稀释。同时也要定期检查胃内残留物，根据情况调整灌注
注意事项	同肠内营养乳剂（TP）。如不耐受果糖患者及对牛乳或大豆蛋白过敏者慎用
药典与处方集	CNF
目录类别	【保（乙）】
备注	

续 表

■ 药品名称	肠内营养乳剂（TPF） Enteral Nutritional Emulsion（TPF）
适应证	本品同肠内营养适应证，尤其是不能耐受大容量喂养或需要高能量的患者
制剂与规格	肠内营养乳剂（TPF）每500ml中的主要成分包括：蛋白质28g、脂肪29g、碳水化合物94g、膳食纤维10g、电解质、多种维生素和微量元素等，能量密度为1.5kcal/ml
用法用量	同肠内营养乳剂（TP）
注意事项	同肠内营养乳剂（TP）
药典与处方集	CNF
目录类别	【保（乙）】
备注	

■ 药品名称	肠内营养混悬液（TPF） Enteral Nutritional Suspension（TPF）
适应证	本品适用于有胃肠道功能或部分胃肠道功能，而不能或不愿进食足够数量的常规食物。主要用于：危重疾病（大面积烧伤、创伤、脓毒症、大手术后的恢复期）；营养不良患者的手术期前喂养
制剂与规格	肠内营养混悬液（TPF）：本品为灰白色至微黄棕色乳状混悬液，含膳食纤维，味微甜。每500ml含蛋白质，脂肪，碳水化合物，膳食纤维（11g）、以及钠、钾、氯、钙等电解质和多种维生素。有0.75kcal/ml、1kcal/ml、1.5kcal/ml三种能量密度
用法用量	口服或管饲喂养。管饲喂养时，先置入一根喂养管到胃、十二指肠或空肠上段部分，连接喂养管与本品容器。本品能量密度为1kcal/ml，正常滴速为每小时100~125ml（开始时滴速宜慢）。①一般病人，一天给以2000kcal，即可满足机体对营养的需求；②高代谢病人（烧伤，多发性创伤），一天4000kcal；③初次肠道喂养的病人，初始剂量从1000kcal开始，在2~3日内逐渐增加至需要量。④若病人不能摄入过多的液体，如心肾功能不全患者，可酌情使用能量密度为1.5kcal/ml的产品
注意事项	1. 不宜用于要求低渣膳食的病人 2. 严禁静脉输注 3. 在使用过程中，需注意液体平衡，保证足够的液体输入，以补充由纤维素排泄所带走的水分 4. 严重糖代谢异常的患者慎用 5. 严重肝肾功能不全的患者慎用
药典与处方集	CNF

续　表

目录类别	【保（乙）】
备注	
■ 药品名称	整蛋白型肠内营养剂（粉剂）　Intacted Protein NPEnteral Nutrition Powder
适应证	本品同肠内营养粉剂（TP）
制剂与规格	整蛋白型肠内营养剂（粉剂），每听 320g，加水混合易成白色乳状液体 1500ml，提供 1500kcal 热量。主要成分麦芽糊精、酪蛋白、植物油、矿物质、维生素和微量元素等
用法用量	混合方法：在容器中注入 500ml 温开水，加入 320g，充分混合。待粉剂完全溶解后，再加温开水至 1500ml，轻轻搅拌混匀，或用所附的小匙，取 9 平匙，溶于 50ml 温开水中充分混合，待完全溶解后，加温开水至 200ml 以满足少量使用的要求。具体用法为： 1. 口服：一次 50ml/h 2. 管饲喂养：先置入一根喂养管到胃、十二指肠或空肠上段部分，连接喂养管与本品容器。正常滴速为每小时 100~125ml（开始时滴速宜慢）。①一般病人，一天给以 2000kcal，即可满足机体对营养的需求；②高代谢病人（烧伤，多发性创伤），一天 4000kcal；③初次肠道喂养的病人，初始剂量从 1000kcal 开始，在 2~3 日内逐渐增加至需要量
注意事项	同肠内营养粉剂（TP）
药典与处方集	CNF
目录类别	【保（乙）】
备注	

第七节　局部麻醉药

■ 药品名称	利多卡因　Lidocaine
适应证	本品主要用于浸润麻醉、硬膜外麻醉、表面麻醉（包括在胸腔镜检查或腹腔手术时作黏膜麻醉用）及神经传导阻滞。亦可用于急性心肌梗死后室性早搏和室性心动过速，以及洋地黄类中毒、心脏外科手术及心导管引起的室性心律失常，对室上性心律失常通常无效

续　表

制剂与规格	1. 盐酸利多卡因注射液：①5ml：50mg；②5ml：100mg；③10ml：200mg；④20ml：400mg 2. 碳酸利多卡因注射液：①5ml：86.5mg；②10ml：173mg（均按利多卡因计算）
用法用量	1. 成人常用量：①表面麻醉：2%~4%溶液一次不超过100mg。注射给药时一次量不超过4.5mg/kg（不用肾上腺素）或7mg/kg（用1:200000浓度的肾上腺素）；②骶管阻滞用于分娩镇痛：用1.0%溶液，以200mg为限；③硬脊膜外阻滞：胸腰段用1.5~2.0%溶液，250~300mg；④浸润麻醉或静脉注射区域阻滞：用0.25~0.5%溶液，50~300mg；⑤外周神经阻滞：臂丛（单侧）用1.5%溶液，250~300mg；牙科用2%溶液，20~100mg；肋间神经（每支）用1%溶液，30mg，300mg为限；宫颈旁浸润用0.5%~1.0%溶液，左右侧各100mg；椎旁脊神经阻滞（每支）用1.0%溶液，30~50mg，300mg为限；阴部神经用0.5~1.0%溶液，左右侧各100mg；⑥交感神经节阻滞：颈星状神经用1.0%溶液，50mg；腰麻用1.0%溶液，50~100mg；⑦一次限量，不加肾上腺为200mg（4mg/kg），加肾上腺素为300~350mg（6mg/kg）；静脉注射区域阻滞，极量4mg/kg；治疗用静脉注射，第一次初量1~2mg/kg，极量4mg/kg，成人静滴每分钟以1mg为限；反复多次给药，间隔时间不得短于45~60分钟 2. 儿童常用量：随个体而异，一次给药总量不得超过4.0~4.5mg/kg，常用0.25%~0.5%溶液，特殊情况才用1%溶液
注意事项	1. 肝肾功能障碍者慎用 2. 妊娠期妇女慎用 3. 新生儿用药可引起中毒，早产儿应慎用 4. 老年人用药应根据需要和耐受程度调整剂量，大于70岁的患者剂量应减半
药典与处方集	Chin. P.、Eur. P.、Int. P.、Pol. P.、USP、Viet. P.；CNF
目录类别	【基、保（甲）】
备注	
■ 药品名称	布比卡因　Bupivacaine
适应证	本品用于局部浸润麻醉、外周神经阻滞和椎管内阻滞
制剂与规格	盐酸布比卡因注射液：①5ml：12.5mg；②5ml；25mg；③5ml：37.5mg；④2ml：15mg

续　表

用法用量	1. 臂丛神经阻滞：0.25%溶液 20～30ml 或 0.375%溶液 20ml（50～70mg） 2. 骶管阻滞：0.25%溶液 15～30ml（37.5～75mg）或 0.5%溶液 15～20ml（75～100mg） 3. 硬脊膜外间隙阻滞：0.25%～0.375%溶液可以镇痛，0.5%可用于一般的腹部手术等 4. 局部浸润：总用量一般以 175～200mg（0.25%，70～80ml）为限，24 小时内分次给药，一日极量 400mg 5. 交感神经节阻滞的总用量：50～125mg（0.25%，20～50ml） 6. 蛛网膜下腔阻滞常用量：5～15mg，并加 10%葡萄糖成高密度液或用脑脊液稀释成近似等密度液
注意事项	12 岁以下儿童慎用
药典与处方集	CNF
目录类别	【基、保（甲）】
备注	
■ 药品名称	左布比卡因　Levobupivacaine
适应证	本品主要用于外科硬膜外阻滞麻醉
制剂与规格	盐酸左布比卡因注射液：①5ml：37.5mg；②10ml：50mg
用法用量	成人 1. 用于神经阻滞或浸润麻醉：一次最大剂量 150mg 2. 外科硬膜外阻滞：0.5%～0.75%，10～20ml，50～150mg 中度至全部运动阻滞
注意事项	1. 妊娠期妇女用本品应权衡利弊 2. 大部分局部麻醉药能排入母体乳汁中，故哺乳期妇女用本品时需注意 3. 肝肾功能严重不全、低蛋白血症、对本品过敏患者或对酰胺类局麻药过敏者禁用 4. 本品不用于 12 岁以下儿童，其安全性有待证实
药典与处方集	CNF
目录类别	【保（乙）】
备注	
■ 药品名称	普鲁卡因　Procaine
适应证	本品用于浸润麻醉、神经阻滞麻醉、蛛网膜下腔麻醉、硬膜外麻醉及封闭疗法等

续 表

制剂与规格	1. 盐酸普鲁卡因注射液：①2ml：40mg；②10ml：100mg；③20ml：50mg；④20ml：100mg 2. 注射用盐酸普鲁卡因：150mg
用法用量	1. 局部浸润麻醉：注射范围较大的，一般用0.25~0.5%溶液；注射范围较小的，用1%溶液。本品一次用量为：不加肾上腺素时不得超过0.5g，加肾上腺素时不得超过1g。每小时不得超过1.5g 2. 神经传导阻滞麻醉：使用本品1%~2%溶液。本品一次用量为：不加肾上腺素时不得超过0.5g，加肾上腺素时不得超过1g（指、趾的麻醉不得加肾上腺素）。每小时不得超过1g 3. 蛛网膜下腔阻滞麻醉：一次不宜超过150mg，麻醉作用约可持续1小时，主要用于腹部以下持续时间不长的手术 4. 硬膜外麻醉：2%溶液，一般一次注射20~25ml。每小时不得超过0.75g 5. 封闭疗法：将本品液注射于与病变有关的神经周围或病变部位，用量同局部浸润麻醉
注意事项	1. 妊娠期妇女用本品应权衡利弊 2. 儿童用本品的毒性反应比成人严重，故慎用 3. 心、肾功能不全，重症肌无力、败血症、恶性高热患者及对本品过敏者禁用
药典与处方集	Chin. P.、Eur. P.、Int. P.、Jpn. P.、Pol. P.、USP、Viet. P.；CNF
目录类别	【基、保（甲）】
备注	
■ 药品名称	罗哌卡因 Ropivacaine
适应证	1. 外科手术麻醉：①硬膜外麻醉，包括剖宫产术；②区域阻滞 2. 急性疼痛控制：①持续硬膜外输注或间歇性单次用药，如术后或分娩疼痛；②区域阻滞
制剂与规格	盐酸罗哌卡因注射液：①10ml：20mg；②10ml：75mg；③10ml：100mg；④20ml：40mg；⑤20ml：150mg；⑥20ml：200mg
用法用量	区域阻滞（如末梢神经阻滞和浸润麻醉）：7.5mg/ml，1~30ml，总用量7.5~225mg
注意事项	1. 妊娠期妇女慎用 2. 本品不用于12岁以下的儿童 3. 对于高龄或伴有其他严重疾患诸如患有心脏传导部分或全部阻滞、严重肝病或严重肾功能不全等疾病而需施用区域麻醉的患者，在实施麻醉前，应尽力改善患者的状况，药物剂量也应随之调整
药典与处方集	USP；CNF

续　表

目录类别	【保（乙）】
备注	
■ 药品名称	丁卡因　Tetracaine
适应证	本品用于硬膜外阻滞、蛛网膜下腔阻滞、神经传导阻滞、黏膜表面麻醉
制剂与规格	1. 注射用盐酸丁卡因：①10mg；②15mg；③20mg；④50mg。 2. 盐酸丁卡因注射液：①3ml∶30mg；②5ml∶50mg；③10ml∶30mg
用法用量	本品为粉针剂，需加氯化钠注射液或灭菌注射用水溶解使用。药液浓度及用量按用途分别如下： 1. 硬膜外阻滞：常用浓度为0.15%~0.3%溶液，与盐酸利多卡因合用，最高浓度为0.3%，一次常用量为40~50mg，极量为80mg 2. 蛛网膜下腔阻滞：常用其混合液（1%盐酸丁卡因1ml与10%葡萄糖注射液1ml、3%盐酸麻黄素1ml混合使用），一次常用量为10mg，15mg为限量，20mg为极量 3. 神经传导阻滞：常用浓度0.1%~0.2%，一次常用量为40~50mg，极量为100mg 4. 黏膜表面麻醉：常用浓度1%，眼科用1%等渗溶液，耳鼻喉科用1%~2%溶液，一次限量为40mg
注意事项	1. 肝功能不全，血浆胆碱酯酶活动减弱时应减量 2. 妊娠期妇女使用局部麻药作硬膜外阻滞时用量需减少 3. 对于哺乳期妇女，尚未见药物进入乳汁的报道 4. 以下情况慎用：5岁以内儿童慎用。皮肤或黏膜表面损伤、感染严重的部位需慎用 5. 对儿童、年老体弱、营养不良、饥饿状态易出现毒性反应，应减量 6. 对本品过敏者、严重过敏性体质者，心、肾功能不全以及重症肌无力等患者禁用
药典与处方集	USP；CNF
目录类别	【保（甲）】
备注	

第八节　口服泻药

■ 药品名称	欧车前亲水胶　Psyllium Hydrophilic Mucilloid
适应证	本品用于： 1. 便秘及相关疾病：功能性便秘、肠易激综合征、憩室病、痔疮、肛裂、肛肠手术及其他外科手术后，维持正常的排便功能 2. 非特异性腹泻 3. 高胆固醇血症 4. 非胰岛素依赖型糖尿病的辅助治疗
制剂与规格	欧车前亲水胶散：6g
用法用量	口服：成人一次 6g，一日 1~3 次，以 300ml 水搅匀后，于餐后半小时服用
注意事项	1. 对老年人、体弱、肠道狭窄、胃肠动力不足者应认真监护 2. 妊娠及哺乳期妇女、婴幼儿
药典与处方集	Eur. P.、Pol. P.、USP；CNF
目录类别	
备注	
■ 药品名称	硫酸镁　Magnesium Sulfate
适应证	本品用于导泻、肠道清洗；十二指肠引流及治疗胆绞痛
制剂与规格	1. 硫酸镁溶液：100ml：33g 2. 硫酸镁注射液（可用于口服）：①10ml：1g；②10ml：2.5g
用法用量	口服：用于导泻，一次 5~20g，一日 1 次，用水 100~400ml 溶解后顿服。用于利胆，服用 33%的溶液剂，一次 10ml，一日 3 次
注意事项	1. 肾功能不全者慎用 2. 儿童及老年人慎用 3. 妊娠及经期妇女
药典与处方集	Chin. P.、Eur. P.、Jpn. P.、Pol. P.、USP、BP；CNF
目录类别	【基、保（甲）】
备注	
■ 药品名称	比沙可啶　Bisacodyl
适应证	本品用于便秘的治疗，腹部 X 线检查或内镜检查前以及手术前后清洁肠道

续　表

制剂与规格	1. 比沙可啶片：①5mg；② 10mg 2. 比沙可啶栓：①5mg；②10mg
用法用量	1. 口服：成人一次 5~10mg，一日 1 次。 2. 直肠给药：一次 10mg，一日 1 次。造影检查和手术前服用，手术前一日晚上口服或直肠用栓 10~20mg，早上再服 10mg（片剂起效时间 10~12 小时，栓剂起效时间 20~60 分钟）
注意事项	1. 妊娠期妇女慎用，哺乳期妇女在用药期间应停止哺乳 2. 6 岁以下儿童不建议用此药；新生儿禁忌直肠给药
药典与处方集	Chin. P.、Eur. P.、Jpn. P.、Pol. P.、USP、BP；CNF
目录类别	
备注	
■ 药品名称	酚酞　Phenolphthalein
适应证	本品用于治疗便秘，也可在结肠镜检查或 X 线检查时用作肠道清洁剂
制剂与规格	酚酞片：① 50mg；②100mg
用法用量	口服：成人一日 50~200mg，根据患者情况而增减；1~2.5 岁儿童，一日 15~20mg，2.6 岁以上儿童，一日 30~60mg。一般应睡前顿服，服药后约 8 小时排便
注意事项	1. 幼儿及妊娠期妇女慎用 2. 婴儿和哺乳期妇女
药典与处方集	Chin. P.、Eur. P.；CNF
目录类别	【基、保（甲）】
备注	
■ 药品名称	蓖麻油　Oleum Rinii
适应证	本品用于外科手术前或诊断检查前清洁肠道之用；用于器械润滑
制剂与规格	
用法用量	口服：成人一次 10~20ml，总量不超过 60ml；儿童一次 5~15ml，小于 2 岁的婴幼儿，一次 1~5ml
注意事项	妊娠及经期妇女
药典与处方集	Eur. P.、Jpn. P.、USP；CNF
目录类别	【保（乙）】
备注	

续 表

■ 药品名称	乳果糖 Lactulose
适应证	本品用于慢性或习惯性便秘，并预防和治疗各种肝病引起的高血氨症以及高血氨所致的肝性脑病
制剂与规格	1. 乳果糖粉：①5g；②100g 2. 乳果糖溶液：10ml：6.7g：①100ml：66.7g；②300ml：200g 3. 乳果糖口服溶液：①10ml：5g；②100ml：50g；③15ml：10g
用法用量	1. 口服：用于便秘，成人一次 5~10g，一日 1~2 次；6~12 岁儿童一次 5g，1~5 岁儿童一次 3g，婴儿一次 1.5g，均一日 1~2 次 2. 用于肝性脑病者，①成人常规用药：口服：起初 1~2 日，一次 10~20g，一日 2~3 次，后改为一次 3~5g，一日 2~3 次，以一日排软便 2~3 次为宜。灌肠：200g 加适量水，保留或流动灌肠 30~60 分钟，每 4~6 小时一次。②儿童和婴儿的初始量为 1.7~6.7g，分次给予；年龄较大的儿童和青少年一日 27~60g，后调整剂量到每天 2~3 次软便
注意事项	以下情况慎用：妊娠初始 3 个月妇女、乳果糖不耐受者、糖尿病患者
药典与处方集	Eur. P.、Jpn. P.、Chin. P.、USP；CNF
目录类别	【保（乙）】
备注	
■ 药品名称	**聚乙二醇 4000 Macrogol 4000**
适应证	本品用于成人及 8 岁以上儿童（包括 8 岁）便秘的症状治疗
制剂与规格	聚乙二醇：10g
用法用量	口服：成人和 8 岁以上儿童一次 10g，一日 1~2 次，或一日 20g，一次顿服，将每袋本品溶解在一杯水中服用
注意事项	妊娠及哺乳期妇女慎用
药典与处方集	Eur. P.、USP；CNF
目录类别	【保（乙）】
备注	
■ 药品名称	**液状石蜡 Liquid Paraffin**
适应证	本品用于肠梗阻、肠粪块嵌塞、便秘，也用于器械润滑
制剂与规格	
用法用量	口服：成人一次 15~45ml，一日 2 次；6 岁以上儿童，一次 10~15ml，睡前服用

续　表

注意事项	婴幼儿禁用
药典与处方集	Chin. P.、Eur. P.、Jpn. P.、Pol. P.、USP；CNF
目录类别	【保（乙）】
备注	

第九节　人血白蛋白

■ 药品名称	人血白蛋白　Human Serum Albumin
适应证	本品用于失血创伤引起的休克，肝硬化引起的水肿或腹水，低蛋白血症的防治
制剂与规格	1. 人血白蛋白注射液：①20%，25ml；②20%，50ml；③25%，50ml 2. 冻干人血白蛋白：①5g；②10g
用法用量	1. 用法：一般采用静脉滴注或静脉注射。为防止大量注射时组织脱水，可采用5%葡萄糖注射液或氯化钠注射液适当稀释作静脉滴注。滴注速度应以每分钟不超过2ml为宜，但在开始15分钟内，应特别注意速度缓慢，逐渐加速至上述速度 2. 用量：使用剂量由医师酌情考虑，一般因严重烧伤或失血等所致休克，可直接注射本品5~10g，隔4~6小时重复注射1次。在治疗肾病及肝硬化等慢性白蛋白缺乏症时，可每日注射本品5~10g，直至水肿消失，血清白蛋白含量恢复正常为止
注意事项	对孕妇或可能妊娠妇女的用药应慎重，如有必要应用时，应在医师指导和严密观察下使用；肾功能不全者禁用
药典与处方集	Eur. P.、USP；CNF
目录类别	【保（乙）】
备注	

第十节　利　尿　剂

■ 药品名称	氢氯噻嗪　Hydrochlorothiazide
适应证	本品用于水肿性疾病，高血压，中枢性或肾性尿崩症，肾石症（预防含钙盐成分形成的结石）

续　表

制剂与规格	氢氯噻嗪片：①6.25mg；②10mg；③25mg；⑤50mg
用法用量	1. 成人：水肿性疾病，一次25~50mg，一日1~2次，或隔日治疗，或一周连服3~5日；高血压，一日25mg~100mg，分1~2次服用，并按降压效果调整剂量 2. 儿童：按体重一日1~2mg/kg或按体表面积一日30~60mg/m^2，分1~2次服，并按疗效调整剂量；小于6个月的婴儿剂量可达一日3mg/kg
注意事项	1. 严重肝功能损害者，水、电解质紊乱可诱发肝昏迷 2. 本品能通过胎盘屏障，对妊娠高血压综合征无预防作用，妊娠期妇女慎用 3. 以下情况慎用：糖尿病，高尿酸血症或痛风，高钙血症，低钠血症，红斑狼疮，胰腺炎，交感神经切除者，婴儿黄疸，哺乳期妇女 4. 老年人应用本类药物较易发生低血压、电解质紊乱和肾功能损害
药典与处方集	Chin. P.、Eur. P.、Int. P.、Jpn. P.、Pol. P.、USP、Viet. P.；CNF
目录类别	【基、保（甲）】
备注	
■ 药品名称	氯噻酮　Chlortalidone
适应证	本品用于急慢性肾炎水肿、慢性肾衰竭早用于水肿性疾病（充血性心力衰竭、肝硬化腹水、肾病综合征），高血压，中枢性或肾性尿崩症，肾石症的预防
制剂与规格	氯噻酮片：①50mg；②100mg
用法用量	1. 成人剂量：①治疗水肿性疾病，一日25~100mg，或隔日100~200mg；或一日100~200mg，一周连服3日。当肾脏疾病肾小球滤过率低于每分钟10ml时，用药间歇应在24~48小时以上。②治疗高血压，一次25~100mg，一日1次或隔日1次，与其他抗高血压药联合应用时一日12.5~25mg 2. 儿童剂量：按体重一次2mg/kg，一日1次，一周连服3日
注意事项	1. 高尿酸血症或有痛风病史，严重肝功能损害，高钙血症，低钠血症，红斑狼疮，胰腺炎，交感神经切除者，有黄疸的婴儿 2. 严重肝功能损害时慎用，低血钾可能造成肝昏迷 3. 无尿或严重肾功能减退者（GFR≤20ml/min）慎用 4. 能通过胎盘屏障，对妊娠高血压综合征无预防作用，故妊娠期妇女使用应慎重 5. 哺乳期妇女不宜服用
药典与处方集	CNF

续 表

目录类别	
备注	
■ 药品名称	呋塞米 Furosemide
适应证	1. 充血性心力衰竭，肝硬化，肾脏疾病（肾炎、肾病及各种原因脑水肿等 2. 预防急性肾衰竭，用于各种原因导致的肾脏血流灌注不足，如失水、休克、中毒、麻醉意外以及循环功能不全等。在纠正血容量不足的同时及时应用，可减少急性肾小管坏死的机会 3. 高血压危象 4. 高钾血症、高钙血症、稀释性低钠血症（尤其是当血钠浓度低于120mmol/L 时） 5. 抗利尿激素分泌过多症 6. 急性药物及毒物中毒
制剂与规格	1. 呋塞米片：20mg 2. 呋塞米注射液：2ml：20mg 3. 复方呋塞米片：每片含呋塞米 20mg，盐酸阿米洛利 2.5mg，口服，一日一次，一次 1 片。早晨服用，必要时可增至一日 2 片，或遵医嘱
用法用量	1. 口服：①成人：水肿性疾病，起始 20~40mg，一日 1 次，必要时 6~8 小时后追加 20~40mg，直至出现满意利尿效果。最大剂量虽可达一日 600mg，但一般应控制在 100mg 以内，分 2~3 次服，以防过度利尿和不良反应发生。部分患者剂量可减少至 20~40mg，隔日 1 次，或一周中连续服药 2~4 日，一日 20~40mg。高血压，起始一日 40~80 mg，分两次服用，并酌情调整剂量。高钙血症，一日80~120mg，分 1~3 次服。②儿童：治疗水肿性疾病，起始按体重 2mg/kg，必要时 4~6 小时追加 1~2mg/kg。一日最高不超过 40mg。新生儿应延长用药间隔 2. 静脉注射：成人：①水肿性疾病，紧急情况或不能口服者，可静脉注射，开始 20~40mg，必要时每 2 小时追加剂量，直至出现满意疗效。维持用药阶段可分次给药；②急性左心衰竭，起始 40mg 静脉注射，必要时每小时追加 80mg，直至出现满意疗效；③急性肾衰竭，可 200~400mg 加入 100ml 氯化钠注射液内静脉滴注，滴注速度不超过 4mg/分钟。有效者可按原剂量重复应用或酌情调整剂量，一日总剂量不超过 1g。利尿效果差时不宜再增加剂量，以免出现肾毒性，对急性肾衰功能恢复不利；④慢性肾功能不全，通常一日 40~120mg；⑤高血压危象，起始 40~80mg，伴急性左心衰竭或急性肾衰竭时，可酌情增加剂量；⑥高钙血症，一次 20~80mg

续　表

注意事项	1. 老年人应用本药时发生低血压、电解质紊乱，血栓形成和肾功能损害的机会增多 2. 可经乳汁分泌，哺乳期妇女应慎用 3. 本药在新生儿的半衰期明显延长，故新生儿用药间隔应延长 4. 可通过胎盘屏障，妊娠期妇女尤其是妊娠前 3 个月应尽量避免应用
药典与处方集	Chin. P.、Eur. P.、Int. P.、Jpn. P.、Pol. P.、USP；CNF
目录类别	【基、保（甲）】
备注	
■ 药品名称	布美他尼　Bumetanide
适应证	本品用于： 1. 水肿性疾病：充血性心力衰竭，肝硬化，肾脏疾病（肾炎、肾病及各种原因所致的急慢性肾衰竭），与其他药物合用治疗急性肺水肿和急性脑水肿等 2. 预防急性肾衰竭：用于各种原因导致的肾脏血流灌注不足，如失水、休克、中毒、麻醉意外以及循环功能不全等，在纠正血容量不足的同时及时应用，可减少急性肾小管坏死的机会 3. 高血压危象 4. 高钾血症、高钙血症、稀释性低钠血症（尤其是当血钠浓度低于 120mmol/L 时） 5. 抗利尿激素分泌过多症 6. 对某些呋塞米无效的病例仍可能有效
制剂与规格	1. 布美他尼片：1mg 2. 布美他尼钠注射液：①2ml：0.5mg；②2ml：1mg 3. 注射用布美他尼钠：①0.5mg；②1mg
用法用量	1. 水肿性疾病： ①口服：成人：初始剂量一次 0.5~2mg，一日 1 次，必要时每隔 4~5 小时重复，最大剂量一日 10~20mg。也可间隔用药，即隔 1~2 日用药 1 日；儿童：口服按体重一次 0.01~0.02mg/kg，一日 1 次，必要时 4~6 小时 1 次 ②肌内注射或静脉注射：成人：起始一次 0.5~1mg，必要时每隔 2~3 小时重复，最大剂量一日 10mg；儿童：按体重一次 0.01~0.02mg/kg，必要时 4~6 小时 1 次 2. 急性肺水肿及左心衰： ①静脉注射：起始一次 1~2mg，必要时隔 20 分钟重复 ②静脉滴注：一次 2~5mg，加入 0.9%氯化钠注射液 500ml 中稀释后，缓慢静脉滴注，滴注时间不短于 30~60 分钟

续　表

注意事项	1. 老年人应用本药时发生低血压、电解质紊乱，血栓形成和肾功能损害的机会增多 2. 可经乳汁分泌，哺乳期妇女应慎用 3. 本药在新生儿的半衰期明显延长，故新生儿用药间隔应延长 4. 可通过胎盘屏障，妊娠期妇女尤其是妊娠前 3 个月应尽量避免应用
药典与处方集	CNF
目录类别	【保（乙）】
备注	
■ 药品名称	托拉塞米　Torasemide
适应证	本品用于充血性心力衰竭引起的水肿，肝硬化腹水，肾脏疾病所致水肿，原发性高血压
制剂与规格	1. 托拉塞米片：①5mg；②10mg；③20mg 2. 托拉塞米胶囊：10mg 3. 托拉塞米注射液：①1ml：10mg；②2ml：20mg；③5ml：50mg 4. 注射用托拉塞米：①10mg；②20mg
用法用量	1. 口服：①充血性心力衰竭：初始剂量一次 10mg，一日 1 次，根据病情需要可增至一次 20mg，一日 1 次；②原发性高血压：起始剂量一次 5mg，一日 1 次，4~6 周内降压作用不理想可增至一次 10mg，一日 1 次，若一日 10mg 仍未取得足够的降压作用，可考虑合用其他降压药 2. 注射：①充血性心力衰竭所致的水肿、肝硬化腹水：一般初始剂量为一次 5mg 或 10mg，一日 1 次，缓慢静脉注射，也可以用 5%葡萄糖注射液或 0.9%氯化钠注射液稀释后进行静脉注射；如疗效不满意可增加剂量至一次 20mg，一日 1 次，一日最大剂量为 40mg，疗程不超过 1 周；②肾脏疾病所致的水肿，初始剂量一次 20mg，一日 1 次，以后根据需要可逐渐增加剂量至最大剂量一日 100mg，疗程不超过 1 周
注意事项	1. 未在妊娠期妇女中进行过充分的对照试验，妊娠期妇女服用本品时需权衡利弊 2. 目前尚不知本品是否能在人乳汁分泌，哺乳期妇女应慎用本品 3. 对儿童患者是否安全有效尚不明确 4. 老年人使用本品的疗效和安全性与年轻人无区别，但老年患者使用本品初期尤其需注意监测血压、电解质和有无血容量不足和有无排尿困难
药典与处方集	Eur. P.、USP；CNF
目录类别	【保（乙）】

续 表

备注	
■ 药品名称	螺内酯 Spironolactone
适应证	本品用于： 1. 水肿性疾病：与其他利尿药合用，治疗充血性水肿、肝硬化腹水、肾性水肿等水肿性疾病，其目的在于纠正上述疾病时伴发的继发性醛固酮分泌增多，并对抗其他利尿药的排钾作用。也用于特发性水肿的治疗 2. 高血压：作为治疗高血压的辅助药物 3. 原发性醛固酮增多症：本品可用于此病的诊断和治疗。 4. 低钾血症的预防：与噻嗪类利尿药合用，增强利尿效应和预防低钾血症
制剂与规格	1. 螺内酯片：20mg 2. 螺内酯胶囊：20mg
用法用量	口服： 1. 成人：①水肿性疾病：一日 40~120mg，分 2~4 次服，至少连服 5 日。以后酌情调整剂量；②高血压：开始一日 40~80mg，分 2~4 次服，至少 2 周，以后酌情调整剂量，不宜与血管紧张素转换酶抑制剂与规格合用，以免增加发生高钾血症的机会；③原发性醛固酮增多症：手术前患者一日 100~400mg，分 2~4 次服用。不宜手术的患者，则选用较小剂量维持；④诊断原发性醛固酮增多症：螺内酯试验，一日 400mg，分 2~4 次服，连续 3~4 周。老年人开始用量宜偏小；⑤慢性心力衰竭：初始剂量一日 10mg，最大剂量一日 20mg。 2. 儿童：治疗水肿性疾病，开始按体重一日 1~3mg/kg 或按体表面积一日 30~90mg/m^2，单次或分 2~4 次服，连服 5 日后酌情调整剂量，最大剂量为一日 3~9mg/kg 或 90~270mg/m^2
注意事项	1. 肝功能不全者慎用，因本药引起电解质紊乱，可诱发肝昏迷 2. 肾功能不全者慎用 3. 本药可通过胎盘，但对胎儿的影响尚不清楚。孕妇应在医师指导下用药，且用药时间应尽量短 4. 老年人用药较易发生高钾血症和利尿过度
药典与处方集	Chin. P.、Eur. P.、Int. P.、Jpn. P.、Pol. P.、USP；CNF
目录类别	【基、保（甲）】
备注	

续　表

■ 药品名称	氨苯蝶呤　Triamterene
适应证	本品用于慢性心力衰竭，肝硬化腹水，肾病综合征，肾上腺糖皮质激素治疗过程中发生的水钠潴留，特发性水肿。亦用于对氢氯噻嗪或螺内酯无效者
制剂与规格	1. 氨苯蝶啶片：50mg 2. 氨苯喋啶-氢氯噻嗪片：每片含氨苯喋啶 50mg、氢氨噻嗪 25mg
用法用量	口服： 1. 成人：初始剂量一日 25~100mg，分 2 次服用，与其他利尿药合用时，剂量可减少。维持阶段可改为隔日疗法。最大剂量不超过一日 300mg 2. 儿童：初始剂量按体重一日 2~4mg/kg 或按体表面积 120mg/m^2，分 2 次服用，一日或隔日疗法，以后酌情调整剂量，最大剂量不超过一日 6mg/kg 或 300mg/m^2
注意事项	1. 肝功能不全者慎用 2. 肾功能不全者慎 3. 动物实验显示本药能透过胎盘，但在人类的情况尚不清楚，孕妇慎用 4. 在母牛的实验显示本药可经乳汁分泌，但在人类的情况尚不清楚。哺乳期妇女慎用 5. 老年人应用本药时发生高钾血症和肾损害
药典与处方集	Chin. P.、Eur. P.、Jpn. P.、Pol. P.、USP；CNF
目录类别	【保（甲）】
备注	

■ 药品名称	阿米洛利　Amiloride
适应证	本品主要用于治疗水肿性疾病，亦可用于难治性低钾血症的辅助治疗
制剂与规格	1. 盐酸阿米洛利片：①2. 5mg；②5mg 2. 复方盐酸阿米洛利片：每片含盐酸阿米洛利 2. 5mg，氢氯噻嗪 25mg。用于一日口服 1~2 次，每次 1~2 片，与食物同服
用法用量	口服：成人，一次 2. 5mg，一日 1 次，必要时一次 2. 5mg，一日 2 次，与食物同服
注意事项	1. 肾功能损害慎用 2. 此药对孕妇有无不良作用尚不明确，如出现低钾血症应在医师指导下用药 3. 尚无实验证实本药能否经乳汁分泌，哺乳期妇女慎用 4. 儿童用药尚不明 5. 老年人应用本药较易出现高钾血症和肾损害等，用药期间应密切观察 6. 严重肾功能不全及高钾血症者禁用

续 表

药典与处方集	CNF
目录类别	【保（乙）】
备注	
■ 药品名称	吲达帕胺 Indapamide
适应证	本品用于原发性高血压
制剂与规格	1. 吲达帕胺片：2.5mg 2. 吲达帕胺胶囊：2.5mg 3. 吲达帕胺滴丸：2.5mg 4. 吲达帕胺缓释片：1.5mg 5. 吲达帕胺缓释胶囊：1.5mg
用法用量	普通制剂与规格：一次 2.5mg，一日 1 次。缓释制剂与规格：一日 1.5mg，最好早晨服用，药片不能掰开或嚼碎，加大剂量并不能提高吲达帕胺的抗高血压疗效，只能增加利尿作用
注意事项	1. 妊娠妇女应避免使用 2. 因为药物可能进入乳汁，哺乳期妇女应避免服用 3. 老年人慎用 4. 严重肝、肾功能不全者禁忌
药典与处方集	Chin. P.、Eur. P.、USP；CNF
目录类别	【基、保（甲）】
备注	

第十一节 维生素 K_1

■ 药品名称	维生素 K_1 Vitamin K_1
适应证	本品用于维生素 K 缺乏引起的出血，如梗阻性黄疸、胆瘘、慢性腹泻等所致出血，香豆素类、水杨酸钠等所致的低凝血酶原血症以及长期应用广谱抗生素所致的体内维生素 K 缺乏
制剂与规格	1. 维生素 K_1片：10mg 2. 维生素 K_1注射液：1ml ：10mg
用法用量	1. 口服：一次 10mg，一日 3 次或遵医嘱 2. 注射：低凝血酶原血症：肌内或深部皮下注射，一次 10mg，一日 1~2 次，24 小时内总量不超过 40mg
注意事项	肝脏疾患或肝功能不良者禁用

续　表

药典与处方集	Chin. P.、Eur. P.、Int. P.、Jpn. P.、USP、Viet. P.；CNF
目录类别	【基、保（甲/乙）】
备注	

第十二节　调节水电解质紊乱和酸碱平衡药

■ 药品名称	葡萄糖　Glucose
适应证	补充能量和体液；低血糖症；高钾血症；高渗溶液用作组织脱水剂；配制腹膜透析液
制剂与规格	葡萄糖注射液：①10ml：0.5g；②20ml：1g；③500ml：25g；④500ml：50g；⑤500ml：125g；⑥20ml：10g；⑦100ml：50g；⑧250ml：125g
用法用量	一般可给予10%~25%葡萄糖注射液静脉滴注，并同时补充体液。静脉营养治疗时，在非蛋白质热能中，葡萄糖供能>脂肪供能，必要时每5~10g葡萄糖加入胰岛素1IU。低血糖症，重者可予以50%葡萄糖静脉注射
注意事项	1. 糖尿病酮症酸中毒未控制者、高血糖非酮症性高渗状态禁用 2. 应用高渗葡萄糖溶液时选用大静脉滴注 3. 分娩时注射过多葡萄糖，可刺激胎儿胰岛素分泌，发生产后婴儿低血糖 4. 儿童及老年患者用药：补液过快、过多，可致心悸、心律失常，甚至急性左心衰竭 5. 水肿及严重心肾功能不全、肝硬化腹水者，应控制输注量，心功能不全者尤其应该控制滴速
药典与处方集	USP、BP、Chin. P.；CNF
目录类别	【基、保（甲）】
备注	

■ 药品名称	氯化钠　Sodium Chloride
适应证	各种原因所致的低渗性、等渗性和高渗性失水，高渗性非酮症糖尿病昏迷，低氯性代谢性碱中毒 浓氯化钠主要用于各种原因所致的水中毒及严重的低钠血症
制剂与规格	1. 氯化钠注射液：①50ml：0.45g；②100ml：0.9g；③250ml：2.25g；④500ml：4.5g；⑤1000ml：9g 2. 浓氯化钠注射液：10ml：1g 3. 复方氯化钠注射液（林格氏液）：100ml含氯化钠0.85g、氯化钾0.03g、氯化钙0.003g。①250ml；②500ml；③1000ml 4. 乳酸钠林格注射液：500ml内含氯化钠1.5g、氯化钾0.75g、氯化钙0.05g、乳酸钠1.55g

续 表

用法用量	1. 高渗性失水：所需补液总量（L）=［血钠浓度（mmol/L）-142］/ 血钠浓度（mmol/L）×0.6×体重（kg），第一日补给半量，余量在以后2~3日内补给，并根据心肺肾功能酌情调节。在治疗开始的48小时内，血Na+浓度每小时下降不超过0.5mmol/L。若患者存在休克，应先予氯化钠注射液，并酌情补充胶体，待休克纠正，血钠>155mmol/L，血浆渗透浓度>350mOsm/L，可予低渗氯化钠注射液。待血浆渗透浓度<330mOsm/L，改用0.9%氯化钠注射液 2. 等渗性失水：原则给予等渗溶液，但应注意防止高氯血症出现 3. 低渗性失水：血钠低于120mmol/L或出现中枢神经系统症状时，给予3%~5%氯化钠注射液缓慢滴注，在6小时内将血钠浓度提高至120mmol/L以上。待血钠回升至120~125mmol/L以上，可改用等渗溶液或等渗溶液中酌情加入高渗葡萄糖注射液或10%氯化钠注射液 4. 低氯性碱中毒：给予0.9%氯化钠注射液或复方氯化钠注射液（林格液）500~1000ml，以后根据碱中毒情况决定用量
注意事项	1. 娠高血压者禁用 2. 下列情况慎用：水肿性疾病，如肾病综合征、肝硬化、腹水、充血性心力衰竭、急性左心衰竭、脑水肿及特发性水肿等；急性肾功能衰竭少尿期，高血压；低钾血症 3. 检查血清中钠、钾、氯离子浓度 4. 儿童用药及老人补液量和速度应严格控制 5. 浓氯化钠不可直接静脉注射或滴注
药典与处方集	USP、BP、Chin. P.；CNF
目录类别	【基、保（甲）】
备注	
■ 药品名称	果糖氯化钠注射液 Fructose and Sodium Chloride Injection
适应证	1. 注射剂的稀释剂 2. 用于烧创伤、术后及感染等胰岛素抵抗状态下或不适宜使用葡萄糖时需补充水分、钠盐或能源的患者的补液治疗
制剂与规格	果糖氯化钠注射液：250ml：果糖12.5g与氯化钠2.25g
用法用量	缓慢静脉滴注，一般每日500~1000ml。剂量根据病人的年龄、体重和临床症状调整
注意事项	1. 下列情况应慎用：①肾功能不全、有酸中毒倾向者慎用；②妊娠而有浮肿；③高血压；④水肿或有水肿倾向者，有高度浮肿伴有低钠血症者尤宜注意；⑤轻度心、肾功能不全；⑥低钾血症 2. 本品过量使用可引起严重的酸中毒，故不推荐肠外营养中替代葡萄糖 3. 使用过程中应监测临床和试验室指标以评价体液平衡、电解质浓度和酸碱平衡 4. 慎用于预防水过多和电解质紊乱 5. 过量输注无钾果糖可引起低钾血症。本品不用于纠正高钾血症 6. 本品能加剧甲醇氧化成甲醛，故本品不得用于甲醇中毒治疗 7. 本品注射速度宜缓慢，以不超过0.5g/kg/hr（以果糖计）为宜

续　表

药典与处方集	
目录类别	
备注	
■ 药品名称	口服补液盐　Oral Rehydration Salts
适应证	防治腹泻、呕吐、经皮肤和呼吸道等液体丢失引起的轻、中度失水，可补充水、钾和钠
制剂与规格	口服补液盐Ⅰ：每包 14.75g（大袋氯化钠 1.75g，葡萄糖 11g；小袋氯化钾 0.75g，碳酸氢钠 1.25g）。口服补液盐Ⅱ：每包 13.95g（氯化钠 1.75g，葡萄糖 10g，枸橼酸钠 1.45g，氯化钾 0.75g）
用法用量	口服：将每包散剂溶于 1000ml 的凉开水中，搅匀，充分溶解后口服： 1. 成人轻至中度失水：一次 500ml 2. 儿童轻度失水：开始时 50ml/kg，4 小时内服用，直至腹泻停止；或按一日每公斤体重口服 50~160ml，分次于 6 小时内服完
注意事项	1. 少尿或无尿；严重失水、有休克征象、由于严重呕吐等原因不能口服者、肠梗阻、肠麻痹和肠穿孔禁用 2. 各种水肿性疾病、忌钠盐性疾病、高钾血症、高血糖症患者慎用 3. 严重脱水时应用静脉输液法 4. 应注意随访检查：血压、体重、血电解质（主要为 Na^+ 和 K^+）、失水体征、粪便量
药典与处方集	USP、BP、Chin. P.；CNF
目录类别	【基、保（甲）】
备注	
■ 药品名称	转化糖　Invert Sugar
适应证	药物稀释剂。适用于需要非口服途径补充水分或能源的患者补液治疗。尤其是糖尿病患者的能量补充剂。烧伤、创伤、术后及感染等胰岛素抵抗（糖尿病状态）患者的能量补充剂。药物中毒、酒精中毒
制剂与规格	转化糖注射液：①500ml，内含葡萄糖 25g，果糖 25g；②250ml，内含果糖 12.5g 和葡萄糖 12.5g；③250ml，果糖 6.25g 和葡萄糖 6.25g
用法用量	静脉滴注：成人一次 250~1000ml，滴注速度应低于每小时 0.5g/kg（以果糖计

续　表

注意事项	1. 严重肝病患者、肾功能不全患者、有酸中毒倾向以及高尿酸血症患者慎用；糖尿病患者不宜过多输注 2. 不推荐肠外营养中完全替代葡萄糖 3. 水肿及严重心功能不全者应严格控制输注量 4. 不用于甲醛中毒治疗 5. 妊娠、哺乳期妇女慎用 6. 为诊断的遗传性果糖不耐受患者使用本品可能有致命的危险
药典与处方集	CNF
目录类别	【保（乙）
备注	
■ 药品名称	转化糖电解质注射液
□ 其他名称	田力
适应证	适用于需要非口服途径补充水分或能源及电解质的患者的补液治疗
制剂与规格	500ml：葡萄糖 25g 与果糖 25g 与氯化钠 0.73g 与氯化钾 0.93g 与氯化镁 0.143g 与磷酸二氢钠 0.375g 与乳酸钠 1.40g
用法用量	静脉滴注，用量视病情需要而定，成人用量为每次 250ml～1000ml。滴注速度应低于 0.5g/kg/hr（以果糖计）。根据患者年龄、体重、临床情况和实验室检测结果调整剂量
注意事项	1. 下列情况慎用： ① 充血性心力衰竭、严重肾功能不全以及存在钠潴留水肿者；②高钾血症、严重肾功能衰竭以及存在钾潴留情况者；③代谢性或呼吸性碱中毒患者、乳酸根离子水平增加、或因严重肝功能不全等原因导致乳酸利用能力受损者；④ 静脉输注本品可能会引起体液或溶质负荷过量。从而导致血清电解质稀释、水分过多、血容量过多或肺水肿；⑤肾功能减退的患者使用本品时可能会引起钾或钠潴留；⑥糖尿病患者及正接受类固醇或促肾上腺皮质激素治疗者 2. 本品含有亚硫氢钠，在某些人群中可能会引起过敏反应，其中哮喘患者敏感性较高 3. 用药期间特别是疗程延长时应注意观测患者临床情况，并周期性进行实验室检查以监测水、电解质和酸碱平衡情况，大量应用本品可能会导致代谢性碱中毒 4. 快速大剂量给药可能会引起血清尿酸浓度增加。输注速度过快（至 500ml/hr）可引起上胸部或胸骨下疼痛或不适。以及痉挛性腹部疼痛 5. 使用前请仔细检查。如有下列情况之一，请勿使用：① 药液内有异物或浑浊；②软袋破损或渗漏 6. 本品开启后必须立即一次性使用

续　表

药典与处方集	
目录类别	
备注	
■ 药品名称	果糖注射液　Fructose Injection
□ 其他名称	丰海能
适应证	1. 注射剂的稀释剂 2. 用于烧创伤、术后及感染等胰岛素抵抗状态下或不适宜使用葡萄糖时需补充水分或能源的患者的补液治疗
制剂与规格	果糖注射液：①250ml：12.5g；②250ml：25g；③500ml：25g；④500ml：50g
用法用量	缓慢静脉滴注：一般一日 5%～10%果糖注射液 500～1000ml。剂量根据患者的年龄、体重和临床症状调整
注意事项	1. 警告：使用时应警惕本品过量使用有可能引起危及生命的乳酸性酸中毒，未诊断的遗传性果糖不耐受症患者使用本品时可能有致命的危险 2. 肾功能不全者、有酸中毒倾向患者慎用 3. 本品过量使用可引起严重的酸中毒，故不推荐肠外营养中替代葡萄糖 4. 使用过程中应检测临床和实验室指标以评价体液平衡、电解质浓度和酸碱平衡 5. 慎用于预防水过多和电解质紊乱 6. 过量输注无钾果糖可引起低钾血症。本品不用于纠正高钾血症 7. 本品能加剧甲醇氧化成甲醛，故本品不得用于甲醇中毒治疗 8. 本品注射速度宜缓慢，以不超过每小时 0.5g/kg 为宜
目录类别	【保（乙）】
药典与处方集	USP、BP、Eur. P.、Jpn. P.；CNF
备注	遗传性果糖不耐受症、痛风和高尿酸血症者禁用
■ 药品名称	混合糖电解质注射液　Carbohydrate and Electrolyte Injection
□ 其他名称	新海能
适应证	不能口服给药或口服给药不能充分摄取时，补充和维持水分和电解质，并补给能量
制剂与规格	混合糖电解质注射液：500ml

续 表

用法用量	缓慢静脉滴注：通常成人每次500～1000ml。给药速度（按葡萄糖计），通常成人每小时不得超过0.5g/kg体重。根据年龄、症状及体重等不同情况可酌量增减
注意事项	1. 禁忌：①有严重肝功能障碍和肾功能障碍的患者；②电解质代谢异常的患者；③高钾血症（尿液过少、肾上腺皮质机能减退、严重灼伤及氮质血症等）；④高钙血症患者；⑤高磷血症患者；⑥高镁血症患者；⑦遗传性果糖不耐受患者 2. 注意事项：以下患者必须谨慎给药：①肾功能不全的患者；②心功能不全的患者；③因闭塞性尿路疾病引起的尿量减少的患者；④有肝功能障碍和肾功能障碍的患者；⑤糖尿病患者 3. 使用的注意事项：①对于只能通过使用胰岛素控制血糖的患者（胰岛素依赖性糖尿病），建议使用葡萄糖制剂；②配置时，磷酸根离子和碳酸根离子会产生沉淀，所以不能混入含有磷酸盐及碳酸盐的制剂；③给药前：尿液量最好在每天500ml或每小时20ml以上；寒冷季节应注意保持一定体温后再用药；包装启封后立刻使用，残液绝不能使用 4. 老年患者用药：通常高龄者的生理功能降低，易于引起水分、电解质异常及高血糖，所以应减慢给药速度并密切观察
目录类别	
药典与处方集	Jpn. P.；CNF
备注	孕妇及哺乳期妇女用药、儿童用药尚不明确

第十三节 其　他

■ 药品名称	紫杉醇　Paclitaxel
□ 其他名称	力扑素
适应证	1. 本品可用于卵巢癌的一线化疗及以后卵巢转移性癌的治疗、作为一线化疗，也可以与顺铂联合应用 2. 可用于曾用过含阿霉素标准化疗的乳腺癌患者的后续治疗或复发患者的治疗 3. 可与顺铂联合用于不能手术或放疗的非小细胞肺癌患者的一线化疗
制剂与规格	注射用紫杉醇脂质体：30mg

续　表

用法用量	常用剂量为135~175mg/m²，使用前先向瓶内加入10ml 5%葡萄糖溶液，置专用振荡器（振荡频率20Hz，振幅：X轴方向7cm、Y轴方向7cm、Z轴方向4cm）上振摇5分钟，待完全溶解后，注入250~500ml 5%葡萄糖溶液中，采用符合国家标准的一次性输液器静脉滴注3小时。为预防紫杉醇可能发生的过敏反应，在使用本品前30分钟，请进行以下预处理：静脉注射地塞米松5~10mg；肌肉注射苯海拉明50mg；静脉注射西米替丁300mg
注意事项	1. 用药期间应定期检查外周血象和肝功能 2. 本品只能用5%葡萄糖注射液溶解和稀释，不可用生理盐水或其他溶液溶解、稀释，以免发生脂质体聚集。本品溶于5%葡萄糖注射液后，在室温（25℃）和室内灯光下24小时内稳定 3. 肝功能不全者慎用
药典与处方集	USP、BP、Chin. P.；CNF
目录类别	【基、保（甲）】
备注	
■ 药品名称	迈之灵片
适应证	1. 用于慢性静脉功能不全，静脉曲张，深静脉血栓形成及血栓性静脉炎后综合征引起的下肢肿胀、痉挛、灼热、麻木、疼痛、疲劳沉重感、皮肤色素沉着、郁血性皮性、溃疡、精索静脉曲张引起的肿痛等 2. 用于手术后、外伤、创伤、烧烫伤所致的软组织肿胀，静脉性水肿 3. 痔静脉曲张引起的内、外痔急性发作症状，如肛门潮湿、瘙痒、出血、疼痛等
制剂与规格	每片含有马栗树籽提取物150mg［按无水七叶皂苷素（Escin）计算，相当于30mg三萜糖苷］
用法用量	饭后口服。成人每日二次，早、晚各一次，每次一至二片。病情较重或治疗初期，每日二次，每次二片，或遵医嘱服用。二十天为一疗程。可长期服用
注意事项	1. 胃溃疡患者慎用 2. 药片应完整服下 3. 药品勿置于儿童可及之处
药典与处方集	
目录类别	【保（乙）】
备注	服用后有轻微胃肠不适

第十四节　手术预防用抗菌药物

一、抗菌药物预防性应用的基本原则

根据《抗菌药物临床应用指导原则》（卫医发〔2004〕285 号）、《卫生部办公厅关于抗菌药物临床应用管理有关问题的通知》（卫办医政发〔2009〕38 号）和《2012 年全国抗菌药物临床应用专项整治活动方案》（卫办医政发〔2012〕32 号），对临床使用抗菌药物进行如下简介，供手术预防用抗菌药物使用参考：

（一）内科及儿科预防用药

1. 用于预防一种或两种特定病原菌入侵体内引起的感染，可能有效；如目的在于防止任何细菌入侵，则往往无效。

2. 预防在一段时间内发生的感染可能有效；长期预防用药，常不能达到目的。

3. 患者原发疾病可以治愈或缓解者，预防用药可能有效。原发疾病不能治愈或缓解者（如免疫缺陷者），预防用药应尽量不用或少用。对免疫缺陷患者，宜严密观察其病情，一旦出现感染征兆时，在送检有关标本作培养同时，首先给予经验治疗。

4. 通常不宜常规预防性应用抗菌药物的情况：普通感冒、麻疹、水痘等病毒性疾病，昏迷、休克、中毒、心力衰竭、肿瘤、应用肾上腺皮质激素等患者。

（二）外科手术预防用药

1. 外科手术预防用药目的　预防手术后切口感染，以及清洁-污染或污染手术后手术部位感染及术后可能发生的全身性感染。

2. 外科手术预防用药基本原则　根据手术野有否污染或污染可能，决定是否预防用抗菌药物。

（1）清洁手术：手术野为人体无菌部位，局部无炎症、无损伤，也不涉及呼吸道、消化道、泌尿生殖道等人体与外界相通的器官。手术野无污染，通常不需预防用抗菌药物，仅在下列情况时可考虑预防用药：

1）手术范围大、时间长、污染机会增加。

2）手术涉及重要脏器，一旦发生感染将造成严重后果者，如头颅手术、心脏手术、眼内手术等。

3）异物植入手术，如人工心瓣膜植入、永久性心脏起搏器放置、人工关节置换等。

4）高龄或免疫缺陷者等高危人群。

（2）清洁-污染手术：上、下呼吸道、上、下消化道、泌尿生殖道手术，或经以上器官的手术，如经口咽部大手术、经阴道子宫切除术、经直肠前列腺手术，以及开放性骨折或创伤手术。由于手术部位存在大量人体寄殖菌群，手术时可能污染手术野引致感染，故此类手术需预防用抗菌药物。

（3）污染手术：由于胃肠道、尿路、胆道体液大量溢出或开放性创伤未经扩创等已造成手术野严重污染的手术。此类手术需预防用抗菌药物。

术前已存在细菌性感染的手术，如腹腔脏器穿孔腹膜炎、脓肿切除术、气性坏疽截肢术等，属抗菌药物治疗性应用，不属预防应用范畴。

（4）外科预防用抗菌药物的选择及给药方法：抗菌药物的选择视预防目的而定。为预防术后切口感染，应针对金黄色葡萄球菌（以下简称金葡菌）选用药物。预防手术部位感染或全身性感染，则需依据手术野污染或可能的污染菌种类选用，如结肠或直肠手术前应选用对大肠埃希菌和脆弱拟杆菌有效的抗菌药物。选用的抗菌药物必须是疗效肯定、安全、使用方便及价格相对较低的品种。

给药方法：接受清洁手术者，在术前 0.5~2 小时内给药（万古霉素、克林霉素、喹诺酮类滴注时间另有规定），或麻醉开始时给药，使手术切口暴露时局部组织中已达到足以杀灭手术过程中入侵切口细菌的药物浓度。如果手术时间超过 3 小时，或失血量大（>1500 ml），可手术中给予第 2 剂。抗菌药物的有效覆盖时间应包括整个手术过程和手术结束后 4 小时，总的预防用药时间不超过 24 小时，个别情况可延长至 48 小时。手术时间较短（<2 小时）的清洁手术，术前用药一次即可。接受清洁-污染手术者的手术时预防用药时间亦为 24 小时，必要时延长至 48 小时。污染手术可依据患者情况酌量延长。对手术前已形成感染者，抗菌药物使用时间应按治疗性应用而定。

常见手术预防用抗菌药物表

手术名称	抗菌药物选择
颅脑手术	第一、二代头孢菌素；头孢曲松
颈部外科（含甲状腺）手术	第一代头孢菌素
经口咽部黏膜切口的大手术	第一代头孢菌素，可加用甲硝唑
乳腺手术	第一代头孢菌素
周围血管外科手术	第一、二代头孢菌素
腹外疝手术	第一代头孢菌素
胃十二指肠手术	第一、二代头孢菌素
阑尾手术	第二代头孢菌素或头孢噻肟；可加用甲硝唑
结、直肠手术	第二代头孢菌素或头孢曲松或头孢噻肟；可加用甲硝唑
肝胆系统手术	第二代头孢菌素，有反复感染史者可选头孢曲松或头孢哌酮或头孢哌酮/舒巴坦
胸外科手术（食管、肺）	第一、二代头孢菌素，头孢曲松
心脏大血管手术	第一、二代头孢菌素
泌尿外科手术	第一、二代头孢菌素，环丙沙星
一般骨科手术	第一代头孢菌素
应用人工植入物的骨科手术（骨折内固定术、脊柱融合术、关节置换术）	第一、二代头孢菌素，头孢曲松
妇科手术	第一、二代头孢菌素或头孢曲松或头孢噻肟；涉及阴道时可加用甲硝唑
剖宫产	第一代头孢菌素（结扎脐带后给药）

注：1. Ⅰ类切口手术常用预防抗菌药物为第一代头孢菌素：头孢唑林、五水头孢唑林钠、头孢拉定和头孢替唑等。

2. Ⅰ类切口手术常用预防抗菌药物单次使用剂量：头孢唑林 1~2g；五水头孢唑林钠 1~2g；头孢拉定 1~2g；头孢呋辛 1.5g；头孢曲松 1~2g；甲硝唑 0.5g。头孢菌素应在30 min内滴完。

3. 对β-内酰胺类抗菌药物过敏者，可选用克林霉素预防葡萄球菌、链球菌感染，可选用氨曲南预防革兰阴性杆菌感染。必要时可联合使用。

4. 耐甲氧西林葡萄球菌检出率高的医疗机构，如进行人工材料植入手术（如人工心脏瓣膜置换、永久性心脏起搏器置入、人工关节置换等），也可选用万古霉素或去甲万古霉素预防感染。

5. 下消化道手术也可以使用第一代头孢菌素，对预防切口感染有利，但预防危害程度更大的深部器官-腔隙感染力度不够。基本用药应是第二代头孢菌素，复杂大手术可用第三代头孢菌素。

二、第一代头孢菌素类

■ 药品名称	头孢唑林　Cefazolin
□ 其他名称	新泰林
抗菌谱与适应证	本品为第一代头孢菌素。除肠球菌、MRSA 外，对其他革兰阳性球菌均有良好抗菌活性；对部分大肠埃希菌、奇异变型杆菌、肺炎克雷伯杆菌有抗菌活性。也用于外科手术预防用药
制剂与规格	1. 注射用头孢唑林钠：①0.5g；②1g；③1.5g；④2g 2. 注射用五水头孢唑林钠：①0.5g；②1g；③1.5g；④2g
用量用法	静脉给药，常规单次剂量：1~2g
特殊人群用药	青霉素过敏者、肝、肾功能不全者、胃肠道疾病史者慎用。肾功能减退者首剂量 0.5g，并应按肌酐清除率调节用量和给药间隔。偶有肝肾功能损害、药物热、药疹等不良反应。不推荐用于新生儿；孕期、哺乳期用药需权衡利弊；老年患者宜适当减量或延长给药间隔
药典与处方集	USP、Eur. P.、Chin. P.；CNF
目录类别	【基、保（甲）】
备注	
■ 药品名称	头孢拉定　Cephradine
抗菌谱与适应证	第一代头孢菌素，适用于外科手术预防用药
制剂与规格	注射用头孢拉定：0.5g；1.0g
用量用法	静脉给药，常规单次剂量：1~2g
特殊人群用药	1. 肾功能减退的老年患者应适当减少剂量或延长给药间期 2. 妊娠安全性分级为 B 级。哺乳妇女应用时须权衡利弊 3. 对头孢菌素过敏者及有青霉素过敏性休克史者禁用
药典与处方集	USP、Eur. P.、Chin. P.；CNF
目录类别	【基、保（甲）】
备注	
■ 药品名称	头孢硫脒　Cefathiamidine
抗菌谱与适应证	第一代头孢菌素，适用于外科手术预防用药
制剂与规格	注射用头孢硫脒：0.5g；1.0g；2.0g
用量用法	静脉滴注一次 2g，一日 2~4 次
特殊人群用药	1. 肾功能减退者须适当减量 2. 妊娠早期妇女慎用。哺乳妇女用药须权衡利弊 3. 对头孢菌素过敏者及有青霉素过敏性休克史者禁用

续 表

药典与处方集	Chin. P.；CNF
目录类别	【保（乙）】
备注	
■ 药品名称	头孢西酮钠 Cefazedone Sodium
抗菌谱与适应证	第一代头孢菌素，适用于外科手术预防用药。本品对金黄色葡萄球菌、凝固酶阴性葡萄球菌、肺炎链球菌、β-溶血链球菌等革兰阳性菌具有良好的抗菌活性
制剂与规格	注射用头孢西酮钠：0.5g；1.0g
用量用法	静脉给药，成人一日1~4g，分2~3次用药。4周以上儿童一日50mg/kg，分2~3次，静脉注射或静脉滴注
特殊人群用药	1. 肾功能不全者慎用 2. 青霉素过敏者慎用 3. 对本品或其他头孢菌素类抗生素过敏者禁用 4. 孕妇、哺乳期妇女用药要权衡利弊
药典与处方集	韩国抗生物质医药品基准（韩抗基）
目录类别	
备注	
■ 药品名称	头孢替唑钠 Ceftezole Sodium
抗菌谱与适应证	第一代头孢菌素，适用于外科手术预防用药。本品对革兰阳性菌，尤其是球菌，包括产青霉素酶和不产生青霉素酶的金黄色葡萄球菌、化脓性链球菌、肺炎球菌、B组溶血性链球菌、草绿色链球菌、表皮葡萄球菌，以及白喉杆菌、炭疽杆菌皆比较敏感
制剂与规格	注射用头孢替唑钠：0.5g；0.75g；1.0g；1.5g；2.0g
用量用法	静脉给药，成人一次0.5~4g，一日2次。儿童日用量为20~80mg/kg体重，分1~2次静脉给药
特殊人群用药	1. 肾功能不全者慎用 2. 青霉素过敏者慎用 3. 对本品或其他头孢菌素类抗生素过敏者禁用 4. 孕妇、哺乳期妇女用药要权衡利弊
药典与处方集	Chin. P.；日本抗生物质医药品基准（日抗基）
目录类别	
备注	

三、第二代头孢菌素类

■ 药品名称	头孢呋辛钠　Cefuroxime Sodium
抗菌谱与适应证	第二代头孢菌素，适用于颅脑手术，周围血管外科手术，胃十二指肠手术，阑尾手术，结、直肠手术，肝胆系统手术，胸外科手术、心脏大血管手术，泌尿外科手术，应用人工植入物的骨科手术，妇科手术的预防用药
制剂与规格	注射用头孢呋辛钠：0.25g；0.5g；0.75g；1.0g；1.5g；2.0g；2.25g；2.5g；3.0g
用量用法	静脉给药，常规单次剂量：1.5g
特殊人群用药	1. 严重肝、肾功能不全者慎用。5岁以下小儿禁用。老年患者口服本药，不必根据年龄调整剂量 2. 妊娠安全性分级为B级。哺乳妇女用药应权衡利弊，如需使用，应暂停哺乳 3. 对头孢菌素过敏者及有青霉素过敏性休克史者禁用
药典与处方集	USP、Eur. P.、Chin. P.；CNF
目录类别	【基、保（甲）】
备注	

■ 药品名称	头孢替安　Cefotiam
抗菌谱与适应证	第二代头孢菌素，适用于颅脑手术，周围血管外科手术，胃十二指肠手术，阑尾手术，结、直肠手术，肝胆系统手术，胸外科手术、心脏大血管手术，泌尿外科手术，应用人工植入物的骨科手术，妇科手术的预防用药
制剂与规格	注射用盐酸头孢替安：0.5g；1g
用量用法	静脉给药，常规单次剂量：1~2g
特殊人群用药	1. 老年患者用药剂量应按其肾功能减退情况酌情减量 2. 早产儿和新生儿使用本药的安全性尚未确定 3. 孕妇或可能已妊娠的妇女、哺乳妇女，应权衡利弊后用药 4. 对头孢菌素过敏者及有青霉素过敏性休克史者禁用
药典与处方集	USP、Eur. P.、Chin. P.；CNF
目录类别	【保（乙）】
备注	

续 表

■ 药品名称	头孢西丁 Cefoxitin
抗菌谱与适应证	第二代头孢菌素，适用于颅脑手术，周围血管外科手术，胃十二指肠手术，阑尾手术，结、直肠手术，肝胆系统手术，胸外科手术、心脏大血管手术，泌尿外科手术，应用人工植入物的骨科手术，妇科手术的预防用药
制剂与规格	注射用头孢西丁钠：1g；2g
用量用法	静脉给药，常规单次剂量：1~2g
特殊人群用药	1. 3个月以内婴儿不宜使用本药 2. 妊娠安全性分级为B级。哺乳妇女应权衡利弊后用药 3. 对头孢菌素过敏者及有青霉素过敏性休克史者禁用
药典与处方集	USP、Eur. P.、Chin. P.；CNF
目录类别	【保（乙）】
备注	
■ 药品名称	头孢美唑 Cefmetazole
抗菌谱与适应证	第二代头孢菌素，适用于颅脑手术，周围血管外科手术，胃十二指肠手术，阑尾手术，结、直肠手术，肝胆系统手术，胸外科手术、心脏大血管手术，泌尿外科手术，应用人工植入物的骨科手术，妇科手术的预防用药
制剂与规格	注射用头孢美唑钠：1g；2g
用量用法	静脉给药，常规单次剂量：1~2g
特殊人群用药	1. 孕妇、哺乳期妇女、早产儿、新生儿慎用 2. 严重肝、肾功能障碍者慎用 3. 高度过敏性体质、年老、体弱患者慎用
药典与处方集	USP、Eur. P.、Chin. P.；CNF
目录类别	【保（乙）】
备注	

四、第三代头孢菌素类

■ 药品名称	头孢曲松 Ceftriaxone
抗菌谱与适应证	三代头孢菌素，适用于颅脑手术，结、直肠手术，有反复感染史患者的肝胆系统手术，胸外科手术，应用人工植入物的骨科手术，妇科手术的预防用药
制剂与规格	注射用头孢曲松钠：0.25g；0.5g；0.75g；1.0g；1.5g；2.0g；3.0g；4.0g
用量用法	静脉给药，成人：每 24 小时 1~2g 或每 12 小时 0.5~1g，最高剂量一日 4g。小儿常用量，按体重一日 20~80mg/kg
特殊人群用药	1. 出生体重低于 2kg 的新生儿使用本药的安全性尚未确定。本药可将胆红素从血清白蛋白上置换下来，患有高胆红素血症的新生儿（尤其是早产儿），应避免使用本药 2. 妊娠安全性分级为 B 级。哺乳妇女权衡利弊后应用 3. 对头孢菌素过敏者及有青霉素过敏性休克史者禁用
药典与处方集	USP、Eur. P.、Chin. P.；CNF
目录类别	【基、保（甲）】
备注	

■ 药品名称	头孢噻肟 Cefotaxime
抗菌谱与适应证	三代头孢菌素，适用于颅脑手术，结、直肠手术，有反复感染史患者的肝胆系统手术，胸外科手术，应用人工植入物的骨科手术，妇科手术的预防用药
制剂与规格	注射用头孢噻肟钠：①0.5g；②1g；③2g
用量用法	1. 成人静脉给药一日 2~6g，分 2~3 次给药 2. 儿童：静脉给药：新生儿：一次 50mg/kg；7 日内新生儿每 12 小时 1 次；7~28 日新生儿每 8 小时 1 次
特殊人群用药	1. 严重肾功能减退患者应用本药时须根据肌酐清除率调整减量 2. 老年患者应根据肾功能适当减量 3. 妊娠安全性分级为 B 级。哺乳期妇女用药时宜暂停哺乳 4. 对头孢菌素过敏者及有青霉素过敏性休克史者禁用
药典与处方集	USP、Eur. P.、Chin. P.；CNF
目录类别	【保（甲）】
备注	

续 表

■ 药品名称	头孢哌酮 Cefoperazone
抗菌谱与适应证	三代头孢菌素，适用于有反复感染史患者的肝胆系统手术的预防用药
制剂与规格	注射用头孢哌酮钠：0.5g；1.0g；1.5g；2.0g
用量用法	1. 成人：一次1~2g，每12小时1次 2. 儿童：一日50~200mg/kg，分2~3次给药
特殊人群用药	1. 新生儿和早产儿用药须权衡利弊 2. 妊娠安全性分级为B级。哺乳期妇女用药期间宜暂停哺乳 3. 对头孢菌素过敏者及有青霉素过敏性休克史者禁用
药典与处方集	USP、Eur. P.、Chin. P.；CNF
目录类别	
备注	

■ 药品名称	头孢哌酮舒巴坦
抗菌谱与适应证	三代头孢菌与含β-内酰胺酶抑制剂适用于有反复感染史患者的肝胆系统手术的预防用药
制剂与规格	注射用头孢哌酮钠舒巴坦钠（1∶1）：①1.0g；②2.0g
用量用法	成人：一次2~4g，每12小时1次
特殊人群用药	1. 新生儿和早产儿用药须权衡利弊 2. 老年人呈生理性的肝、肾功能减退，因此应慎用本药并需调整剂量 3. 妊娠安全性分级为B级。哺乳期妇女应慎用
药典与处方集	USP、Eur. P.、Chin. P.；CNF
目录类别	【保（乙）】
备注	

五、其他类别抗菌药

■ 药品名称	环丙沙星 Ciprofloxacin
抗菌谱与适应证	适用于泌尿外科手术预防用药

续　表

制剂与规格	1. 环丙沙星注射液：100ml：0.2g 2. 环丙沙星葡萄糖注射液：100ml：0.2g 3. 乳酸环丙沙星注射液：① 100ml：0.1g；② 100ml：0.2g；③250ml：0.25g 4. 乳酸环丙沙星 0.9%氯化钠注射液：①100ml：0.2g；②200ml：0.4g 5. 注射用乳酸环丙沙星：①0.2g；②0.4g
用量用法	一次 0.1~0.2g，每 12 小时一次
特殊人群用药	1. 对本药或氟喹诺酮类药物过敏者、孕妇、18 岁以下患者禁用 2. 患中枢神经系统疾病者（如癫痫、脑动脉硬化）、肝、肾功能不全者患者慎用 3. 老年患者应减量给药 4. 妊娠安全性分级为 C 级。哺乳期妇女全身用药时，应暂停哺乳
药典与处方集	USP、Eur. P.、Chin. P.；CNF
目录类别	【基、保（甲）】
备注	喹诺酮类
■ 药品名称	甲硝唑　Metronidazole
抗菌谱与适应证	适用于经口咽部黏膜切口的大手术，阑尾手术，结、直肠手术，涉及阴道的妇科手术
制剂与规格	1. 甲硝唑注射液：①20ml：100mg；②100ml：0.2g；③100ml：0.5g；④250ml：0.5g；⑤250ml：1.25g 2. 甲硝唑葡萄糖注射液：250ml，内含甲硝唑 0.5g、葡萄糖 12.5g 3. 注射用甲硝唑磷酸二钠：0.915g
用量用法	静脉给药，常规单次剂量：0.5g
特殊人群用药	1. 对本药或其他硝基咪唑类药物过敏或有过敏史者、活动性中枢神经疾病患者、血液病患者、哺乳期妇女禁用 2. 肝功能不全者慎用 3. 老年患者本应注意监测血药浓度并调整剂量 4. FDA 妊娠安全性分级为 B 级
药典与处方集	USP、Eur. P.、Chin. P.；CNF
目录类别	【基、保（甲）】
备注	硝基咪唑类
■ 药品名称	克林霉素　Clindamycin
抗菌谱与适应证	适用于对 β-内酰胺类抗菌药物过敏者，预防葡萄球菌、链球菌感染的外科手术

续 表

制剂与规格	1. 盐酸克林霉素注射液：①4ml：0.3g；②8ml：0.6g；③2ml：0.3g 2. 注射用盐酸克林霉素：0.5g 3. 克林霉素磷酸酯注射液：①2ml：0.3g；②4ml：0.6g 4. 注射用克林霉素磷酸酯：①0.3g；②0.6g；③1.2g
用量用法	静脉给药，常规单次剂量：0.6~0.9g
特殊人群用药	1. 有胃肠疾病或病史者，特别是溃疡性结肠炎、克罗恩病或假膜性肠炎患者、肝功能不全者、严重肾功能障碍者、有哮喘或其他过敏史者慎用 2. 新生儿禁用，4岁以内儿童慎用，16岁以内儿童应用时应注意重要器官功能监测 3. 老年患者用药时需密切观察 4. 孕妇应用须充分权衡利弊。FDA妊娠安全性分级为B级 5. 哺乳妇女慎用，用药时宜暂停哺乳
药典与处方集	USP、Eur. P.、Chin. P.；CNF
目录类别	【基、保（甲）】
备注	林可酰胺类
■ 药品名称	氨曲南 Aztreonam
抗菌谱与适应证	适用于对β-内酰胺类抗菌药物过敏者，预防革兰阴性杆菌感染的外科手术
制剂与规格	注射用氨曲南：①0.5g；②1.0g；③2.0g
用量用法	静脉给药，常规单次剂量：1~2g
特殊人群用药	老年人用药剂量应按其肾功能减退情况酌情减量。妊娠安全性分级为B级。哺乳妇女使用时应暂停哺乳
药典与处方集	USP、Eur. P.、Chin. P.；CNF
目录类别	【保（乙）】
备注	单酰胺环类
■ 药品名称	万古霉素 Vancomycin
抗菌谱与适应证	适用于耐甲氧西林葡萄球菌检出率高的医疗机构进行工人材料植入手术（如人工心脏瓣膜置换、永久性心脏起搏器置入、人工关节置换等）预防感染
制剂与规格	注射用盐酸万古霉素：①0.5g（50万U）；②1.0g（100万U）
用量用法	静脉给药，一次1g，每12小时给药一次

续　表

特殊人群用药	1. 对本药或其他万古霉素类抗生素过敏者禁用 2. 严重肾功能不全者、听力减退或有耳聋病史者慎用 3. 儿童（尤其是低出生体重儿、新生儿）应监测血药浓度，慎重给药 4. 老年患者确有指征使用时必须调整剂量或调整用药间隔 5. 孕妇应充分权衡利弊。FDA 妊娠安全性分级为 C 级 6. 哺乳期妇女用药应充分权衡利弊
药典与处方集	USP、Eur. P.、Chin. P.；CNF
目录类别	【保（乙）】
备注	糖肽类
■ 药品名称	去甲万古霉素　Norvancomycin
抗菌谱与适应证	适用于耐甲氧西林葡萄球菌检出率高的医疗机构进行工人材料植入手术（如人工心脏瓣膜置换、永久性心脏起搏器置入、人工关节置换等）预防感染
制剂与规格	注射用盐酸去甲万古霉素：①0.4g（40 万 U）；②0.8g（80 万 U）
用量用法	静脉给药，一次400～800mg，每 12 小时给药一次
特殊人群用药	1. 对本药或万古霉素类抗生素过敏者禁用 2. 肾功能不全者、听力减退或有耳聋病史者慎用 3. 新生儿、婴幼儿用药必须充分权衡利弊 4. 老年患者确有指征使用时必须调整剂量 5. 孕妇应充分权衡利弊后用药 6. 哺乳期妇女用药应充分权衡利弊
药典与处方集	Chin. P.；CNF
目录类别	【保（乙）】
备注	糖肽类

注：1. Ⅰ类切口手术常用预防抗菌药物为一代头孢：头孢唑林或头孢拉定等。

2. Ⅰ类切口手术常用预防抗菌药物单次使用剂量：头孢唑林 1～2g；头孢拉定 1～2g；头孢呋辛 1.5g；头孢曲松 1～2g；甲硝唑 0.5g，其他详见具体药品表单。头孢菌素应在 30min 内滴完。

3. 对 β-内酰胺类抗菌药物过敏者，可选用克林霉素预防葡萄球菌、链球菌感染，可选用氨曲南预防革兰阴性杆菌感染。必要时可联合使用。

4. 耐甲氧西林葡萄球菌检出率高的医疗机构，如进行人工材料植入手术（如人工心脏瓣膜置换、永久性心脏起搏器置入、人工关节置换等），也可选用万古霉素或去甲万古霉素预防感染。

第十五节　治疗用抗菌药物

一、青霉素类

■ 药品名称	青霉素　Benzylpenicillin
抗菌谱与适应证	适用于溶血性链球菌、肺炎链球菌、不产青霉素酶葡萄球菌的感染；炭疽、破伤风、气性坏疽等梭状芽胞杆菌感染及梅毒、钩端螺旋体病、回归热、白喉。与氨基苷类药物联合用于治疗草绿色链球菌心内膜炎。亦可用于流行性脑脊髓膜炎、放线菌病、淋病、奋森咽峡炎、莱姆病、鼠咬热、李斯特菌感染、除脆弱拟杆菌以外的厌氧菌感染。风湿性心脏病或先天性心脏病患者手术前预防用药
制剂与规格	1. 注射用青霉素钠：①0.12g（2 万 U）；②0.24g（40 万 U）；③0.48g（80 万 U）；④0.6g（100 万 U）；⑤0.96g（160 万 U）；⑥2.4g（400 万 U） 2. 注射用青霉素钾：①0.125g（20 万 U）；②0.25g（40 万 U）；③0.5g（80 万 U）；④0.625g（100 万 U）
用量用法	1. 肌内注射：成人：一日 80 万~200 万单位，分 3~4 次给药；小儿：按体重 2.5 万单位/kg，每 12 小时给药 1 次 2. 静脉滴注：成人一日 200 万~2000 万单位，分 2~4 次给药；小儿每日按体重 5 万~20 万/kg，分 2~4 次给药
特殊人群用药	1. 肾功能减退者：轻、中度肾功能损害者使用常规剂量不需减量，严重肾功能损害者应延长给药间隔或调整剂量 2. 妊娠妇女给药属美国 FDA 妊娠风险 B 级。哺乳期妇女用药时宜暂停哺乳
药典与处方集	USP、Eur. P.、Chin. P.；CNF
目录类别	【基、保（甲）】
备注	
■ 药品名称	青霉素 V　Phenoxymethylpenicillin
抗菌谱与适应证	1. 青霉素敏感菌株所致的轻、中度感染，包括链球菌所致的扁桃体炎、咽喉炎、猩红热、丹毒等 2. 肺炎球菌所致的支气管炎、肺炎、中耳炎、鼻窦炎及敏感葡萄球菌所致的皮肤软组织感染等 3. 螺旋体感染和作为风湿热复发和感染性心内膜炎的预防用药
制剂与规格	青霉素 V 钾片：①100 万 U；②60 万 U；③0.25g（40 万 U）；④0.5g（80 万 U）

续　表

用量用法	口服：①成人：链球菌感染：一次125~250mg，每6~8小时1次，疗程10日。肺炎球菌感染：一次250~500mg，每6小时1次，疗程至退热后至少2日。葡萄球菌感染、螺旋体感染：一次250~500mg，每6~8小时1次。预防风湿热复发：一次250mg，一日2次。预防心内膜炎：在拔牙或上呼吸道手术前1小时口服2g，6小时后再加服1g（27kg以下小儿剂量减半）；②小儿：按体重，一次2.5~9.3mg/kg，每4小时1次；或一次3.75~14mg/kg，每6小时1次；或一次5~18.7mg/kg，每8小时1次
特殊人群用药	1. 青霉素皮试阳性反应者、对青霉素类药物过敏者及传染性单核细胞增多症患者禁用 2. 对头孢菌素类药物过敏者及有哮喘、湿疹、花粉症、荨麻疹等过敏性疾病史者慎用 3. 肾功能减退者应根据血浆肌酐清除率调整剂量或给药间期 4. 妊娠妇女给药属美国FDA妊娠风险B级。哺乳期妇女慎用或用药期间暂停哺乳
药典与处方集	USP、Eur. P.；CNF
目录类别	【保（甲）】
备注	

■ 药品名称	普鲁卡因青霉素　Procaine Benzylpenicillin
抗菌谱与适应证	1. 与青霉素相仿，但由于血药浓度较低，故仅限于青霉素高度敏感病原体所致的轻、中度感染，如A组链球菌所致的扁桃体炎、猩红热、肺炎链球菌肺炎、青霉素敏感金葡菌所致皮肤软组织感染、奋森咽峡炎等 2. 可用于治疗钩端螺旋体病、回归热和早期梅毒等
制剂与规格	注射用普鲁卡因青霉素：①40万U［普鲁卡因青霉素30万U，青霉素钠（钾）10万U］；②80万U［普鲁卡因青霉素60万U，青霉素钠（钾）20万U］
用量用法	肌内注射，每次40万~80万单位，每日1~2次
特殊人群用药	1. 青霉素类药物或普鲁卡因过敏史者禁用 2. 哮喘、湿疹、花粉症、荨麻疹等过敏性疾病患者应慎用本品 3. 妊娠妇女给药属美国FDA妊娠风险B级。哺乳期妇女用药时宜暂停哺乳
药典与处方集	USP、Eur. P.、Chin. P.；CNF
目录类别	【保（乙）】
备注	

续 表

■ 药品名称	苄星青霉素 Benzathine Benzylpenicillin
抗菌谱与适应证	用于预防风湿热、治疗各期梅毒也可用于控制链球菌感染的流行
制剂与规格	注射用苄星青霉素：①30 万 U；②60 万 U；③120 万 U
用量用法	肌内注射：成人，一次 60 万～120 万 U，2～4 周 1 次；小儿一次 30 万～60 万单位，2～4 周 1 次
特殊人群用药	①哮喘、湿疹、花粉症、荨麻疹等过敏性疾病患者应慎用本品；②美国 FDA 妊娠风险 B 级。哺乳期妇女用药时宜暂停哺乳
药典与处方集	USP、Eur. P.、Chin. P.；CNF
目录类别	【基、保（乙）】
备注	
■ 药品名称	阿莫西林 Amoxicillin
抗菌谱与适应证	适用于治疗敏感菌所致的下列感染：①中耳炎、鼻窦炎、咽炎、扁桃体炎等上呼吸道感染；②急性支气管炎、肺炎等下呼吸道感染；③泌尿、生殖道感染；④皮肤、软组织感染；⑤适用于治疗急性单纯性淋病；⑥尚可用于治疗伤寒、伤寒带菌者及钩端螺旋体病；⑦亦可与克拉霉素、兰索拉唑联合治疗幽门螺杆菌感染
制剂与规格	1. 片：①0.125g；②0.25g 2. 胶囊：①0.125g；②0.25g 3. 干混悬剂：袋装，①0.125g；②0.25g；瓶装，①1.25g；②2.5g 4. 颗粒剂：125mg 5. 注射用阿莫西林钠：①0.5g；②2g
用量用法	1. 口服：成人一次 0.5g，每 6～8 小时 1 次，日剂量不超过 4g；小儿每日按体重 20～40mg/kg，每 8 小时 1 次；3 个月以下婴儿：一日 30mg/kg，每 12 小时 1 次 2. 肌内注射或稀释后静脉滴注：成人一次 0.5～1g，每 6～8 小时 1 次；小儿一日 50～100mg/kg，分 3～4 次给药 3. 肾功能不全时剂量：肌酐清除率为10～30ml/min 者，一次 0.25～0.5g，每 12 小时 1 次；肌酐清除率小于 10ml/min 者，一次 0.25～0.5g，每 24 小时 1 次 4. 透析时剂量：每次血液透析后应补充给予 1g 剂量
特殊人群用药	1. 青霉素类药物过敏者禁用 2. 巨细胞病毒感染、淋巴细胞白血病、淋巴瘤等患者不宜使用 3. 传染性单核细胞增多症患者应避免使用 4. 哮喘、湿疹、花粉症、荨麻疹等过敏性疾病史者，肾功能严重损害者慎用

续　表

药典与处方集	Eur. P.、Chin. P.；CNF
目录类别	【基、保（甲）】
备注	
■ 药品名称	磺苄西林　Sulbenicillin
抗菌谱与适应证	适用于敏感的铜绿假单胞菌、某些变形杆菌属以及其他敏感革兰阴性菌所致肺炎、尿路感染、复杂性皮肤软组织感染和败血症等。对本品敏感菌所致腹腔感染、盆腔感染宜与抗厌氧菌药物联合应用
制剂与规格	注射用磺苄西林钠：1.0g：100 万 U
用量用法	静脉滴注或静脉注射；中度感染成人一日剂量 8g，重症感染或铜绿假单胞菌感染时剂量需增至一日 20g，分 4 次静脉给药；儿童根据病情每日剂量按体重 80~300mg/kg，分 4 次给药
特殊人群用药	有青霉素类药物过敏史或青霉素皮肤试验阳性患者禁用。孕妇应仅在确有必要时使用本品
药典与处方集	Chin. P.；CNF
目录类别	【保（乙）】
备注	
■ 药品名称	替卡西林　Ticarcillin
抗菌谱与适应证	对大肠埃希菌、奇异变形杆菌、普通变形杆菌等肠杆菌属、流感嗜血杆菌、沙门菌属、铜绿假单胞菌等具有良好的抗菌活性。①适用于治疗敏感菌所致的下呼吸道感染、骨和骨关节感染、皮肤及软组织感染、尿路感染及败血症等；②与氨基糖苷类、喹诺酮类等抗菌药联用，可用于治疗铜绿假单胞菌所致感染
制剂与规格	注射用替卡西林钠：①0.5g；②1g；③3g；④6g
用量用法	1. 成人：肌内注射：泌尿系统感染，一次 1g，一日 4 次；静脉给药：一日 200~300mg/kg，分次给药 2. 儿童：①静脉给药：一日 200~300mg/kg，分次给药；②婴儿：一日 225mg/kg，分次给药；③对7 日龄以下新生儿：一日 150mg/kg，分次给药
特殊人群用药	1. 严重肝、肾功能不全，凝血功能异常者慎用 2. 孕妇慎用。妊娠安全性分级为 B 级。哺乳妇女慎用 3. 对青霉素类抗生素过敏者禁用
药典与处方集	USP、Eur. P.；CNF
目录类别	

续 表

备注	
■ 药品名称	注射用哌拉西林 Piperacillin for Injection
抗菌谱与适应证	1. 治疗铜绿假单胞菌和敏感革兰阴性杆菌所致的各种感染，如败血症、尿路感染、呼吸道感染、胆道感染、腹腔感染、盆腔感染以及皮肤、软组织感染等 2. 与氨基糖苷类药联用治疗粒细胞减少症免疫缺陷患者的感染
制剂与规格	注射用哌拉西林钠（按哌拉西林计）：①0.5g；②1g；③2g
用量用法	1. 成人：中度感染一日8g，分2次给药；严重感染一次3～4g，每6小时1次。一日最大剂量不可超过24g 2. 儿童：①婴幼儿和12岁以下儿童：一日100～200mg/kg；②新生儿：体重低于2kg者：出生后第1周内，一次50mg/kg，每12小时1次；1周以上，一次50mg/kg，每8小时1次；体重2kg以上者：出生后第1周内，一次50mg/kg，每8小时1次；1周以上，一次50mg/kg，每6小时1次
特殊人群用药	1. 有出血史者，溃疡性结肠炎、克罗恩病或假膜性肠炎者，肝、肾功能不全者，年老、体弱者慎用 2. 12岁以下儿童的用药安全性剂量尚未正式确定，应慎用 3. 孕妇应仅在确有必要时才能使用本药。妊娠安全性分级为B级 4. 哺乳妇女用药应权衡利弊或暂停哺乳 5. 对青霉素、头孢菌素或其他β-内酰胺类抗生素过敏或有过敏史者禁用
药典与处方集	USP、Eur. P.、Chin. P.；CNF
目录类别	【基、保（甲）】
备注	
■ 药品名称	注射用美洛西林钠 Mezlocillin Sodium for Injection
□ 其他名称	力扬
抗菌谱与适应证	用于大肠埃希菌、肠杆菌属、变形杆菌等革兰阴性杆菌中敏感菌株所致的呼吸系统、泌尿系统、消化系统、妇科和生殖器官等感染，如败血症、化脓性脑膜炎、腹膜炎、骨髓炎、皮肤和软组织感染以及眼、耳、鼻、喉科感染
制剂与规格	注射用美洛西林钠：①0.5g；②1.0g；③1.5g；④2.0g；⑤2.5g；⑥3.0g；⑦4.0g

续　表

用量用法	肌内注射、静脉注射或静脉滴注。肌内注射临用前加灭菌注射用水溶解，静脉注射通常加入5%葡萄糖氯化钠注射液或5%~10%葡萄糖注射液溶解后使用。成人一日2~6g，严重感染者可增至8~12g，最大可增至15g。儿童，按体重一日0.1~0.2g/kg，严重感染者可增至0.3g/kg；肌内注射一日2~4次，静脉滴注按需要每6~8小时一次，其剂量根据病情而定，严重者可每4~6小时静脉注射一次
特殊人群用药	老年患者肾功能减退，须调整剂量。妊娠安全性分级为B级。哺乳妇女须权衡利弊后用药。对青霉素类抗生素过敏或有过敏史者禁用
药典与处方集	Chin. P.；CNF
目录类别	【保（乙）】
备注	
■ 药品名称	**注射用美洛西林钠舒巴坦钠　Mezlocillin Sodium and Sulbactam Sodium for Injection**
□ 其他名称	**开林**
抗菌谱与适应证	本品含β-内酰胺酶抑制剂—舒巴坦钠，适用于产酶耐药菌引起的中重度下列感染性疾病，包括：①呼吸系统感染：如中耳炎、鼻窦炎、扁桃体炎、咽炎、肺炎、急性支气管炎和慢性支气管炎急性发作、支气管扩张、脓胸、肺脓肿等；②泌尿生殖系统感染：如肾盂肾炎、膀胱炎和尿道炎等；③腹腔感染：如胆道感染等；④皮肤及软组织感染：如蜂窝织炎、伤口感染、疖病、脓性皮炎和脓疱病；性病：淋病等；⑤盆腔感染：妇科感染、产后感染等；⑥严重系统感染：如脑膜炎、细菌性心内膜炎、腹膜炎、败血症、脓毒症等。对于致命的全身性细菌感染、未知微生物或不敏感微生物所致感染、重度感染及混合感染等，如使用本品，建议与其他杀菌剂联合用药治疗
制剂与规格	①0.625g（美洛西林0.5g与舒巴坦0.125g）；②1.25g（美洛西林1.0g与舒巴坦0.25g）；③2.5g（美洛西林2.0g与舒巴坦0.50g）；④3.75g（美洛西林3.0g与舒巴坦0.75g）
用量用法	静脉滴注，用前用适量注射用水或氯化钠注射液溶解后，再加入0.9%氯化钠注射液或5%葡萄糖氯化钠注射液或5%~10%葡萄糖注射液100ml中静脉滴注，每次滴注时间为30~50分钟。成人剂量：每次2.5~3.75g（美洛西林2.0~3.0g，舒巴坦0.5~0.75g），每8小时或12小时一次，疗程7~14天
特殊人群用药	本品可透过胎盘和进入乳汁，妊娠和哺乳妇女慎用。1~14岁儿童及体重超过3kg的婴儿，每次给药75mg/kg体重，每日2~3次。体重不足3kg者，每次75mg/kg体重，每日2次。老年用药可参照成人用剂量，但伴有肝、肾功能不良的患者，剂量应调整

续 表

药典与处方集	
目录类别	【保（乙）】
备注	参考：药品说明书
■ 药品名称	注射用阿洛西林 Azlocillin for Injection
抗菌谱与适应证	敏感的革兰阳性及革兰阴性菌（包括铜绿假单胞菌）所致的. 呼吸道、泌尿道、生殖器官、胆道、胃肠道、败血症、脑膜炎、心内膜炎等严重感染以及手术、烧伤后感染、骨、皮肤及软组织感染
制剂与规格	注射用阿洛西林钠：①0.5g；②1g；③2g；④3g
用量用法	1. 成人：一日 6~10g，严重病例可增至 10~16g，分 2~4 次滴注 2. 儿童：一次 75mg/kg，一日 2~4 次 3. 婴儿及新生儿：一次 100mg/kg，一日 2~4 次
特殊人群用药	妊娠安全性分级为 B 级。哺乳妇女用药须权衡利弊。对青霉素类抗生素过敏或有过敏史者禁用
药典与处方集	Pol. P.；CNF
目录类别	【保（乙）】
备注	

二、头孢菌素类

（一）第一代头孢菌素类

■ 药品名称	头孢唑林 Cefazolin
□ 其他名称	新泰林
抗菌谱与适应证	第一代头孢菌素。除肠球菌、MRSA 外，对其他革兰阳性球菌均有良好抗菌活性；对部分大肠埃希菌、奇异变型杆菌、肺炎克雷伯菌有抗菌活性。临床用于敏感菌所致的呼吸道、尿路感染，皮肤软组织、骨和关节、肝胆系统感染，以及心内膜炎、败血症、眼、耳、鼻、咽喉部感染；也用于外科手术预防用药
制剂与规格	1. 注射用头孢唑林钠：①0.5g；②1g；③1.5g；④2g 2. 注射用五水头孢唑林钠：①0.5g；②1g；③1.5g；④2g
用量用法	1. 肌内、静注、静滴：1 次0.5~1g，1 日 2~4 次。严重感染可增至 1 日 6g，分2~4 次静脉给予，或遵医嘱。儿童 1 日量为 50~100mg/kg，分 2~3 次给予 2. 外科手术预防用药：术前 0.5~1h 给药 1g，手术超过 6h 者术中加用0.5~1g，术后每 6~8h 给药 0.5~1g 至术后 24h

续　表

特殊人群用药	1. 青霉素过敏者、肝、肾功能不全者、胃肠道疾病史者慎用。肾功能减退者首剂量 0.5g，并应按肌酐清除率调节用量和给药间隔 2. 不推荐用于新生儿；孕期、哺乳期用药需权衡利弊；老年患者宜适当减量或延长给药间隔
药典与处方集	USP、Eur. P.、Chin. P.；CNF
目录类别	【基、保（甲）】
备注	头孢唑林用量是 1~2g，体重超过 90kg 者宜用 2g
■ 药品名称	注射用头孢拉定　Cefradine for Injection
抗菌谱与适应证	第一代头孢菌素。适用于治疗敏感菌所致的轻、中度感染，如：急性咽炎、扁桃体炎、中耳炎、支气管炎急性发作、肺炎等呼吸道感染、泌尿生殖道感染及皮肤软组织感染等
制剂与规格	1. 头孢拉定胶囊：①0.25g；②0.5g 2. 头孢拉定片：①0.25g；②0.5g 3. 头孢拉定颗粒：①0.125g；②0.25g 4. 头孢拉定干混悬剂：①0.125g；②0.25g；③1.5g；④3g 5. 注射用头孢拉定：①0.5g；②1g
用量用法	1. 成人：口服给药：一次 0.25~0.5g，每 6 小时 1 次；严重感染时可增至一次 1g，一日最高剂量为 4g。肌内注射及静脉给药：一次 0.5~1g，每 6 小时 1 次。一日最高剂量为 8g 2. 儿童：口服给药：一次 6.25~12.5mg/kg，每 6 小时 1 次。肌内注射及静脉给药：1 周岁以上小儿，一次 12.5~25mg/kg，每 6 小时 1 次 3. 肌酐清除率大于 20ml/min 时，其推荐剂量为每 6 小时 0.5g；肌酐清除率为 5~20ml/min 时，其剂量为每 6 小时 0.25g；肌酐清除率小于 5ml/min 时，其剂量为每 12 小时 0.25g
特殊人群用药	1. 肾功能减退的老年患者应适当减少剂量或延长给药间期 2. 妊娠安全性分级为 B 级。哺乳妇女应用时须权衡利弊 3. 对头孢菌素过敏者及有青霉素过敏性休克史者禁用
药典与处方集	USP、Eur. P.、Chin. P.；CNF
目录类别	【保（甲/乙）】
备注	
■ 药品名称	注射用头孢硫脒　Cefathiamidine for Injection
抗菌谱与适应证	第一代头孢菌素。用于敏感菌所引起呼吸系统、肝胆系统、五官、尿路感染及心内膜炎、败血症

续 表

制剂与规格	注射用头孢硫脒：①0.5g；②1g；③2g
用量用法	1. 成人：肌内注射，一次1.5~1g，一日4次；静脉滴注一次2g，一日2~4次 2. 儿童：肌内注射，一日50~150mg/kg，分3~4次给药；静脉滴注一日50~100mg/kg，分2~4次给
特殊人群用药	1. 肾功能减退者须适当减量 2. 妊娠早期妇女慎用。哺乳妇女用药须权衡利弊 3. 对头孢菌素过敏者及有青霉素过敏性休克史者禁用
药典与处方集	CNF
目录类别	【保（乙）】
备注	
■ 药品名称	头孢氨苄 Cefalexin
抗菌谱与适应证	第一代口服头孢菌素。用于金黄色葡萄球菌、大肠埃希菌、肺炎杆菌、流感杆菌等敏感菌所致的下列感染：①扁桃体炎、扁桃体周炎、咽喉炎、支气管炎、肺炎、支气管扩张感染以及手术后胸腔感染；②急性及慢性肾盂肾炎、膀胱炎、前列腺炎及泌尿生殖系感染；③中耳炎、外耳炎、鼻窦炎；④上颌骨周炎、上颌骨骨膜炎、上颌骨骨髓炎、急性腭炎、牙槽脓肿、根尖性牙周炎、智齿周围炎、拔牙后感染；⑤睑腺炎、睑炎、急性泪囊炎；⑥毛囊炎、疖、丹毒、蜂窝织炎、脓疱、痈、痤疮感染、皮下脓肿、创伤感染、乳腺炎、淋巴管炎等
制剂与规格	1. 头孢氨苄胶囊：①125mg；②250mg 2. 头孢氨苄片：①125mg；②250mg 3. 头孢氨苄颗粒：①50mg；②125mg 4. 头孢氨苄干混悬剂：1.5g 5. 头孢氨苄泡腾片：125mg
用量用法	1. 成人：口服，一般剂量：一次250~500mg，每6小时1次。一日最高剂量为4g。单纯性膀胱炎、单纯皮肤软组织感染以及链球菌咽峡炎：一次500mg，每12小时1次 2. 儿童：口服，一日25~50mg/kg，1日4次。皮肤软组织感染及链球菌咽峡炎：一次12.5~50mg/kg，每12小时1次
特殊人群用药	1. 肝、肾功能不全者，6岁以下小儿慎用 2. 老年患者应根据肾功能情况调整用药剂量或用药间期 3. 妊娠安全性分级为B级。哺乳期妇女须权衡利弊后应用 4. 对头孢菌素过敏者及有青霉素过敏性休克史者禁用
药典与处方集	USP、Eur. P.、Chin. P.；CNF

续　表

目录类别	【基、保（甲）】
备注	
■ 药品名称	头孢羟氨苄　Cefadroxil
抗菌谱与适应证	第一代口服头孢菌素。主要用于敏感菌所致的尿路感染，呼吸道感染，皮肤软组织感染，骨关节感染
制剂与规格	1. 头孢羟氨苄胶囊：①0.125g；②0.25g；③0.5g 2. 头孢羟氨苄片：①0.125g；②0.25g 3. 头孢羟氨苄颗粒：①0.125g；②0.25g
用量用法	1. 成人：口服，一次0.5～1g，一日2次。肾功能不全者首次给予1g负荷剂量，然后根据肌酐清除率（Ccr）调整剂量。Ccr为25～50ml/min者，一次0.5g，每12小时1次；Ccr为10～25ml/min者，一次0.5g，每24小时1次；Ccr为0～10ml/min者，一次0.5g，每36小时1次 2. 儿童：口服，一次15～20mg/kg，一日2次。A组溶血性链球菌咽炎或扁桃体炎：一次15mg/kg，每12小时1次，共10日
特殊人群用药	1. 肝、肾功能不全者慎用。老年患者肾功能减退，用药时须调整剂量 2. 妊娠安全性分级为B级。哺乳期妇女须权衡利弊后应用 3. 对头孢菌素过敏者及有青霉素过敏性休克史者禁用
药典与处方集	USP；CNF
目录类别	【保（乙）】
备注	

（二）第二代头孢菌素类

■ 药品名称	头孢呋辛　Cefuroxim
抗菌谱与适应证	第二代注射用头孢菌素。对革兰阳性球菌的活性与第一代头孢菌素相似或略差，但对葡萄球菌和革兰阴性杆菌产生的β内酰胺酶显得相当稳定。适用于治疗敏感菌或敏感病原体所致的下列感染：①呼吸系统感染；②泌尿生殖系统感染；③骨和关节感染；④皮肤软组织感染；⑤预防手术感染；⑥其他，如败血症、脑膜炎等严重感染
制剂与规格	1. 头孢呋辛酯片：①0.25g；②0.125g 2. 头孢呋辛酯干混悬剂：0.125g 3. 头孢呋辛酯胶囊：0.125g 4. 注射用头孢呋辛钠：①0.25g；②0.5g；③0.75g；④1.0g；⑤1.5g；⑥2.0g；⑦2.25g；⑧2.5g；⑨3.0g

续 表

用量用法	1. 成人：口服，①一日 0.5g；下呼吸道感染：一日 1g；泌尿道感染：一日 0.25g；无并发症的淋病：单剂口服 1g 2. 儿童：口服，急性咽炎或扁桃体炎等一般感染：一次 10mg/kg，一日 2 次，一日最大剂量为 0.5g；急性中耳炎、脓疱病等严重感染：一次 15mg/kg，一日 2 次，一日最大剂量为 1g
特殊人群用药	1. 严重肝、肾功能不全者慎用。5 岁以下小儿禁用。老年患者口服本药，不必根据年龄调整剂量 2. 妊娠安全性分级为 B 级。哺乳妇女用药应权衡利弊，如需使用，应暂停哺乳 3. 对头孢菌素过敏者及有青霉素过敏性休克史者禁用
药典与处方集	USP、Eur. P.、Chin. P.；CNF
目录类别	【基、保（甲）】
备注	
■ 药品名称	注射用头孢替安　Cefotiam for Injection
抗菌谱与适应证	第二代注射用头孢菌素。用于敏感菌所致的肺炎、支气管炎、胆道感染、腹膜炎、尿路感染以及手术和外伤所致的感染和败血症
制剂与规格	注射用盐酸头孢替安：0.5g；1g
用量用法	肌内注射或静脉给药。成人：一日1~2g，分 2~4 次给予；败血症时可增至一日 4g。儿童：一日 40~80mg/kg，分 3~4 次给予，重症感染时可增至一日 160mg/kg。肌酐清除率等于或大于 16.6ml/min 者，不需调整剂量；肌酐清除率小于 16.6ml/min 者，每 6~8 小时用量应减为常用剂量的 75%
特殊人群用药	1. 老年患者用药剂量应按其肾功能减退情况酌情减量 2. 早产儿和新生儿使用本药的安全性尚未确定 3. 孕妇或可能已妊娠的妇女、哺乳妇女，应权衡利弊后用药 4. 对头孢菌素过敏者及有青霉素过敏性休克史者禁用
药典与处方集	USP、Jpn. P.；CNF
目录类别	【保（乙）】
备注	
■ 药品名称	头孢丙烯　Cefprozil
抗菌谱与适应证	第二代口服头孢菌素。用于敏感菌所致的下列轻、中度感染：①呼吸道感染，如化脓性链球菌性咽炎或扁桃体炎；肺炎链球菌、流感嗜血杆菌和卡他莫拉菌引起的中耳炎或急性鼻窦炎、急性支气管炎继发细菌感染和慢性支气管炎急性发作；②金黄色葡萄球菌（包括产青霉素酶菌株）和化脓性链球菌等引起的非复杂性皮肤和皮肤软组织感染

续　表

制剂与规格	1. 头孢丙烯片：①0.25；②0.5g 2. 头孢丙烯分散片：0.25g 3. 头孢丙烯咀嚼片：0.25g 4. 头孢丙烯胶囊：①0.125g；②0.25g 5. 头孢丙烯颗粒：0.125g 6. 头孢丙烯干混悬剂：①0.125g；②0.75g；③1.5g；④3.0g
用量用法	口服：成人：呼吸道感染：一次0.5g，一日1~2次；皮肤或皮肤软组织感染：一日0.5g，分1~2次给药；严重病例，一次0.5g，一日2次。儿童：①对0.5~12岁患儿：中耳炎，一次15mg/kg，一日2次；急性鼻窦炎，一次7.5mg/kg，一日2次；严重感染，一次15mg/kg，一日2次；②对2~12岁患儿：急性扁桃体炎、咽炎，一次7.5mg/kg，一日2次；皮肤或皮肤软组织感染，一次20mg/kg，一日1次。肾功能不全时，根据肌酐清除率进行剂量调整。肝功能不全患者无需调整剂量
特殊人群用药	1. 65岁以上老人使用本药，与健康成人志愿者对比，药物浓度-时间曲线下面积增高35%~60%，肌酐清除率下降40% 2. 妊娠安全性分级为B级。哺乳妇女应慎用或暂停哺乳 3. 对头孢菌素过敏者及有青霉素过敏性休克史者禁用
药典与处方集	USP；CNF
目录类别	【保（乙）】
备注	
■ 药品名称	**头孢尼西　Cefonicid**
抗菌谱与适应证	适用于敏感菌引起的下列感染：下呼吸道感染、尿路感染、败血症、皮肤软组织感染、骨和关节感染，也可用于手术预防感染。在外科手术前单剂量注射1g头孢尼西可以减少由于手术过程中污染或潜在污染而导致的术后感染发生率。在剖宫产手术中使用头孢尼西（剪断脐带后）可以减少某些术后感染发生率
制剂与规格	注射用头孢尼西钠：①0.5g；②1.0g

续 表

用量用法	1. 肾功能正常患者：①一般轻度至中度感染：成人每日剂量为1g，每24小时一次；在严重感染或危及生命的感染中，可每日2g，每24小时给药一次；②无并发症的尿路感染：每日0.5g，每24小时一次；③手术预防感染：手术前1小时单剂量给药1g，术中和术后没有必要再用。必要时如关节成型手术或开胸手术可重复给药2天；剖宫产手术中，应脐带结扎后才给予本品。疗程依不同病情而定 2. 肾功能不全患者：对于肾功能损害患者使用本品必须严格依据患者的肾功能损害程度调整剂量。初始剂量为7.5mg/kg，维持剂量应按下表根据肌酐清除率进行调整，患者在进行透析之后，无须再追加剂量
特殊人群用药	1. 对头孢菌素类抗生素过敏者禁用 2. 对青霉素过敏患者也可能对本品过敏，因此有青霉素过敏史或其他药物过敏病史者应慎用。对麻醉药过敏患者禁止使用利多卡因作为溶剂 3. 本品治疗开始和治疗中可引起肠道紊乱，严重的导致假膜性肠炎，出现腹泻时应引起警惕。一旦出现，轻度停药即可，中、重度患者应给予补充电解质、蛋白质以及适当的抗生素（如万古霉素）治疗 4. 重症患者在大剂量给药或合用氨基苷类抗生素治疗时，必须经常注意肾功能情况。肾脏或肝脏损害患者在使用该药物时，应加倍小心 5. 长期使用任何广谱抗生素都可能导致其他非敏感菌过度生长，应注意观察二重感染的发生
药典与处方集	USP、Eur. P.、Chin. P.
目录类别	【保（乙）】
备注	
■ 药品名称	头孢克洛 Cefaclor
抗菌谱与适应证	第二代口服头孢菌素。适用于敏感菌所致下列部位的轻、中度感染：①呼吸系统感染；②泌尿生殖系统感染；③皮肤软组织感染；④口腔科感染；⑤眼科感染
制剂与规格	1. 胶囊：125mg；250mg 2. 缓释胶囊：187.5mg 3. 片：250mg 4. 缓释片：375mg 5. 分散片：①125mg；②375mg 6. 颗粒：①100mg；②125mg；③250mg 7. 混悬液：①30ml：0.75g；②60ml：1.5g

续　表

用量用法	1. 成人：口服，一次 250mg，每 8 小时 1 次；较重的感染或敏感性较差的细菌引起的感染，剂量可加倍，但一日总量不超过 4g 2. 儿童：口服，一日 20mg/kg，分 3 次（每 8 小时 1 次）给药，宜空腹服用；重症感染可增至一日 40mg/kg，但一日总量不超过 1g
特殊人群用药	1. 肾功能轻度不全者可不减量；肾功能中度和重度减退者的剂量应分别减为正常剂量的 1/2 和 1/4 2. 新生儿用药的安全性尚未确定 3. 老年患者除虚弱、营养不良或严重肾功能损害外，一般不需调整剂量 4. 妊娠安全性分级为 B 级。哺乳妇女应慎用或用药时暂停哺乳 5. 对头孢菌素过敏者及有青霉素过敏性休克史者禁用
药典与处方集	USP、Eur. P.、Chin. P.；CNF
目录类别	【保（乙）】
备注	
■ 药品名称	头孢呋辛酯　Cefuroxime Axetil
抗菌谱与适应证	第二代口服头孢菌素。适用于溶血性链球菌、金黄色葡萄球菌（耐甲氧西林株除外）及流感嗜血杆菌、大肠埃希菌、肺炎克雷伯菌、奇异变形杆菌等肠杆菌科细菌敏感菌株所致成人急性咽炎或扁桃体炎、急性中耳炎、上颌窦炎、慢性支气管炎急性发作、急性支气管炎、单纯性尿路感染、皮肤软组织感染及无并发症淋病奈瑟菌性尿道炎和宫颈炎。儿童咽炎或扁桃体炎、急性中耳炎及脓疱病等
制剂与规格	片：①0. 125g；②0. 25g
用量用法	口服：①成人：一般一日 0. 5g；下呼吸道感染患者：一日 1g；单纯性下尿路感染患者：一日 0. 25g。均分 2 次服用。单纯性淋球菌尿道炎单剂疗法剂量为 1g；②5～12 岁小儿：急性咽炎或急性扁桃体炎：按体重一日 20mg/kg，分 2 次服用，一日不超过 0. 5g；急性中耳炎、脓疱病：按体重一日 30mg/kg，分 2 次服用，一日不超过 1g
特殊人群用药	1. 对本品及其他头孢菌素类过敏者、有青霉素过敏性休克或即刻反应史者及胃肠道吸收障碍者禁用 2. 5 岁以下小儿禁用
药典与处方集	USP、Eur. P.、Chin. P.、Jpn. P.；CNF
目录类别	【保（甲）】
备注	

续 表

■ 药品名称	注射用盐酸头孢甲肟 Cefmenoxime Hydrochloride for Injection
□ 其他名称	立肖均
抗菌谱与适应证	适用于头孢甲肟敏感的链球菌属（肠球菌除外）、肺炎链球菌、消化球菌属、消化链球菌属、大肠杆菌、柠檬酸杆菌属、克雷伯菌属、肠杆菌属、沙雷菌属、变形菌属、流感嗜血杆菌、拟杆菌属等引起的下述感染症：①肺炎、支气管炎、支气管扩张合并感染、慢性呼吸系统疾病的继发感染；肺脓肿、脓胸；②肾盂肾炎、膀胱炎；前庭大腺炎、子宫内膜炎、子宫附件炎、盆腔炎、子宫旁组织炎；③胆管炎、胆囊炎、肝脓肿；腹膜炎；④烧伤、手术创伤的继发感染；⑤败血症；⑥脑脊膜炎
制剂与规格	注射用盐酸头孢甲肟：①0.25g；②0.5g；③1.0g；④2.0g（按 $C_{16}H_{17}N_9O_5S_3$ 计）
用量用法	1. 用法：本品溶于0.9%氯化钠注射液或葡萄糖注射液中，静脉滴注。此外，对成年人可将本品的1次用量0.5~2g加于糖液、电解质液或氨基酸制剂等补液中、在30分钟~2小时内进行静脉滴注。对小儿也可考虑1次用量加于补液内，在30分钟~1小时，进行静脉滴注。静注用1g时注入约5ml溶解液于瓶内溶解，溶解后注入不少于100ml溶解液中滴注。 2. 用量：①成人：轻度感染：1日1~2g，分2次静脉滴注；中、重度感染：可增至一日4g，分2~4次静脉滴注，也可根据临床情况进行剂量调整；②小儿：轻度感染：一日每千克体重40~80mg，分3~4次静脉滴注；中、重度感染：可增至一日每千克体重160mg，分3~4次静脉滴注；脑脊膜炎：可增量至一日每千克体重200mg，分3~4次静脉滴注
特殊人群用药	1. 下述患者慎重用药：①对青霉素类抗生素有过敏史的患者；②本人或父母兄弟中有易引起支气管哮喘、皮疹、荨麻疹等变态反应性症状体质的患者；③有严重肾功能障碍的患者（有可能出现血药浓度持续升高）；④老年患者（生理功能下降，易出现副作用，有时出现维生素K缺乏而出血倾向）；⑤经口摄食不良者或静脉内营养者，全身状态不良者（有时可引起维生素K缺乏症，故应仔细观察） 2. 因有可能发生休克反应，所以要详细问诊。建议在注射前做皮肤过敏反应试验。要事先做好一旦发生休克时的急救处理工作 3. 使用该品时，最好定期做肝功能、肾功能、血液等检查
药典与处方集	
目录类别	
备注	

（三）第三代头孢菌素类

■ 药品名称	注射用头孢唑肟　Ceftizoxime for Injection
抗菌谱与适应证	第三代注射用头孢菌素。用于治疗由敏感菌引起的下呼吸道感染、胆道感染、腹腔感染、盆腔感染。尿路感染、脑膜炎、皮肤软组织感染、骨和关节感染、败血症、感染性心内膜炎及创伤、烧伤、烫伤后的严重感染
制剂与规格	注射用头孢唑肟钠：①0.5g；②1g；③2g
用量用法	静脉滴注。成人：一次1~2g，每8~12小时1次；严重感染：剂量可增至一次3~4g，每8小时1次。治疗非复杂性尿路感染：一次0.5g，每12小时1次。儿童：6个月及6个月以上的婴儿和儿童常用量：按体重一次50mg/kg，每6~8小时1次。肾功能损害的患者在给予0.5~1g的首次负荷剂量后，需根据其损害程度调整剂量
特殊人群用药	1. 6个月以下小儿使用本药的安全性和有效性尚未确定。老年患者常伴有肾功能减退，应适当减少剂量或延长给药间期 2. 妊娠安全性分级为B级。哺乳妇女应用本药时应暂停哺乳 3. 对头孢菌素过敏者及有青霉素过敏性休克史者禁用
药典与处方集	USP；CNF
目录类别	【保（乙）】
备注	

■ 药品名称	注射用头孢噻肟　Cefotaxime for Injection
抗菌谱与适应证	第三代注射用头孢菌素。用于敏感细菌所致的肺炎及其他下呼吸道感染、尿路感染、脑膜炎、败血症、腹腔感染、盆腔感染、皮肤软组织感染、生殖道感染、骨和关节感染等。头孢噻肟可以作为小儿脑膜炎的选用药物
制剂与规格	注射用头孢噻肟钠：①0.5g；②1g；③2g
用量用法	肌内注射或静脉给药。成人：肌内注射0.5~2g，每8~12小时一次。静脉给药一日2~6g，分2~3次给药；严重感染者，每6~8小时2~3g，一日最高剂量为12g。无并发症的肺炎链球菌肺炎或急性尿路感染：每12小时1g。儿童：静脉给药①新生儿：一次50mg/kg，7日内新生儿每12小时1次，7~28日新生儿每8小时1次
特殊人群用药	1. 严重肾功能减退患者应用本药时须根据肌酐清除率调整减量 2. 老年患者应根据肾功能适当减量 3. 妊娠安全性分级为B级。哺乳期妇女用药时宜暂停哺乳 4. 对头孢菌素过敏者及有青霉素过敏性休克史者禁用
药典与处方集	USP、Eur. P.、Chin. P.；CNF

续 表

目录类别	【保（甲）】
备注	
■ 药品名称	注射用头孢曲松 Ceftriaxone for Injection
抗菌谱与适应证	第三代注射用头孢菌素。用于敏感致病菌所致的下呼吸道感染、尿路、胆道感染，以及腹腔感染、盆腔感染、皮肤软组织感染、骨和关节感染、败血症、脑膜炎等及手术期感染预防。本品单剂可治疗单纯性淋病
制剂与规格	注射用头孢曲松钠：①0.25g；②0.5g；③0.75g；④1g；⑤1.5g；⑥2g；⑦3g；⑧4g
用量用法	肌内注射或静脉给药。成人：每24小时1~2g或每12小时0.5~1g。最高剂量一日4g。小儿常用量静脉给药，按体重一日20~80mg/kg
特殊人群用药	1. 出生体重低于2kg的新生儿使用本药的安全性尚未确定。本药可将胆红素从血清白蛋白上置换下来，患有高胆红素血症的新生儿（尤其是早产儿），应避免使用本药 2. 妊娠安全性分级为B级。哺乳妇女权衡利弊后应用 3. 对头孢菌素过敏者及有青霉素过敏性休克史者禁用
药典与处方集	USP、Eur. P.、Chin. P.；CNF
目录类别	【保（甲）】
备注	
■ 药品名称	注射用头孢哌酮 Cefoperazone for Injection
抗菌谱与适应证	第三代注射用头孢菌素。用于治疗敏感菌所致的呼吸道感染、泌尿道感染、胆道感染、皮肤软组织感染、败血症、脑膜炎、创伤及手术后感染。与抗厌氧菌药联用，用于治疗敏感菌所致的腹膜炎、盆腔感染
制剂与规格	注射用头孢哌酮钠：①0.5g；②1g；③1.5g；④2g
用量用法	肌内注射或静脉给药。成人：一般感染：一次1~2g，每12小时1次；严重感染：一次2~3g，每8小时1次。一日剂量不宜超过9g，但免疫缺陷患者伴严重感染时剂量可增至一日12g。儿童：一日50~200mg/kg，分2~3次给药
特殊人群用药	1. 新生儿和早产儿用药须权衡利弊 2. 妊娠安全性分级为B级。哺乳期妇女用药期间宜暂停哺乳 3. 对头孢菌素过敏者及有青霉素过敏性休克史者禁用
药典与处方集	USP、Eur. P.、Chin. P.；CNF
目录类别	

续 表

备注	
■ 药品名称	注射用头孢他啶 Ceftazidime for Injection
抗菌谱与适应证	第三代注射用头孢菌素。用于敏感革兰阴性杆菌所致的败血症、下呼吸道感染、腹腔和胆道感染、复杂性尿路感染和严重皮肤软组织感染等。对于由多种耐药革兰阴性杆菌引起的免疫缺陷者感染、医院内感染以及革兰阴性杆菌或铜绿假单胞菌所致中枢神经系统感染尤为适用
制剂与规格	注射用头孢他啶：①0.25g；②0.5g；③1g；④2g
用量用法	静脉注射或静脉滴注。①败血症、下呼吸道感染、胆道感染等，一日4~6g，分2~3次静脉滴注或静脉注射；②泌尿系统感染和重度皮肤软组织感染等，一日2~4g，分2次静脉滴注或静脉注射；③对于某些危及生命的感染、严重铜绿假单胞菌感染和中枢神经系统感染，可酌情增量至一日0.15~0.2g/kg，分3次静脉滴注或静脉注射；④婴幼儿常用剂量为一日30~100mg/kg，分2~3次静脉滴注
特殊人群用药	1. 早产儿及2个月以内新生儿慎用 2. 妊娠安全性分级为B级。哺乳妇女须权衡利弊后用药 3. 对头孢菌素过敏者及有青霉素过敏性休克史者禁用
药典与处方集	USP、Eur. P.、Chin. P.；CNF
目录类别	【基、保（乙）】
备注	
■ 药品名称	头孢地尼 Cefdinir
抗菌谱与适应证	第三代口服头孢菌素。用于对本品敏感的葡萄球菌、大肠埃希菌、克雷伯杆菌、奇异变形杆菌等引起的下列感染：①咽喉炎、扁桃体炎、支气管炎急性发作、肺炎；②中耳炎、鼻窦炎；③肾盂肾炎、膀胱炎、淋菌性尿道炎；④附件炎、宫内感染、前庭大腺炎；⑤乳腺炎、肛门周围脓肿、外伤或手术伤口的继发感染；⑥皮肤软组织感染；⑦眼睑炎、睑板腺炎、猩红热
制剂与规格	1. 头孢地尼胶囊：①50mg；②100mg 2. 头孢地尼分散片：①50mg；②100mg
用量用法	口服：成人一次100mg，一日3次。儿童9~18mg/kg，分3次服用。严重肾功能障碍者应酌减剂量及延长给药间隔时间。血液透析患者，建议剂量为一次100mg，一日1次

续 表

特殊人群用药	1. 新生儿和小于6个月婴儿的安全性和疗效尚未确定。可用于儿童急性上颌鼻窦炎 2. 老年患者可能会有出血倾向 3. 妊娠安全性分级为B级。哺乳期妇女仅在利大于弊时，才能使用 4. 对头孢菌素过敏者及有青霉素过敏性休克史者禁用
药典与处方集	Chin. P.；CNF
目录类别	【保（乙）】
备注	
■ 药品名称	头孢克肟　Cefixime
抗菌谱与适应证	第三代口服头孢菌素。用于敏感菌所致的咽炎、扁桃体炎、急性支气管炎和慢性支气管炎急性发作、中耳炎、尿路感染、单纯性淋病等
制剂与规格	1. 片：①0. 05g；②0. 1g 2. 分散片：0. 1g 3. 咀嚼片：①0. 05g；②0. 1g 4. 胶囊：①0. 05g；②0. 1g 5. 颗粒：0. 05g
用量用法	口服。成人：一次50~100mg，一日2次；严重感染时，可增加至一次200mg，一日2次。儿童：体重30kg以下一次1. 5~3mg/kg，一日2次；严重感染时，一次6mg/kg，一日2次
特殊人群用药	1. 6个月以下儿童使用本药的安全性和有效性尚未确定 2. 老年人使用本药的血药浓度峰值和AUC可较年轻人分别高26%和20% 3. 妊娠安全性分级为B级。哺乳期妇女使用时应暂停哺乳 4. 对头孢菌素过敏者及有青霉素过敏性休克史者禁用
药典与处方集	USP、Eur. P.；CNF
目录类别	【保（乙）】
备注	
■ 药品名称	头孢泊肟酯　Cefpodoxime Proxetil
抗菌谱与适应证	第三代口服头孢菌素。适用于敏感菌引起的下列轻至中度感染：①呼吸系统感染；②泌尿、生殖系统感染；③皮肤及皮肤附件感染：如毛囊炎、疖、痈、丹毒、蜂窝织炎、淋巴管（结）炎、化脓性甲沟（周）炎、皮下脓肿、汗腺炎、感染性粉瘤、肛周脓肿等；④耳鼻喉感染：中耳炎、鼻窦炎等；⑤其他：乳腺炎等

续 表

制剂与规格	1. 头孢泊肟酯片：①100mg；②200mg 2. 头孢泊肟酯分散片：100mg 3. 头孢泊肟酯胶囊：100mg 4. 头孢泊肟酯颗粒：40mg 5. 头孢泊肟酯干混悬剂：①50mg；②100mg
用量用法	餐后口服。成人：上呼吸道感染；一次 0.1g，一日 2 次，疗程 5～10 天；下呼吸道感染：慢性支气管炎急性发作：一次 0.2g，一日 2 次，疗程 10 天；急性社区获得性肺炎：一次 0.2g，一日 2 次，疗程 14 天；单纯性泌尿道感染：一次 0.1g，一日 2 次，疗程 7 天；急性单纯性淋病：单剂 0.2g；皮肤和皮肤软组织感染：一次 0.4g，一日 2 次，疗程 7～14 天。儿童：急性中耳炎：每日剂量 10mg/kg，一次 5mg/kg，每 12 小时一次，疗程 10 天。每日最大剂量不超过 0.4g。扁桃体炎、鼻窦炎：每日剂量 10mg/kg，一次 5mg/kg，每 12 小时一次，疗程 5～10 天。每日最大剂量不超过 0.2g
特殊人群用药	妊娠安全性分级为 B 级。哺乳妇女用药时应停止哺乳或换用其他药物。对头孢菌素过敏者及有青霉素过敏性休克史者禁用
药典与处方集	USP、Jpn. P.；CNF
目录类别	
备注	

（四）第四代头孢菌素类

■ 药品名称	注射用头孢吡肟　Cefepime for Injection
抗菌谱与适应证	第四代头孢菌素。用于治疗敏感菌所致的下列中、重度感染：①下呼吸道感染，如肺炎、支气管炎等；②泌尿系统感染；③非复杂性皮肤或皮肤软组织感染；④复杂性腹腔内感染；⑤妇产科感染；⑥其他，如败血症、儿童脑脊髓膜炎及中性粒细胞减少性发热患者的经验治疗
制剂与规格	注射用盐酸头孢吡肟：①0.5g；②1g
用量用法	肌内注射或静脉滴注。成人：一次 1～2g，每 12 小时 1 次；轻、中度感染：一次 0.5～1g，每 12 小时 1 次；重度泌尿道感染：一次 2g，每 12 小时 1 次；严重感染、中性粒细胞减少性发热的经验治疗：一次 2g，每 8 小时 1 次。儿童：对 2 月龄至 12 岁儿童或体重低于 40kg 的患儿：最大剂量不可超过成人剂量，按体重一次 40mg/kg，每 12 小时 1 次，疗程 7～14 日

续 表

特殊人群用药	1. 对13岁以下儿童的疗效尚不明确，须慎用 2. 老年患者使用本药的半衰期延长，且65岁及以上老年患者的药物总清除率下降 3. 妊娠安全性分级为B级。哺乳妇女应慎用或用药时暂停哺乳 4. 对头孢菌素过敏者及有青霉素过敏性休克史者禁用
药典与处方集	USP、Jpn. P.；CNF
目录类别	【保（乙）】
备注	
■ 药品名称	注射用头孢匹罗　Cefpirome for Injection
抗菌谱与适应证	第四代头孢菌素。适用于治疗敏感菌引起的下列严重感染：①严重的下呼吸道感染（如大叶性肺炎、肺脓肿、支气管扩张合并感染等）；②严重的泌尿道感染（如复杂性尿路感染）；③严重的皮肤及软组织感染；④中性粒细胞减少患者所患严重感染；⑤败血症、化脓性脑膜炎、腹腔内感染、肝胆系统感染、盆腔内感染
制剂与规格	注射用头孢匹罗：①0.25g；②0.5g；③1g；④2.0g
用量用法	静脉给药。成人：上、下泌尿道合并感染，严重皮肤及软组织感染：一次1g，每12小时1次；严重下呼吸道感染：一次1~2g，每12小时1次；败血症：一次2g，每12小时1次；中性粒细胞减少患者所患严重感染：一次2g，每12小时1次。肾功能不全时剂量：先给予1~2g负荷剂量，再根据肌酐清除率进行剂量调整。血液透析患者（肌酐清除率小于5ml/min），一次0.5~1g，一日1次，透析后再给予0.25~0.5g的补充剂量
特殊人群用药	1. 小于12岁儿童用药的有效性及安全性尚未确定。不推荐在该年龄组使用本药 2. 妊娠期间用药应权衡利弊。哺乳妇女用药应权衡利弊 3. 对头孢菌素过敏者及有青霉素过敏性休克史者禁用
药典与处方集	Jpn. P.；CNF
目录类别	【保（乙）】
备注	

三、其他β-内酰胺类

■ 药品名称	注射用头孢美唑　Cefmetazole for Injection
抗菌谱与适应证	第二代注射用头霉素类，抗菌活性与第二代头孢菌素相近。适用于葡萄球菌、大肠埃希菌、克雷伯杆菌、变形杆菌、脆弱拟杆菌、消化球菌等所致的下列感染：①呼吸道感染；②尿路感染；③胆管炎、胆囊炎；④腹膜炎；⑤女性生殖系统感染；⑥败血症；⑦颌骨周围蜂窝织炎、颌炎
制剂与规格	注射用头孢美唑钠：①1g；②2g
用量用法	静脉给药。成人：一日1~2g，分2次给药；重度感染：剂量可至一日4g，分2~4次静脉滴注。儿童：一日25~100mg/kg，分2~4次给药；重度感染一日150mg/kg，分2~4次静脉滴注。肾功能不全者本药血药浓度升高，半衰期延长，应调整用量
特殊人群用药	早产儿、新生儿慎用本药。妊娠安全性分级为B级。哺乳期妇女慎用本药。对头孢菌素过敏者及有青霉素过敏性休克史者禁用
药典与处方集	USP；CNF
目录类别	【保（乙）】
备注	

■ 药品名称	注射用头孢西丁钠　Cefoxitin for Injection
□ 其他名称	法克
抗菌谱与适应证	第二代注射用头孢菌素。适用于治疗敏感菌所致的下呼吸道、泌尿生殖系统、骨、关节、皮肤软组织、心内膜感染以及败血症。尤其适用于需氧菌和厌氧菌混合感染导致的吸入性肺炎、糖尿病患者下肢感染及腹腔或盆腔感染
制剂与规格	注射用头孢西丁钠：①1g；②2g
用量用法	肌内注射或静脉给药。成人：一次1~2g，每6~8小时1次。①单纯感染：每6~8小时1g，一日总量3~4g；②中、重度感染：每4小时1g或每6~8小时2g，一日总量6~8g；③严重感染：每4小时2g或每6小时3g，一日总量12g；④肾功能不全者首次剂量为1~2g，此后按其肌酐清除率制订给药方案
特殊人群用药	1. 3个月以内婴儿不宜使用本药 2. 妊娠安全性分级为B级。哺乳妇女应权衡利弊后用药 3. 对头孢菌素过敏者及有青霉素过敏性休克史者禁用
药典与处方集	USP、Eur. P.；CNF
目录类别	【保（乙）】

续 表

备注	
■ 药品名称	注射用头孢米诺 Cefminox for Injection
抗菌谱与适应证	第三代头霉素类，抗菌活性与第三代头孢菌素相近。用于治疗敏感菌所致的下列感染：①呼吸系统感染；②腹腔感染；③泌尿生殖系统感染：肾盂肾炎、膀胱炎、盆腔腹膜炎、子宫附件炎、子宫内感染、盆腔死腔炎、子宫旁组织炎；④其他：败血症等
制剂与规格	注射用头孢米诺钠：①0.5g；②1g；③1.5g；④2g
用量用法	静脉给药。成人：一次1g，一日2次。败血症和重症感染：一日6g，分3~4次给药。儿童：一次20mg/kg，一日3~4次
特殊人群用药	1. 新生儿、早产儿的用药安全性尚未确定 2. 孕妇、哺乳期妇女用药应权衡利弊 3. 对头孢菌素过敏者及有青霉素过敏性休克史者禁用
药典与处方集	Jpn. P.；CNF
目录类别	【保（乙）】
备注	
■ 药品名称	注射用拉氧头孢 Latamoxef for Injection
抗菌谱与适应证	第三代注射用头霉素类，抗菌性能与第三代头孢菌素相近。适用于治疗敏感菌所致的下列感染：①呼吸系统感染，如肺炎、支气管炎、支气管扩张症继发感染、肺脓肿、脓胸等；②消化系统感染，如胆囊炎、胆管炎等；③腹腔内感染，如肝脓疡、腹膜炎等；④泌尿生殖系统感染；⑤骨、关节、皮肤和软组织感染等；⑥其他严重感染，如败血症、脑膜炎等
制剂与规格	注射用拉氧头孢钠：①1g；②2g
用量用法	静脉给药。成人，一次0.5~1g，一日2次。重度感染，一日剂量可增加至4g。儿童：一日60~80mg/kg，分3~4次给药。危重病例剂量可递增至一日150mg/kg
特殊人群用药	1. 严重肾功能不全者、胆道阻塞患者慎用 2. 早产儿、新生儿慎用 3. 妊娠安全性分级为C级。哺乳期妇女慎用
药典与处方集	Jpn. P.；CNF
目录类别	【保（乙）】
备注	

续　表

■ 药品名称	注射用舒巴坦　Sulbactam for Injection
抗菌谱与适应证	β-内酰胺酶抑制剂，与青霉素类或头孢菌素类药合用，治疗敏感菌所致的尿路感染、肺部感染、支气管感染、胆道感染、腹腔和盆腔感染、耳鼻喉科感染、皮肤软组织感染、骨和关节感染、周围感染、败血症等
制剂与规格	注射用舒巴坦：0.25g、0.5g、1.0g
用量用法	舒巴坦与氨苄青霉素以 1∶2 剂量比应用。一般感染，成人剂量为舒巴坦每日 1~2g，氨苄西林每日 2~4g，一日量分 2~3 次，静脉滴注或肌注；轻度感染可舒巴坦每日 0.5g，氨苄青霉素 1g，分 2 次，静脉滴注或肌注；重度感染可增大剂量至每日舒巴坦 3~4g，氨苄青霉素6~8g，一日量分 3~4 次，静脉滴注
特殊人群用药	孕妇使用应权衡利弊。哺乳期妇女使用应权衡利弊
药典与处方集	USP、Eur. P.、Chin. P.、Jpn. P.；CNF
目录类别	【保（乙）】
备注	
■ 药品名称	注射用氨曲南　Aztreonam for Injection
抗菌谱与适应证	单环 β-内酰胺类，适用于治疗敏感需氧革兰阴性菌所致的多种感染：如败血症、下呼吸道感染、尿路感染、腹腔内感染、子宫内膜炎、盆腔炎、术后伤口及烧伤、溃疡等皮肤软组织感染等
制剂与规格	注射用氨曲南：①0.5g；②1.0g；③2.0g
用量用法	肌内注射或静脉给药。成人：泌尿道感染：一次 0.5~1g，每 8~12 小时 1 次；中度感染：一次 1~2g，每 8~12 小时 1 次；危重患者或由铜绿假单胞菌所致的严重感染：一次 2g，每 6~8 小时 1 次，一日最大剂量不宜超过 8g。肾功能不全时剂量：应根据肌酐清除率调整剂量；每次血液透析后，除维持量外，应另给予起始量的 1/8
特殊人群用药	老年人用药剂量应按其肾功能减退情况酌情减量。妊娠安全性分级为 B 级。哺乳妇女使用时应暂停哺乳
药典与处方集	USP、Jpn. P.；CNF
目录类别	【保（乙）】
备注	

四、碳青霉烯类

■ 药品名称	注射用亚胺培南西司他丁　Imipenem and Cilastatin for Injection
抗菌谱与适应证	对大多数革兰阳性、革兰阴性的需氧菌和厌氧菌有抗菌作用。适用于治疗敏感革兰阳性菌及革兰阴性杆菌所致的严重感染（如败血症、感染性心内膜炎、下呼吸道感染、腹腔感染、盆腔感染、皮肤软组织感染、骨和关节感染、尿路感染）以及多种细菌引起的混合感染
制剂与规格	注射用亚胺培南西司他丁钠（1∶1）：①0.5g；②1g；③2g
用量用法	静脉滴注：成人：轻度感染：每6小时0.25g；中度感染：一次1g，一日2次；严重感染，每8小时1g。日最高剂量不超过4g。儿童：体重小于40kg，一次15mg/kg，每6小时1次。一日总剂量不超过2g。肾功能不全时剂量：肌酐清除率为30~70ml/min者，每6~8小时用0.5g；肌酐清除率为20~30ml/min者，每8~12小时用0.25~0.5g；肌酐清除率低于20ml/min者，每12小时用0.25g。透析时建议血液透析后补充1次用量
特殊人群用药	1. 婴儿及肾功能不全的儿童使用本药须权衡利弊。严重肾功能不全的患者应根据肌酐清除率调节用量 2. 有癫痫史或中枢神经系统功能障碍者发生痉挛、意识障碍等不良反应增加 3. 妊娠安全性分级为C级。哺乳妇女使用本药时，应暂停哺乳
药典与处方集	USP、Eur. P.、Jpn. P.；CNF
目录类别	【保（乙）】
备注	

■ 药品名称	注射用美罗培南　Meropenem for Injection
□ 其他名称	美平
抗菌谱与适应证	1. 对大多数革兰阳性、革兰阴性需氧菌和厌氧菌有抗菌活性。比同类产品增加了脑膜炎的适应证。适用于由单一或多种敏感细菌引起的成人及儿童的严重感染、混合感染和耐药菌感染，包括：肺炎及院内获得性肺炎，败血症，腹腔内感染，尿路感染，妇科感染，皮肤及软组织感染和脑膜炎 2. 对于被推断患有感染的中性粒细胞减低的发热病人，可用美平作为单方经验治疗
制剂与规格	注射用美罗培南：①0.25g；②0.5g

续　表

用量用法	1. 静脉给药：成人：每 8 小时 1 次，一次 0.5～1g；脑膜炎：每 8 小时 1 次，一次 2g；中性粒细胞减少伴发热的癌症患者，腹膜炎：每 8 小时 1 次，一次 1g；皮肤和软组织感染、尿路感染：每 8 小时 1 次，一次 0.5g。儿童：3 个月～12 岁的患儿，一次 10～20mg/kg，每 8 小时 1 次；体重超过 50kg 的患儿，按成人剂量给药；脑膜炎：一次 40mg/kg，每 8 小时 1 次 2. 治疗的剂量和疗程需根据感染的类型和严重程度及病人的情况决定，最大可用到每日 6g
特殊人群用药	1. 3 个月以下婴幼儿使用本药的有效性和安全性尚未确定 2. 严重肾功能不全的患者应根据肌酐清除率调节用量 3. 妊娠安全性分级为 B 级。哺乳期妇女用药应权衡利弊 4. 使用丙戊酸钠的患者禁用本品
药典与处方集	USP、Eur. P.、Chin. P.；CNF
目录类别	【保（乙）】
备注	
■ 药品名称	注射用比阿培南　Biapenem for Injection
□ 其他名称	天册
抗菌谱与适应证	用于治疗由敏感细菌所引起的败血症、肺炎、肺部脓肿、慢性呼吸道疾病引起的二次感染、难治性膀胱炎、肾盂肾炎、腹膜炎、妇科附件炎等
制剂与规格	注射用比阿培南：0.3g
用量用法	静脉滴注：成人：一次 0.3g，滴注30～60 分钟，一日 2 次。一日的最大给药量不得超过 1.2g。缩短给药间隔时间至每 8 小时一次或延长静脉滴注时间至 1～3 小时可以增加疗效。由于老年患者生理功能下降，需注意调整用药剂量及用药间隔时间
特殊人群用药	1. 严重肾功能不全的患者应根据肌酐清除率调节用量 2. 有癫痫史或中枢神经系统功能障碍者慎用 3. 儿童、孕妇、哺乳期妇女用药的安全性尚不明确
药典与处方集	USP、Eur. P.、Jpn. P.；CNF
目录类别	【保（乙）】
备注	

续 表

■ 药品名称	注射用帕尼培南倍他米隆 Panipenem Betamipron for Injection
抗菌谱与适应证	用于敏感的金黄色葡萄球菌、表皮葡萄球菌、大肠杆菌、肺炎杆菌、流感杆菌、阴沟杆菌、变形杆菌、枸橼酸杆菌、类杆菌属、对铜绿假单胞菌等所致的下列感染：①呼吸系统感染；②腹腔感染；③泌尿、生殖系统感染；④眼科感染、皮肤、软组织感染；⑤耳、鼻、喉感染；⑥骨、关节感染；⑦其他严重感染，如败血症、感染性心内膜炎等
制剂与规格	注射用帕尼培南倍他米隆（1∶1）：①250mg（以帕尼培南计）；②500mg（以帕尼培南计）
用量用法	静脉滴注：成人，一日 1g，分 2 次给药；重症或顽固性感染疾病：剂量可增至一日 2g，分 2 次静滴，儿童，一日 30~60mg/kg，分 3 次静滴；重症或顽固性感染疾病：剂量可增至一日 100mg/kg，分 3~4 次静滴。一日总量不超过 2g
特殊人群用药	1. 儿童用药的安全性尚未确定，建议早产儿、新生儿不宜使用 2. 老年患者应慎用 3. 孕妇用药的安全性尚未确定，用药应权衡利弊 4. 对哺乳的影响尚不明确
药典与处方集	Jpn. P.；CNF
目录类别	【保（乙）】
备注	
■ 药品名称	注射用厄他培南 Ertapenem for Injection
抗菌谱与适应证	用于敏感菌引起的下列感染：①社区获得性肺炎；②复杂性皮肤和（或）皮下组织感染；③复杂性腹部感染；④复杂性泌尿道感染；⑤急性盆腔感染
制剂与规格	注射用厄他培南：1g
用量用法	13 岁及以上患者中的常用剂量为 1g，每日一次。3 个月至 12 岁患者中的剂量是 15mg/kg，每日 2 次（每天不超过 1g）。静脉输注给药，最长可使用 14 天；肌内注射给药，最长可使用 7 天
特殊人群用药	1. 已知或怀疑中枢神经系统障碍（包括癫痫病史）者慎用 2. 不推荐用于儿童脑膜炎患者 3. 妊娠安全性分级为 B 级。哺乳妇女使用时应权衡利弊
药典与处方集	USP、Eur. P.、Jpn. P.；CNF
目录类别	
备注	

续 表

■ 药品名称	法罗培南 Faropenem
抗菌谱与适应证	用于由葡萄球菌、链球菌、肺炎球菌、肠球菌、柠檬酸杆菌、肠杆菌、消化链球菌、拟杆菌等所致的下列感染：①泌尿系统感染；②呼吸系统感染；③子宫附件炎、子宫内感染、前庭大腺炎；④浅表性皮肤感染症、深层皮肤感染症、痤疮；⑤淋巴管炎、淋巴结炎、乳腺炎、肛周脓肿、外伤、烫伤和手术创伤等继发性感染
制剂与规格	1. 法罗培南钠片：①0. 15g；②0. 2g 2. 法罗培南钠胶囊：0. 1g
用量用法	口服。成人：①浅表性皮肤感染症、深层皮肤感染症等轻度感染：一次 150~200mg，一日 3 次；②肺炎、肺脓肿、肾盂肾炎、膀胱炎、前列腺炎、睾丸炎、中耳炎、鼻窦炎：一次 200~300mg，一日 3 次。老年人剂量：老年患者应从一次 150mg 开始用药
特殊人群用药	儿童的安全性尚未确立。老年患者用药可能因维生素 K 缺乏而发生出血倾向，应慎用。孕妇用药应权衡利弊。哺乳期使用期间应避免哺乳
药典与处方集	Jpn. P.；CNF
目录类别	【保（乙）】
备注	

五、β-内酰胺类复方制剂

■ 药品名称	阿莫西林克拉维酸钾 Amoxicillinand Clavulanate Potassium
抗菌谱与适应证	①上呼吸道感染：鼻窦炎、扁桃体炎、咽炎等；②下呼吸道感染：急性支气管炎、慢性支气管炎急性发作、肺炎、肺脓肿和支气管合并感染等；③泌尿系统感染：膀胱炎、尿道炎、肾盂肾炎、前列腺炎、盆腔炎、淋病奈瑟菌尿路感染；④皮肤和软组织感染：疖、脓肿、蜂窝织炎、伤口感染、腹内脓毒症等；⑤其他感染：中耳炎、骨髓炎、败血症、腹膜炎和手术后感染等
制剂与规格	1. 普通片：375mg；1g 2. 分散片：156. 25mg；228. 5mg 3. 咀嚼片：228. 5mg 4. 颗粒：①156. 25mg；②187. 5mg；228. 5mg 5. 干混悬剂：1g：156. 25mg；1. 5g：228. 5mg；2g：156. 25mg 6. 混悬液：5ml：228mg；5ml：312. 5mg 7. 注射用阿莫西林钠克拉维酸钾：0. 6g；1. 2g

续 表

用量用法	①口服：成人：轻至中度感染：一次375mg，每8小时1次，疗程7~10日；肺炎及其他中度严重感染：一次625mg，每8小时1次，疗程7~10日。3个月以下婴儿：每12小时15mg/kg。儿童（40kg以下）：一般感染，每12小时25mg/kg，或每8小时20mg/kg；严重感染，每12小时45mg/kg，或每8小时40mg/kg，疗程7~10日。儿童（40kg以上）：可按成人剂量给药；②静脉滴注：成人及12岁以上儿童，一次1.2g，一日2~3次，疗程7~14日。严重感染者可增加至一日4次。3个月以下婴儿：一次30mg/kg，每12小时1次，随后加至每8小时1次。3个月至12岁儿童：一次30mg/kg，一日2~3次，疗程7~14d
特殊人群用药	1. 青霉素皮试阳性反应者、对本品及其他青霉素类药物过敏者及传染性单核细胞增多症患者禁用 2. 对头孢菌素类药物过敏者及有哮喘、湿疹、花粉症、荨麻疹等过敏性疾病史和严重肝功能障碍者慎用 3. 肾功能减退者应根据肌酐清除率调整剂量 4. 孕妇禁用，哺乳期妇女慎用或用药期间暂停哺乳 5. 老年患者应根据肾功能情况调整用药剂量
药典与处方集	USP、Eur. P.、Chin. P.、Jpn. P.；CNF
目录类别	【基、保（甲）】
备注	
■ 药品名称	注射用氨苄西林钠舒巴坦钠 Ampicillin Sodium and Sulbactam Sodium for Injection
抗菌谱与适应证	1. 用于治疗敏感菌（包括产β-内酰胺酶菌株）所致的呼吸道感染、肝胆系统感染、泌尿系统感染、皮肤软组织感染 2. 用于治疗需氧菌与厌氧菌混合感染（特别是腹腔感染和盆腔感染）
制剂与规格	注射用氨苄西林钠舒巴坦钠：①0.75g（氨苄西林钠0.5g、舒巴坦钠0.25g）；②1.5g（氨苄西林钠1g、舒巴坦钠0.5g）；③2.25g（氨苄西林1.5g、舒巴坦0.75g）；④3g（氨苄西林钠2g、舒巴坦钠1g）
用量用法	深部肌内注射、静脉注射或静脉滴注。成人一次1.5~3g，每6小时1次。肌内注射一日剂量不超过6g，静脉用药一日剂量不超过12g（舒巴坦一日剂量最高不超过4g）。儿童按体重一日100~200mg/kg，分次给药

续 表

特殊人群用药	1. 青霉素类抗生素过敏者禁用 2. 传染性单核细胞增多症、巨细胞病毒感染、淋巴细胞白血病、淋巴瘤等病人不宜应用 3. 下列情况应慎用：有哮喘、湿疹、花粉症、荨麻疹等过敏性疾病史者 4. 肾功能减退者，根据血浆肌酐清除率调整用药 5. 孕妇及哺乳期妇女应用仍须权衡利弊；⑥老年患者肾功能减退，须调整剂量
药典与处方集	USP、Eur. P.、Chin. P.、Jpn. P.；CNF
目录类别	【保（乙）】
备注	
■ 药品名称	**注射用替卡西林钠克拉维酸钾 Ticarcillin Disodium and Clavulanate Potassium for Injection**
抗菌谱与适应证	适用于治疗敏感菌所致的败血症、腹膜炎、呼吸道感染、胆道感染、泌尿系统感染、骨和关节感染、术后感染、皮肤和软组织感染、耳鼻喉感染等
制剂与规格	注射用替卡西林钠克拉维酸钾：①1.6g（替卡西林钠1.5g、克拉维酸钾0.1g）；②3.2g（替卡西林钠3g、克拉维酸钾0.2g）
用量用法	1. 成人：静脉滴注：一次1.6～3.2g，每6～8小时1次；最大剂量，一次3.2g，每4小时1次 2. 肾功能不全时剂量：肌酐清除率大于30ml/min者，每8小时3.2g；肌酐清除率为10～30ml/min者，每8小时1.6g；肌酐清除率小于10ml/min者，每16小时1.6g 3. 儿童：小儿用量：一次80mg/kg，每6～8小时1次 4. 早产儿及足月新生儿：一次80mg/kg，每12小时1次
特殊人群用药	1. 严重肝、肾功能不全者，凝血功能异常者，高度过敏性体质者慎用 2. 孕妇用药应权衡利弊。可用于哺乳妇女 3. 对青霉素类抗生素过敏者禁用
药典与处方集	USP、Eur. P.、Jpn. P.；CNF
目录类别	【保（乙）】
备注	

续 表

■ 药品名称	注射用哌拉西林舒巴坦 Piperacillinand Sulbactam for Injection
抗菌谱与适应证	用于对耐药对本品敏感的产β-内酰胺酶致病菌引起的感染：①呼吸系统感染（如急性支气管炎、肺炎、慢性支气管炎急性发作、支气管扩张伴感染等）；②泌尿生殖系统感染（如单纯型泌尿系感染、复杂型泌尿系感染等）
制剂与规格	注射用哌拉西林钠舒巴坦钠：1. 25g；2. 5g
用量用法	1. 成人：静脉滴注一次 2. 5~5g，每 12 小时 1 次；严重或难治性感染时，每 8 小时 1 次。一日最大用量不得超过 20g（舒巴坦最大剂量为一日 4g）。疗程通常为 7~14 日 2. 肾功能不全时应酌情调整剂量 3. 老年患者剂量酌减
特殊人群用药	1. 青霉素、头孢菌素或其他β-内酰胺类抗生素过敏或有过敏史者禁用 2. 肾功能不全者慎用 3. 孕妇、哺乳妇女用药须权衡利弊
药典与处方集	USP、Eur. P.、Chin. P.；CNF
目录类别	【保（乙）】
备注	
■ 药品名称	注射用哌拉西林钠他唑巴坦钠 Piperacillin Sodium and Tazobactam Sodium for Injection
抗菌谱与适应证	用于对耐药，但对哌拉西林他唑巴坦敏感的产β-内酰胺酶的细菌引起的中、重度感染：①大肠埃希菌和拟杆菌属所致的阑尾炎、腹膜炎；②金黄色葡萄球菌所致的中、重度医院获得性肺炎、非复杂性和复杂性皮肤软组织感染；③大肠埃希菌所致的产后子宫内膜炎或盆腔炎性疾病；④流感嗜血杆菌所致的社区获得性肺炎
制剂与规格	注射用哌拉西林钠他唑巴坦钠：①1. 125g（哌拉西林钠 1g、他唑巴坦钠 0. 125g）；②2. 25g（哌拉西林钠 2g、他唑巴坦钠 0. 25g）；③3. 375g（哌拉西林钠 3g、他唑巴坦钠 0. 375g）；④4. 5g（哌拉西林钠 4g、他唑巴坦钠 0. 5g）
用量用法	1. 成人：静脉滴注：一般感染：一次 3. 375g（含 3. 0g、他唑巴坦 0. 375g；下同），每 6 小时 1 次，或 4. 5g，每 8 小时一次，疗程 7~10日。医院获得性肺炎：起始量 3. 375g，每 4 小时 1 次，疗程 7~14日，也可根据病情及细菌学检查结果进行调整 2. 肾功能不全者应根据肌酐清除率调整剂量 3. 血液透析者一次最大剂量为 2. 25g，每 8 小时 1 次，并在每次血液透析后可追加 0. 75g

续　表

特殊人群用药	1. 青霉素类、头孢类抗生素或β-内酰胺酶抑制药过敏者禁用 2. 严重肝、肾功能障碍者，有出血史者，溃疡性结肠炎、克罗恩病或假膜性肠炎者慎用 3. 妊娠安全性分级为B级 4. 哺乳期妇女慎用
药典与处方集	USP、Eur. P.、Chin. P.；CNF
目录类别	【保（乙）】
备注	
■ 药品名称	注射用头孢哌酮舒巴坦　Cefoperazone and Sulbactam for Injection
抗菌谱与适应证	用于治疗敏感细菌所致的下列感染：①呼吸系统感染；②腹内感染，如腹膜炎、胆囊炎、胆管炎；③泌尿、生殖系统感染，如尿路感染、盆腔炎、子宫内膜炎、淋病等；④皮肤、软组织感染；⑤骨、关节感染；⑥其他严重感染，如败血症、脑膜炎等
制剂与规格	1. 注射用头孢哌酮钠舒巴坦钠（1：1）：①1g（头孢哌酮钠0.5g、舒巴坦钠0.5g）；②2g（头孢哌酮钠1g、舒巴坦钠1g） 2. 注射用头孢哌酮钠舒巴坦钠（2：1）：①1.5g（头孢哌酮钠1g、舒巴坦钠0.5g）；②3g（头孢哌酮钠2g、舒巴坦钠1g）
用量用法	静脉滴注。①成人：一日2~4g，严重或难治性感染可增至一日8g。分等量每12小时静脉滴注1次。舒巴坦每日最高剂量不超过4g；②儿童：常用量一日40~80mg/kg，等分2~4次滴注。严重或难治性感染可增至一日160mg/kg。等分2~4次滴注。新生儿出生第一周内，应每隔12小时给药1次。舒巴坦每日最高剂量不超过80mg/kg
特殊人群用药	1. 新生儿和早产儿用药须权衡利弊 2. 老年人呈生理性的肝、肾功能减退，因此应慎用本药并需调整剂量 3. 妊娠安全性分级为B级。哺乳期妇女应慎用 4. 对头孢菌素过敏者及有青霉素过敏性休克史者禁用
药典与处方集	USP、Eur. P.、Chin. P.；CNF
目录类别	【保（乙）】
备注	

六、氨基苷类

■ 药品名称	注射用链霉素 Streptomycin for Injection
抗菌谱与适应证	1. 与其他抗结核药联合用于治疗结核分枝杆菌所致的各种结核病或其他分枝杆菌感染 2. 用于治疗土拉菌病，或与其他抗菌药联合用于治疗鼠疫、腹股沟肉芽肿、布鲁杆菌病、鼠咬热 3. 与青霉素联合用于预防或治疗草绿色链球菌或肠球菌所致的心内膜炎
制剂与规格	注射用硫酸链霉素：①0.75g（75 万 U）；②1g（100 万 U）；③2g（200 万 U）；④5g（500 万 U）
用量用法	肌内注射。成人：①结核病：一次 0.5g，每 12 小时 1 次；或一次 0.75g，一日 1 次；②草绿色链球菌心内膜炎：一次 1g，每 12 小时 1 次，连续用药 1 周；然后一次 0.5g，每 12 小时 1 次，连续用药 1 周；③肠球菌心内膜炎：一次 1g，每 12 小时 1 次，连续用药 2 周；然后一次 0.5g，每 12 小时 1 次，连续用药 4 周；④土拉菌病、鼠疫：一次 0.5~1g，每 12 小时 1 次；⑤布鲁菌病：一日 1~2g，分 2 次给药
特殊人群用药	1. 脱水患者、第 8 对脑神经损害患者、重症肌无力或帕金森病患者、儿童、肾功能不全患者、接受肌肉松弛药治疗患者。老年患者应采用较小治疗量且尽可能在疗程中监测血药浓度 2. 妊娠安全性分级为 D 级。哺乳妇女在用药期间暂停哺乳
药典与处方集	USP、Eur. P.、Chin. P.、Jpn. P.；CNF
目录类别	【基、保（甲）】
备注	

■ 药品名称	庆大霉素 Gentamicin
抗菌谱与适应证	1. 适用于治疗敏感革兰阴性杆菌，如大肠埃希菌、克雷伯菌属、肠杆菌属、铜绿假单胞菌以及甲氧西林敏感的葡萄球菌所致的严重感染，如败血症、下呼吸道感染、肠道感染、盆腔感染、腹腔感染、皮肤软组织感染、复杂性尿路感染等。治疗腹腔感染及盆腔感染应与抗厌氧菌药物合用。与青霉素（或氨苄西林）合用治疗肠球菌属感染 2. 用于敏感细菌所致中枢神经系统感染，可鞘内注射作为辅助治疗
制剂与规格	1. 硫酸庆大霉素片（每 10mg 相当于 1 万 U）：①20mg；②40mg 2. 硫酸庆大霉素注射液：①1ml：20mg；②1ml：40mg；③2ml：80mg 3. 硫酸庆大霉素颗粒：10mg

续　表

用量用法	肌内注射、静脉滴注、鞘内及脑室内给药。①成人，一次 80mg，或按体重一次 1~1.7mg/kg，每 8 小时 1 次；体重小于 60kg 者，一日 1 次给药 3mg/kg；体重大于 60kg 者，总量不超过 160mg，每 24 小时 1 次。疗程为 7~10 日；②小儿，一次 2.5mg/kg，每 12 小时 1 次；或一次 1.7mg/kg，每 8 小时 1 次。疗程为 7~10 日；③鞘内及脑室内给药：成人一次 4~8mg，小儿（3 个月以上）一次 1~2mg，每 2~3 日 1 次；④肾功能减退患者根据肌酐清除率调整剂量
特殊人群用药	1. 脱水患者、第 8 对脑神经损害患者、重症肌无力或帕金森病患者、儿童、肾功能不全患者、接受肌肉松弛药治疗患者 2. 老年患者应采用较小治疗量且尽可能在疗程中监测血药浓度 3. 妊娠安全性分级为 D 级。哺乳妇女在用药期间暂停哺乳
药典与处方集	USP、Eur. P.；CNF
目录类别	【基、保（甲/乙）】
备注	
■ 药品名称	妥布霉素　Tobramycin
抗菌谱与适应证	1. 适用于铜绿假单胞菌、大肠杆菌、克雷伯菌属、沙雷菌属、所致的新生儿脓毒血症、败血症、中枢神经系统感染、泌尿生殖系统感染、肺部感染、胆道感染、腹腔感染及腹膜炎、骨骼感染、烧伤感染、皮肤软组织感染、急性及慢性中耳炎、鼻窦炎等 2. 与其他抗菌药物联合用于治疗葡萄球菌所致感染（耐甲氧西林菌株感染除外）
制剂与规格	硫酸妥布霉素注射液（每 10mg 相当于 1 万）：2ml：80mg
用量用法	肌内注射或静脉滴注。成人：一次 1~1.7mg/kg，每 8 小时 1 次，疗程 7~14 日。儿童：早产儿或 0~7 日小儿，一次 2mg/kg，每12~24 小时 1 次；大于 7 日小儿，一次 2mg/kg，每 8 小时 1 次
特殊人群用药	1. 脱水患者、第 8 对脑神经损害患者、重症肌无力或帕金森病患者、儿童、肝肾功能患者、接受肌肉松弛药治疗患者 2. 老年患者应采用较小治疗量且尽可能在疗程中监测血药浓度 3. 妊娠安全性分级为 D 级。哺乳妇女在用药期间暂停哺乳
药典与处方集	USP；CNF
目录类别	【保（乙）】
备注	

续 表

■ 药品名称	阿米卡星 Amikacin
抗菌谱与适应证	①对大肠埃希菌、铜绿假单胞菌及其他假单胞菌、变形杆菌、克雷伯杆菌、不动杆菌、沙雷杆菌和肠杆菌等敏感革兰阴性杆菌与葡糖球菌属所致严重感染，如下呼吸道感染、腹腔感染、胆道感染骨、关节、皮肤及软组织感染、泌尿系统感染、细菌性心内膜炎、菌血症或败血症等；②对庆大霉素、妥布霉素和卡那霉素耐药菌株所致的严重感染
制剂与规格	1. 硫酸阿米卡星注射液：①1ml：100mg（10 万 U）；②2ml：200mg（20 万 U） 2. 注射用硫酸阿米卡星：200mg
用量用法	肌内注射或静脉滴注。①成人：单纯性尿路感染：每 12 小时 200mg；其他全身感染：每 8 小时 5mg/kg，或每 12 小时 7.5mg/kg。一日不超过 1.5g；烧伤合并感染：一次 5~7.5mg/kg，每 6 小时 1 次；②肾功能不全者根据肌酐清除率调整剂量；③儿童：首剂 10mg/kg，然后每 12 小时 7.5mg/kg
特殊人群用药	1. 儿童、脱水患者、重症肌无力或帕金森病患者、肾功能损害患者慎用；老年患者应用本药后较易产生各种毒性反应 2. 孕妇使用前应充分权衡利弊，妊娠安全性分级为 D 级；哺乳妇女在用药期暂停哺乳
药典与处方集	USP、Eur. P.、Chin. P.；CNF
目录类别	【基、保（甲）】
备注	
■ 药品名称	注射用奈替米星 Netilmicin for Injection
抗菌谱与适应证	1. 主要适用于治疗敏感革兰阴性杆菌所致的严重感染。如大肠埃希菌、肠杆菌属、变形杆菌、铜绿假单胞菌等所致的下呼吸道感染、复杂性尿路感染、腹腔感染、胃肠感染、骨及关节感染、皮肤软组织感染、烧伤或创伤感染、手术感染、败血症等 2. 与其他抗菌药物联合用于治疗葡萄球菌感染（耐甲氧西林葡萄球菌除外） 3. 某些耐庆大霉素菌株所致严重感染
制剂与规格	注射用硫酸奈替米星：①1ml（5 万 U）；②2ml（10 万 U）
用量用法	肌内注射或静脉滴注。成人 1.3~2.2mg/kg/8 小时或 2~3.25mg/kg/12 小时，疗程 7~14 日。一日最高剂量不超过 7.5mg/kg；复杂性尿路感染：一次 1.5~2mg/kg，每 12 小时一次，疗程 7~14 日。一日最高剂量不超过 7.5mg/kg；肾功能不全者：按照血药浓度进行调整，或根据肌酐清除率计算调整剂量

续　表

特殊人群用药	1. 对本药或其他氨基糖苷类药过敏者对杆菌肽过敏者禁用 2. 脱水患者、重症肌无力或帕金森病者、肝、肾功能损害者慎用 3. 儿童（尤其是早产儿及新生儿）慎用 4. 老年患者使用时按轻度肾功能减退者减量用药，且尽可能在疗程中监测血药浓度 5. 妊娠安全性分级为 D 级；哺乳妇女在用药期暂停哺乳
药典与处方集	USP、Eur. P.、Chin. P.；CNF
目录类别	【保（乙）】
备注	
■ 药品名称	注射用依替米星　Etimicin for Injection
抗菌谱与适应证	用于敏感菌所致的感染：①呼吸系统感染：如急性支气管炎、慢性支气管炎急性发作、社区肺部感染、支气管扩张并发肺部感染等；②泌尿生殖系统感染：如急性肾盂肾炎、膀胱炎、前列腺炎、慢性肾盂肾炎或慢性膀胱炎急性发作等；③皮肤软组织感染；④创伤和手术后感染
制剂与规格	注射用硫酸依替米星：①50mg（5 万 U）；②100mg（10 万 U）
用量用法	静脉滴注：一次 100~150mg，每 12 小时 1 次，疗程为 5~10 日；肾功能不全者：应调整剂量，并应监测本药血药浓度
特殊人群用药	1. 对本药或其他氨基苷类药过敏者禁用 2. 肾功能不全者、大面积烧伤患者、脱水患者慎用 3. 儿童、孕妇用药须权衡利弊 4. 老人需调整给药剂量与用药间期 5. 哺乳妇女在用药期间暂时停止哺乳
药典与处方集	CNF
目录类别	【保（乙）】
备注	
■ 药品名称	新霉素　Neomycin
抗菌谱与适应证	1. 敏感菌所致肠道感染 2. 用于肠道感染和结肠手术前准备
制剂与规格	硫酸新霉素片（以新霉素计）：①100mg（10 万 U）；②250mg（25 万 U）

续 表

用量用法	口服给药。①成人：常用剂量：一次250~500mg，一日4次；感染性腹泻：一次8.75mg/kg，每6小时1次，疗程2~3日；结肠手术前准备：每小时700mg，用药4小时；继以每4小时700mg，共24小时；肝性脑病的辅助治疗：一次500~1000mg，每6小时1次，疗程5~6日；②儿童：一日25~50mg/kg，分4次服用
特殊人群用药	1. 对本药或其他氨基苷类药过敏者、肠梗阻者禁用 2. 儿童、肾功能损害患者、溃疡性结肠炎、牙病患者慎用 3. 老年患者应采用较小治疗量且尽可能在疗程中监测血药浓度 4. 妊娠安全性分级为D级；哺乳妇女用药期暂停哺乳
药典与处方集	USP、Eur. P.、Chin. P.、Jpn. P.；CNF
目录类别	【保（乙）】
备注	

■ 药品名称	异帕米星　Isepamicin
抗菌谱与适应证	用于治疗敏感菌所致肺炎、支气管炎、肾盂肾炎、膀胱炎、腹膜炎、败血症、外伤或烧伤创口感染
制剂与规格	硫酸异帕米星注射液：①2ml：200mg（20万U）；②2ml：400mg
用量用法	肌内注射或静脉滴注。成人：一日400mg，分1~2次注射。静脉滴注时一日400mg，分1~2次滴注
特殊人群用药	1. 对本药或其他氨基苷类药过敏者禁用 2. 孕妇、儿童、严重肝、肾功能不全者、年老体弱者慎用 3. 哺乳期妇女应慎用或暂停哺乳
药典与处方集	Jpn. P.；CNF
目录类别	【保（乙）】
备注	

七、四环素类

■ 药品名称	四环素　Tetracycline
抗菌谱与适应证	①立克次体病，包括流行性斑疹伤寒、地方性斑疹伤寒、洛矶山热、恙虫病和Q热；②支原体属感染；③回归热；④布鲁菌病（与氨基苷类联合应用）；⑤霍乱；⑥鼠疫（与氨基苷类联合应用）；⑦兔热病
制剂与规格	1. 盐酸四环素片：①0.125g；②0.25g 2. 盐酸四环素胶囊：0.25g 3. 注射用盐酸四环素：①0.125g；②0.25g；③0.5g

续　表

用量用法	①口服给药：成人一次 0.25~0.5g，每 6 小时 1 次；8 岁以上小儿一日 25~50mg/kg，分 4 次服用，疗程一般为 7~14 日；②静脉滴注：成人一日 1~1.5g，分 2~3 次给药；8 岁以上小儿一日 10~20mg/kg，分 2 次给药，一日剂量不超过 1g；③支原体肺炎、布鲁菌病需 3 周左右
特殊人群用药	1. 对本药或其他四环素类药过敏者、8 岁以下儿童禁用 2. 老年患者、肝肾功能不全者慎用 3. 孕妇应避免使用本药。如确有指征应用时每日静滴剂量以 1g 为宜，不应超过 1.5g，其血药浓度应保持在 15μg/ml 以下。FDA 的妊娠安全性分级为 D 级 4. 哺乳妇女用药须权衡利弊或暂停哺乳
药典与处方集	USP、Eur. P.；CNF
目录类别	【保（甲/乙）】
备注	
■ 药品名称	土霉素　Oxytetracycline
抗菌谱与适应证	1. 立克次体病，包括流行性斑疹伤寒、地方性斑疹伤寒、洛矶山热、恙虫病和 Q 热 2. 支原体属感染 3. 衣原体属感染，包括鹦鹉热、性病淋巴肉芽肿、非特异性尿道炎、输卵管炎、宫颈炎及沙眼 4. 回归热 5. 布鲁菌病（与氨基苷类药联用） 6. 霍乱 7. 鼠疫（与氨基苷类药联用） 8. 兔热病 9. 软下疳
制剂与规格	土霉素片：0.25g
用量用法	口服给药：①成人：一次 250~500mg，每 6 小时 1 次；②儿童：8 岁以上患儿，一次 6.25~12.5mg/kg，每 6 小时 1 次
特殊人群用药	1. 对本药或其他四环素类药过敏者禁用 2. 老年患者、肝肾功能不者慎用 3. 8 岁以下小儿禁用，可致恒牙黄染、牙釉质发育不良和骨生长抑制 4. 孕妇应避免使用，FDA 的妊娠安全性分级为 D 级 5. 哺乳妇女用药须权衡利弊或暂停哺乳
药典与处方集	USP、Eur. P.；CNF
目录类别	【保（甲）】

续 表

备注	
■ 药品名称	多西环素 Doxycycline
抗菌谱与适应证	1. 首选药用于：立克次体病、支原体属感染、衣原体属感染、回归热、布鲁菌病（与氨基苷类药联用）、霍乱、鼠疫（与氨基苷类药联用）、兔热病、软下疳 2. 可用于治疗对青霉素类过敏患者的破伤风、气性坏疽、梅毒、淋病和钩端螺旋体病 3. 中、重度痤疮患者的辅助治疗
制剂与规格	1. 盐酸多西环素片：①50mg；②100mg 2. 盐酸多西环素胶囊：①250mg；②100mg
用量用法	口服给药：成人：一般感染：首次 200mg，以后一次 100mg，一日 1~2 次，疗程为 3~7 日；抗寄生虫感染：第 1 日，一次 100mg，每 12 小时 1 次；以后一次 100~200mg，一日 1 次（或一次 50~100mg，每 12 小时 1 次）；淋病奈瑟菌性尿道炎和宫颈炎、沙眼衣原体所致的单纯性尿道炎、宫颈炎或直肠感染：一次 100mg，一日 2 次，疗程至少 7 日；梅毒：一次 150mg，每 12 小时 1 次，疗程至少 10 日
特殊人群用药	1. 对本药或其他四环素类药过敏者、8 岁以下儿童禁用 2. 原有肝病患者慎用 3. 孕妇不宜使用本药，FDA 妊娠安全性分级为 D 级 4. 本药可分泌入乳汁，哺乳妇女应用时应暂停哺乳
药典与处方集	USP、Eur. P.；CNF
目录类别	【保（甲）】
备注	
■ 药品名称	米诺环素 Minocycline
抗菌谱与适应证	用于对本品敏感的葡萄球菌、链球菌、肺炎球菌、淋病奈瑟菌、大肠埃希菌、克雷伯菌、变形杆菌、衣原体、梅毒螺旋体等引起的感染：①浅表性化脓性感染；②深部化脓性疾病：乳腺炎、淋巴管（结）炎、骨髓炎、骨炎等；③呼吸道感染；④痢疾、肠炎、感染性食物中毒、胆管炎、胆囊炎等；⑤泌尿生殖道感染等；⑥败血症、菌血症
制剂与规格	1. 盐酸米诺环素片：①50mg（5 万 U）；②100mg（10 万 U） 2. 盐酸米诺环素胶囊：①50mg（5 万 U）；②100mg（10 万 U）
用量用法	口服给药：①成人：每 12 小时 100mg；或每 6 小时 50mg；②儿童：8 岁以上儿童，每日 2~4mg/kg，分1~2 次口服，首剂量 4mg/kg

续　表

特殊人群用药	1. 对本药或其他四环素类药过敏者、8 岁以下儿童禁用 2. 肝、肾功能不全者、口服吸收不良者慎用 3. 老年患者慎用本药，对有肾功能障碍者，推荐减少给药剂量 4. FDA 的妊娠安全性分级为 D 级 5. 哺乳妇女须权衡利弊后用药或暂停哺乳
药典与处方集	USP、Eur. P.、Jpn. P.；CNF
目录类别	【保（乙）】
备注	

八、大环内酯类

■ 药品名称	红霉素　Erythromycin
抗菌谱与适应证	1. 作为青霉素过敏患者治疗下列感染的替代用药：溶血性链球菌、肺炎链球菌所致的急性扁桃体炎、急性咽炎、鼻窦炎；溶血性链球菌所致的猩红热、蜂窝织炎；白喉及白喉带菌者；气性坏疽、炭疽、破伤风；放线菌病；梅毒；李斯特菌病等 2. 肺炎支原体肺炎、肺炎衣原体肺炎 3. 军团菌病 4. 百日咳 5. 泌尿生殖系统感染 6. 沙眼衣原体结膜炎 7. 空肠弯曲菌肠炎 8. 厌氧菌所致口腔感染
制剂与规格	1. 片：①0.125g；②0.25g 2. 软膏：1%；0.5% 3. 栓：①0.1g；②0.2g 4. 硬脂酸红霉素片：①0.05g；②0.125g；③0.25g 5. 硬脂酸红霉素胶囊：①0.1g；②0.125g 6. 硬脂酸红霉素颗粒：50mg 7. 注射用乳糖酸红霉素：①0.25g；②0.3g
用量用法	1. 口服给药：①成人：一日 0.75~2g，分 3~4 次；军团菌病：一日 1~4g，分 3 次服用；风湿热复发的预防：一次 250mg，一日 2 次；感染性心内膜炎的预防：术前 1 小时口服 1g，术后 6 小时再服用 500mg；②儿童：一日20~40mg/kg，分 3~4 次服用 2. 静脉滴注：①成人：一次 0.5~1.0g，一日 2~3 次。军团菌病，一日 3~4g，分 4 次；②儿童：一日 20~30mg/kg，分 2~3 次 3. 栓剂直肠给药：成人一次 0.1g，一日 2 次；儿童一日 20~30mg/kg

续 表

特殊人群用药	1. 对本药及其他大环内酯类药过敏者禁用 2. 肝、肾功能不全者、重症肌无力患者慎用 3. 孕妇用药应权衡利弊，FDA 妊娠安全性分级为 B 级 4. 哺乳妇女应慎用
药典与处方集	USP、Eur. P.、Chin. P.、Jpn. P.；CNF
目录类别	【基、保（甲）】
备注	注意药物相互作用
■ 药品名称	阿奇霉素 Azithromycin
抗菌谱与适应证	①用于化脓性链球菌引起的急性咽炎、急性扁桃体炎以及敏感细菌引起的鼻窦炎、急性中耳炎、急性支气管炎、慢性支气管炎急性发作；②用于肺炎链球菌、流感杆菌以及肺炎支原体所致的肺炎；③用于衣原体及非多种耐药淋病奈瑟菌所致的尿道炎、宫颈炎及盆腔炎；④用于敏感菌所致的皮肤软组织感染
制剂与规格	1. 阿奇霉素片（每 100mg 相当于 10 万 U）①250mg；②500mg 2. 阿奇霉素分散片：①125mg；②250mg 3. 阿奇霉素胶囊：①125mg；②250mg 4. 阿奇霉素颗粒：①100mg；②250mg；③500mg 5. 阿奇霉素干混悬剂：2g：0. 1g 6. 阿奇霉素混悬剂：①0. 125g；②0. 25g 7. 阿奇霉素糖浆：25ml：500mg 8. 注射用乳糖酸阿奇霉素（以阿奇霉素计）：①125mg；②250mg；③500mg 9. 阿奇霉素注射液：①2ml：125mg；②2ml：250mg；③5ml：500mg 10. 阿奇霉素葡萄糖注射液：①100ml（阿奇霉素 125mg、葡萄糖 5g）；②100ml（阿奇霉素 200mg、葡萄糖 5g）
用量用法	口服：饭前 1 小时或餐后 2 小时服用。成人：沙眼衣原体、杜克嗜血杆菌或敏感淋球菌所致的性传播疾病，仅需单次口服 1g；其他感染的治疗：第一日，0. 5g 顿服，第 2~5 日，一日 0. 25g 顿服；或一日 0. 5g 顿服，连服 3 日；儿童：中耳炎、肺炎：第 1 日 10mg/kg 顿服，一日最大量不超过 500mg；第 2~5 日，一日 5mg/kg 顿服，一日最大量不超过 250mg；咽炎、扁桃体炎，一日 12mg/kg 顿服（一日最大量不超过 0. 5g），连用 5 日 静脉滴注：成人社区获得性肺炎：静脉滴注至少 2 日后转为口服给药，一次 500mg，一日 1 次，7~10 日为一疗程；盆腔炎：静脉滴注 1~2 日后转为口服给药，一次 250mg，一日 1 次，7 日为一疗程

续　表

特殊人群用药	①对本药或其他大环内酯类药过敏者禁用；②严重肝功能不全者、严重肾功能不全者慎用；③用于6个月以下幼儿中耳炎或社区获得性肺炎及2岁以下小儿咽炎或扁桃体炎的疗效与安全性均尚未确立；④孕妇须充分权衡利弊后用药，FDA妊娠安全性分级为B级；⑤哺乳妇女须充分权衡利弊后用药
药典与处方集	USP、Eur. P.、Chin. P.；CNF
目录类别	【基、保（甲/乙）】
备注	
■ 药品名称	地红霉素　Dirithromycin
抗菌谱与适应证	用于12岁以上患者，对本品敏感菌所致的轻、中度感染：慢性阻塞性肺疾病急性加重或慢性支气管炎急性发作、急性支气管炎、社区获得性肺炎、咽炎和扁桃体炎、单纯性皮肤和软组织感染
制剂与规格	地红霉素肠溶胶囊：250mg
用量用法	口服给药：①慢性支气管炎急性发作：一次500mg，一日1次，疗程5~7日；②急性支气管炎：一次500mg，一日1次，疗程7日；③社区获得性肺炎：一次500mg，一日1次，疗程14日；④咽炎和扁桃体炎：一次500mg，一日1次，疗程10日；⑤单纯性皮肤和软组织感染：一次500mg，一日1次，疗程5~7日
特殊人群用药	1. 对本药和其他大环内酯类抗生素过敏者、可疑或潜在菌血症患者禁用 2. 肝功能不全者慎用 3. 孕妇慎用，FDA的妊娠安全性分级为C级 4. 哺乳妇女用药应权衡利弊
药典与处方集	USP、Eur. P.；CNF
目录类别	【基、保（乙）】
备注	注意药物相互作用
■ 药品名称	琥乙红霉素　Erythromycin Ethylsuccinate
抗菌谱与适应证	适用于治疗敏感菌或敏感病原体引起的下列感染性疾病：①呼吸系统感染：轻、中度呼吸道感染；肺炎支原体及肺炎衣原体所致的肺炎；白喉（辅助抗毒素作用）；军团菌病；李斯特菌病；百日咳；②泌尿生殖系统感染：淋球菌引起的急性盆腔炎；梅毒；沙眼衣原体、衣原体引起的孕期泌尿生殖器感染及成人无并发症的尿道、宫颈或直肠感染等；③轻、中度皮肤和软组织感染；④其他：肠阿米巴病；空肠弯曲菌肠炎；厌氧菌所致口腔感染；沙眼衣原体结膜炎；放线菌病；猩红热；气性坏疽、炭疽；破伤风。预防风湿热初发或复发；细菌性心内膜炎

续　表

制剂与规格	琥乙红霉素片：①200mg；②400mg
用量用法	口服给药：①成人：一般用量：每 6 小时 400mg；预防链球菌感染：一次 400mg，一日 2 次；军团菌：一次400~1000mg，一日 4 次；沙眼衣原体和解脲脲原体引起的尿道炎：一次 800mg，一日 3 次，连服 7 日；②儿童：一般感染：一日 30~50mg/kg，分 4 次服用，每 6 小时服一次；可每 12 小时服药一次，一次服日剂量的一半；也可每 8 小时服药一次，一次服日剂量的 1/3；对于更严重的感染，剂量可加倍；百日咳：一次 10~12.5mg/kg，一日 4 次，疗程 14 日；肠阿米巴：一日 40~50mg/kg，分 4 次服，连服 5~14 日
特殊人群用药	1. 对本药或其他大环内酯类药过敏者、严重肝功能不全者禁用 2. 轻度肝功能不全者慎用 3. 孕妇用药应权衡利弊，FDA 的妊娠安全性分级为 B 级 4. 哺乳妇女慎用或暂停哺乳
药典与处方集	USP、Eur. P.、Chin. P.、Jpn. P.；CNF
目录类别	【保（乙）】
备注	注意药物相互作用
■ 药品名称	罗红霉素　Roxithromycin
抗菌谱与适应证	①呼吸道感染：化脓性链球菌引起的咽炎及扁桃体炎；敏感菌所致的鼻窦炎、中耳炎、急性支气管炎、慢性支气管炎急性发作；肺炎支原体或肺炎衣原体所致的肺炎；②泌尿生殖系统感染：沙眼衣原体引起的尿道炎和宫颈炎；③皮肤软组织感染
制剂与规格	1. 罗红霉素片：150mg 2. 罗红霉素胶囊：50mg，150mg 3. 罗红霉素细粒剂：50mg
用量用法	口服给药：①成人一次 150mg，一日 2 次；或一次 300mg，一日 1 次。疗程一般为 5~12 日；②肾功能不全者可发生累计效应，肾功能轻度减退者不需调整剂量，严重肾功能不全者给药时间延长 1 倍（一次 150mg，一日 1 次）；③严重肝硬化者的半衰期延长至正常水平 2 倍以上，如确实需要使用，则 150mg 一日 1 次给药；④儿童一次 2.5~5mg/kg，一日 2 次
特殊人群用药	1. 对本药或其他大环内酯类药过敏者禁用 2. 孕妇、肝、肾功能不全者慎用 3. 建议哺乳妇女慎用
药典与处方集	Eur. P.、Chin. P.、Jpn. P.；CNF
目录类别	【保（乙）】

续　表

备注	注意药物相互作用
■ 药品名称	乙酰螺旋霉素　Acetylspiramycin
抗菌谱与适应证	1. 适用于治疗敏感菌所致的呼吸系统感染和皮肤软组织感染，包括：咽炎、扁桃体炎、急性支气管炎、慢性支气管炎急性发作、肺炎、脓皮病、丹毒和猩红热等 2. 适用于治疗敏感菌所致的口腔及耳鼻咽喉科感染，如中耳炎、牙周炎、急性鼻窦炎等 3. 可作为治疗隐孢子虫病以及弓形虫病的选用药物
制剂与规格	乙酰螺旋霉素片：100mg（10 万 U）
用量用法	口服给药：成人：一日 800~1200mg，分 3~4 次服；重症一日可用至 1600~2000mg；儿童：一日量为 20~30mg/kg，分 2~4 次给药
特殊人群用药	1. 对本药及其他大环内酯类药过敏者禁用 2. 严重肝、肾功能不全者慎用 3. 本药可透过胎盘屏障，故孕妇慎用。FDA 的妊娠安全性分级为 C 级 4. 哺乳妇女应用时应暂停哺乳
药典与处方集	Eur. P.、Jpn. P.；CNF
目录类别	【保（乙）】
备注	注意药物相互作用
■ 药品名称	克拉霉素　Clarithromycin
抗菌谱与适应证	适用于敏感菌所致下列感染：①耳鼻咽喉感染：急性中耳炎、扁桃体炎、咽炎、鼻窦炎；②下呼吸道感染：急性支气管炎、慢性支气管炎急性发作、肺炎；③皮肤软组织感染：脓疱病、丹毒、蜂窝织炎、毛囊炎、疖及伤口感染；④沙眼衣原体感染的尿道炎及宫颈炎；⑤与其他药物联用，可根除幽门螺杆菌，减低十二指肠溃疡复发率
制剂与规格	1. 片：①125mg；②250mg 2. 分散片：①50mg；②125mg；③250mg 3. 缓释片：500mg 4. 胶囊：①125mg；②250mg 5. 颗粒：2g：125mg；2g：100mg 6. 干混悬剂：①1g：125mg；②2g：125mg；③2g：250mg
用量用法	口服给药：①成人：轻症一次 250mg，一日 2 次；重症，一次 500mg，一日 2 次。疗程 5~14 日；②儿童：一般感染：6 个月以上的小儿，可一次 7.5mg/kg，一日 2 次。根据感染的严重程度应连续服用 5~10 日

续 表

特殊人群用药	1. 对本药及其他大环内酯类药过敏者、心脏病患者、水电解质紊乱者禁用 2. 肝功能不全者、中度至重度肾功能不全者慎用 3. 小于6个月小儿中的疗效和安全性尚未确定 4. FDA的妊娠安全性分级为C级；⑤可分泌入乳汁，哺乳妇女使用应暂停哺乳，孕妇禁用
药典与处方集	USP、Eur. P.、Chin. P.、Jpn. P.；CNF
目录类别	【基、保（乙）】
备注	注意药物相互作用

九、酰胺醇类

■ 药品名称	氯霉素 Chloramphenicol
抗菌谱与适应证	1. 用于敏感菌所致伤寒、副伤寒 2. 用于沙门菌属感染的胃肠炎合并败血症 3. 用于耐氨苄西林的B型流感杆菌脑膜炎、青霉素过敏者的肺炎链球菌脑膜炎、脑膜炎球菌脑膜炎及敏感的革兰阴性杆菌脑膜炎 4. 用于需氧菌和厌氧菌混合感染的耳源性脑脓肿 5. 可与氨基糖苷类药联用治疗腹腔感染、盆腔感染以及敏感菌所致的其他严重感染，如败血症及肺部感染 6. 用于Q热、落矶山斑点热、地方性斑疹伤寒和立克次体病
制剂与规格	1. 氯霉素片：0.25g 2. 棕榈氯霉素片：0.05g 3. 氯霉素胶囊：0.25g 4. 棕榈氯霉素颗粒：0.1g 5. 棕榈氯霉素混悬液：1ml：25mg 6. 氯霉素注射液：①1ml：0.125g；②2ml：0.25g 7. 注射用琥珀氯霉素：①0.125g；②0.25g；③0.5g 8. 氯霉素甘油滴耳液：10ml：0.25g
用量用法	1. 成人：口服给药一日1.5~3.0g，分3~4次给药；静脉静滴一次0.5~1g，一日2次 2. 儿童：口服给药一日25~50mg/kg，分3~4次给药；新生儿必需用药时，一日不能超过25mg/kg，分4次给药；静脉静滴一日25~50mg/kg，分次给药

续　表

特殊人群用药	1. 对本药过敏者、精神病患者禁用 2. 老年患者、肝、肾功能损害者、体弱患者慎用 3. 新生儿（尤其早产儿）不宜应用本药，确有指征必须用药时应在监测血药浓度条件下使用 4. 妊娠期尤其是妊娠末期或分娩期禁用，FDA 的妊娠安全性分级为 C 级 5. 禁用于哺乳期妇女，必须应用时应暂停哺乳
药典与处方集	USP、Eur. P.、Chin. P.、Jpn. P.；CNF
目录类别	【基、保（甲）】
备注	

十、林可霉素类

■ 药品名称	林可霉素　Lincomycin
抗菌谱与适应证	1. 适用于治疗敏感葡萄球菌属、链球菌属、肺炎球菌及厌氧菌所致的呼吸道感染、腹腔感染、女性生殖道感染、盆腔感染、皮肤软组织感染等 2. 用于对青霉素过敏的或不适于用青霉素类药物的感染性疾病的治疗
制剂与规格	1. 盐酸林可霉素片：①0.25g；②0.5g 2. 盐酸林可霉素胶囊：①0.25g；②0.5g 3. 盐酸林可霉素口服溶液：①10ml：0.5g；②100ml：5g 4. 盐酸林可霉素注射液：①1ml：0.2g；②2ml：0.6g
用量用法	1. 成人：口服给药：一日 1.5~2g，分3~4 次给药；肌内注射：一日 0.6~1.2g，分次注射；静脉滴注：严重感染时一次 0.6~1g，每 8~12 小时 1 次 2. 儿童：口服给药：一日 30~60mg/kg，分 3~4 次给药；肌内注射：一日 10~20mg/kg，分次注射；静脉滴注：剂量同肌内注射，分 2~3 次给药
特殊人群用药	1. 对本药或其他林可胺类药过敏者、新生儿、深部真菌感染者禁用 2. 胃肠疾病患者、哮喘或其他严重过敏者、肝功能不全者、严重肾功能不全者、白色念珠菌阴道炎和鹅口疮患者慎用 3. 患有严重基础疾病的老年人用药时需密切观察 4. FDA 妊娠安全性分级为 C 级 5. 哺乳妇女应暂停哺乳
药典与处方集	USP、Eur. P.、Chin. P.、Jpn. P.；CNF
目录类别	【保（甲/乙）】

续 表

备注	
■ 药品名称	克林霉素 Clindamycin
抗菌谱与适应证	用于革兰阳性菌和厌氧菌引起的感染：①呼吸系统感染；②泌尿系统感染；③厌氧菌所致的妇产科感染如子宫内膜炎、非淋病奈瑟球菌性卵巢-输卵管脓肿、盆腔炎等；④皮肤软组织感染；⑤骨、关节感染，如骨髓炎（是金黄色葡萄球菌性骨髓炎的首选治疗药物）、化脓性关节炎；⑥腹腔内感染；⑦其他如心内膜炎、败血症、扁桃体炎和口腔感染等
制剂与规格	1. 盐酸克林霉素胶囊：①75mg；②150mg 2. 注射用盐酸克林霉素：0.5g 3. 盐酸克林霉素注射液：①2ml：0.3g；②4ml：0.3g；③8ml：0.6g 4. 注射用克林霉素磷酸酯：①0.3g；②0.6g；③1.2g 5. 克林霉素磷酸酯注射液：①2ml：0.3g；②4ml：0.6g；③1ml：0.15g 6. 盐酸克林霉素棕榈酸酯颗粒：①1g：37.5mg；②2g：75mg；③24g：0.9g 7. 盐酸克林霉素棕榈酸酯分散片：75mg
用量用法	1. 成人：肌内注射或静脉滴注：一次量不宜超过600mg；中度感染或革兰阳性需氧菌感染：一日0.6~1.2g，分2~4次给药，每12或8或6小时1次；严重感染或厌氧菌感染：一日1.2~2.4g，分2~4次给药，每12或8或6小时1次 2. 轻中度肾功能损害的患者不需调整剂量，无尿及重度肾功能损害患者的剂量应减至正常剂量的一半 3. 中度以上肝功能损害患者应避免使用本药，如确有指征使用时应减量 4. 儿童：用于4周及4周以上患儿。静脉滴注：一日15~25mg/kg，分3~4次给药，每8或6小时1次；重度感染：一日25~40mg/kg，分3~4次给药，每8或6小时1次
特殊人群用药	1. 有胃肠疾病或病史者，特别是溃疡性结肠炎、克罗恩病或假膜性肠炎患者、肝功能不全者、严重肾功能障碍者、有哮喘或其他过敏史者慎用 2. 新生儿禁用，4岁以内儿童慎用，16岁以内儿童应用时应注意重要器官功能监测 3. 老年患者用药时需密切观察 4. 孕妇应用须充分权衡利弊。FDA妊娠安全性分级为B级 5. 哺乳妇女慎用，用药时宜暂停哺乳
药典与处方集	USP、Eur. P.、Chin. P.、Jpn. P.；CNF

续　表

目录类别	【基、保（甲/乙）】
备注	

十一、多肽类抗生素

■ 药品名称	万古霉素　Vancomycin
抗菌谱与适应证	1. 用于耐甲氧西林金黄色葡萄球菌、肠球菌所致严重感染（如心内膜炎、脑膜炎、骨髓炎、肺炎、败血症或软组织感染等）；亦用于对β-内酰胺类抗生素过敏者的上述严重感染 2. 用于血液透析患者发生葡萄球菌属所致的动静脉分流感染 3. 口服适用于对甲硝唑无效的难辨梭状芽胞杆菌相关性肠炎或葡萄球菌性肠炎
制剂与规格	1. 注射用盐酸万古霉素：①500mg（50 万 U）；②1000mg（100 万 U） 2. 盐酸万古霉素胶囊：①125mg（12.5 万 U）；②250mg（25 万 U）
用量用法	1. 成人：口服给药：难辨梭状芽胞杆菌引起的假膜性结肠炎，经甲硝唑治疗无效者一次 125~500mg，每 6 小时 1 次，治疗 5~10 日，每日剂量不宜超过 4g；静脉滴注：通常用盐酸万古霉素每天 2g（效价），可分为每 6 小时 500mg 或每 12 小时 1g，每次静滴在 60 分钟以上，可根据年龄、体重、症状适量增减。老年人每 12 小时 500mg 或每 24 小时 1g，每次静滴在 60 分钟以上 2. 儿童：口服给药：肠道感染：一次 10mg/kg，每 6 小时 1 次，治疗 5~10 日；静脉滴注：一次 10mg/kg，每 6 小时 1 次；或一次 20mg/kg，每 12 小时 1 次
特殊人群用药	1. 对本药或其他万古霉素类抗生素过敏者禁用 2. 严重肾功能不全者、听力减退或有耳聋病史者慎用 3. 儿童（尤其是低出生体重儿、新生儿）应监测血药浓度，慎重给药 4. 老年患者确有指征使用时必须调整剂量或调整用药间隔 5. 孕妇应充分权衡利弊。FDA 妊娠安全性分级为 C 级 6. 哺乳期妇女用药应充分权衡利弊
药典与处方集	USP、Eur. P.、Jpn. P.；CNF
目录类别	【保（乙）】
备注	

续 表

■ 药品名称	去甲万古霉素 Norvancomycin
抗菌谱与适应证	①可用于对青霉素过敏的肠球菌、棒状杆菌属心内膜炎患者的治疗；②可用于对青霉素类或头孢菌素类药过敏，或经上述抗生素治疗无效的严重葡萄球菌所致心内膜炎、骨髓炎、肺炎、败血症或软组织感染患者的治疗；③可用于治疗血液透析患者发生葡萄球菌属所致动静脉分流感染
制剂与规格	注射用盐酸去甲万古霉素：①400mg（40万U）；②800mg（80万U）
用量用法	1. 成人：静脉滴注一日800~1600mg，分2~3次给药 2. 肾功能减退者需减少维持剂量。可延长给药间期，每次剂量不变，或减少每次剂量，给药间期不变 3. 儿童：静脉滴注一日16~24mg/kg，一次或分次给药
特殊人群用药	1. 对本药或万古霉素类抗生素过敏者禁用 2. 肾功能不全者、听力减退或有耳聋病史者慎用 3. 新生儿、婴幼儿用药必须充分权衡利弊 4. 老年患者确有指征使用时必须调整剂量 5. 孕妇应充分权衡利弊后用药 6. 哺乳期妇女用药应充分权衡利弊
药典与处方集	Chin. P.；CNF
目录类别	【保（乙）】
备注	
■ 药品名称	替考拉宁 Teicoplanin
抗菌谱与适应证	1. 用于治疗严重的革兰阳性菌感染，尤其是不能用青霉素类及头孢菌素类抗生素治疗或用上述抗生素治疗失败的严重葡萄球菌感染，或对其他抗生素耐药的葡萄球菌感染。皮肤和软组织感染、泌尿道感染、呼吸道感染、骨和关节感染、败血症、心内膜炎及持续不卧床腹膜透析相关性腹膜炎 2. 作为万古霉素和甲硝唑的替代药
制剂与规格	注射用替考拉宁：200mg

续　表

用量用法	1. 成人肌内、静脉滴注或静脉注射：中度感染：负荷量为第 1 日单次给药 400mg；维持量为一次 200mg，一日 1 次；严重感染：负荷量为一次 400mg，每 12 小时 1 次，共给药 3 次；维持量为一次 400mg，一日 1 次；严重烧伤感染或金黄色葡萄球菌心内膜炎：维持量可能需达一日 12mg/kg 2. 儿童肌内、静脉滴注或静脉注射：中度感染：推荐前 3 次剂量为 10mg/kg，每 12 小时 1 次，随后剂量为 6mg/kg，一日 1 次；严重感染和中性粒细胞减少的患儿（2 个月以上）：推荐前 3 次剂量为 10mg/kg，每 12 小时 1 次，随后维持量为一次 10mg/kg，一日 1 次；严重感染和中性粒细胞减少的新生儿：第 1 日的推荐剂量为 16mg/kg，只用 1 剂；以后维持剂量为一次 8mg/kg，一日 1 次
特殊人群用药	1. 对本药过敏者、对万古霉素、去甲万古霉素等糖肽类抗生素过敏者禁用 2. 肾功能不全者慎用 3. 本药一般不应用于已确诊妊娠或可能妊娠的妇女，除非权衡利弊后必须使用 4. 建议哺乳妇女用药时暂停哺乳
药典与处方集	Jpn. P.；CNF
目录类别	【保（乙）】
备注	
■ 药品名称	黏菌素　Colistin
抗菌谱与适应证	用于肠道手术前准备，用于大肠埃希菌性肠炎和对其他药物耐药的菌痢
制剂与规格	1. 硫酸黏菌素片：①50 万 U；②100 万 U；③300 万 U 2. 硫酸黏菌素颗粒：1g：100 万 U 3. 注射用黏菌素：50mg
用量用法	1. 成人：口服一日 100 万～150 万 U，分 2～3 次服用；肌内注射或静脉滴注，一日 100 万～150 万 U 2. 儿童：口服一日 2 万～3 万 U/kg，分 2～3 次服用。肌内注射或静脉滴注一日 2 万～3 万 U/kg
特殊人群用药	1. 对本药过敏者禁用 2. 肾功能不全者慎用 3. 孕妇用药应权衡利弊。FDA 妊娠安全性分级为 B 级
药典与处方集	USP、Eur. P.、Chin. P.、Jpn. P.；CNF
目录类别	
备注	

十二、其他抗菌药

■ 药品名称	呋喃妥因 Nitrofurantoin
抗菌谱与适应证	1. 用于治疗敏感菌如大肠埃希菌、肠球菌属以及克雷伯菌属、肠杆菌属所致的急性单纯性下尿路感染 2. 也可用于尿路感染的预防
制剂与规格	1. 呋喃妥因片：50mg 2. 呋喃妥因肠溶胶囊：50mg 3. 呋喃妥因栓：①50mg；②100mg
用量用法	口服给药：①成人：尿路感染：一次50~100mg，一日3~4次；单纯性下尿路感染用低剂量，疗程不低于1周，或用至尿培养阴性后至少3日，不宜超过14日；预防尿路感染：对尿路感染反复发作者，可一日50~100mg作预防应用，临睡前服用；②儿童：尿路感染：1个月以上儿童，一日5~7mg/kg，分4次服。疗程不低于1周，或用至尿培养阴性后至少3日；预防尿路感染：一日1mg/kg，临睡前服用
特殊人群用药	1. 对硝基呋喃类药物过敏者、肾功能减退者、新生儿禁用 2. 葡萄糖-6-磷酸脱氢酶缺乏症患者、周围神经病变者、肺部疾病患者慎用 3. 老年患者慎用，必须使用时宜根据肾功能调整给药剂量。老年患者的前列腺感染不宜使用本药 4. 孕妇不宜应用，妊娠晚期妇女禁用，FDA妊娠安全性分级为B级 5. 哺乳妇女本药期间应暂停哺乳
药典与处方集	Eur. P.、Chin. P.；CNF
目录类别	【基、保（甲）】
备注	

■ 药品名称	呋喃唑酮 Furazolidone
抗菌谱与适应证	主要用于治疗细菌性痢疾、肠炎、霍乱。也可用于治疗伤寒、副伤寒、梨形鞭毛虫病和阴道滴虫病。还可与制酸剂等药物合用于治疗幽门螺杆菌所致的胃窦炎
制剂与规格	呋喃唑酮片：①10mg；②30mg；③100mg
用量用法	口服给药：肠道感染疗程为5~7日，梨形鞭毛虫病疗程为7~10日。成人：一次100mg，一日3~4次；儿童一日5~10mg/kg，分4次服用
特殊人群用药	1. 对本药或其他硝基呋喃类药过敏者、新生儿、哺乳妇女禁用 2. 葡萄糖-6-磷酸脱氢酶缺乏者患者、肾功能不全者、溃疡病患者、支气管哮喘患者慎用 3. FDA妊娠安全性分级为C级

续　表

药典与处方集	USP、BP、Fr. P.；CNF
目录类别	【保（甲）】
备注	
■ 药品名称	甲硝唑　Metronidazole
抗菌谱与适应证	1. 用于治疗阴道滴虫病 2. 可用于治疗肠道及组织内阿米巴病 3. 可用于治疗小袋虫病和皮肤利什曼病、麦地那龙线虫感染、贾第虫病等 4. 适用于治疗各种厌氧菌感染
制剂与规格	1. 甲硝唑注射液：① 20ml：100mg；② 100ml：200mg；③ 100ml：500mg；④250ml：500mg；⑤250ml：1250mg 2. 甲硝唑葡萄糖注射液：250ml（甲硝唑 0. 5g、葡萄糖 12. 5g） 3. 甲硝唑片：0. 2g 4. 甲硝唑胶囊：0. 2g 5. 甲硝唑阴道泡腾片：0. 5g 6. 甲硝唑栓：①0. 5g；②1g 7. 甲硝唑口含片：①2. 5mg；②3mg
用量用法	1. 成人口服给药：滴虫病：一次 0. 2g，一日 4 次，疗程 7 日，可同时使用栓剂。厌氧菌感染：一次 0. 5g，一日 3 次，疗程不低于 7 日。一日最大剂量不宜超过 4g 2. 成人静脉滴注厌氧菌感染，首次剂量为 15mg/kg，继以 7. 5mg/kg 维持，一次最大剂量不超过 1g，每 6~8 小时 1 次，疗程不低于 7 日 3. 成人阴道栓剂：用于滴虫病，每晚 0. 5g 置入阴道内，连用 7~10 日 4. 儿童口服给药：滴虫病：一日 15~25mg/kg，分 3 次给药，服用 7~10 日。厌氧菌感染：一日 20~50mg/kg 5. 儿童静脉滴注剂量同成人
特殊人群用药	1. 对本药或其他硝基咪唑类药物过敏或有过敏史者、活动性中枢神经疾病患者、血液病患者、哺乳期妇女禁用 2. 肝功能不全者慎用 3. 老年患者本应注意监测血药浓度并调整剂量 4. FDA 妊娠安全性分级为 B 级
药典与处方集	USP、Eur. P.、Chin. P.；CNF
目录类别	【基、保（甲/乙）】
备注	

续 表

■ 药品名称	替硝唑 Tinidazole
□ 其他名称	裕宁
抗菌谱与适应证	1. 用于治疗多种厌氧菌感染，如败血症、骨髓炎、腹腔感染、盆腔感染、鼻窦炎、支气管感染、肺炎、皮肤蜂窝织炎、口腔感染及术后伤口感染 2. 用于结肠或直肠手术、妇产科手术及口腔手术的术前预防用药 3. 也可用于肠道及肠道外阿米巴病、阴道滴虫病、贾第鞭毛虫病的治疗 4. 还可作为甲硝唑的替代药，用于治疗幽门螺杆菌所致的胃窦炎及消化性溃疡
制剂与规格	1. 替硝唑片：0.5g 2. 替硝唑注射液：①100ml：0.4g；②200ml：0.8g 3. 替硝唑葡萄糖注射液：①100ml：0.2g；②100ml：0.4g；③200ml：0.4g 4. 替硝唑栓：0.2g
用量用法	成人：口服给药：厌氧菌感染：常用量为一次1g，一日1次，首剂加倍，疗程多为5~6日，口腔感染时疗程3日；外科预防用药：一次2g，术前12小时单次服用。阴道滴虫病、贾第鞭毛虫病：一次2g，单次服用。必要时3~5日可重复1次。滴虫感染时也可一次1g，一日1次，首剂加倍，连服3日。静脉滴注：厌氧菌感染：一次0.8g，一日1次。疗程为5~6日。外科预防用药：总量为1.6g，分1~2次给药，第一次于术前2小时，第二次于术中或术后12~24小时内给药。阴道给药：一次0.2g，一日2次
特殊人群用药	1. 对本药或其他咪唑类药物过敏者、活动性中枢神经系统疾患者、血液病患者或有此病史者、妊娠早期、哺乳妇女、12岁以下儿童禁用 2. 肝功能不全者慎用 3. 老年患者用药时应注意监测血药浓度并调整剂量 4. 妊娠早期禁用本药，妊娠中、晚期应充分权衡利弊后谨慎使用。FDA妊娠安全性分级为C级 5. 哺乳妇女暂停哺乳，治疗结束3日后方可重新哺乳
药典与处方集	USP、Eur. P.、Chin. P.；CNF
目录类别	【基、保（乙）】
备注	

续　表

■ 药品名称	奥硝唑　Ornidazole
抗菌谱与适应证	1. 用于由厌氧菌感染引起的多种疾病 2. 用于男女泌尿生殖道毛滴虫、贾第鞭毛虫感染引起的疾病（如阴道滴虫病） 3. 用于肠、肝阿米巴病（如阿米巴痢疾、阿米巴肝脓肿） 4. 用于手术前预防感染和手术后厌氧菌感染的治疗；⑤阴道栓用于细菌性阴道病、滴虫性阴道炎
制剂与规格	1. 奥硝唑注射液：5ml：500mg 2. 注射用奥硝唑：250mg 3. 奥硝唑氯化钠注射液：100ml（奥硝唑 250mg、氯化钠 825mg） 4. 奥硝唑葡萄糖注射液：100ml（奥硝唑 500mg、葡萄糖 5g）
用量用法	成人：静脉滴注：①厌氧菌感染：手术前后预防感染：术前 1~2 小时滴注 1000mg，术后 12 小时滴注 500mg，术后 24 小时滴注 500mg。治疗厌氧菌引起的感染：初始剂量为 500~1000mg。然后每 12 小时滴注 500mg，连用 3~6 日；②治疗严重阿米巴病：初始剂量为 500~1000mg，以后每 12 小时滴注 500mg，连用 3~6 日。阴道给药：一次 500mg，每晚 1 次，连续5~7 日。儿童静脉滴注：一日 20~30mg/kg，每 12 小时滴注 1 次，时间为 30 分钟
特殊人群用药	1. 对本药或硝基咪唑类药物过敏者、各种器官硬化症、造血功能低下、慢性酒精中毒患者、有脑和脊髓病变的患者禁用 2. 儿童、中枢神经系统疾病患者、肝脏疾病患者、多毛性硬化症患者、酗酒者慎用 3. 建议孕妇（特别是妊娠早期）、哺乳妇女慎用本药
药典与处方集	USP、Eur. P.、Chin. P.；CNF
目录类别	【保（乙）】
备注	
■ 药品名称	磷霉素　Fosfomycin
抗菌谱与适应证	1. 口服制剂适用于治疗敏感菌所致的单纯性下尿路感染、肠道感染（包括细菌性痢疾）、呼吸道感染、皮肤软组织感染、眼科感染及妇科感染等 2. 注射制剂适用于治疗敏感菌所致的呼吸道感染、尿路感染、皮肤软组织感染等。也可与其他抗菌药联合用于治疗敏感菌所致的严重感染（如败血症、腹膜炎、骨髓炎等）

续 表

制剂与规格	1. 磷霉素钙片：①0.1g；②0.2g；③0.5g 2. 磷霉素钙胶囊：0.1g 3. 磷霉素钙颗粒：0.5g 4. 注射用磷霉素钠：①1.0g；②2.0g；③4.0g
用量用法	成人：口服给药，治疗尿路感染等轻症感染，一日2~4g，分3~4次服用。静脉给药，治疗中度或重度系统感染，一日4~12g，严重感染可增至16g，分2~3次静脉滴注或缓慢静脉推注。肌内注射，一日2~8g，分3~4次肌内注射。儿童：口服给药一日0.05~0.1g/kg，分3~4次服用。静脉滴注一日0.1~0.3g/kg，分2~3次静脉滴注。肌内注射，一日0.05~0.2g/kg，分3~4次肌内注射
特殊人群用药	1. 对本药过敏者禁用 2. 肝、肾功能不全者慎用 3. 哺乳期妇女应避免使用，必须用药时应暂停哺乳 4. 可透过胎盘屏障，迅速进入胎儿循环。但对胎儿的影响尚无足够和严密的对照观察。妊娠安全性分级为B级 5. 5岁以下儿童禁用
药典与处方集	Eur. P.、Chin. P.、Jpn. P.；CNF
目录类别	【基】
备注	
■ 药品名称	夫西地酸 Fusidic Acid
抗菌谱与适应证	1. 用于敏感菌所致的骨髓炎或皮肤、软组织感染 2. 用于其他抗生素治疗失败的深部感染，如败血症、肺炎、心内膜炎等
制剂与规格	1. 夫西地酸片：250mg 2. 注射用夫西地酸：①0.125g；②0.5g 3. 夫西地酸混悬液：5ml：250mg 4. 夫西地酸乳膏：15g：0.3g
用量用法	成人：口服给药，一次500mg，一日3次；重症加倍。对1岁以下患儿：一日50mg/kg，分3次给药。对1~5岁患儿：一次250mg，一日3次。对5~12岁患儿：用法与用量同成人。局部给药，一日2~3次，涂于患处，疗程为7日。治疗疥疮时可根据病情需要延长疗程。静脉注射：成人一次500mg，一日3次；儿童及婴儿一日按体重20mg/kg，分3次给药

续　表

特殊人群用药	1. 对本药过敏者禁用 2. 黄疸及肝功能不全者（国外资料）慎用 3. 可经皮肤吸收，哺乳妇女禁止局部用于乳房部位的皮肤感染 4. 在动物实验中有致胎仔畸形的报道，但目前尚无临床对照研究
药典与处方集	Eur. P.；CNF
目录类别	
备注	
■ 药品名称	利奈唑胺　Linezolid
抗菌谱与适应证	1. 用于由肺炎链球菌（包括多重耐药株）或金黄色葡萄球菌（甲氧西林敏感株）引起的社区获得性肺炎 2. 用于由肺炎链球菌（包括多重耐药株）或金黄色葡萄球菌（甲氧西林敏感和耐药株）引起的医院内获得性肺炎 3. 用于由金黄色葡萄球菌、化脓性链球菌或无乳链球菌引起的复杂性皮肤和皮肤组织感染 4. 用于由金黄色葡萄球菌或化脓性链球菌引起的非复杂性皮肤和皮肤组织感染 5. 用于耐万古霉素的粪肠球菌感染
制剂与规格	1. 利奈唑胺注射液：①100ml：200mg；②300ml：600mg 2. 利奈唑胺片：①200mg；②600mg 3. 利奈唑胺口服混悬液：5ml：100mg
用量用法	口服或静脉滴注。①复杂性皮肤或皮肤软组织感染、社区获得性肺炎，包括伴发的菌血症、院内获得性肺炎、甲氧西林耐药金葡菌感染：成人和青少年（12 岁及以上）每 12 小时，600mg。儿童患者（出生至 11 岁）每 8 小时，10mg/kg；②万古霉素耐药的屎肠球菌感染，包括伴发的菌血症，成人和青少年（12 岁及以上）每 8 小时，10mg/kg。儿童患者（出生至 11 岁）每 8 小时，10mg/kg；③非复杂性皮肤和皮肤软组织感染，成人每 12 小时口服 400mg，青少年，每 12 小时口服 600mg；<5 岁，每 8 小时，10mg/kg 口服；5～11 岁，每 12 小时，10mg/kg 口服
特殊人群用药	1. 对本药过敏者禁用 2. 有骨髓抑制病史者，苯丙酮尿症患者，类癌综合征患者，未控制的高血压患者，嗜铬细胞瘤患者，未治疗的甲状腺功能亢进患者，哺乳妇女慎用 3. 孕妇慎用，美国食品药品管理局（FDA）对本药的妊娠安全性分级为 C 级
药典与处方集	CNF

续 表

目录类别	
备注	
■ 药品名称	小檗碱 Berberine
抗菌谱与适应证	主要用于治疗敏感病原菌所致的胃肠炎、细菌性痢疾等胃肠道感染
制剂与规格	盐酸小檗碱片：①50mg；②100mg
用量用法	成人：口服，胃肠道感染：一次0.1~0.3g，一日3次
特殊人群用药	对本药过敏者禁用。溶血性贫血患者禁用。葡萄糖-6-磷酸脱氢酶缺乏的儿童禁用。孕妇、哺乳妇女慎用
药典与处方集	Chin. P.、Jpn. P.；CNF
目录类别	【基】
备注	
■ 药品名称	利福昔明 Rifaximin
抗菌谱与适应证	治疗由敏感菌所致的肠道感染，包括急慢性肠道感染、腹泻综合征、夏季腹泻、旅行者腹泻和小肠结肠炎等
制剂与规格	利福昔明胶囊：100mg
用量用法	口服给药。①成人：一次200mg，一日3~4次；②儿童：6~12岁，一次100~200mg，一日4次；12岁以上儿童，剂量同成人。一般连续用药不宜超过7日
特殊人群用药	1. 对本药或其他利福霉素类药过敏者、肠梗阻者、严重的肠道溃疡性病变者禁用 2. 孕妇用药需权衡利弊 3. 哺乳期妇女可在有适当医疗监测的情况下服用本药
药典与处方集	USP、Eur. P.、Chin. P.、Jpn. P.；CNF
目录类别	【保（乙）】
备注	

十三、磺胺类与甲氧苄啶

■ 药品名称	磺胺甲噁唑　Sulfamethoxazole
抗菌谱与适应证	1. 治疗敏感菌所致的急性单纯性尿路感染 2. 与甲氧苄啶联用，治疗对其敏感的流感杆菌、肺炎链球菌和其他链球菌所致的中耳炎 3. 与乙胺嘧啶联用，治疗鼠弓形虫引起的弓形虫病 4. 治疗星形奴卡菌病 5. 作为治疗沙眼衣原体所致宫颈炎、尿道炎、新生儿包含体结膜炎的次选药物 6. 作为治疗杜克雷嗜血杆菌所致软下疳的可选药物 7. 预防敏感脑膜炎球菌所致的流行性脑脊髓膜炎 8. 作为对氯喹耐药的恶性疟疾治疗的辅助用药
制剂与规格	1. 磺胺甲噁唑片：0.5g 2. 复方磺胺甲噁唑片（磺胺甲噁唑 0.4g 和甲氧苄啶 80mg）
用量用法	口服给药。①成人：一般感染，首次剂量为 2g，以后一日 2g，分 2 次服用。治疗尿路感染时疗程至少为 7~10 日；②肾功能不全患者用量应调整为常用量的1/2；③儿童：2 个月以上患儿的一般感染，首次剂量为 50~60mg/kg（总量不超过 2g），以后一日 50~60mg/kg，分 2 次服用
特殊人群用药	1. 对本药或其他磺胺类药过敏者、2 个月以下婴儿、孕妇、哺乳妇女、巨幼细胞贫血患者禁用 2. 葡萄糖-6-磷酸脱氢酶缺乏者、肝、肾功能损害者、血卟啉病患者、艾滋病患者、休克患者、老年患者慎用 3. FDA 妊娠安全性分级为 C 级
药典与处方集	USP、Eur. P.、Chin. P.、Jpn. P.；CNF
目录类别	【基】
备注	

■ 药品名称	磺胺嘧啶　Sulfadiazine
抗菌谱与适应证	①用于预防、治疗敏感脑膜炎球菌所致的流行性脑膜炎；②用于治疗敏感菌所致的急性支气管炎、轻症肺炎、中耳炎及皮肤软组织等感染；③用于治疗星形奴卡菌病；④作为治疗沙眼衣原体所致宫颈炎和尿道炎的次选药物；⑤作为治疗由沙眼衣原体所致的新生儿包含体结膜炎的次选药物；⑥可作为对氯喹耐药的恶性疟疾治疗的辅助用药；⑦与乙胺嘧啶联合用药治疗鼠弓形虫引起的弓形虫病

续 表

制剂与规格	1. 磺胺嘧啶片：0.5g 2. 注射用磺胺嘧啶钠：①0.4g；②1g 3. 磺胺嘧啶混悬液：10%（g/ml）
用量用法	成人：①口服给药：一般感染首剂量为2g，以后一次1g，一日2次。治疗流行性脑膜炎：首次量为2g，维持量一次1g，一日4次；②静脉给药：一般感染：一次1~1.5g，一日3次。治疗流行性脑膜炎：首剂量为50mg/kg，维持量一日100mg/kg，分3~4次静脉滴注或缓慢静脉注射。儿童：①口服给药：2个月以上婴儿及儿童的一般感染：首次剂量为50~60mg/kg（总量不超过2g），以后一次25~30mg/kg，一日2次；②静脉给药：一般感染：一日50~75mg/kg，分2次静脉滴注或缓慢静脉注射。流行性脑膜炎：一日100~150mg/kg，分3~4次静脉滴注或缓慢静脉注射
特殊人群用药	1. 对本药或其他磺胺类药过敏者、2个月以下的婴儿、孕妇、哺乳妇女、严重肝、肾功能不全者禁用 2. 葡萄糖-6-磷酸脱氢酶缺乏者、轻、中度肝肾功能损害者、血卟啉病患者、艾滋病患者、休克患者、老年患者慎用 3. 孕妇应禁用。FDA妊娠安全性分级为B级（妊娠早、中期）、D级（妊娠晚期）
药典与处方集	USP、Eur. P.、Chin. P.；CNF
目录类别	【基、保（甲）】
备注	
■ 药品名称	甲氧苄啶 Trimethoprim
抗菌谱与适应证	1. 可单独用于治疗敏感菌所致的急性单纯性尿路感染和细菌性前列腺炎 2. 与磺胺甲噁唑或磺胺嘧啶联用，可用于治疗敏感菌所致的败血症、脑膜炎、中耳炎、肺部感染、急慢性支气管炎、菌痢、尿路感染、肾盂肾炎、肠炎、伤寒等 3. 与磺胺-2,6-二甲氧嘧啶联用，还可用于治疗对氯喹耐药的疟疾
制剂与规格	1. 甲氧苄啶片：100mg 2. 甲氧苄啶颗粒：1g：50mg
用量用法	口服给药。①成人：治疗急性单纯性尿路感染：一次0.1g，每12小时1次；或一次0.2g，每12小时1次。疗程为7~10日。预防尿路感染：一次0.1g，一日1次；②肾功能不全者根据肌酐清除率调整剂量。肌酐清除率小于15ml/min，不宜使用；③儿童：对6个月~5岁患儿：甲氧苄啶颗粒一次1g（含甲氧苄啶50mg）；一日2次；对6~12岁患儿：甲氧苄啶颗粒一次2g（含甲氧苄啶100mg）；一日2次

续　表

特殊人群用药	1. 对本药过敏者、早产儿、新生儿、严重肝肾疾病患者、严重血液病患者禁用 2. 轻、中度肝肾功能损害者、由于叶酸缺乏的巨幼细胞贫血或其他血液系统疾病患者慎用 3. 老年患者应减少用量 4. 妊娠期间权衡利弊后用药 FDA 妊娠安全性分级为 C 级 5. 哺乳妇女用药需权衡利弊
药典与处方集	USP、Eur. P.、Chin. P.；CNF
目录类别	【保（乙）】
备注	

十四、氟喹诺酮类

■ 药品名称	吡哌酸　PipemidicAcid
抗菌谱与适应证	用于治疗敏感菌所致的尿路感染及肠道感染
制剂与规格	1. 吡哌酸片：①0. 25g；②0. 5g 2. 吡哌酸胶囊：0. 25g
用量用法	口服给药：成人一次 0. 5g，一日总量 1~2g，疗程不宜超过 10 日
特殊人群用药	1. 对本药或萘啶酸过敏者禁用 2. 有中枢神经系统疾患者、严重肝、肾功能不全者慎用 3. 婴幼儿及 18 岁以下青少年、孕妇、哺乳妇女不宜使用
药典与处方集	Eur. P.、Chin. P.、Jpn. P.；CNF
目录类别	【保（甲）】
备注	
■ 药品名称	诺氟沙星　Norfloxacin
抗菌谱与适应证	主要用于敏感菌所致的下列感染：泌尿生殖道感染，消化系统感染，呼吸道感染，如急性支气管炎、慢性支气管炎急性发作、肺炎，急慢性肾盂肾炎、膀胱炎、伤寒等
制剂与规格	1. 诺氟沙星片：100mg 2. 诺氟沙星胶囊：100mg 3. 诺氟沙星注射液：100ml：200mg 4. 诺氟沙星葡萄糖注射液：100ml（诺氟沙星 200mg、葡萄糖 5g） 5. 诺氟沙星栓：200mg 6. 诺氟沙星药膜：20mg

续 表

用量用法	成人口服给药：①一般用法：一次100~200mg，一日3~4次；②下尿路感染：一次400mg，一日2次；③复杂性尿路感染：剂量同上，疗程10~21日；④单纯性淋菌性尿道炎：单次800~1200mg；⑤急、慢性前列腺炎：一次400mg，一日2次，疗程28日；⑥一般肠道感染：一次300~400mg，一日2次，疗程5~7日。成人静脉滴注：一日200mg，分2次，急性感染7~14日为一疗程，慢性感染14~21日为一疗程
特殊人群用药	1. 对喹诺酮类药过敏者、糖尿病患者、孕妇禁用 2. 肝、肾功能减退者、有癫痫病史者、有胃溃疡史者、重症肌无力患者慎用 3. 不宜用于18岁以下患者。如感染由多重耐药菌引起者，细菌仅对喹诺酮类药呈敏感时，可在充分权衡利弊后应用 4. FDA妊娠安全性分级为C级 5. 哺乳妇女应用时应停止哺乳
药典与处方集	USP、Eur. P.、Chin. P.、Jpn. P.；CNF
目录类别	【基、保（甲/乙）】
备注	
■ 药品名称	氧氟沙星　Ofloxacin
抗菌谱与适应证	用于敏感菌所致的下列感染：①泌尿生殖系统感染，包括单纯性及复杂性尿路感染、细菌性前列腺炎、淋球菌尿道炎、宫颈炎（包括产酶株所致者）等；②呼吸系统感染，包括急性支气管炎、慢性支气管炎急性发作、肺炎及其他肺部感染等；③消化系统感染，包括胃肠道、胆道、腹腔的沙门菌属感染等；④骨、关节、皮肤软组织感染及败血症；⑤结核病，作为抗结核病的二线药物，多与异烟肼、利福平等合用
制剂与规格	1. 氧氟沙星片：0.1g 2. 氧氟沙星颗粒：0.1g 3. 氧氟沙星注射液：100ml：200mg 4. 氧氟沙星氯化钠注射液：100ml（氧氟沙星200mg、氯化钠900mg）
用量用法	口服或静脉给药。成人：①下呼吸道感染：一次300mg，一日2次，疗程7~14日；②急性单纯性下尿路感染：一次200mg，一日2次，疗程5~7日；③复杂性尿路感染：一次200mg，一日2次，疗程10~14日。缓释片：一次400mg，一日1次，疗程10日；④细菌性前列腺炎：一次300mg，一日2次，疗程6周；⑤衣原体宫颈炎或尿道炎：一次300mg，一日2次，疗程7~14日；⑥单纯性淋病：单次口服400mg；⑦铜绿假单胞菌感染或重度感染：一次400mg，一日2次；⑧抗结核：一日300mg，一日1次

续　表

特殊人群用药	1. 禁忌证：对氟喹诺酮类药过敏者；孕妇 2. 慎用：患中枢神经系统疾病者（如癫痫、脑动脉硬化者）；严重肾功能不全者；严重肝功能减退者 3. 18岁以下患者用药的安全性尚未确立，不宜使用 4. 老年患者多有肾功能减退，应减量给药 5. 妊娠安全性分级为C级 6. 哺乳期妇女全身用药时，应暂停哺乳
药典与处方集	USP、Eur. P.、Chin. P.、Jpn. P.；CNF
目录类别	【保（甲/乙）】
备注	
■ 药品名称	环丙沙星　Ciprofloxacin
抗菌谱与适应证	可用于敏感菌所致的下列感染：①泌尿生殖系统感染：包括单纯性或复杂性尿路感染、细菌性前列腺炎、淋球菌尿道炎、肾盂肾炎、宫颈炎（包括产酶株所致者）等；②呼吸系统感染：包括扁桃体炎、咽炎、急性支气管炎及肺部感染等；③消化系统感染：包括胃肠道感染、胆囊炎、肛周脓肿等；④其他：还可用于骨关节感染、皮肤软组织感染及败血症等
制剂与规格	1. 盐酸环丙沙星片：0.25g 2. 盐酸环丙沙星胶囊：0.25g 3. 乳酸环丙沙星注射液：①100ml：0.1g；②100ml：0.2g；③250ml：0.25g 4. 注射用乳酸环丙沙星：0.2g 5. 盐酸环丙沙星栓：0.2g 6. 乳酸环丙沙星阴道泡腾片：0.1g
用量用法	成人：口服，①常用量：一日0.5~1.5g，分2~3次口服；②骨、关节感染：一日1~1.5g，分2~3次服，疗程不低于4~6周；③肺炎、皮肤软组织感染：一日1~1.5g，分2~3次服，疗程7~14日；④肠道感染：一日1g，分2次服，疗程5~7日；⑤伤寒：一日1.5g，分2~3次服，疗程10~14日；⑥急性单纯性下尿路感染：一日0.5g，分2次服，疗程5~7日；复杂性尿路感染：一日1g，分2次服，疗程7~14日。静脉滴注，常用量：一次0.1~0.2g，每12小时1次。严重感染或铜绿假单胞菌感染可加大剂量至一次0.4g，一日2~3次
特殊人群用药	1. 对本药或氟喹诺酮类药物过敏者、孕妇、18岁以下患者禁用 2. 患中枢神经系统疾病者（如癫痫、脑动脉硬化）、肝、肾功能不全者患者慎用 3. 老年患者应减量给药 4. 妊娠安全性分级为C级。哺乳期妇女全身用药时，应暂停哺乳

续 表

药典与处方集	USP、Eur. P.、Chin. P.；CNF
目录类别	【基、保（甲/乙）】
备注	
■ 药品名称	左氧氟沙星 Levofloxacin
抗菌谱与适应证	用于敏感细菌引起的下列中、重度感染：①呼吸系统感染；②泌尿系统感染；③生殖系统感染：急性前列腺炎、急性附睾炎、宫腔感染、子宫附件炎、盆腔炎（疑有厌氧菌感染时可合用甲硝唑）；④皮肤软组织感染；⑤肠道感染；⑥败血症、粒细胞减少及免疫功能低下患者的各种感染；⑦其他感染：乳腺炎、外伤、烧伤及手术后伤口感染、腹腔感染（必要时合用甲硝唑）、胆囊炎、胆管炎、骨与关节感染以及五官科感染等
制剂与规格	1. 左氧氟沙星片：①0.1g；②0.2g；③0.5g 2. 甲磺酸左氧氟沙星片：100mg 3. 盐酸左氧氟沙星片：100mg 4. 盐酸左氧氟沙星分散片：100mg 5. 盐酸左氧氟沙星胶囊：0.1g 6. 盐酸左氧氟沙星注射液：①2ml：0.1g；2ml：0.2g；②3ml：0.3g；100ml：0.1g；③100ml：0.2g；100ml：0.3g 7. 左氧氟沙星注射液：100ml 8. 乳酸左氧氟沙星注射液：①100ml：100mg；②100ml：200mg 9. 乳酸左氧氟沙星氯化钠注射液：100ml 10. 甲磺酸左氧氟沙星注射液 100ml：200mg 11. 甲磺酸左氧氟沙星氯化钠注射液：250ml：500mg 12. 注射用盐酸左氧氟沙星：①100mg；②200mg
用量用法	成人：口服，一日 300~400mg，分 2~3 次服用，如感染较重或感染病原敏感性较差者剂量可增至一日 600mg，分 3 次服用。①呼吸道感染：一次 200mg，一日 2 次；或一次 100mg，一日 3 次，疗程为 7~14 日；②急性单纯性下尿路感染：一次 100mg，一日 2 次，疗程 5~7 日；③复杂性尿路感染：一次 200mg，一日 2 次；或一次 100mg，一日 3 次，疗程 10~14 日；④细菌性前列腺炎：一次 200mg，一日 2 次，疗程 6 周。静脉滴注，一次 100~200mg，一日 2 次。重度感染患者或病原菌对本药敏感性较差者，一日剂量可增至 600mg，分 2 次静脉滴注

续　表

特殊人群用药	1. 禁忌证：①对喹诺酮类药物过敏者；②有癫痫史者；③孕妇；④哺乳妇女；⑤18 岁以下患者；⑥皮肤有药物过敏史者禁用本药软膏；⑦低钾血症或心肌病患者避免使用 2. 慎用：①肝、肾功能受损者；②有中枢神经系统疾病史者；③妊娠安全性分级为 C 级
药典与处方集	USP、Eur. P.、Chin. P.；CNF
目录类别	【基、保（甲/乙）】
备注	
■ 药品名称	氟罗沙星　Fleroxacin
抗菌谱与适应证	用于敏感菌所致的下列感染：①呼吸系统感染：急性支气管炎，慢性支气管炎急性发作及肺炎等；②泌尿生殖系统感染：膀胱炎、肾盂肾炎、前列腺炎、附睾炎、淋病奈瑟菌性尿道炎等；③消化系统感染：伤寒沙门菌感染、细菌性痢疾等；④其他：皮肤软组织、骨、关节、耳鼻喉、腹腔及盆腔感染
制剂与规格	氟罗沙星片：①100mg；②150mg；③200mg
用量用法	口服。成人，一次 200mg，一日 1～2 次，一般疗程为 7～14 日。重症患者一次 300～400mg，3～5 日后剂量减至常用量
特殊人群用药	1. 禁忌证：①对本药或其他喹诺酮类药物过敏者；②孕妇；③哺乳妇女；④18 岁以下患者 2. 慎用：①肝、肾功能损害者；②有中枢神经系统疾病（包括脑动脉硬化或抽搐及癫痫史）者；③高龄患者 3. 18 岁以下患者禁用 4. 孕妇、哺乳妇女禁用
药典与处方集	Chin. P.；CNF
目录类别	【保（乙）】
备注	
■ 药品名称	吉米沙星　Gemifloxacin
抗菌谱与适应证	1. 慢性支气管炎急性发作 2. 社区获得性肺炎 3. 急性鼻窦炎
制剂与规格	甲磺酸吉米沙星片：320mg
用量用法	口服。成人：一次 320mg，一日 1 次，慢性支气管炎急性发作、社区获得性肺炎和急性鼻窦炎的疗程分别为 5 日、7 日和 5 日。不应超过推荐的剂量和疗程

续 表

特殊人群用药	1. 禁忌证：对本药或其他氟喹诺酮类抗生素过敏者 2. 慎用：①QT间期延长、心动过缓、急性心肌缺血等心脏疾病患者；②葡萄糖-6-磷酸脱氢酶缺乏症患者；③患中枢神经系统疾病者；④未治疗的电解质紊乱（低血钾或低血镁）者 3. 18岁以下患者用药的安全性及有效性尚未确定。 4. 妊娠安全性分级为C级。哺乳妇女用药应权衡利弊
药典与处方集	USP；CNF
目录类别	【保（乙）】
备注	
■ 药品名称	洛美沙星　Lomefloxacin
抗菌谱与适应证	用于敏感菌所致的下列感染：①泌尿生殖系统感染；②呼吸系统感染；③消化系统感染：包括肠炎、胆囊炎、肛周脓肿等；④如结膜炎、角膜炎、角膜溃疡、泪囊炎等；⑤中耳炎、外耳道炎、鼓膜炎；⑥其他：伤寒、骨和关节、皮肤软组织感染以及败血症等全身感染
制剂与规格	1. 盐酸洛美沙星片：①0.1g；②0.2g；③0.3g；④0.4g 2. 盐酸洛美沙星胶囊：①0.1g；②0.2g 3. 盐酸洛美沙星注射液：①2ml：100mg；②10ml：100mg；③10ml：200mg；④100ml：200mg；⑤250ml：200mg
用量用法	口服：成人一次400mg，一日1次；或一次300mg，一日2次；急性单纯性尿路感染：一次400mg，一日1次；单纯性淋病：一次300mg，一日2次。静脉滴注：一次200mg，一日2次；尿路感染：一次100mg，每12小时1次
特殊人群用药	1. 禁忌证：①对本药或其他喹诺酮类药过敏者；②孕妇；③哺乳妇女；④18岁以下患者 2. 慎用：①中枢神经系统疾病患者（包括脑动脉硬化或癫痫病史者）；②肾功能减退者；③肝功能不全者 3. 妊娠安全性分级为C级
药典与处方集	USP、Eur. P.、Chin. P.；CNF
目录类别	【保（乙）】
备注	
■ 药品名称	莫西沙星　Moxifloxacin
抗菌谱与适应证	用于敏感菌所致的呼吸道感染，如慢性支气管炎急性发作、社区获得性肺炎（包括青霉素耐药的社区获得性肺炎）、急性鼻窦炎等。也可用于皮肤及软组织感染

续　表

制剂与规格	1. 盐酸莫西沙星片：0.4g 2. 盐酸莫西沙星氯化钠注射液：250ml（莫西沙星 0.4g、氯化钠 2.25g）
用量用法	成人：口服给药：一次 0.4g，一日 1 次。慢性支气管炎急性发作疗程为 5 日；急性鼻窦炎、皮肤及软组织感染的疗程为 7 日；社区获得性肺炎的疗程为 10 日。静脉滴注：推荐剂量为一次 0.4g，一日 1 次，滴注时间为 90 分钟。慢性支气管炎急性发作疗程为 5 日；急性鼻窦炎、皮肤及软组织感染的疗程为 7 日；社区获得性肺炎采用序贯治疗，疗程为 7~14 日
特殊人群用药	1. 避免用于 QT 间期延长的患者、患有低钾血症患者及接受Ⅰa 类（如奎尼丁、普鲁卡因胺）或Ⅲ类（如胺碘酮、索托洛尔）抗心律失常药物治疗的患者 2. 严重肝功能损害者禁用 3. 转氨酶高于正常值上限 5 倍以上者禁用 4. 哺乳妇女、儿童禁用 5. 在致心律失常的条件（如严重的心动过缓或急性心肌缺血）存在时应慎用 6. 有或怀疑有可导致癫痫发作或降低癫痫发作阈值的中枢神经系统疾病的患者慎用 7. 妊娠安全性分级为 C 级
药典与处方集	USP、Eur. P.、Chin. P.；CNF
目录类别	
备注	
■ 药品名称	帕珠沙星　pazufloxacinctam
抗菌谱与适应证	本品适用于敏感细菌引起的下列感染：①慢性呼吸道疾病继发性感染，如慢性支气管炎、弥漫性细支气管炎、支气管扩张、肺气肿、肺间质纤维化、支气管哮喘、陈旧性肺结核等；肺炎、肺脓肿；②肾盂肾炎、复杂性膀胱炎、前列腺炎；③烧伤创面感染，外科伤口感染；④胆囊炎、胆管炎、肝脓肿；⑤腹腔内脓肿、腹膜炎；⑥生殖器官感染，如子宫附件炎、子宫内膜炎；盆腔炎
制剂与规格	甲磺酸帕珠沙星注射液：①100ml：0.3g；②100ml：0.5g
用量用法	静脉滴注。①（100ml：0.3g）一次 0.3g，一日二次，静脉滴注时间为 30~60 分钟，疗程为 7~14 天。可根据患者的年龄和病情酌情调整剂量；②（100ml：0.5g）一次 0.5g，一日二次，静脉滴注时间为30~60 分钟。可根据患者的年龄和病情酌情减量，如一次 0.3g，一日二次。疗程为 7~14 天

续　表

特殊人群用药	1. 支气管哮喘、皮疹、荨麻疹等过敏性疾病家族史的患者慎用 2. 肾功能不全患者慎用或调整剂量 3. 心脏或循环系统功能异常者慎用 4. 有抽搐或癫痫等中枢神经系统疾病的患者慎用 5. 6-磷酸葡萄糖脱氢酶缺乏患者慎用 6. 有休克病史者慎用 7. 孕妇及有可能怀孕的妇女禁用 8. 儿童用药的安全性尚未确立，建议儿童禁用本品 9. 老年患者应用本品时应注意剂量
药典与处方集	USP、Eur. P.、Chin. P.
目录类别	
备注	

十五、抗结核药

■ 药品名称	利福平　Rifampicin
抗菌谱与适应证	①与其他抗结核药联用于结核病初治与复治，包括结核性脑膜炎的治疗；②可与其他药物联合用于麻风、非结核分枝杆菌感染的治疗；③与万古霉素可联合用于耐甲氧西林金黄色葡萄球菌（MRSA）所致的感染；④可与红霉素合用治疗军团菌感染；⑤可用于无症状脑膜炎球菌带菌者，以消除鼻咽部奈瑟脑膜炎球菌
制剂与规格	1. 利福平片：150mg 2. 利福平胶囊：①150mg；②300mg 3. 利福平注射液：5ml：0.3g 4. 注射用利福平：①0.15g；②0.45g；③0.6g
用量用法	1. 成人口服给药：抗结核：与其他抗结核药合用，一日 450～600mg，早餐前顿服；脑膜炎球菌带菌者（无症状）：成人 5mg/kg，每 12 小时 1 次，连续 2 日；其他感染：一日 600～1000mg，分 2～3 次，餐前 1 小时服用 2. 肝功能不全：一日不超过 8mg/kg。严重肝功能不全者禁用 3. 老年人一日口服 10mg/kg，顿服 4. 儿童口服给药：抗结核：1 个月以上患儿，一日 10～20mg/kg，顿服；新生儿，一次 5mg/kg，一日 2 次；脑膜炎球菌带菌者（无症状）：1 个月以上患儿一日 10mg/kg，每 12 小时 1 次，连服 4 次

续　表

特殊人群用药	1. 对本药及其他利福霉素类药物过敏者、严重肝功能不全者、胆道阻塞者禁用 2. 酒精中毒者、肝功能不全者、婴儿慎用 3. 妊娠早期妇女禁用，妊娠中、晚期妇女应慎用。FDA 妊娠安全性分级为 C 级 4. 哺乳期妇女慎用
药典与处方集	USP、Eur. P.、Chin. P.、Jpn. P.；CNF
目录类别	【基、保（甲/乙）】
备注	
■ 药品名称	异烟肼　Isoniazid
抗菌谱与适应证	1. 与其他抗结核药联合用于治疗重症或不能口服给药的多型结核病，包括结核性脑膜炎以及部分非结核分枝杆菌感染 2. 单用或与其他抗结核药联合用于预防结核病
制剂与规格	1. 异烟肼片：①50mg；②100mg；③300mg 2. 异烟肼注射液：①2ml：50mg；②2ml：100mg 3. 异福片（胶囊）0.25g 4. 异福酰胺片（胶囊）0.45g 5. 异烟肼/利福平片：用于结核病的治疗。①利福平 150mg，异烟肼 75mg；体重<50kg，一日 3 片；②利福平 300mg，异烟肼 150mg
用量用法	成人：口服治疗，结核病：①预防：一日 300mg，顿服；②治疗：与其他抗结核药合用时，一日 5mg/kg，最高日剂量为 300mg。或一次 15mg/kg，最高 900mg，一周 2～3 次；③急性粟粒型肺结核、结核性脑膜炎：适当增加剂量，一日 400～600mg；④间歇疗法：一日最高剂量为 900mg 或 10～15mg/kg，一周 2～3 次，用前亦可先用正规剂量1～3 个月。肌内注射，结核病：一日 5mg/kg，最高日剂量为 300mg；或一日 15mg/kg，最高 900mg，一周 2～3 次。静脉滴注：一日 300～400mg，或 5～10mg/kg。儿童：口服给药，一日 10～20mg/kg，最高日剂量为 300mg，顿服。肌内注射和静脉滴注，治疗剂量为一日 10～20mg/kg，最高日剂量为 300mg；某些严重结核病患儿，一日剂量可增加至 30mg/kg，但最高日剂量为 500mg

续 表

特殊人群用药	1. 对本药及乙硫异烟胺、吡嗪酰胺、烟酸及其他化学结构相关的药物过敏者，肝功能不良者，精神病患者，癫痫患者，有本药引起肝炎病史者禁用 2. 有精神病史、癫痫病史者严重肾功能损害者，嗜酒者慎用 3. 50 岁以上患者使用本药肝炎的发生率较高 4. 在乳汁中浓度可达 12μg/ml，与血药浓度相近，哺乳期妇女用药应权衡利弊，如需使用，应暂停哺乳 5. 可透过胎盘，导致胎儿血药浓度高于母体血药浓度。孕妇应用时须权衡利弊。FDA 妊娠安全性分级为 C 级
药典与处方集	USP、Eur. P.、Chin. P.、Jpn. P.；CNF
目录类别	【基】
备注	
■ 药品名称	利福霉素 Rifamycin
抗菌谱与适应证	1. 用于治疗结核杆菌感染 2. 用于治疗耐甲氧西林的金黄色葡萄球菌、表皮葡萄球菌的重症感染 3. 用于难治性军团菌感染的联合治疗
制剂与规格	利福霉素钠注射液：5ml：0.25g（25 万 U，以利福霉素计）
用量用法	1. 成人：静脉滴注：轻度感染：一次 500mg，用 5% 葡萄糖注射液 250ml 溶解，一日 2 次；中、重度感染：一次 1000mg，一日 2 次。静脉注射一次 500mg，一日 2~3 次 2. 儿童：静脉滴注：一日 10~30mg/kg，一日 2 次
特殊人群用药	1. 对本药过敏者、肝病或严重肝损害者禁用 2. 肝功能不全者、胆道梗阻者、慢性酒精中毒者慎用 3. 孕妇、哺乳期妇女用药应权衡利弊
药典与处方集	Eur. P.；CNF
目录类别	【保（乙）】
备注	
■ 药品名称	乙胺丁醇 Ethambutol
抗菌谱与适应证	1. 与其他抗结核药联合治疗结核分枝杆菌所致的肺结核和肺外结核，也适用于不能耐受链霉素注射的患者 2. 可用于治疗结核性脑膜炎及非典型结核分枝杆菌感染
制剂与规格	盐酸乙胺丁醇片：0.25g 盐酸乙胺丁醇胶囊：0.25g

续 表

用量用法	成人：口服给药，1. 结核初治：①一次 0.015g/kg，一日 1 次，顿服；②一次 0.025~0.03g/kg，最高 2.5g，一周 3 次；③一次 0.05g/kg，最高 2.5g，一周 2 次。2. 结核复治：一次 0.025g/kg，一日 1 次，连续 60 日，继以一次 0.015g/kg，一日 1 次，顿服。3. 非结核分枝杆菌感染：一日 0.015~0.025g/kg，顿服。儿童：口服，13 岁以上用量与成人相同，13 岁以下不宜应用本药
特殊人群用药	1. 对本药过敏者、酒精中毒者禁用 2. 肝、肾功能减退患者，痛风患者，视神经炎患者，糖尿病已发生眼底病变者慎用 3. 不推荐用于 13 岁以下儿童 4. 老年患者因生理性肾功能减退，应按肾功能调整用量 5. 本药的妊娠安全性分级为 B 级 6. 哺乳期妇女用药时须权衡利弊
药典与处方集	USP、Eur. P.、Chin. P.、Jpn. P.；CNF
目录类别	【基、保（甲）】
备注	
■ 药品名称	**吡嗪酰胺 Pyrazinamide**
抗菌谱与适应证	本药对人型结核杆菌有较好的抗菌作用，而对其他非结核分枝杆菌不敏感。与其他抗结核药（如链霉素、异烟肼、利福平及乙胺丁醇）联合用于治疗结核病，也可用于结核性脑膜炎
制剂与规格	1. 吡嗪酰胺片：①0.25g；②0.5g 2. 吡嗪酰胺胶囊：0.25g
用量用法	成人：口服，与其他抗结核药联合，一日 15~30mg/kg，顿服，或者一次50~70mg/kg，每周 2~3 次。每日服用者最大剂量为一日 3g，每周服 2 次者最大剂量为一次 4g。亦可采用间歇给药法，一周用药 2 次，一次 50mg/kg
特殊人群用药	1. 对本药及乙硫异烟胺、异烟肼、烟酸或其他与本药化学结构相似的药物过敏者不宜使用，急性痛风患者，高尿酸血症患者禁用 2. 糖尿病患者，痛风患者，血卟啉病患者，慢性肝病及严重肝功能减退者，肾功能不全患者慎用 3. 儿童不宜应用，若必须应用时应充分权衡利弊 4. 妊娠安全性分级为 C 级
药典与处方集	USP、Eur. P.、Chin. P.、Jpn. P.；CNF
目录类别	【基、保（甲）】
备注	

续 表

■ 药品名称	利福喷汀 Rifapentine
抗菌谱与适应证	1. 与其他抗结核药联合用于治疗各类型、各系统初治与复治的结核病；对骨关节结核疗效较好，但不宜用于治疗结核性脑膜炎 2. 可用于治疗非结核性分枝杆菌感染 3. 可与其他抗麻风药联合治疗麻风病 4. 也可用于对其他抗金黄色葡萄球菌抗生素耐药的重症金黄色葡萄球菌感染
制剂与规格	利福喷汀胶囊：①100mg；②150mg；③200mg；④300mg
用量用法	成人口服给药，抗结核：一次 600mg，一日 1 次，空腹时用水送服（体重<55kg 者应酌减）；一周服药1~2 次。需与其他抗结核药物联合应用，疗程 6~9 个月
特殊人群用药	1. 对本药或其他利福霉素类抗菌药过敏者，胆道阻塞者，肝病及肝功能异常者（尤其黄疸患者），血细胞显著减少者，孕妇禁用 2. 嗜酒者及酒精中毒者慎用 3. 哺乳妇女用药时应权衡利弊，暂停哺乳 4. 妊娠安全性分级为 C 级
药典与处方集	CNF
目录类别	【保（甲）】
备注	
■ 药品名称	利福布汀 Rifabutin
抗菌谱与适应证	1. 用于耐药、复发性结核病治疗 2. 用于鸟复合型分枝杆菌（MAC）感染 3. 用于预防及治疗早期 HIV 感染患者中的 MAC 复合体疾病
制剂与规格	利福布汀胶囊：150mg
用量用法	成人：口服给药，抗结核：一日 150~300mg，一日一次。抗鸟复合型分枝杆菌：一日 300mg 一日一次
特殊人群用药	1. 对本药或其他利福霉素类药物过敏者禁用 2. 中性粒细胞减少或血小板减少患者，肌炎或眼葡萄膜炎患者，孕妇，哺乳妇女慎用
药典与处方集	USP、Eur. P.；CNF
目录类别	【保（乙）】
备注	

续 表

■ 药品名称	对氨基水杨酸钠 Sodium Aminosalicylate
抗菌谱与适应证	适用于结核分枝杆菌所致的肺及肺外结核病。静脉滴注可用于治疗结核性脑膜炎及急性血行播散型结核病
制剂与规格	1. 对氨基水杨酸钠片：0.5g 2. 对氨基水杨酸钠肠溶片：0.5g 3. 注射用对氨基水杨酸钠：①2g；②4g
用量用法	成人：口服给药，结核病：一日8~12g，分4次服。静脉滴注，结核性脑膜炎及急性血行播散型结核病：一日4~12g。儿童：口服给药，一日0.2~0.3g/kg，分3~4次服，一日剂量不超过12g。静脉滴注，一日0.2~0.3g/kg
特殊人群用药	1. 对本药及其他水杨酸类药过敏者禁用 2. 充血性心力衰竭患者，消化性溃疡患者，葡萄糖-6-磷酸脱氢酶（G-6-PD）缺乏者，严重肝、肾功能损害者慎用 3. 哺乳期妇女使用时须权衡利弊 4. 妊娠安全性分级为C级
药典与处方集	USP；CNF
目录类别	【基、保（甲）】
备注	

■ 药品名称	帕司烟肼 Pasiniazid
抗菌谱与适应证	1. 常与其他抗结核药合用于治疗结核病 2. 可作为与结核相关手术的预防用药
制剂与规格	1. 帕司烟肼片：①100mg；②140mg 2. 帕司烟肼胶囊：100mg
用量用法	成人：与其他抗结核药合用，一日10~20mg/kg，顿服。儿童：一日20~40mg/kg，顿服。预防：一日按体重10~15mg/kg，顿服
特殊人群用药	1. 对本药过敏者，曾因使用异烟肼而致肝炎的患者禁用 2. 精神病及癫痫患者，慢性肝病及肾功能不全者，12岁以下儿童，充血性心力衰竭患者，消化性溃疡患者，葡萄糖-6-磷酸脱氢酶缺乏者慎用 3. 孕妇使用应权衡利弊 4. 哺乳妇女应暂停哺乳
药典与处方集	CNF
目录类别	【保（乙）】
备注	

续 表

■ 药品名称	卷曲霉素 Capreomycin
抗菌谱与适应证	主要用于经一线抗结核药（如链霉素、异烟肼、利福平和乙胺丁醇等）治疗失败者，或用于因药物毒性或细菌产生耐药性而不适用上述一线抗结核药者
制剂与规格	注射用硫酸卷曲霉素：①0.5g（50万U）；②0.75g（75万U）
用量用法	成人：肌内注射，一日1g，连用60~120日，然后改为一次1g，每周2~3次。现多推荐一次0.75g，一日1次
特殊人群用药	1. 对本药过敏者，孕妇，哺乳期妇女禁用 2. 脱水患者，听力减退者，重症肌无力患者，帕金森病患者，肾功能不全者慎用 3. 老年人需根据肾功能调整剂量 4. 不推荐在儿童患者中使用
药典与处方集	USP、Chin. P.；CNF
目录类别	【保（乙）】
备注	
■ 药品名称	丙硫异烟胺 Protionamide
抗菌谱与适应证	与其他抗结核药联合用于结核病经一线药物（如链霉素、异烟肼、利福平和乙胺丁醇）治疗无效者。本药仅对分枝杆菌有效
制剂与规格	丙硫异烟胺肠溶片：100mg
用量用法	成人：口服给药，与其他抗结核药合用，一次250mg，每8~12小时1次；儿童：口服给药，与其他抗结核药合用，一次4~5mg/kg，每8小时1次
特殊人群用药	1. 对本药及异烟肼、吡嗪酰胺、烟酸或其他与本化学结构相近的药物过敏者禁用 2. 糖尿病患者，营养不良者，酗酒者，卟啉病患者，严重肝功能减退者慎用 3. 12岁以下儿童不宜服用 4. 本药可致畸胎，孕妇禁用
药典与处方集	日本、Chin. P.；CNF
目录类别	【保（乙）】
备注	

十六、抗病毒药

■ 药品名称	阿德福韦酯　Adefovir Dipivoxil
抗菌谱与适应证	用于治疗乙型肝炎病毒活动复制并伴有 ALT 或 AST 持续升高的肝功能代偿的成年慢性乙型肝炎患者
制剂与规格	阿德福韦酯片：10mg
用量用法	用法：口服，饭前或饭后均可。用量：成人（18~65 岁）本品的推荐剂量为每日 1 粒，每粒 10mg
特殊人群用药	1. 肾功能不全者，先天性肉毒碱缺乏者慎用 2. 妊娠安全性分级为 C 级 3. 哺乳妇女用药期间应暂停哺乳 4. 儿童用药不宜使用本药 5. 65 岁以上患者用药的安全及有效性尚未确定
药典与处方集	CNF
目录类别	【保（乙）】
备注	

■ 药品名称	拉米夫定　Lamivudine
抗菌谱与适应证	1. 用于乙型肝炎病毒（HBV）感染：治疗伴有 HBV 复制的慢性乙型肝炎；用于慢性肝硬化活动期 2. 与其他抗反转录病毒药联用于治疗人类免疫缺陷病毒（HIV）感染
制剂与规格	拉米夫定片：100mg
用量用法	用于治疗 HBV：每日口服 1 次，每次 100mg。儿童剂量每日 3mg/kg。艾滋病患者合并慢性乙肝时剂量需加大至每日口服 2 次，每次 150mg；并需与其他抗 HIV 药联合应用。拉米夫定-齐多夫定片：齐多夫定 300mg，拉米夫定 150mg。用于治疗 HIV 感染。口服：12 岁以上患者，一次 1 片，一日 2 次
特殊人群用药	1. 乳酸性酸中毒者，严重肝肿大和肝脏脂肪变性者，未确诊或未经治疗的 HIV 感染者慎用 2. 哺乳妇女用药期间应暂停哺乳 3. 妊娠安全性分级为 C 级
药典与处方集	USP、Eur. P.；CNF
目录类别	【保（乙）】
备注	

续 表

■ 药品名称	恩夫韦地 Enfuvirtide
抗菌谱与适应证	本药为HIV融合抑制药，为HIV-1跨膜融合蛋白gp41内高度保守序列衍生而来的一种合成肽类物质，可防止病毒融合及进入细胞内。用于人类免疫缺陷病毒（HIV）感染，常与其他抗反转录病毒药联用
制剂与规格	注射用恩夫韦地：每瓶内含恩夫韦肽108mg
用量用法	成人：恩夫韦地的推荐剂量为每次90mg，每日2次。注射于上臂、前股部或腹部皮下。每次注射的部位应与前次不同，并且次部位当时没有局部注射反应。儿童：对6~16岁儿童患者推荐剂量为一次2mg/kg，最大剂量为一次90脉管，一日2次
特殊人群用药	1. 肝功能不全者，肾功能不全者慎用 2. 妊娠安全性分级为B级 3. 6岁以下儿童用药的安全性及有效性尚未确定
药典与处方集	CNF
目录类别	
备注	
■ 药品名称	恩曲他滨 Emtricitabine
抗菌谱与适应证	1. 用于成人人类免疫缺陷病毒1型（HIV-1）感染，常与其他抗反转录病毒药联用 2. 用于慢性乙型肝炎
制剂与规格	恩曲他滨胶囊：200mg
用量用法	成人：口服给药，一次200mg，一日1次或2次，空腹或餐后服用
特殊人群用药	1. 对本药过敏者或有本药过敏史者禁用 2. 肾功能不全者，心功能不全者慎用 3. 不推荐用于儿童 4. 老年患者应慎用 5. 妊娠安全性分级为B级 6. 哺乳妇女用药期间应避免哺乳
药典与处方集	CNF
目录类别	【保（乙）】
备注	

续 表

■ 药品名称	恩替卡韦 Entecavir
抗菌谱与适应证	用于治疗病毒复制活跃、血清丙氨酸氨基转移酶（ALT）持续升高或肝脏组织学显示有活动性病变的慢性成人乙型肝炎
制剂与规格	恩替卡韦片：0.5mg
用量用法	口服给药：一次0.5mg，一日1次，餐前或餐后至少2小时空腹服用。拉米夫定治疗时发生病毒血症或出现耐药突变者，一次1mg，一日1次
特殊人群用药	1. 接受肝移植者，脂肪性肝肿大者，肾功能损害者，乳酸性酸中毒者，未接受HAART的HIV合并HBV感染者慎用 2. 16岁以下患儿用药的安全性和有效性尚未建立 3. 妊娠安全性分级为C级 4. 不推荐哺乳妇女使用
药典与处方集	CNF
目录类别	【保（乙）】
备注	
■ 药品名称	替比夫定 Telbivudine
抗菌谱与适应证	本药用于有病毒复制证据以及有血清氨基转移酶（ALT或AST）持续升高或肝组织活动性病变证据的慢性乙型肝炎成人患者
制剂与规格	替比夫定片：600mg
用量用法	口服给药：推荐剂量为一次600mg，一日1次。本品可用于有肾功能受损的慢性乙型肝炎患者。对于肌酐清除率≥50ml/min的患者，无须调整推荐剂量。对于肌酐清除率<50ml/min的患者及正接受血透治疗的终末期肾病（ESRD）患者需要调整给药间隔。对于终末期肾病患者，应在血透后服用本品 替比夫定在肾功能不全患者中的给药间隔调整：肌酐清除率≥50ml/min-600mg，每天一次；肌酐清除率30~49ml/min-600mg，每48小时一次；肌酐清除率<30ml/min（无须透析）-600mg，每72小时一次；终末期肾疾病患者-600mg，每96小时一次
特殊人群用药	1. 有肌病倾向者慎用 2. 不推荐儿童使用本药 3. 老年患者应慎用本药 4. 妊娠安全性分级为B级 5. 建议用药时停止哺乳
药典与处方集	CNF
目录类别	【保（乙）】

续 表

备注	
■ 药品名称	奥司他韦　Oseltamivir
抗菌谱与适应证	1. 用于治疗成人和1岁及以上儿童的甲型和乙型流感 2. 用于预防成人和13岁及以上青少年的甲型和乙型流感
制剂与规格	磷酸奥司他韦胶囊：75mg
用量用法	成人和青少年（13岁以上）：口服给药，①预防：推荐用量为一次75mg，一日1次。与感染者密切接触后，预防用药的时间不少于7日，流感流行期间则应为6周；②治疗：推荐用量为一次75mg，一日2次，连用5日。儿童（1岁以上）治疗用药，体重不超过15kg，一次30ml，一日2次，共5日。体重23~40kg，一次60ml，一日2次，共五日。体重>40kg，一次75mg，一日2次，共5日
特殊人群用药	1. 对本药过敏者，肌酐清除率（Ccr）小于10ml/min或严重肾衰竭需定期血液透析或持续腹膜透析者不推荐使用 2. 对扎那米韦等以唾液酸为基质的神经氨酸酶抑制药过敏者，慢性心脏和（或）呼吸道疾病患者，肾功能不全者（Ccr为10~30ml/min），免疫抑制或健康状况差（或不稳定）必须入院者慎用 3. 儿童慎用 4. 妊娠安全性分级为C级 5. 哺乳妇女应权衡利弊后使用
药典与处方集	CNF
目录类别	【保（乙）】
备注	青少年服用注意观察神经系统反应
■ 药品名称	利巴韦林　Ribavirin
抗菌谱与适应证	1. 主要用于呼吸道合胞病毒（RSV）引起的病毒性肺炎与支气管炎 2. 用于流感病毒感染 3. 用于皮肤疱疹病毒感染 4. 局部用于单纯疱疹病毒性角膜炎 5. 与干扰素α-2b联用，用于治疗慢性丙型肝炎
制剂与规格	1. 利巴韦林片：①20mg；②50mg；③100mg 2. 利巴韦林含片：①20mg；②100mg 3. 利巴韦林分散片：100mg 4. 利巴韦林胶囊：①100mg；②150mg 5. 利巴韦林颗粒：①50mg；②100mg；③150mg 6. 利巴韦林泡腾颗粒：①50mg；②150mg 7. 利巴韦林口服液：5ml：150mg 8. 利巴韦林滴眼液：0.1%（8ml：8mg）

续　表

用量用法	成人：口服，①体重<65kg 者，一次 400mg，一日 2 次；②体重 65～85kg 者早 400mg，晚 600mg；③体重>85kg 者一次 600mg，一日 2 次
特殊人群用药	1. 对本药过敏者，有心脏病史或心脏病患者，肌酐清除率低于 50ml/min 的患者，有胰腺炎症状或胰腺炎患者，身免疫性肝炎患者，活动性结核患者，地中海贫血和镰状细胞贫血患者，孕妇和可能妊娠的妇女，妊娠妇女的男性配偶禁用 2. 严重贫血患者，肝、肾功能异常者慎用 3. 不推荐老年患者使用 4. 妊娠安全性分级为 X 级 5. 不推荐哺乳期妇女使用
药典与处方集	USP、Eur. P.、Chin. P.；CNF
目录类别	【基、保（甲/乙）】
备注	
■ 药品名称	金刚烷胺　Amantadine
抗菌谱与适应证	1. 用于原发性帕金森病，脑炎、一氧化碳中毒、老年人合并脑动脉硬化所致的帕金森综合征及药物诱发的锥体外系反应 2. 也用于预防或治疗亚洲 A-Ⅱ型流感病毒引起的呼吸道感染
制剂与规格	1. 盐酸金刚烷胺片：100mg 2. 盐酸金刚烷胺胶囊：100mg
用量用法	成人：口服给药，抗帕金森病：一次 100mg，一日 1～2 次。一日最大剂量为 400mg；抗病毒，一次 200mg，一日 1 次；或一次 100mg，每 12 小时 1 次。儿童：口服给药，①1～9 岁儿童，抗病毒，每 8 小时用 1.5～3mg/kg，或每 12 小时用 2.2～4.4mg/kg，也有推荐每 12 小时用 1.5mg/kg。一日最大量不宜超过 150mg。疗程 3～5 日，不宜超过 10 日；②9～12 岁儿童，抗病毒，每 12 小时口服 100mg；③12 岁或 12 岁以上儿童，抗病毒，同成人用量
特殊人群用药	1. 对本药过敏者，1 岁以下儿童，哺乳妇女禁用 2. 慎用：有脑血管病或病史者，有反复发作的湿疹样皮疹病史者，周围血管神经性水肿或直立性低血压患者，充血性心力衰竭者，精神病或严重神经症患者，肾功能不全者，癫痫或有癫痫史者，肝脏疾病患者，闭角型青光眼患者慎用 3. 老年应慎用 4. 妊娠安全性分级为 C 级
药典与处方集	USP、Eur. P.、Chin. P.、Jpn. P.；CNF
目录类别	【基、保（甲）】

续　表

备注	
■ 药品名称	金刚乙胺　Rimantadine
抗菌谱与适应证	1. 本药适用于预防成人 A 型（包括 H_1N_1、H_2N_2、H_3N_2）流感病毒感染 2. 本药适用于预防儿童 A 型流感病毒感染
制剂与规格	1. 盐酸金刚乙胺片：0.1g 2. 盐酸金刚乙胺口服颗粒：2g：50mg
用量用法	成人及 10 岁以上儿童：口服给药，①预防：一次 100mg，一日 2 次；②治疗：一次 100mg，一日 2 次。从症状开始连续治疗约 7 日。肾功能不全时剂量：对于肾衰竭（Ccr≤10ml/min）患者，推荐剂量为一日 100mg。肝功能不全时剂量：对于严重的肝功能不全患者，推荐剂量为一日 100mg。老年人剂量：对于中老年家庭护理患者，推荐剂量为一日 100mg。儿童（10 岁以下）：口服给药用于预防：5mg/kg，一日 1 次，但总量不超过 150mg
特殊人群用药	1. 对本药及金刚烷类药物过敏者禁用 2. 有癫痫病史者，肝、肾功能不全者慎用 3. 本药用于 1 岁以下儿童的有效性和安全性尚不明确 4. 妊娠安全性分级为 C 级 5. 哺乳妇女用药应权衡利弊
药典与处方集	USP；CNF
目录类别	【保（乙）】
备注	
■ 药品名称	伐昔洛韦　Valaciclovir
抗菌谱与适应证	1. 主要用于带状疱疹 2. 用于治疗单纯疱疹病毒感染及预防复发，包括生殖器疱疹的初发和复发
制剂与规格	盐酸伐昔洛韦片：①150mg；②300mg
用量用法	口服给药：1 次 0.3g，一日 2 次，饭前空腹服用。带状疱疹连续服药 10 日。单纯性疱疹连续服药 7 日
特殊人群用药	1. 对本药或阿昔洛韦过敏者，孕妇，2 岁以下儿童，免疫缺陷者不推荐使用 2. 肾功能不全者，脱水者慎用 3. 2 岁以下儿童禁用，2 岁以上儿童慎用 4. 孕妇禁用。妊娠安全性分级为 B 级 5. 哺乳妇女应慎用

续 表

药典与处方集	Chin. P.；CNF
目录类别	【保（乙）】
备注	
■ 药品名称	沙奎那韦 Saquinavir
抗菌谱与适应证	与其他抗反转录病毒药物联用，治疗 1 型人类免疫缺陷病毒（HIV）感染
制剂与规格	甲磺酸沙奎那韦片：600mg
用量用法	口服给药：一次 600mg，一日 3 次，饭后服用
特殊人群用药	1. 对本药过敏者，严重肝功能受损者禁用 2. 中度肝功能受损者，严重肾功能不全者，糖尿病或高血糖症患者，A 型和 B 型血友病患者慎用 3. 16 岁以下患者使用本药的安全性及有效性尚不明确 4. 60 岁以上老年患者用药研究尚不充分 5. 妊娠安全性分级为 B 级 6. 用药妇女应暂停哺乳
药典与处方集	USP；CNF
目录类别	【保（乙）】
备注	
■ 药品名称	阿昔洛韦 Aciclovir
抗菌谱与适应证	1. 单纯疱疹病毒（HSV）感染：①口服用于生殖器疱疹病毒感染初发和复发患者；对反复发作患者可用作预防；②静脉制剂用于免疫缺陷者初发和复发性皮肤黏膜 HSV 感染的治疗以及反复发作患者的预防；也用于单纯疱疹性脑炎的治疗；③外用可用于 HSV 引起的皮肤和黏膜感染 2. 带状疱疹病毒（HZV）感染：①口服用于免疫功能正常者带状疱疹和免疫缺陷轻症患者的治疗；②静脉制剂用于免疫缺陷者严重带状疱疹或免疫功能正常者弥散型带状疱疹的治疗；③外用可用于 HZV 引起的皮肤和黏膜感染 3. 免疫缺陷者水痘的治疗 4. 眼部疾病：①结膜下注射或全身用药（口服或静脉滴注）：用于急性视网膜坏死综合征（ARN）、视网膜脉络膜炎、HSV 性葡萄膜炎；②局部用药：滴眼液或眼膏，用于 HZV 性角膜炎、结膜炎、眼睑皮炎及 HSV 性角膜炎

续 表

制剂与规格	1. 阿昔洛韦片：①100mg；②200mg；③400mg 2. 阿昔洛韦咀嚼片：①400mg；②800mg 3. 阿昔洛韦胶囊：①100mg；②200mg 4. 注射用阿昔洛韦：①250mg；②500mg 5. 阿昔洛韦氯化钠注射液：①100ml（阿昔洛韦100mg、氯化钠900mg）；②250ml（阿昔洛韦250mg、氯化钠2.25g） 6. 阿昔洛韦眼膏：2g：60mg 7. 阿昔洛韦滴眼液：8ml：8mg
用量用法	口服给药：（1）急性带状疱疹：①片剂、分散片、咀嚼片：一次200~800mg，每4小时1次，一日5次，连用7~10日；②缓释片：一次1600mg，每8小时1次，连用10日。（2）生殖器疱疹：1）初发：①片剂、分散片、咀嚼片：一次200mg，每4小时1次，一日5次，连用10日；②缓释片、缓释胶囊：一次400mg，每8小时1次，连用10日。2）慢性复发：①片剂、分散片、咀嚼片：一次200~400mg，一日2次，持续治疗4~6个月或12个月，然后进行再评价。根据再评价结果，选择一次200mg，一日3次，或一次200mg，一日5次的治疗方案。在症状初期，可及时给予间歇性治疗：一次200mg，每4小时1次，一日5次，连用5日以上；②缓释片、缓释胶囊：一次200~400mg，一日3次，持续治疗6~12个月，然后进行再评价。根据再评价结果，选择适宜的治疗方案。（3）水痘：①片剂、分散片、咀嚼片：一次800mg，一日4次，连用5日；②缓释片：一次1600mg，一日2次，连用5日静脉滴注：一日最大剂量为30mg/kg。①重症生殖器疱疹初治：一次5mg/kg，每8小时1次，共5日；②免疫缺陷者皮肤黏膜单纯疱疹或严重带状疱疹：一次5~10mg/kg，每8小时1次，滴注1小时以上，共7~10日；③单纯疱疹性脑炎：一次10mg/kg，每8小时1次，共10日；④急性视网膜坏死综合征：一次5~10mg/kg，每8小时1次，滴注1小时以上，连用7~10日，然后改为口服给药，一次800mg，一日5次，连续用药6~14周
特殊人群用药	1. 对本药不能耐受者，精神异常或对细胞毒性药出现精神反应史者（因静脉应用本药易产生精神症状），脱水者，肝、肾功能不全者慎用 2. 儿童用药尚未发现特殊不良反应，但仍应慎用 3. 无充分的研究资料表明对65岁以上老人用药和年轻人用药有明显不同，但老年人用药仍应谨慎 4. 能透过胎盘。孕妇用药应权衡利弊。妊娠安全性分级为B级 5. 哺乳妇女用药应权衡利弊
药典与处方集	USP、Eur. P.、Chin. P.；CNF
目录类别	【基、保（甲/乙）】
备注	

续　表

■ 药品名称	泛昔洛韦　Famciclovir
抗菌谱与适应证	用于治疗带状疱疹和原发性生殖器疱疹
制剂与规格	1. 泛昔洛韦片：①125mg；②250mg 2. 泛昔洛韦胶囊：125mg
用量用法	口服给药：一次 250mg，每 8 小时 1 次。治疗带状疱疹的疗程为 7 日，治疗急性原发性生殖器疱疹的疗程为 5 日
特殊人群用药	1. 对本药或同类药物过敏者禁用 2. 肾功能不全者慎用 3. 儿童不推荐使用 4. 老年需注意调整剂量 5. 本药的妊娠安全性分级为 B 级 6. 哺乳期妇女用药时应暂停哺乳
药典与处方集	Chin. P.；CNF
目录类别	【保（乙）】
备注	
■ 药品名称	喷昔洛韦　Penciclovir
抗菌谱与适应证	用于口唇及面部单纯疱疹、生殖器疱疹等
制剂与规格	1. 喷昔洛韦乳膏：①2g：20mg；②5g：50mg；③10g：100mg 2. 注射用喷昔洛韦：250mg
用量用法	局部给药：外涂患处，一日 4~5 次，应尽早（有先兆或损害出现时）开始治疗。静脉滴注：一次 5mg/kg，每 12 小时一次
特殊人群用药	1. 对本药过敏者，对泛昔洛韦过敏者禁用 2. 严重免疫功能缺陷者慎用 3. 12 岁以下儿童用药的安全性和有效性尚未确立 4. 妊娠安全性分级为 B 级
药典与处方集	CNF
目录类别	【保（乙）】
备注	
■ 药品名称	更昔洛韦　Ganciclovir
抗菌谱与适应证	①主要用于免疫缺陷患者（包括艾滋病患者）并发巨细胞病毒（CMV）视网膜炎的诱导期和维持期治疗；②也用于接受器官移植的患者预防 CMV 感染；③用于单纯疱疹病毒性角膜炎

续 表

制剂与规格	1. 更昔洛韦胶囊 250mg 2. 更昔洛韦注射液：①10ml：500mg；②5ml：250mg 3. 注射用更昔洛韦：①50mg；②150mg；③250mg；④500mg 4. 更昔洛韦滴眼液：8ml：8mg 5. 更昔洛韦眼膏：2g：20mg 6. 更昔洛韦眼用凝胶 5g：7. 5mg
用量用法	1. 静脉滴注：（1）治疗 CMV 视网膜炎：①初始剂量：5mg/kg，每 12 小时 1 次，连用 14~21 日；②维持剂量：5mg/kg，一日 1 次，一周 5 日；或 6mg/kg，一日 1 次，一周 5 日。（2）预防器官移植受者的 CMV 感染：①初始剂量：5mg/kg，每 12 小时 1 次，连用 7~14 日；②维持剂量：5mg/kg，一日 1 次，一周 7 日；或 6mg/kg，一日 1 次，一周 5 日 2. 口服给药：①CMV 视网膜炎的维持治疗：在诱导治疗后，推荐维持量为一次 1000mg，一日 3 次。也可在非睡眠时一次服 500mg，每 3 小时 1 次，一日 6 次。维持治疗时若 CMV 视网膜炎有发展，则应重新进行诱导治疗；②晚期 HIV 感染患者 CMV 感染的预防：预防剂量为一次 1000mg，一日 3 次；③器官移植受者 CMV 感染的预防：预防剂量为一次 1000mg，一日 3 次。用药疗程根据免疫抑制的时间和程度确定。经眼给药：一次 1 滴，一日 4 次，疗程 3 周
特殊人群用药	1. 对本药或阿昔洛韦过敏者，严重中性粒细胞减少（$<0.5\times10^9/L$）或严重血小板减少（$<25\times10^9/L$）的患者禁用 2. 由于本药有致癌和影响生殖能力的远期毒性，在儿童中静脉或口服使用本药应充分权衡利弊后再决定是否用药 3. 孕妇应充分权衡利弊后再决定是否用药。妊娠安全性分级为 C 级 4. 哺乳妇女在用药期间应停止哺乳
药典与处方集	USP、Chin. P.；CNF
目录类别	【保（乙）】
备注	
■ 药品名称	碘苷 Idoxuridine
抗菌谱与适应证	用于治疗带状疱疹病毒感染、单纯疱疹性角膜炎和牛痘病毒性角膜炎
制剂与规格	碘苷滴眼液：①8ml：8mg；②10ml：10mg
用量用法	经眼给药：滴于患侧结膜囊内，一次1~2 滴，每 1~2 小时 1 次
特殊人群用药	1. 眼外科手术创伤愈合期，对本药及碘制剂过敏的患者禁用 2. 儿童用药尚缺乏资料，一般不用于婴幼儿 3. 孕妇不宜使用 4. 哺乳期妇女不宜使用

续　表

药典与处方集	USP、Eur. P.、Chin. P.、Jpn. P.；CNF
目录类别	
备注	
■ 药品名称	阿糖腺苷　Vidarabine
抗菌谱与适应证	用于治疗疱疹病毒感染所致的口炎、皮疹、脑炎及巨细胞病毒感染
制剂与规格	1. 注射用阿糖腺苷：200mg 2. 注射用单磷酸阿糖腺苷：①100mg；②200mg
用量用法	肌内注射或缓慢静脉注射：成人：按体重一次5~10mg/kg，一日1次
特殊人群用药	1. 对本药过敏者，哺乳妇女禁用 2. 肝、肾功能不全者慎用 3. 孕妇禁用。妊娠安全性分级为C级
药典与处方集	USP；CNF
目录类别	
备注	
■ 药品名称	酞丁安　Ftibamzone
抗菌谱与适应证	①用于各型沙眼；②用于单纯疱疹、带状疱疹；③用于尖锐湿疣、扁平疣；④用于浅部真菌感染，如体癣、股癣、手足癣等
制剂与规格	1. 酞丁安滴眼液：0.1%（8ml：8mg） 2. 酞丁安搽剂：5ml：25mg 3. 酞丁安软膏：①10g：100mg；②10g：300mg
用量用法	经眼给药：摇匀后滴眼，一次1滴，一日2~4次。局部给药：①单纯疱疹、带状疱疹：涂于患处，一日3次；②尖锐湿疣、扁平疣：涂于患处，一日3次；③浅部真菌感染：涂于患处，早晚各1次，体癣、股癣连用3周，手足癣连用4周
特殊人群用药	1. 对本药过敏者，孕妇禁用 2. 育龄妇女慎用 3. 儿童用药尚缺乏资料，一般不用于婴幼儿 4. 哺乳期妇女不宜使用
药典与处方集	CNF
目录类别	
备注	

续 表

■ 药品名称	膦甲酸钠 Foscarnet Sodium
抗菌谱与适应证	1. 主要用于免疫缺陷者（如艾滋病患者）的巨细胞病毒（CMV）性视网膜炎 2. 免疫功能损害患者耐阿昔洛韦单纯疱疹病毒性皮肤黏膜感染
制剂与规格	1. 膦甲酸钠注射液：①100ml：2.4g；②250ml：3g；③250ml：6g；④500ml：6g 2. 膦甲酸钠氯化钠注射液：①100ml：2.4g；②250ml：3g 3. 膦甲酸钠乳膏：①5g：150mg；②10g：300mg
用量用法	静脉滴注：①艾滋病患者巨细胞病毒性视网膜炎：1）诱导期：推荐初始剂量60mg/kg，每8小时1次，连用2~3周，视治疗后的效果而定，也可每12小时90mg/kg。2）维持期：维持剂量一日90~120mg/kg，滴注时间不得少于2小时。如患者在维持期视网膜炎症状加重时，应仍恢复诱导期剂量；②艾滋病患者巨细胞病毒性鼻炎：初始剂量60mg/kg，每8小时1次，滴注时间至少1小时，连用2~3周。根据患者肾功能和耐受程度调整剂量和给药时间。维持量一日90~120mg/kg，滴注2小时；③耐阿昔洛韦的皮肤黏膜单纯疱疹病毒感染和带状疱疹病毒感染：推荐剂量一次40mg/kg，每8小时（或12小时）1次，滴注时间不得少于1小时，连用2~3周或直至治愈。外用：耐阿昔洛韦的皮肤黏膜单纯疱疹病毒感染：乳膏，一日3~4次，连用5日为一疗程
特殊人群用药	1. 对本药过敏者，肌酐清除率小于0.4ml/min者（以kg计）禁用 2. 肝肾功能不全者慎用 3. 儿童用药应权衡利弊 4. 老年患者的肾小球滤过率下降，故用药前及用药期间应检查肾功能 5. 妊娠安全性分级为C级 6. 哺乳妇女用药期间应暂停哺乳
药典与处方集	Eur. P.；CNF
目录类别	【保（乙）】
备注	

十七、抗真菌药

■ 药品名称	两性霉素 B　Amphotericin B
抗菌谱与适应证	1. 用于治疗隐球菌病、北美芽生菌病、播散性念珠菌病、球孢子菌病、组织胞浆菌病 2. 用于治疗由毛霉菌、根霉属、犁头霉菌属、内胞霉属和蛙粪霉属等所致的毛霉病 3. 用于治疗由申克孢子丝菌引起的孢子丝菌病 4. 用于治疗由烟曲菌所致的曲菌病 5. 外用制剂适用于着色真菌病、烧伤后皮肤真菌感染、呼吸道念珠菌、曲菌或隐球菌感染、真菌性角膜溃疡
制剂与规格	1. 注射用两性霉素 B：①5mg（5000U）；②25mg（2.5 万 U）；③50mg（5 万 U） 2. 注射用两性霉素 B 脂质体：①2mg（2000U）；②10mg（1 万 U）；③50mg（5 万 U）；④100mg（10 万 U）
用量用法	静脉滴注：①起始剂量为 1~5mg 或按体重一次 0.02~0.1mg/kg，以后根据患者耐受情况每日或隔日增加 5mg，当增加至一次 0.6~0.7mg/kg 时即可暂停增加剂量；②最高单次剂量不超过 1mg/kg，每日或隔 1~2 日给药 1 次，总累积量 1.5~3g，疗程1~3 月，视患者病情也可延长至 6 个月。治疗鼻脑毛霉病时，累积治疗量至少 3~4g，治疗白色念珠菌感染，疗程总量约为 1g；治疗隐球菌脑膜炎，疗程总量约为 3g；③对敏感真菌所致的感染宜采用较小剂量，即一次 20~30mg，疗程也宜较长。鞘内注射对隐球菌脑膜炎，除静脉滴注外尚需鞘内给药。首次剂量为 0.05~0.1mg，以后逐渐增至一次 0.5mg，最大量一次不超过 1mg，每周 2~3 次，总量 15mg 左右。雾化吸入：5~10mg，一日分 2 次喷雾，疗程 1 月。两性霉素 B 脂质体：静脉注射，起始剂量一日 0.1mg/kg，如无不良反应，第 2 日开始增加一日 0.25~0.5mg/kg，剂量逐日递增至维持剂量一日 1~3mg/kg。输液速度已不大于 0.15mg/ml 为宜
特殊人群用药	1. 对本药过敏者，严重肝病患者禁用 2. 肝病患者，肾功能损害者慎用 3. 妊娠安全性分级为 B 级 4. 哺乳期妇女应避免应用本药或用药时暂停哺乳
药典与处方集	USP、Eur. P.、Chin. P.、Jpn. P.；CNF
目录类别	
备注	

续 表

■ 药品名称	氟康唑 Fluconazol
抗菌谱与适应证	1. 念珠菌病：①全身性念珠菌病：如念珠菌败血症、播散性念珠菌病及其他非浅表性念珠菌感染等，包括腹膜、心内膜、肺部、尿路的感染；②黏膜念珠菌病：包括口咽部及食管感染、非侵入性肺及支气管感染、念珠菌尿症等；③阴道念珠菌病 2. 隐球菌病：用于治疗脑膜以外的新型隐球菌病；也用于两性霉素 B 与氟胞嘧啶联用初治后的维持治疗 3. 皮肤真菌病：如体癣、手癣、足癣、头癣、指（趾）甲癣、花斑癣等，还可用于皮肤着色真菌病 4. 用于真菌感染所引起的睑缘炎、结膜炎、角膜炎等 5. 预防真菌感染的发生，常见于恶性肿瘤、免疫抑制、骨髓移植、接受细胞毒类药化疗或放疗等患者 6. 球孢子菌病、芽生菌病、组织胞浆菌病等
制剂与规格	1. 氟康唑片：①50mg；②100mg；③150mg；④200mg 2. 氟康唑胶囊：①50mg；②100mg；③150mg 3. 氟康唑注射液：①50ml：100mg；②100ml：200mg
用量用法	静脉滴注：①念珠菌败血症、播散性念珠菌病及其他非浅表性念珠菌感染：常用剂量为第 1 日 400mg，以后一日 200mg。根据临床症状，可将日剂量增至 400mg；②口咽部念珠菌病：常用剂量为一次 50mg，一日 1 次，连用 7～14 日；③食管感染、非侵入性肺及支气管感染、念珠菌尿症等：剂量为一次 50mg，一日 1 次，连用 14～30 日。对异常难以治愈的黏膜念珠菌感染，剂量可增至一次 100mg，一日 1 次；④阴道念珠菌病：单剂 150mg；⑤隐球菌性脑膜炎及其他部位隐球菌感染：常用剂量为第 1 日 400mg，以后一日 200～400mg，疗程根据临床症状而定，但对隐球菌性脑膜炎，疗程至少为 6～8 周。为防止艾滋病患者的隐球菌性脑膜炎的复发，在完成基本疗程治疗后，可继续给予维持量，一日 200mg；⑥预防真菌感染（如恶性肿瘤患者等）：患者在接受化疗或放疗时，一次 50mg，一日 1 次
特殊人群用药	1. 对本药或其他咪唑类药物有过敏史者和孕妇禁用 2. 肝、肾功能损害者慎用 3. 本药对小儿的影响缺乏充足的研究资料，用药需谨慎 4. 孕妇用药须权衡利弊。妊娠安全性分级为 C 级 5. 不推荐哺乳妇女使用
药典与处方集	USP、Chin. P.；CNF
目录类别	【基、保（乙）】
备注	

续　表

■ 药品名称	伊曲康唑　Itraconazole
抗菌谱与适应证	1. 注射液：用于全身性真菌感染，如曲霉病、念珠菌病、隐球菌病（包括隐球菌性脑膜炎）、组织胞浆菌病、孢子丝菌病、巴西副球孢子菌病、芽生菌病和其他多种少见的全身性或热带真菌病。用于口腔、咽部、食管、阴道念珠菌感染，以及真菌性结膜炎、真菌性角膜炎 2. 胶囊剂：适用于治疗肺部及肺外芽生菌病；组织胞浆菌病，包括慢性空洞性肺部疾病和非脑膜组织胞浆菌病；以及不能耐受两性霉素 B 或两性霉素 B 治疗无效的肺部或肺外曲霉病。浅部真菌感染，如手足癣、体癣、股癣、花斑癣等。口腔、咽部、食管、阴道念珠菌感染，以及真菌性结膜炎、真菌性角膜炎。用于皮肤癣菌和（或）酵母菌所致甲真菌病 3. 口服液：适用于粒细胞缺乏患者怀疑真菌感染的经验治疗，口咽部和食管念珠菌病的治疗 4. 静脉注射液：适用于粒细胞缺乏患者怀疑真菌感染的经验治疗，还适用于治疗肺部及肺外芽生菌病；组织胞浆菌病，包括慢性空洞性肺部疾病和非脑膜组织胞浆菌病；以及不能耐受两性霉素 B 或两性霉素 B 治疗无效的肺部或肺外曲霉病
制剂与规格	1. 伊曲康唑胶囊：100mg 2. 伊曲康唑口服液：150ml：1.5g 3. 伊曲康唑注射液：25ml：250mg
用量用法	口服给药：（1）体癣、股癣：一日 100mg，疗程 15 日；手足癣：一次 200mg，一日 2 次，疗程 7 日，或一日 100mg，疗程 30 日。（2）花斑癣：一次 200mg，一日 1 次，疗程 7 日。（3）甲真菌病：①冲击疗法：一次 200mg，一日 2 次，连服 1 周。指（趾）甲感染分别需药 2 个和 3 个冲击疗程，每个疗程间隔 3 周；②连续治疗：一次 200mg，一日 1 次，连用 3 月。（4）真菌性角膜炎：一次 200mg，一日 1 次，疗程 21 日。（5）曲霉病：一次 200mg，一日 1 次，疗程 2~5 个月；对侵袭性或播散性感染者，可增加剂量至一次 200mg，一日 2 次。（6）念珠菌病：①常用量一次 100~200mg，一日 1 次，疗程 3 周至 7 个月；②口腔念珠菌病：一次 100mg，一日 1 次，疗程 15 日；③念珠菌性阴道炎：一次 200mg，一日 1 次，疗程 3 日。（7）非隐球菌性脑膜炎：一次 200mg，一日 1 次，疗程 2 个月至 1 年。（8）隐球菌性脑膜炎：一次 200mg，一日 2 次，疗程 2 个月至 1 年。维持量一日 1 次

续 表

特殊人群用药	1. 对本药过敏者，室性心功能不全（CHF 及有 CHF 病史）患者禁用 2. 心脏局部缺血或者瓣膜疾病患者，明显的肺部疾病患者，水肿性疾病患者，肝、肾功能不全者，肝酶升高、活动性肝病或有其他药物所致肝毒性史者不宜使用本药，老年患者慎用 3. 儿童用药应权衡利弊 4. 孕妇用药应权衡利弊。本药的妊娠安全性分级为 C 级 5. 哺乳妇女用药应权衡利弊
药典与处方集	Eur. P.；CNF
目录类别	【保（乙）】
备注	

■ 药品名称	伏立康唑　Voriconazole
抗菌谱与适应证	①侵袭性曲霉病；②对氟康唑耐药的念珠菌（包括克柔念珠菌）引起的严重侵袭性感染；③由足放线病菌属和镰刀菌属引起的严重感染；④非中性粒细胞减少患者的念珠菌血症；⑤应主要用于治疗免疫功能减退患者的进展性、可能威胁生命的感染
制剂与规格	1. 伏立康唑薄膜衣片：①50mg；②200mg 2. 伏立康唑干混悬剂：40mg/ml 3. 注射用伏立康唑：200mg
用量用法	口服给药：（1）患者体重大于等于 40kg：①用药第 1 日给予负荷剂量：一次 400mg，每 12 小时 1 次；②开始用药 24 小时后给予维持剂量：一次 200mg，一日 2 次。（2）患者体重小于 40kg：①用药第 1 日给予负荷剂量：一次 200mg，每 12 小时 1 次；②开始用药 24 小时后给予维持剂量：一次 100mg，一日 2 次 静脉给药：①用药第 1 日给予负荷剂量：一次 6mg/kg，每 12 小时 1 次；②开始用药 24 小时后给予维持剂量：一次 4mg/kg，一日 2 次；③如果患者不能耐受维持剂量，可减为一次 3mg/kg，一日 2 次
特殊人群用药	1. 对其他抗真菌药有过敏史的患者，严重肝功能减退患者，有潜在心律失常危险的患者慎用 2. 12 岁以下儿童的安全性和有效性尚未建立 3. 孕妇用药应权衡利弊。妊娠安全性分级为 D 级 4. 哺乳期妇女用药应权衡利弊
药典与处方集	CNF
目录类别	【保（乙）】
备注	

续　表

■ 药品名称	卡泊芬净　Caspofungin
抗菌谱与适应证	1. 用于对其他药物治疗无效或不能耐受的侵袭性曲霉菌病 2. 用于念珠菌所致的食管炎、菌血症、腹腔内脓肿、腹膜炎及胸膜腔感染 3. 用于考虑系真菌感染引起的发热、中性粒细胞减少患者的经验治疗
制剂与规格	注射用醋酸卡泊芬净：①50mg；②70mg
用量用法	静脉滴注：首日给予单次 70mg 的负荷剂量；之后给予一日 50mg 的维持剂量。对疗效欠佳且对本药耐受较好的患者，可将维持剂量加至一日 70mg
特殊人群用药	1. 肝功能不全或肝脏疾病患者，骨髓抑制患者，肾功能不全患者慎用 2. 不推荐 18 岁以下的患者使用本药 3. 除非必要，孕妇不得使用本药。妊娠安全性分级为 C 级 4. 用药期间不宜哺乳
药典与处方集	CNF
目录类别	【保（乙）】
备注	

■ 药品名称	米卡芬净　Micafungin
抗菌谱与适应证	由曲霉菌和念珠菌引起的下列感染：真菌血症、呼吸道真菌病、胃肠道真菌病
制剂与规格	注射用米卡芬净钠：50mg
用量用法	静脉给药：成人一次 50~150mg，一日 1 次，严重或难治性患者，可增加至一日 300mg。切勿使用注射用水溶解本品。剂量增加至一日 300mg 用以治疗严重或难治性感染的安全性尚未完全确立。体重为 50kg 或以下的患者，一日剂量不应超过 6mg/kg
特殊人群用药	1. 对本药过敏者禁用 2. 儿童静脉使用本药的安全性和有效性尚未建立 3. 妊娠安全性分级为 C 级 4. 哺乳妇女用药需权衡利弊
药典与处方集	CNF
目录类别	【保（乙）】
备注	

续 表

■ 药品名称	特比萘芬 Terbinafine
抗菌谱与适应证	1. 口服给药：①由毛癣菌、小孢子菌和絮状表皮癣菌等所致皮肤、头发和指（趾）甲的感染；由念珠菌所致皮肤酵母菌感染；②多种癣病，如体癣、股癣、手癣、足癣和头癣等；③由丝状真菌引起的甲癣 2. 局部给药：由皮肤真菌、酵母菌及其他真菌所致体癣、股癣、手癣、足癣、头癣、花斑癣
制剂与规格	1. 盐酸特比萘芬片：①125mg；②250mg 2. 特比萘芬乳膏：①1g：10mg（1%）；②10g：100mg（1%） 3. 盐酸特比萘芬软膏：①10g：100mg；②15g：150mg 4. 特比萘芬溶液剂：30ml：300mg（1%） 5. 盐酸特比萘芬搽剂：15ml：150mg 6. 盐酸特比萘芬喷雾剂：15ml：150mg 7. 盐酸特比萘芬散：10g：100mg
用量用法	口服给药：一次125mg~250mg，一日1次。疗程视感染程度及不同的临床应用而定：体、股癣2~4周；手、足癣2~6周；皮肤念珠菌病2~4周；头癣4周；甲癣6~12周。局部给药：涂（或喷）于患处及其周围。①乳膏、搽剂、散剂：一日1~2次。一般疗程：体癣、股癣1~2周；花斑癣2周；足癣2~4周；②溶液剂：用于体癣、股癣，一日2次，连用1~2周；用于手癣、足癣、花斑癣，一日2次，连用2~4周；③喷雾剂：一日2~3次，1~2周为一疗程，喷于患处
特殊人群用药	1. 对本药或其他同类药（如萘替芬）过敏者，严重肝、肾功能不全者禁用 2. 肝、肾功能不全者，口服避孕药的妇女慎用 3. 不推荐用于2岁以下的儿童 4. 老年患者适当调整给药剂量 5. 孕妇用药应权衡利弊。本药的妊娠安全性分级为B级 6. 哺乳期妇女用药期间应暂停哺乳
药典与处方集	Eur. P.；CNF
目录类别	【保（乙）】
备注	

■ 药品名称	氟胞嘧啶 Flucytosine
抗菌谱与适应证	用于治疗念珠菌属心内膜炎、隐球菌属脑膜炎、念珠菌属或隐球菌属真菌败血症、肺部感染和尿路感染
制剂与规格	1. 氟胞嘧啶片：①250mg；②500mg 2. 氟胞嘧啶注射液：250ml：2.5g

续　表

用量用法	1. 口服给药：一次 1000～1500mg，一日 4 次，用药疗程为数周至数月。为避免或减少恶心、呕吐，一次服药时间持续 15 分钟 2. 静脉注射：一日 50～150mg/kg，分2～3 次给药。静脉滴注：一日 100～150mg/kg，分 2～3 次给药，静脉滴注速度为 4～10ml/min
特殊人群用药	1. 严重肝、肾功能不全者禁用 2. 骨髓抑制、血液系统疾病或同时应用骨髓抑制药治疗的患者，肝、肾功能损害者，尤其是同时应用两性霉素 B 或其他肾毒性药物时慎用 3. 儿童不宜使用 4. 孕妇用药应权衡利弊。妊娠安全性分级为 C 级 5. 哺乳期妇女用药应暂停哺乳
药典与处方集	USP、Eur. P.、Chin. P.、Jpn. P.；CNF
目录类别	【保（乙）】
备注	
■ 药品名称	制霉菌素　Nystatin
抗菌谱与适应证	用于念珠菌属引起的消化道、口腔、阴道、皮肤等念珠菌感染
制剂与规格	1. 制霉菌素片：①10 万 U；②25 万 U；③50 万 U 2. 制霉菌素阴道片：10 万 U 3. 制霉菌素阴道泡腾片：10 万 U 4. 制霉菌素阴道栓：10 万 U 5. 制霉菌素口含片：10 万 U 6. 制霉菌素软膏：①1g：10 万 U；②1g：20 万 U
用量用法	1. 口服给药：①消化道念珠菌病：一次 50 万～100 万 U，一日 3 次，连用 7～10 日。小儿按体重一日5 万～10 万/kg；②口腔念珠菌病：取适量糊剂涂抹，2～3 小时一次；口含片一次 1～2 片，一日 3 次。外用：皮肤念珠菌病：应用软膏，一日1～2 次，一次 1～2g 或适量涂抹于患处 2. 阴道给药：①阴道片或栓剂：阴道念珠菌病，一次 10 万 U，一日 1～2 次；②阴道泡腾片：一次 10 万 U，一日1～2 次，置于阴道深处，疗程 2 周或更久
特殊人群用药	1. 对本药过敏或对本药有过敏史者禁用 2. 哺乳妇女及 5 岁以下儿童慎用 3. 孕妇慎用。妊娠安全性分级为 C 级 4. 哺乳妇女慎用
药典与处方集	USP、Eur. P.、Jpn. P.；CNF
目录类别	【基、保（甲）】
备注	

第四章 附 录

附录1 肝脏细胞色素 P_{450} 同工酶与药物代谢的影响

一、肝脏细胞色素 P_{450} 同工酶

人种和人体差异的奥妙缘于基因，其为编码功能蛋白或 RNA 的核酸片段，作为生物遗传的单位，可在染色体排列成线性的遗传基本单元。当细胞分裂时能自身复制，基因可储备有关遗传的信息。基因有一定的稳定性，但在某些条件下可发生突变，突变后的基因又以新形式处于稳定状态；基因尚可重组，可在不同物种上进行交换，在新的位置上复制、转录、翻译。基因在医药学的位置十分重要，不仅用于基因工程制药（疫苗、单抗）、疾病鉴别、诊断和治疗，且又与药物相互作用的发生机制密切相关，其中由于肝细胞色素 P_{450} 同工酶的活性和代谢密切相关。

肝脏的细胞色素 P_{450} 同工酶（Cytochrome P_{450} Isodynamic Enzyme）是血红蛋白超级家族，它是内质网膜上混合功能氧化酶系统的末端氧化酶。这些为同工酶是由于其与一氧化碳结合和还原时，采用分光光度法测得的吸收峰均在 450nm 波长附近，因此统称为 P_{450}。现已清楚认识到 CYP 可参与外源性物质（如药物、乙醇、抗氧化剂、有机溶剂、染料、化学制品）的代谢。它们与氧化、过氧化和还原内源性生理化合物，如甾体、胆汁酸、脂肪酸、前列腺素等代谢方面起重要作用。

早期研究证实细胞色素 P_{450} 有多种类型，但并不知道不同物种和组织有相似的同功异构体。研究人员根据同工酶的光谱特性、电泳泳动度或其底物将其分别命名。随着人们认识氨基酸顺序的迅速进展，其将同工酶及基因分为家族酶、亚家族酶和个体酶，均为“CYP”为词首来命名所有物种的细胞色素 P_{450} 同工酶。在该系统中，对所有来源的细胞色素 P_{450} 蛋白的氨基酸若有 40%以上的同一性，则归于同一家族，并以阿拉伯数字标示。亚家族酶由氨基酸顺序有 55%以上相似的酶组成，以大写字母标示，字母后面的阿拉伯数字表示不同的酶，与酶相关的基因则用斜体字表示。比如，CYP2 家族有几个亚家族，诸如 CYP2C、CYP2D、CYP2E。数字代表不同的个体酶，如 CYP2D6，基因则用 CYP2D6 表示。

CYP 系统可催化多种反应，包括环氧化、N-去烷氧化、O-去烷基化、S-氧化及脂肪族和芳香族残基的羟化反应。氧化反应可使化合物激活或失活。和所有的酶一样，细胞色素 P_{450} 同工酶呈饱和动力学，其活性需要辅助因子，并可被诱导

或抑制。如苯巴比妥可诱导 CYP2B，肾上腺皮质激素可诱导 CYP3A，乙醇可诱导 CYP2E 及氯贝丁酯可诱导 CYP4A。

迄今为止，在人体中已发现至少有 700 种以上与 CYP 相关的基因，且在不断发展，多数与 P_{450}系统和药物肝脏代谢有关。其中 CYP1、CYP2、CYP3 家族约占肝脏 P_{450}含量的 70%，并负责大多数药物的代谢。

二、酶促药和酶抑制药

肝脏的细胞色素 P_{450}同工酶具有活性，遗传、年龄、营养、机体状态和疾病等均可影响酶的活性；同时有些药品也可诱导或抑制它的活性，分别被称为“肝药酶诱导药或酶促药”或“肝药酶抑制药或酶抑药”。

所谓“酶促”即对 P_{450}酶有诱导作用。使酶的活性增加，自身的代谢加快和使酶对药物的代谢速度加快（包括首关效应）而提前失效，而对于前药，可加速其转化为活性药而出现作用和疗效。这种作用称为酶诱导药。具有这种作用的药物称为酶诱导药。由于加速了自身的消除，从而产生耐受性，并且使其他依赖药酶消除的药物药效降低，作用时间缩短，停药后可恢复，酶诱导药分为苯巴比妥类药物和芳香族烃两类。苯巴比妥类诱导药中有苯巴比妥、卡马西平、苯妥英钠、格鲁米特、甲苯磺丁脲，能引起肝大，滑面内质网增生，不但能诱导肝药酶，亦可能提高小肠多种生物转化酶的活性，其他尚有安替比林、扑米酮、利福平等。芳香烃类诱导药为二噁英、二甲基苯并蒽、甲基胆蒽等化学品。

“酶抑”与之相反，其抑制酶的活性，使酶对药物的代谢速度减慢（包括首关效应）而延迟效果和提高血浆浓度，即为酶抑制药。属于“酶抑”的药品众多，如甲硝唑、别嘌醇、环丙沙星、甲氧苄啶、胺碘酮、奎尼丁、异烟肼、红霉素、氯霉素等。

三、由酶促和酶抑所产生的药物相互作用

（一）酶抑作用

一般而言，酶抑作用所致的代谢性相互作用的临床意义远大于酶促作用，约占该酶系统全部相互作用的 70%，如震惊全球的药品不良事件“特非那定”“西立伐他汀”事件都是由酶抑作用引起的。

血脂调节药羟甲戊二酰辅酶 A 还原酶抑制药（他汀类药）在治疗剂量下与对 CYP3A4 有明显抑制的环孢素、依曲康唑、酮康唑、红霉素、阿司咪唑、HIV 蛋白酶抑制药、抗抑郁药萘法唑酮等合用能显著增高他汀类药的血浆水平。尤其不宜与吉非贝齐、烟酸合用，国内外诸多的报道证实西立伐他汀或联合吉非贝齐使用时，可干扰 CYP2C8 和 CYP2C19，出现肌痛、肌无力的致死性横纹肌溶解症。2001 年美国报道已有 31 例患者在服用后死亡，迄今已发现 52 例，因而被撤出市场。

又如帕罗西汀主要通过 CYP2D6 代谢，代谢中又与 CYP2D6 辅酶基结合可抑制 CYP2D6 活性。而 CYP2D6 与多种抗精神病药、β 受体拮抗药、抗心律失常药的代谢有关。在帕罗西汀与酚噻嗪类药合用中，显示 CYP2D6 活性下降 2~21 倍，

美索达嗪血浆浓度出现了明显升高，引起了Q-T间期延长，室性心律失常等严重不良反应，因此目前已将两药作为配伍禁忌。

又如质子泵抑制药（proton pump inhibitor，PPI）在人体内主要经CYP2C19代谢，其次是CYP3A4代谢，亚洲人约20%为CYP2C19的慢代谢型（PM），中国人群中发生率也高达15%~17%，如奥美拉唑的PM和快代谢型（EM）血药浓度相差约7倍，代谢若被抑制，则发生不良反应的风险将大大增加。在大环内酯类抗生素中，克拉霉素、红霉素是CYP3A4强抑制药（也是CYP3A4的底物），阿奇霉素、罗红霉素则对CYP3A4的抑制作用较弱，故与PPI合用时应选择阿奇霉素或罗红霉素。相比较于未服CYP3A4抑制药的红霉素，PM对CYP3A4的抑制作用（如克拉霉素引起的）能成倍增加奥美拉唑的AUC，并且引起PM个体中这种药物的AUC升高10倍。因而可预料，CYP3A4被抑制的患者对PPI治疗Hp感染的反应可能更好，但同时也更易引起严重的不良反应（肌痛、心悸、眩晕、肢端麻木、嗜睡等）。

（二）酶促作用

酶促药巴比妥类药与抗凝药并用，则使抗凝药的代谢大大增加。乙醇、抗组胺药、镇静催眠药可强化巴比妥类的作用；反之巴比妥类药也能加速其他药品的代谢，如苯妥英钠、甲睾酮、环孢素、洋地黄毒苷、氢化可的松、黄体酮、茶碱、多西环素、对乙酰氨基酚、氯霉素等，使上述药品代谢速度加快，血浆药物浓度降低，同时效价降低。

另外，CYP3A4和CYP2D6是阿立哌唑的主要代谢同工酶，因此，与CYP3A4和CYP2D6抑制药或酶促药联合应用时宜调整剂量。当与CYP3A4诱导药卡马西平合用时应增加剂量至一日20~30mg，与CYP3A4抑制药酮康唑合用时，应减少剂量；与CYP2D6抑制药奎尼丁、氟西汀、帕罗西汀合用时，阿立哌唑应至少减为正常剂量的1/2。

四、常见的酶促药和酶抑药

（一）主要被CYP1A2代谢的药物

阿米替林、氯丙嗪、氯米帕明、氯氮平、杜洛西汀、氟奋乃静、氟伏沙明、丙米嗪、米拉托林、奋乃静、普罗帕酮、雷美替胺、硫利达嗪、替沃噻吨、三氟拉嗪、咖啡因、西那卡塞特、环苯扎林、达卡巴嗪、埃罗替尼、氟他胺、夫罗曲坦、利多卡因、美西律、萘普生、昂丹司琼、华法林、普萘洛尔、罗哌卡因、他克林、茶碱、替扎尼定、佐米曲普坦、奥氮平。

（二）主要被CYP2B6代谢的药物

安非他酮、环磷酰胺、依非韦伦、异环磷酰胺、氯胺酮、哌替啶、美沙酮、丙泊酚、舍曲林、司来吉兰、他莫昔芬、甲睾酮。

（三）主要被CYP2C9代谢的药物

氟西汀、舍曲林、丙戊酸钠、塞来昔布、双氯芬酸、氟比洛芬、布洛芬、吲哚美辛、氯诺昔康、萘普生、吡罗昔康、舒洛芬、替诺昔康、氯磺丙脲、格列吡嗪、格列美脲、格列本脲、那格列奈、罗格列酮、甲苯磺丁脲、波生坦、坎地沙坦、氟伐他汀、厄贝沙坦、氯沙坦、苯巴比妥、苯妥英钠、他莫昔芬、S-华法林、四氢大麻酚、托塞米。

（四）主要被 CYP2C19 代谢的药物

阿米替林、西酞普兰、氯米帕明、地西泮、艾斯西酞普兰、氟硝西泮、丙米嗪、氟西汀、吗氯贝胺、舍曲林、曲米帕明、美芬妥英、埃索美拉唑、兰索拉唑、奥美拉唑、泮托拉唑、雷贝拉唑、卡立普多、环磷酰胺、异环磷酰胺、奈非那韦、氯胍、华法林、普萘洛尔、甲苯磺丁脲、伏立康唑、伊曲韦林、苯妥英钠、地西泮、多塞平、美沙酮、奋乃静、雷尼替丁、他莫昔芬。

（五）主要被 CYP2D6 代谢的药物

苯丙胺、阿米替林、阿立哌唑、托莫西汀、苯扎托品、氯丙嗪、氯米帕明、地昔帕明、多塞平、杜洛西汀、氟西汀、氟伏沙明、氟哌啶醇、丙米嗪、去甲替林、帕罗西汀、奋乃静、利培酮、舍曲林、硫利达嗪、文拉法辛、氯苯那敏、羟嗪、卡维地洛、美托洛尔、普萘洛尔、噻马洛尔、可待因、氢可酮、羟考酮、曲马多、多拉司琼、多柔比星、恩卡尼、甲氧氯普胺、美西律、普罗帕酮、雷尼替丁、他莫昔芬、托特罗定、托烷司琼、珠氯噻醇、右美沙芬。

（六）主要被 CYP3A4 代谢的药物

阿普唑仑、阿米替林、阿立哌唑、丁螺环酮、卡马西平、西酞普兰、氯米帕明、氯氮平、地西泮、艾司唑仑、佐匹克隆、氟西汀、氟哌啶醇、咪达唑仑、萘法唑酮、匹莫齐特、喹硫平、利培酮、舍曲林、曲唑酮、扎来普隆、苄普地尔、齐拉西酮、唑吡坦、丁丙诺非、可卡因、芬太尼、氯胺酮、美沙酮、羟考酮、苯环利定、红霉素、罗红霉素、地红霉素、交沙霉素、克拉霉素、泰利霉素、酮康唑、氟康唑、咪康唑、伊曲康唑、卡马西平、乙琥胺、噻加宾、唑利沙胺、氯雷他定、非索那定、氟替卡松、沙美特罗、齐留酮、硝苯地平、尼群地平、尼莫地平、非洛地平、氨氯地平、左氨氯地平、拉西地平、乐卡地平、依拉地平、皮质激素类、去氧孕烯、炔雌醇、孕激素、长春新碱及其类似药、阿瑞匹坦、西那卡塞特、埃索美拉唑、伊立替康、格拉司琼、那格列奈、奥美拉唑、吡格列酮、奎尼丁、西地那非、阿托伐他汀、普伐他汀、辛伐他汀、托特罗定。

（七）主要被 NAT2 代谢的药物

卡泊芬净、肼屈嗪、异烟肼、普鲁卡因胺、瑞替加滨、柳氮磺吡啶、磺胺嘧啶、致癌性芳香族和杂环胺类药物、联苯胺、氟硝西泮。

（八）常见 CYP450 抑制药

1. CYP1A2 抑制药

阿昔洛韦、胺碘酮、阿扎那韦、咖啡因、西咪替丁、环丙沙星、依诺沙星、法莫替丁、氟他胺、氟伏沙明、利多卡因、洛美沙星、美西律、吗氯贝胺、诺氟沙星、氧氟沙星、奋乃静、普罗帕酮、罗匹尼罗、他克林、噻氯匹定、妥卡尼、维拉帕米。

2. CYP2B6 抑制药

氯吡格雷、依非韦伦、氟西汀、氟伏沙明、酮康唑、美金刚、奈非那韦、帕罗西汀、利托那韦、噻替哌、噻氯匹定。

3. CYP2C9 抑制药

胺碘酮、阿那曲唑、西咪替丁、地拉韦啶、依非韦伦、非诺贝特、氟康唑、氟西汀、氟伏沙明、氟伐他汀、异烟肼、酮康唑、来氟米特、莫达非尼、舍曲林、磺胺甲噁唑、他莫昔芬、替尼泊苷、丙戊酸钠、伏立康唑、扎鲁司特、氟尿嘧啶、帕罗西汀、硝苯地平、尼卡地平。

4. CYP2C19 抑制药

青蒿素、氯霉素、地拉韦啶、依非韦伦、埃索美拉唑、非尔氨酯、氟康唑、氟西汀、氟伏沙明、吲哚美辛、莫达非尼、奥美拉唑、口服避孕药、奥卡西平、噻氯匹定、伏立康唑、氟伐他汀、洛伐他汀、尼卡地平、扎鲁司特、丙戊酸钠、异烟肼、胺碘酮。

5. CYP2D6 抑制药

胺碘酮、阿米替林、安非他酮、塞来昔布、氯苯那敏、氯丙嗪、西咪替丁、西那卡塞特、西酞普兰、氯米帕明、地昔帕明、苯海拉明、多塞平、杜洛西汀、卤泛群、氟哌啶醇、羟嗪、丙米嗪、美沙酮、甲氧氯普胺、吗氯贝胺、帕罗西汀、普罗帕酮、奎尼丁/奎宁、利托那韦、舍曲林、特比奈芬、硫利达嗪、噻氯匹定。

6. CYP3A4 抑制药

胺碘酮、氨普那韦、阿瑞匹坦、阿托那韦、西咪替丁、环丙沙星、克拉霉素、地那韦啶、地尔硫䓬、多西环素、依诺沙星、红霉素、氟康唑、氟伏沙明、伊马替尼、茚地那韦、伊曲康唑、酮康唑、咪康唑、奈法唑酮、泊沙那唑、利托那韦、沙喹那韦、泰利霉素、维拉帕米、伏立康唑。

（九）NAT2 抑制药

对乙酰氨基酚。

（十）常见 CYP450 诱导药

1. CYP1A2 诱导药

卡马西平、埃索美拉唑、灰黄霉素、胰岛素、兰索拉唑、莫雷西嗪、奥美拉唑、利福平、利托那韦。

2. CYP2B6 诱导药

洛匹那韦、利托那韦、苯巴比妥、苯妥英钠、利福平。

3. CYP2C9 诱导药

阿瑞匹坦（长期）、巴比妥类、波生坦、卡马西平、利福平、地塞米松、利托那韦、圣-约翰草（长期）。

4. CYP2C19 诱导药

银杏制剂、利福平、圣-约翰草、利托那韦、依非韦伦、地塞米松。

5. CYP2D6 诱导药

利福平、苯妥英钠、苯巴比妥、卡马西平。

6. CYP3A4 诱导药

阿瑞匹坦（长期）、巴比妥类、波生坦、卡马西平、依非韦伦、非尔氨酯、糖皮质激素、莫达非尼、奈韦拉平、奥卡西平、苯妥英钠、苯巴比妥、扑米酮、依曲韦林、利福平、圣-约翰草、吡格列酮、托吡酯（大于一日 200mg）。

（十一）NAT2 诱导药

维 A 酸。

附录 2 药物相互作用

阿巴卡韦 Abacavir

（1）由于其独特的代谢途径，本品对大多数细胞色素 P450 异构体无诱导及抑制作用，临床研究也未发现肝诱导作用，因此本品与其他药物发生相互作用的可能性较低；（2）体外研究已证实，本品与那些抑制或被细胞色素 P450 同功酶代谢的药物（如酮康唑）及现有的 HIV 蛋白酶抑制剂和非核苷类逆转录酶抑制剂无药物相互作用。而其他常用于抗 HIV 感染的药物如 cotrimoxazole 及大多数抗结核药物与本品的代谢途径不同，因此不改变本品的代谢；（3）本品与大多数抗爱滋病药物（如齐多夫定，奈韦拉平，拉米呋啶等）有协同作用；（4）研究发现，乙醇与本品之间无药代动力学的相互影响，因此饮酒的患者无须调整剂量。

阿德福韦酯 Adefovir Dipivoxil

（1）本品在人体内快速转化为阿德福韦。在浓度显著高于体内观察到的浓度时（>4000 倍）阿德福韦酯对任何一种下列常见的人体 CYP450 酶都无抑制作用：CYP1A2、CYP2C9、CYP2CI9、CYP2D6 及 CYP3A4。阿德福韦不是这些酶的作用底物，但是尚不清楚阿德福韦是否诱导 CYP450 酶。根据体外试验结果和阿德福韦的肾脏清除途径，阿德福韦作为抑制剂或底物，由 CYP450 介导与其他药物之间发生相互作用的可能性很小；（2）本品通过肾小球滤过和肾小管主动分泌的方式经肾脏排泄。与其他经肾小管分泌的药物或改变肾小管分泌功能的药物合用可以增加阿德福韦酯或合用药物的血清浓度；（3）本品与拉米夫定合用，两种药物的药代动力学特征都不改变；（4）本品与经肾小管主动分泌的药物合用时，两种药物竞争同一消除途径，可能会引起阿德福韦或合用药物的血清浓度升高。

阿洛西林 Azlocillin

（1）氯霉素、红霉素、四环素类等抗生素和磺胺类药物等抑菌剂可干扰本品的杀菌活性，不宜与本品合用，尤其是在治疗脑膜炎或急需杀菌剂的严重感染时；（2）丙磺舒、阿司匹林、吲哚美辛、磺胺类药物可减少本品自肾脏排泄，因此与本品合用时使其血药浓度增高，排泄时间延长，毒性也可能增加；（3）本品与重金属，特别是铜、锌和汞呈配伍禁忌，因后者可破坏其氧化噻唑环。由锌化合物制造的橡皮管或瓶塞也可影响其活力。呈酸性的葡萄糖注射液或四环素注射液皆可破坏其活性。也可为氧化剂、还原剂或羟基化合物灭活；（4）本品静脉输液加入头孢噻吩、林可霉素、四环素、万古霉素、琥乙红霉素、两性霉素 B、去甲肾上腺素、间羟胺、苯妥英钠、盐酸羟嗪、丙氯拉嗪、异丙嗪、维生素 B 族、维生素 C 等后将出现混浊；(5) 本品可加强华法林的作用；(6) 本品与氨基苷类抗生素混合后，两者的抗菌活性明显减弱，因此两药不能置同一容器内给药；(7) 本品可减慢头孢噻肟及环丙沙星自体内清除，故合用时应降低后两者的剂量。

阿米卡星 Amikacin

(1) 与强利尿药（如呋塞米、依他尼酸等）联用可加强耳毒性；(2) 与其他有耳毒性的药物（如红霉素等）联合应用，耳中毒的可能加强；(3) 与头孢菌素类联合应用，可致肾毒性加强。右旋糖酐可加强本类药物的肾毒性；(4) 与肌肉松弛药或具有此种作用的药物（如地西泮等）联合应用可致神经-肌肉阻滞作用的加强。新斯的明或其他抗胆碱酯酶药均可拮抗神经-肌肉阻滞作用；(5) 本类药物与碱性药（如碳酸氢钠、氨茶碱等）联合应用，抗菌效能可增强，但同时毒性也相应增强，必须慎重；(6) 青霉素类对某些链球菌的抗菌作用可因氨基苷类的联用而得到加强，如目前公认草绿色链球菌性心内膜炎和肠球菌感染在应用青霉素的同时可加用链霉素（或其他氨基苷类）。但对其他细菌是否有增效作用并未肯定，甚至有两种药物联用而致治疗失败的报道，因此，这两类药物的联合必须遵循其适应证，不要随意使用。

阿莫西林 Amoxicillin

(1) 丙磺舒可减少本品的肾小管分泌，使本品的血清半衰期延长、血药浓度升高 45%~68%；(2) 氯霉素、大环内酯类、磺胺类和四环素类药物在体外干扰阿莫西林的抗菌作用，但其临床意义不明。

阿莫西林/克拉维酸 Amoxicillin and Clavulanate Potassium

(1) 阿司匹林、吲哚美辛、磺胺类药物可减少本品在肾小管的排泄，因而使本品的血药浓度升高，血消除半衰期（$t_{1/2}$）延长，毒性也可能增加；(2) 本品与别嘌醇合用时，皮疹发生率显著增高，故应避免合用；(3) 本品不宜与双硫仑等乙醛脱氢酶抑制药合用；(4) 本品与氯霉素合用于细菌性脑膜炎时，远期后遗症的发生率较两者单用时高；(5) 本品可刺激雌激素代谢或减少其肝肠循环，因此可降低口服避孕药的效果；(6) 氯霉素、红霉素、四环素类等抗生素和磺胺类药等抑菌药可干扰本品的杀菌活性，因此不宜与本品合用，尤其在治疗脑膜炎或急需杀菌药的严重感染时；(7) 本品可加强华法林的作用；(8) 氨基苷类抗生素在亚抑菌浓度时一般可增强本品对粪肠球菌的体外杀菌作用；(9) 由于本品在胃肠道的吸收不受食物影响，故可在空腹或餐后服用，并可与牛奶等食物同服；与食物同服可减少胃肠道反应。

阿莫西林/舒巴坦 Amoxicillin and Sulbactam

(1) 丙磺舒、阿司匹林、吲哚美辛、磺胺类药物可抑制本品排泄；(2) 氯霉素、红霉素、四环素、磺胺类抗生素可影响青霉素的杀菌效果，不宜合用；(3) 与重金属，特别是铜、锌和汞呈配伍禁忌。

阿那曲唑 Anastrozole

安替比林和西咪替丁药物临床相互作用的研究表明：本品同其他药物合用时

不易引起由细胞色素 P450 所介导的药物反应。临床试验尚未发现本品同其他临床常用药之间有显著的相互影响。尚无证据表明本品是否应同其他抗肿瘤药物合用。含有雌激素的疗法可降低本品之疗效，故不宜同本品合用。

阿奇霉素　Azithromycin

（1）不宜与含铝或镁的抗酸药同时服用，后者可降低本品的血药峰浓度。必须合用时，本品应在服用上述药物前 1 小时或后 2 小时给予；（2）与茶碱合用时能提高后者在血浆中的浓度，应注意检测血浆茶碱水平；（3）与华法林合用时应注意检查凝血酶原时间；（4）与下列药物同时使用时，建议密切观察患者。地高辛：使地高辛水平升高；麦角胺或二氢麦角胺：急性麦角毒性，症状是严重的末梢血管痉挛和感觉迟钝。三唑仑：通过减少三唑仑的降解，而使三唑仑的药理作用增强。细胞色素 3A4 抑制药可提高血清中卡马西平、特非那定、环孢素、环已巴比妥、苯妥英的水平，但本品较弱；（5）与利福布汀合用会增加后者的毒性。

阿曲库铵　Atracurium Besilate

（1）链霉素、多粘菌素、新霉素等抗生素能增强本品肌松作用；（2）琥珀胆碱可有短暂的拮抗作用；（3）箭毒等非去极化肌松药有增强作用；（4）挥发性吸入麻醉药可增强肌松程度和作用时间，随着全麻时间延长，其肌松时效也延长，以恩氟烷最强，异氟烷次之，氟烷最弱；（5）不能与硫喷妥钠相混，注入一药后应冲洗静脉导管，后再可应用另一药。并注意两药组胺释放作用可相加。

阿司匹林　Aspirin

（1）乙醇可加剧本品对胃粘膜的损害作用；（2）若与香豆素类抗凝药合用，可增加出血倾向；（3）可抑制丙磺舒、磺吡酮的促尿酸排泄作用，大剂量尤为明显；（4）若与其他非甾体抗炎药同服，胃肠道不良反应增加，抗炎作用降低；（5）糖皮质激素可刺激胃酸分泌，并降低胃及十二指肠粘膜对胃酸的抵抗力，若二者合用，可使胃肠出血加剧；（6）可增加磺脲类降糖药、甲氨蝶呤、巴比妥类药、苯妥英钠等的作用和毒性；（7）可降低螺内酯的活性代谢物安体舒通的促肾小管分泌作用，抑制其排钠。

阿糖腺苷　Vidarabine

（1）不可与含钙的输液配伍；（2）不宜与血液、血浆及蛋白质输液剂配伍；（3）别嘌呤醇可加重本品对神经系统的毒性，不宜与别嘌呤醇并用；（4）与干扰素同用，可加重不良反应。

阿昔洛韦　Aciclovir

（1）与齐多夫定合用可引起肾毒性，表现为深度昏睡和疲劳；（2）与丙磺舒竞争性抑制有机酸分泌，合并用丙磺舒可使本品排泄减慢，半衰期延长，体内药物蓄积；（3）静脉给药时与干扰素或甲氨蝶呤（鞘内）合用，可能引起精神异常，应慎用；（4）静脉给药时与肾毒性药物合用可加重肾毒性，特别是肾功能不全者更易发生。

安乃近　Metamizole Sodium

（1）本品与阿司匹林有交叉过敏反应；（2）与香豆素类抗凝药合用，可增加出血倾向。

氨苄西林 Ampicillin

（1）与丙磺舒合用会延长本品的半衰期；（2）与卡那霉素有协同抗菌作用；（3）本品宜单独滴注，不可与下列药物同瓶滴注：氨基苷类药物、磷酸克林霉素、盐酸林可霉素、多黏菌素B、氯霉素、红霉素、肾上腺素、间羟胺、多巴胺、阿托品、葡萄糖酸钙、维生素B族、维生素C、含有氨基酸的注射剂和氢化可的松等；（4）别嘌醇可使氨苄西林皮疹反应发生率增加，尤其多见于高尿酸血症；（5）氨苄西林能刺激雌激素代谢或减少其肝肠循环，因而可降低口服避孕药的效果。

氨苄西林-舒巴坦 Ampicillin-sulbactam Sodium

（1）氯霉素、林可霉素可使氨苄西林的杀菌作用减弱，氨基苷类则可增强本药抗菌作用；（2）本品与下列药品有配伍禁忌：硫酸阿米卡星、硫酸卡那霉素、硫酸庆大霉素、链霉素、克林霉素磷酸酯、盐酸林可霉素、粘菌素甲磺酸钠、多黏菌素B、琥珀氯霉素、琥乙红霉素和乳糖酸红霉素盐、四环素类注射剂、新生霉素、肾上腺素、间羟胺、多巴胺、阿托品、盐酸肼酞嗪、水解蛋白、氯化钙、葡萄糖酸钙、维生素B族、维生素C、含有氨基酸的注射剂、多糖（如右旋糖酐40）和氢化可的松琥珀酸钠，这些药物可使氨苄西林的活性降低；（3）本品与重金属，特别是铜、锌和汞呈配伍禁忌，因后者可破坏其氧化噻唑环。含锌的橡皮管或瓶塞也可影响其活力。也可为氧化剂、还原剂或羟基化合物灭活；（4）本品在弱酸性葡萄糖注射液中分解较快，宜用中性液体作溶剂；（5）本品可加强华法林的作用；（6）别嘌醇与本品合用时，皮疹发生率显著增高，尤其多见于高尿酸血症，故应避免与别嘌醇合用；（7）氯霉素与本品合用于细菌性脑膜炎时，远期后遗症的发生率较两者单用时为高；（8）丙磺舒、阿司匹林、吲哚美辛、磺胺类药物可减少本品自肾脏排泄，因此与本品合用时使其血药浓度增高，排泄时间延长，毒性也可能增加；（9）本品与双硫仑不宜合用；（10）本品能刺激雌激素代谢或减少其肝肠循环，因而可降低口服避孕药的效果。

氨酚待因（Ⅰ）（Ⅱ） Parcetamol and Codeine Phosphate（Ⅰ）（Ⅱ）

（1）本品与抗胆碱药合用时，可加重便秘或尿潴留的症状；（2）与美沙酮或其他吗啡类药、肌松药合用时，可加重呼吸抑制作用。

氨曲南 Aztreonam

（1）与更昔洛韦（丙氧鸟苷）合用可引起癫痫发作；（2）与氨基苷类抗生素合用，有协同抗菌作用，但与头孢西丁有拮抗作用；（3）与β_2肾上腺素受体激动药、茶碱等支气管扩张药合用，有协同作用。

贝诺酯 Benorilate

（1）乙醇可加剧本品对胃粘膜的损害作用；（2）若与香豆素类抗凝药合用，可增加出血倾向；（3）可抑制丙磺舒、磺吡酮的促尿酸排泄作用，大剂量尤为明显；（4）若与其他非甾体抗炎药同服，胃肠道不良反应增加，抗炎作用降低。

苯噻啶 Pizotifen

（1）本药不宜与单胺氧化酶抑制剂配伍，且能拮抗胍乙啶的降压作用；（2）

本药可拮抗西沙必利的胃肠动力作用，使西沙必利的疗效降低；（3）与普鲁卡因胺合用，有相加的抗迷走神经效应，从而影响房室结传导。

苯唑西林 Oxacillin

（1）本品与氨基苷类、去甲肾上腺素、间羟胺、苯巴比妥、维生素B族、维生素C等药物存在配伍禁忌，不宜同瓶滴注；（2）丙磺舒可减少本品的肾小管分泌，延长血清半衰期；（3）阿司匹林、磺胺类药物可抑制本品与血清蛋白的结合，提高本品的游离血药浓度。

比阿培南 Biapenem

本品与丙戊酸合用时，可导致丙戊酸血药浓度降低，有可能使癫痫复发，因此本品不宜与丙戊酸类制剂合用。

吡罗昔康 Piroxicam

（1）饮酒或与其他抗炎药同服时，胃肠道不良反应增加；（2）与双香豆素等抗凝药同用时，后者效应增强，出血倾向显著，用量宜调整；（3）与阿司匹林同用时，本品的血药浓度可下降到一般浓度的80%，同时胃肠道溃疡形成和出血倾向的危险性增加。

吡哌酸 Pipemidic Acid

（1）丙磺舒可抑制本品的肾小管分泌，合用时后者血药浓度升高，半衰期延长；（2）本品可减少咖啡因自肝脏清除，使后者半衰期延长，需避免合用，或监测咖啡因血药浓度；（3）本品可显著降低茶碱的清除，致后者血药浓度升高，易于发生毒性反应，两者不宜合用，如需合用应监测茶碱浓度并调整给药剂量；（4）与庆大霉素、羧苄西林、青霉素等常具协同作用

吡嗪酰胺 Pyrazinamide

（1）与别嘌呤醇、秋水仙碱、丙磺舒、磺吡酮合用，可增加血尿酸浓度而降低上述药物对痛风的疗效；（2）与乙硫异烟胺合用时可增强不良反应；（3）环孢素与吡嗪酰胺同用时前者血药浓度可能减低，因此需监测血药浓度。

苄星青霉素 Benzathine Benzylpenicillin

（1）丙磺舒、阿司匹林、吲哚美辛和磺胺类药物减少青霉素的肾小管分泌而延长本品的血清半衰期；（2）青霉素可增强华法林的抗凝作用。

表柔比星 Epirubicin

（1）可与其他抗肿瘤药物合用，但表阿霉素用量应减低。联合用药时，不得在同一注射器内使用；（2）不可与肝素混合注射，因为二者化学性质不配伍，在一定浓度时会发生沉淀反应。

丙泊酚 Propofol

动物和临床实验证实，丙泊酚和吸入麻醉药、肌松药伍用，相互间无相关作用，和地西泮、咪达唑仑合用时延长睡眠时间，阿片类药物增强其呼吸抑制作用。

丙硫异烟胺 Protionamide

（1）与环丝氨酸同服可使中枢神经系统反应发生率增加，尤其是全身抽搐症

状。应当适当调整剂量，并严密监察中枢神经系统毒性症状；（2）本品与其他抗结核药合用可能加重其不良反应；（3）本品为维生素 B_6 拮抗剂，可增加其肾脏排泄。因此，接受丙硫异烟胺治疗的患者，维生素 B_6 的需要量可能增加。

布比卡因　Bupivacaine

本品常与起效快的利多卡因合用，以达到起效快，时效长的目的。

布桂嗪　Bucinnazine

不宜与抗高血压药联合应用，可致血压下降过快，引起昏厥。

布洛芬　Ibuprofen

（1）合并抗凝治疗的患儿，服药的最初几日应随时监测其凝血酶原时间；（2）除非有医生的指导，在使用本药期间，勿再使用含布洛芬药物或其他的解热镇痛药物；（3）本品与其他解热镇痛抗炎药物同时使用可增加胃肠道的副作用，并可能导致溃疡；（4）本品与肝素、双香豆素等抗凝药合用时，可导致凝血酶原时间延长，增加出血倾向；（5）本品与地高辛、甲氨蝶呤、口服降糖药物同用时，能使这些药物的血药浓度增高，不宜同用；（6）本品与呋塞米同用时，后者的排钠和降压作用减弱，与抗高血压药物同用时，也降低后者的降压效果。

大观霉素　Spectinomycin

（1）大观霉素与氟喹诺酮类药合用，可增强疗效；（2）大观霉素与碳酸锂合用，可使碳酸锂在个别患者身上出现毒性作用。

地红霉素　Dirithromycin

（1）本品不影响特非那定代谢，体外试验证明两药物不发生相互作用，而与红霉素存在相互作用；（2）正服用茶碱的患者接受本品治疗，不必调整茶碱剂量或监测血药浓度。需维持较高的茶碱血药浓度时，应检测血药浓度，并对剂量进行适当调整；（3）抗酸药或 H_2 受体拮抗剂：服用抗酸药或 H_2 受体拮抗剂后，立即服用本品可增加地红霉素的吸收；（4）红霉素与下列药物之间的相互作用已明确，但与地红霉素的相互作用尚不清楚，因此，联合用药时应慎重。三唑仑：可降低三唑仑的清除率，增加其药理作用。地高辛：可提高地高辛的血药浓度。抗凝血药：可增加抗凝血药的作用，在老年人中更是如此。麦角胺：产生中毒症状，如外周血管痉挛和感觉迟钝；（5）红霉素与下列药物之间的相互作用已报道：环孢素、环己巴比妥、卡马西平、阿芬太尼、丙比胺、苯妥英、溴隐停、丙戊酸盐、阿司米唑、洛伐他丁。

碘酊　Iodine Tincture

不得与碱、生物碱、水合氯醛、酚、硫代硫酸钠、淀粉、鞣酸同用或接触。

碘苷　Idoxuridine

不能与硼酸特别是硫柳汞合用，因可使本品失效及眼部毒性作用增强。

丁丙诺啡　Buprenorphine

（1）与单胺氧化酶抑制剂有协同作用；（2）与另一种阿片受体激动剂合用，可引起这些药物的戒断症状；（3）与地西泮合用，可引起呼吸抑制；（4）肌注酮洛酸联合硬膜外使用本药，可引起严重呼吸抑制；（5）与苯丙香豆素合用可引起紫癜。

丁卡因 Tetracaine

(1) 局麻药液均属酸性，不得与碱性药液混合在一起；即使酸性药，由于 pH 不同，也可影响各个局麻药的解离值，以致局麻减效，或起效时间退延；(2) 具有对氨基苯甲酸结构的酯类局麻药、与磺胺类药物同用时，后者即减效。

对乙酰氨基酚 Paracetamol

(1) 在长期饮洒或应用其他肝酶诱导剂，尤其是应用巴比妥类或抗惊厥药的患者，长期使用本品时，更有发生肝脏毒性的危险；(2) 本品与氯霉素合用，可延长后者的半衰期，增强其毒性；(3) 与抗凝血药合用，可增强抗凝血作用，故要调整抗凝血药的用量；(4) 长期大量与阿司匹林及其他非甾体抗炎药合用时，有明显增加肾毒性的危险；(5) 本品与抗病毒药齐多夫定合用时，可增加其毒性，应避免同时应用。

对乙酰氨基酚双氢可待因 Paracetamol Dihydrocodeine

(1) 长期大量服用本药，并与阿司匹林或其他非甾体类抗炎药合用，会导致肾毒性明显增加；(2) 若与抗凝血药（如华法林）等合用，可增加抗凝作用；(3) 本药中的对乙酰氨基酚可延长氯霉素的半衰期，增强其毒性；(4) 与抗病毒药齐多夫定合用时，可增加不良反应发生率；(5) 与中枢神经抑制药合用时，可增加对中枢神经的抑制；(6) 与巴比妥类肝酶诱导药合用，会导致对乙酰氨基酚的代谢增加，中间产物增多，对肝脏的毒性增加；(7) 与乙醇的镇静作用有相加效应，使患者的警觉性减弱。

多黏菌素 B Polymyxin B

(1) 本品与磺胺嘧啶钠、碳酸氢钠、氢化可的松、细胞色素 C 及氯霉素有配伍禁忌；(2) 同时应用本品和头孢噻吩易发生肾毒性；(3) 本品不宜与其他肾毒性的药物合用。

多西环素 Doxycycline

(1) 本品可抑制血浆凝血酶原的活性，所以接受抗凝治疗的患者需要调整抗凝药的剂量；(2) 巴比妥类、苯妥英或卡马西平可致本品血药浓度降低，因此须调整多西环素的剂量。

多黏菌素 E Polymyxin E

(1) 本品与磺胺嘧啶钠、碳酸氢钠、氢化可的松、细胞色素 C 及氯霉素有配伍禁忌；(2) 同时应用本品和头孢噻吩易发生肾毒性；(3) 本品不宜与其他肾毒性的药物合用。

厄他培南 Ertapenem

丙磺舒可延长本品血清半衰期，提高其药浓度。

恩氟烷 Enflurane

(1) 加强非去极化肌松剂作用，所以合用时肌松剂的的剂量应减少；(2) 在使用恩氟烷的同时，经皮下、表面浸润或注射肾上腺素可导致心律失常，所以这种情况下应尽量避免静脉使用肾上腺素；(3) 避免同时合用恩氟烷和三环类抗抑郁药，尤其是患者有惊厥史、需要过度通气或需要使用大剂量的麻醉药时。

恩替卡韦 Entecavir

恩替卡韦主要通过肾脏清除，服用降低肾功能或竞争性通过主动肾小球分泌的药物的同时，服用恩替卡韦可能增加这两个药物的血药浓度。

伐昔洛韦 Valaciclovir

（1）与齐多夫定合用可引起肾毒性，表现为深度昏睡和疲劳；（2）与丙磺舒竞争性抑制有机酸分泌，合用丙磺舒可使阿昔洛韦的排泄减慢，半衰期延长，体内药物蓄积。

法罗培南 Faropenem

（1）与亚胺培南-西司他丁钠合用，西司他丁钠抑制代谢酶，可导致本药血药浓度提高；（2）与呋塞米合用，可致肾毒性增强。

泛昔洛韦 Famciclovir

（1）本品与丙磺舒或其他由肾小管主动排泄的药物合用时，可能导致血浆中泛昔洛韦浓度升高；（2）与其他由醛氧化酶催化代谢的药物可能发生相互作用。

芬太尼 Fentanyl

（1）本品与其他麻醉辅助药并用作用可增强，需注意；（2）氟哌利多 2.5mg 和本品 0.05mg 的混合液，能使病人安静，对外界环境漠不关心，但仍能合作等优点，肌注小量常作麻醉前给药；（3）地西泮（安定）能减少本品的用量（总量），因为前者能加深后者的中枢性抑制，提早出现并延长呼吸抑制，地西泮用量偏大时又可使外周血管总阻力减少，血压也有所下降；（4）肌松药的用量可因本品的使用而相应减少，肌松药又能解除本品的肌肉僵直，偶有呼吸暂停，持续的时间又长，应识别这是中枢性的（系本品的使用所致）还是外周性的（由于肌松药作用于神经肌接头处 N2 受体）；（5）与吩噻嗪类药合用，血压常不免有大幅度波动，但偶有外科强刺激即上升；（6）与 80% 氧化亚氮合用，可诱发心率减慢、心肌收缩减弱、心排血量减少，左室功能欠佳者尤其明显；（7）纳洛酮等能拮抗本品的呼吸抑制和镇痛作用；（8）芬太尼与氟硝西泮合用，在术后常发生熟睡，应用纳洛酮可防止此作用。

酚氨咖敏 Compound Aminophenazone

（1）异烟肼和甲丙氨脂能促使咖啡因增效，提高后者脑组织内的浓度 55%，肝和肾内浓度有所下降；（2）口服避孕药有可能减慢咖啡因的消除率；（3）同时饮酒或服用中枢神经抑制药，可促使组胺药效增强；（4）奎尼丁与本品同用时，其类似阿托品样的效应加剧；（6）与三环类抗抑郁药同服，增强后者的疗效。

夫西地酸 Fusidate

夫西地酸可增加香豆素类药物的抗凝血作用

伏立康唑 Voriconazole Powder

（1）伏立康唑禁止与其他药物，包括肠道外营养剂（如 Aminofusin10% Plus）在同一静脉通路中滴注。伏立康唑与 Aminofusin10% Plus 物理不相容，二者在 4℃储存 24 小时后可产生不溶性微粒。伏立康唑不宜与血制品或任何电解质补充剂同时滴注。伏立康唑注射剂可与全胃肠外营养液不在同一静脉通路中同时静脉滴注。

4.2%的碳酸氢钠静脉注射液与伏立康唑存在配伍禁忌，该稀释剂的弱碱性可使伏立康唑在室温储存24小时后轻微降解。虽然稀释后的伏立康唑溶液推荐冷藏，但仍不推荐使用4.2%的碳酸氢钠注射液作为稀释剂；（2）本品禁止与CYP3A4底物、特非那定、阿司咪唑、西沙必利、匹莫齐特或奎尼丁合用，因为本品可使上述药物的血药浓度增高，从而导致Q-T间期延长，并且偶见尖端扭转性室性心动过速。本品禁止与利福平、卡马西平和苯巴比妥合用，后者可以显著降低本品的血药浓度。本品不可与麦角生物碱类药物（麦角胺，二氢麦角胺）合用。麦角生物碱类为CYP3A4的底物，二者合用后麦角类药物的血药浓度增高可导致麦角中毒。西罗莫司与伏立康唑合用时，前者的血药浓度可能显著增高，因此这两种药物不可同时应用。本品禁止与利托那韦（每次400mg，每12小时1次）合用。健康受试者同时应用利托那韦（每次400mg，每12小时1次）与伏立康唑，伏立康唑的血药浓度显著降低。利托那韦每次100mg，每12小时一次用于抑制CYP3A，从而使其他抗逆转录病毒药物浓度增高，但这种给药方案对伏立康唑浓度的影响尚无研究。本品禁止与依法韦伦同时应用。二者同时应用时，伏立康唑血药浓度显著降低，依法韦伦的血药浓度则显著增高。本品禁止与利福布丁同时应用。二者合用，伏立康唑血药浓度显著降低，利福布丁的血药浓度则显著增高。

氟胞嘧啶 Flucytosine

（1）阿糖胞苷可通过竞争抑制灭活本品的抗真菌活性；（2）本品与两性霉素B具协同作用，两性霉素B亦可增强本品的毒性，此与两性霉素B可使细胞摄入药物量增加以及肾排泄受损有关；（3）同时应用骨髓抑制药物可增加毒性反应，尤其是造血系统的不良反应。

氟康唑 Fluconazole

（1）与异烟肼或利福平合用时，可使本品浓度降低；（2）与磺酰脲类降糖药合用，可使此类药物的血药浓度升高而致低血糖，因此须监测血糖，并可减少磺酰脲类降糖药的剂量；（3）高剂量本品和环孢素合用时，可使环孢素的浓度升高，致毒性反应危险性增加，因此必须在监测环孢素的血药浓度并调整剂量的情况下方可使用；（4）本品与氢氯噻嗪合用使本品血药浓度升高；（5）与茶碱合用时，茶碱血药浓度约升高13%，可致毒性反应，故需监测茶碱的血药浓度；（6）与华法林和双香豆素类抗凝药合用时，可增强双香豆素类的抗凝作用，故需监测凝血酶时间并谨慎使用；（7）与苯妥英钠合用时，可使后者浓度升高，故需监测苯妥英钠血药浓度。

氟罗沙星 Fleroxacin

（1）去羟肌苷（DDI）制剂中含有的铝及镁可与氟喹诺酮类螯合，不宜合用；（2）尿碱化剂可减低本品在尿中的溶解度，导致结晶尿和肾毒性；（3）丙磺舒可延迟本品的排泄，使本品血浓度增高而产生毒性。

氟尿嘧啶 Fluorouracil

（1）多种药物可在生物化学上影响氟尿嘧啶的抗癌作用或毒性，常见的药物包括甲氨蝶呤、甲硝唑及四氢叶酸；（2）与甲氨蝶呤合用，应先给甲氨蝶呤4~6

小时后再给予氟尿嘧啶，否则会减效；（3）先给予四氢叶酸，再用氟尿嘧啶可增加其疗效。本品能生成神经毒性代谢产物——氟代柠檬酸而致脑瘫，故不能作鞘内注射；（4）别嘌呤醇可以减低氟尿嘧啶所引起的骨髓抑制。用本品时不宜饮酒或同用阿司匹林类药物，以减少消化道出血的可能。

复方阿司匹林　Compound Aspirin

（1）乙醇可加剧本品对胃粘膜的损害作用；（2）若与香豆素类抗凝药合用，可增加出血倾向；（3）可抑制丙磺舒、磺吡酮的促尿酸排泄作用，大剂量尤为明显；（4）若与其他非甾体抗炎药同服，胃肠道不良反应增加，抗炎作用降低；（5）糖皮质激素可刺激胃酸分泌，并降低胃及十二指肠粘膜对胃酸的抵抗力，若二者合用，可使胃肠出血加剧；（6）可增加磺脲类降糖药、甲氨蝶呤、巴比妥类药、苯妥英钠等的作用和毒性；（7）可降低螺内酯的活性代谢物安体舒通的促肾小管分泌作用，抑制其排钠。

复方阿替卡因　Articaine

本品不建议与其他药物合并使用。不建议合用药物：西布曲明：由于含有肾上腺素，与西布曲明合用时出现阵发性高血压伴心律失常（抑制肾上腺素或去甲肾上腺素进入交感神经纤维）。合用时需加以小心：由于含有肾上腺素，慎与以下药物合用：（1）挥发性卤代麻醉剂：可能引起严重的室性心律失常（增加心脏反应）。应限制本品的给药剂量以减少肾上腺素的用量，例如：成人10分钟内少于0.1mg或1小时内少于0.3mg肾上腺素；（2）丙米嗪类抗抑郁药：可能引起阵发性高血压伴心律失常（抑制肾上腺素或去甲肾上腺素进入交感神经纤维）。应限制本品给药剂量以减少肾上腺素的入量，例如：成人10分钟内少于0.1mg或1小时内少于0.3mg肾上腺素；（3）血清素能-去甲肾上腺素抗抑郁剂（米西普兰及文拉法辛）：可能引起阵发性高血压伴心律失常（抑制肾上腺素或去甲肾上腺素进入交感神经纤维）。应限制本品给药剂量以减少肾上腺素的入量，例如：成人10分钟内少于0.1mg或1小时内少于0.3mg肾上腺素；（4）非选择性单胺氧化酶抑制剂（异丙烟肼）：通常中度增加肾上腺素升压作用。仅在严密的临床监护下才可能使用；（5）非选择性或A型选择性单胺氧化酶抑制剂（前者如苯乙肼，后者如马氯贝胺、托洛沙酮等）类抗抑郁药：存在增加肾上腺素升压作用的危险。仅在严密的临床监护下才可能使用；（6）胍乙啶：可能导致血压大幅度升高（由于交感神经张力降低致反应性增高和/或抑制肾上腺素或去甲肾上腺素进入交感神经纤维）。与上述药物合用时，应严密患者监测临床症状和生化指标。

复方氨基比林　Compound Aminophenazone

巴比妥类药有抑制呼吸中枢作用，对能抑制呼吸的药物有加强作用，如硫酸庆大霉素等，应禁止同时应用。

复方丙氧氨酚　Propoxyphene Napsylate and Paracetamol

（1）右丙氧芬与奥芬那君合用，可产生中枢神经系统协同作用；（2）右丙氧芬与巴比妥类药物合用，可协同增加中枢抑制效应；（3）右丙氧芬可抑制细胞色素P450介导的阿普唑仑的代谢，增加后产生中枢神经系统毒性的危险；（4）右丙氧芬可降低地西泮的代谢，从而使后者产生中枢抑制作用；（5）利托那韦可降低右丙氧芬的代谢，使后者的血药浓度水平升高，增加产生中枢抑制和呼吸抑制的危险性；（6）右丙氧芬可抑制普萘洛尔的代谢，使产生低血压和心动过缓的可能性增加；（7）右丙氧芬可竞争性结合阿片受体，与纳曲酮合用时，可产生阿片类戒断症状；（8）右丙氧芬与氯霉素合用时，可产生氯霉素毒性，表现为呕吐、低血压和体温过低等；（9）其余参见“对乙酰氨基酚”的相关内容；（10）与乙醇合用有协同作用，易引起过量中毒反应。

复方茶碱　Compound Theophylline

本品不宜与麻黄碱或肾上腺素同时注射，因有协同作用，可增加毒性

复方对乙酰氨基酚　Compound Paracetamol

（1）在长期饮酒或应用其他肝酶诱导剂，尤其是应用巴比妥类或抗惊厥药的患者，长期使用对乙酰氨基酚时更有发生肝毒性的危险；（2）因其减少凝血因子在肝内的合成，可增加抗凝药得作用，故合用时要调整抗凝血药的用量；（3）同服对乙酰氨基酚时，因可减少凝血因子在肝内的合成，有增强其毒性，应避免同时使用；（4）与任何可引起低凝血酶原血症、血小板减少、血小板聚集功能降低或胃肠道溃疡出血的药物同用时，可有加重凝血障碍及引起出血的危险；（5）与抗凝血药（如双香豆素、肝素等）、溶栓药（链激酶、尿激酶）同用时，可增加出血危险；（6）尿碱化药（碳酸氢钠等）、抗酸药（长期大量应用）可增加本品自尿中的排泄，使血药浓度下降。但当本品血药浓度已达稳定状态而停用碱性药物。又可使本品血药浓度升高到毒性水平。碳酸酐酶抑制药可使尿碱化，但可引起代谢性酸中毒。不仅能使血药浓度降低，而且是本品透人脑组织中的量增多，从增加毒性反应；（7）尿酸化药可减低本品排泄，使其血药浓度升高，本品的血药浓度已达稳态的患者加用尿酸化的药后可能导致本品血药浓度升高，毒性反应增强；（8）糖皮质激素（简称激素）可增加水杨酸的排泄，同用时为了维持本品的血药浓度，必要时应增加本品剂量。本品与激素长期应用时，尤其是大量应用时，又增加胃肠溃疡和出血的危险性。为此，目前不主张两药同时应用；（9）胰岛素或口服降糖药物的降糖效果可因本品同用而加强或加速；（10）与甲氨蝶呤（MTX）同用时，可减少甲氨蝶呤与蛋白的结合，减少其从肾脏排泄，是血药浓度升高而增加毒性反应；（11）丙璜舒或磺吡酮（sulfinpyrazone）的排尿酸作用，可因同时应用本品而降低；当水杨酸盐的血药浓度 $>50\mu g/kg$ 时即明显降低，$>100\sim500\mu g/kg$ 时更甚。此外，丙磺舒可降低水杨酸盐自肾脏的清除率，从而使后者血药浓度升高。

复方磺胺甲噁唑　Sulfamethoxazole

（1）合用尿碱化药可增加本品在碱性尿中的溶解度，使排泄增多；（2）不能与对氨基苯甲酸合用，对氨基苯甲酸可代替本品被细菌摄取，两者相互拮抗；（3）下列药物与本品同用时，本品可取代这些药物的蛋白结合部位，或抑制其代谢，以致药物的作用时间延长或发生毒性反应，因此当这些药物与本品同时应用或在应用本品之后使用时需调整其剂量。此类药物包括口服抗凝药、口服降血糖药、甲氨蝶呤、苯妥英钠和硫喷妥钠；（4）与骨髓抑制药合用可能增强此类药物对造血系统的不良

反应。如白细胞、血小板减少等，如确有指征需两药合用时，应严密观察可能发生的毒性反应；（5）与避孕药（雌激素类）长时间合用可导致避孕的可靠性减小，并增加经期外出血的机会；（6）与溶栓药物合用时，可能增大其潜在的毒性作用；（7）与肝毒性药物合用时，可能增高肝毒性发生率。对此类患者尤其是用药时间较长及以往有肝病史者应监测肝功能；（8）与光敏药物合用时，可能发生光敏作用的相加；（9）接受本品治疗者对维生素 K 的需要量增加；（10）不宜与乌洛托品合用，因乌洛托品在酸性尿中可分解产生甲醛，后者可与本品形成不溶性沉淀物，使发生结晶尿的危险性增加；（11）本品可取代保泰松的血浆蛋白结合部位，当两者同用时可增强保泰松的作用；（12）磺吡酮与本品合用时可减少后者自肾小管的分泌，其血药浓度持久升高易产生毒性反应，因此在应用磺吡酮期间或在应用其治疗后可能需要调整本品的剂量。当磺吡酮疗程较长时，对本品的血药浓度宜进行监测，从而有助于剂量的调整，保证安全用药；（13）本品中的 TMP 可抑制华法林的代谢而增强其抗凝作用；（14）本品中的 TMP 与环孢素合用可增强肾毒性；（15）利福平与本品合用时，可明显使本品中的 TMP 清除增加和血消除半衰期缩短；（16）不宜与抗肿瘤药、（2，4）-二氨基嘧啶类药物合用，也不宜在应用其他叶酸拮抗药治疗的疗程之间应用本品，因为有产生骨髓再生不良或巨幼红细胞贫血的可能；（17）不宜与氨苯砜合用，因氨苯砜与本品中的 TMP 合用两者血药浓度均可升高，氨苯砜浓度的升高使不良反应增多且加重，尤其是高铁血红蛋白血症的发生；（18）避免与青霉素类药物合用，因为本品有可能干扰此类药物的杀菌作用。

复方氯唑沙宗 Compound Chlorzoxazone

本品与酚噻嗪类、巴比妥酸类衍生物等中枢抑制剂及单胺氧化酶抑制剂合用时，应减少本品用量。

更昔洛韦 Ganciclovir

（1）影响造血系统的药物、骨髓抑制剂及放射治疗等与本品同用时，可增强对骨髓的抑制作用；（2）本品与肾毒性药物同用时（如两性霉素 B、环孢素）可能加强肾功能损害，使本品经肾排出量减少而引起毒性反应；（3）与齐多夫定同用时可增强对造血系统的毒性，必须慎用；（4）与去羟肌苷同用或先后使用可使后者药时曲线下面积显著增加（增加 72%~111%），但两者经肾清除量不变；（5）本品与亚胺培南-西司他丁同用可发生全身抽搐；（6）与丙磺舒或抑制肾小管分泌的药物合用可使本品的肾清除量减少约 22%，其药时曲线下面积增加约 53%，因而易产生毒性反应；（7）应避免与氨苯砜、喷他脒、氟胞嘧啶、长春碱、多柔比星、甲氧苄啶、磺胺类及核苷类药物合用。

过氧苯甲酰 Benzoyl Peroxide

与其他能引起脱头皮屑的外用药（如间苯二酚、水杨酸、硫磺、维 A 酸）、药用肥皂等清洁剂、各种含有乙醇的用品（如剃须后涂洗剂、芳香化妆品、修面霜或洗剂）或药用化妆品合用，可增加头皮刺激或干燥的不良反应。

红霉素 Erythromycin

（1）本品为 CYP3A4 抑制剂，可抑制卡马西平、丙戊酸、芬太尼、环孢素等药物的代谢；（2）与氯霉素和林可酰胺类有拮抗作用，不推荐同用；（3）本品为抑菌剂，同用时可干扰青霉素的杀菌效能，故当需要快速杀菌作用如治疗脑膜炎时，两者不宜同用；（4）长期服用华法林的患者应用本品时可导致凝血酶原时间延长，从而增加出血的危险性，老年患者尤应注意。两者必须同用时，华法林的剂量宜适当调整，并严密观察凝血酶原时间；（5）除二羟丙茶碱外，本品与黄嘌呤类合用可使氨茶碱的肝清除减少，导致血清氨茶碱浓度升高和（或）毒性反应增加。这一现象在合用 6 日后较易发生，氨茶碱清除的减少幅度与红霉素血清峰值成正比。因此在两者合用疗程中和疗程后，黄嘌呤类的剂量应予调整；（6）与其他肝毒性药物合用可能增强肝毒性；（7）大剂量红霉素与耳毒性药物合用，尤其肾功能减退患者可能增加耳毒性；（8）与洛伐他汀、辛伐他汀、阿托伐他汀合用时可抑制其代谢而使血浓度上升，可能引起横纹肌溶解；与咪达唑仑或三唑仑合用时可减少二者的清除而增强其作用；（9）与胺碘酮同用，可增加发生室性心律失常的风险。

琥乙红霉素 Erythromycin Ethylsuccinate

（1）本品可抑制卡马西平和丙戊酸等抗癫痫药物的代谢，导致其血药浓度增高而发生毒性反应。与芬太尼合用可抑制后者的代谢，延长其作用时间。与阿司咪唑或特非那定等抗组胺药合用可增加心脏毒性，与环孢素合用可使后者血药浓度增加而产生肾毒性；（2）本品与氯霉素和林可酰胺类有拮抗作用，不推荐同时使用；（3）本品为抑菌剂，可干扰青霉素的杀菌效能，故当需要快速杀菌作用如治疗脑膜炎时，两者不宜同时使用；（4）长期服用华法林的患者应用本品时可导致凝血酶原时间延长，从而增加出血的危险性，老年患者尤应注意。两者必须同时使用时，华法林的剂量宜适当调整，并严密观察凝血酶原时间；（5）除二羟丙茶碱外，本品与黄嘌呤类药物同时使用可使氨茶碱的肝清除减少，导致血清氨茶碱浓度升高和/或毒性反应增加。这一现象在合用 6 日后较易发生，氨茶碱清除的减少幅度与本品血清峰值成正比。因此在两者合用时和合用后，黄嘌呤类药物的剂量应予调整；（6）本品与其他肝毒性药物合用可能增强肝毒性；（7）大剂量本品与耳毒性药物合用，尤其肾功能减退患者可能增加耳毒性；（8）与洛伐他汀合用时可抑制其代谢而使血浓度上升，可能引起横纹肌溶解；与咪达唑仑或三唑仑合用时可减少两者的清除而增强其作用。

环丙沙星 Ciprofloxacin

（1）尿碱化药可减少本品在尿中的溶解度，导致结晶尿和肾毒性；（2）含铝或镁的制酸药可减少本品口服的吸收，建议避免合用。不能避免时应在服本品前 2 小时，或服药后 6 小时服用；（3）本品与茶碱类合用时可能由于与细胞色素 P450 结合部位的竞争性抑制，导致茶碱类的肝消除明显减少，消除半衰期延长，血药浓度升高，出现茶碱中毒症状，故合用时应测定茶碱类血药浓度和调整剂量；（4）环孢素与本品合用时，其血药浓度升高，必须监测环孢素血药浓度，并调整剂量；（5）本品与抗凝药华法林同用时可增强后者的抗凝作用，合用时应严密监测患者的凝血酶原时间；（6）丙磺舒可减少本品自肾小管分泌约 50%，合用时可因本品血药浓度增高而产生毒性；（7）本品干扰咖啡因的代谢，从而导致咖啡因消除减少，消除半衰期延长，并可能产生中枢神经系统毒性；（8）去羟肌苷可减少本品的口服吸收，因其制剂中所含的铝及镁，可与本品螯合，故不宜合用。

磺胺嘧啶 Sulfadiazine

（1）与尿碱化药合用可增加磺胺药在碱性尿中的溶解度，使排泄增多；（2）对氨基苯甲酸可代替磺胺被细菌摄取，对磺胺药的抑菌作用发生拮抗，因而两者不宜合用。也不宜与含对氨苯甲酰基的局麻药如普鲁卡因、苯佐卡因、丁卡因等合用；（3）与口服抗凝药、口服降血糖药、甲氨蝶呤、苯妥英钠和硫喷妥钠合用时，上述药物需调整剂量，因磺胺嘧啶可取代这些药物的蛋白结合部位，或抑制其代谢，以致药物作用时间延长或发生毒性反应。因此当这些药物与本品同时应用，或在应用本品后使用均需调整其剂量；（4）骨髓抑制药与本品合用时可能增强此类药物对造血系统的不良反应，如白细胞、血小板减少，应严密观察可能发生的毒性反应；（5）与避孕药（口服含雌激素者）长时间合用可导致避孕的可靠性减小，并增加经期外出血的机会；（6）与溶栓药物合用时，可能增大其潜在的毒性作用；（7）与肝毒性药物合用，可能引起肝毒性发生率的增高。对此类患者尤其是用药时间较长及以往有肝病史者应监测肝功能；（8）与光敏药物合用可能发生光敏作用相加；（9）接受磺胺药治疗者对维生素 K 的需要量增加；（10）乌洛托品在酸性尿中可分解产生甲醛，后者可与磺胺形成不溶性沉淀物，使发生结晶尿的危险性增加，因此两药不宜同时应用；（11）因本品有可能干扰青霉素类药物的杀菌作用，最好避免与此类药物同时应用；（12）与磺吡酮合用时可减少本品中的磺胺嘧啶自肾小管的分泌，其血药浓度升高而持久，易产生毒性反应，因此在应用磺吡酮期间或应用其治疗后可能需要调整本品的剂量；（13）与甲氧苄啶合用可产生协同作用。

磺胺嘧啶银 Sulfadiazine Silver

（1）与尿碱化药合用时可增强本品在碱性尿中的溶解度，使排泄增多；（2）不能与对氨基苯甲酸合用，对氨基苯甲酸可代替本品被细菌摄取，两者相互拮抗。也不宜与含对氨苯甲酰基的局麻药如普鲁卡因、苯佐卡因、丁卡因等合用；（3）与口服抗凝药、口服降血糖药、甲氨蝶呤、苯妥英钠和硫喷妥钠合用时，上述药物需调整剂量，因本品可取代这些药物的蛋白结合部位，或抑制其代谢，以致药物作用时间延长或毒性发生；（4）与骨髓抑制药合用时可能增强此类药物潜在的毒副作用。如有指征需两类药物同用时，应严密观察可能发生的毒性反应；（5）与避孕药（雌激素类）长时间合用可导致避孕的的可靠性减小，并增加经期外出血的机会；（6）与溶栓药合用时可能增大其潜在的毒性作用；（7）与肝毒性药物合用时可能引起肝毒性发生率的增高。对此类患者尤其是用药时间较长及以往有肝病史者应进行严密的监测；（8）与光敏感药物合用时可能发生不敏感的相互作用；（9）接受本品治疗者对维生素 K 的需要量增加；（10）不宜与乌洛托品合用，因乌洛托品在酸性尿中可分解产生甲醛，后者可与本品形成不溶性沉淀物，使发生结晶尿的危险性增加；（11）本品可取代保泰松的血浆蛋白结合部位，两者合用时可增加保泰松的作用；（12）因本品有可能干扰青霉素类药物的杀菌作用，最好避免与此类药物同时应用；（13）磺吡酮与本品合用时可减少本品自肾小管的分泌，其血药浓度升高而持久或产生毒性，因此在应用磺吡酮期间或应用其治疗后可能需要调整本品的剂量。

磺苄西林钠 Sulbenicillin Sodium

（1）庆大霉素与磺苄西林钠联合后可互相增强对肠球菌的作用。但本品与其他β-内酰胺类抗生素一样，与氨基苷类混合后，两者的抗菌活性明显减弱；（2）丙磺舒可阻滞磺苄西林钠的排泄，从而升高本品的血药浓度。

吉米沙星 Gemifioxacinmesylate

（1）与丙磺舒同服可导致本药的全身暴露量增加45%；（2）含镁和/或铝的制酸剂、含硫酸铁（铁）的制剂、含锌或其他金属阳离子的多种维生素制剂、去羟肌苷、硫糖铝应当在本品服用前3小时或服用后2小时服用。

加替沙星 Gatifloxacin

（1）本品与丙磺舒合用，可缓解加替沙星经肾排除；（2）硫酸亚铁、含铝或镁制酸剂和去羟基苷（地丹诺辛，惠妥兹）与本品合用，加替沙星的生物利用度降低。而在服用硫酸亚铁，含锌、镁、铁等饮食补充剂（如多种维生素）或含铝/镁制酸剂或去羟基苷（地丹诺辛，惠妥兹）前4小时服用本品，不影响加替沙星的药代动力学过程；（3）牛奶，碳酸钙，西咪替丁，茶碱，华法林，优降糖或咪达唑仑与本品同时服用未见发生相互作用；（4）本品与地高辛同时使用，未见加替沙星药代动力学参数发生明显改变，单在部分受试者发现地高辛血药浓度升高。故应监测服用地高辛患者的地高辛毒性反应的症状和体征。对表现出毒性症状和体征的患者，应测定地高辛的血药浓度，并适当调整地高辛剂量。

甲硝唑 Metronidazole

本品能增强华法林等抗凝药物的作用。

甲氧苄啶 Trimethoprim

（1）骨髓抑制剂与本品合用时发生白细胞、血小板减少的机会增多；（2）氨苯砜与本品合用时，两者血药浓度均可升高，氨苯砜浓度的升高可使不良反应增多且加重，尤其是高铁血红蛋白血症的发生；（3）本品不宜与抗肿瘤药、2，4-二氨基嘧啶类药物同时应用，也不宜在应用其他叶酸拮抗药治疗时应用本品，因为有产生骨髓再生不良或巨幼红细胞贫血的可能；（4）与利福平合用时可明显增加本品清除，血清半衰期缩短；（5）与环孢素合用可增加肾毒性；（6）本品可干扰苯妥英的肝内代谢，增加苯妥英的 $t_{1/2}$ 达50%，并使其清除率降低30%；（7）与普鲁卡因胺合用时可减少普鲁卡因胺的肾清除，致普鲁卡因胺及其代谢物NAPA的血浓度增高；（8）与华法林合用时可抑制该药的代谢而增强其抗凝作用。

交沙霉素 Josamycin

（1）本品为CYP3A4抑制剂，可影响被该酶代谢的药物，如苯二氮䓬类药物、卡马西平、环孢素等的作用；（2）本品与青霉素类合用时可能干扰后者的杀菌活性；（3）本品对氨茶碱等药物的体内代谢影响不明显。

金刚烷胺 Amantadine

（1）与抗胆碱药、抗组胺药、三环类抗抑郁药等合用，可出现阿托品样反应

（口干、视物不清、便秘、尿潴留等）；（2）与其他中枢神经兴奋剂合用，如苯丙胺（amphetamine）、哌醋甲酯（methylphenidate）等，可出现强烈的中枢神经兴奋不良反应，严重时可引起惊厥、心律失常等；（3）由于有一定的非特异性退热作用，因而不必加用退热药。如合用则退热作用极强，应特别注意；（4）可缓解震颤麻痹症状，与安坦、卡马特灵、左旋多巴等有协同作用；（5）与酒精合用时，中枢神经抑制加剧，易致醉酒。

金诺芬　Auranofin

（1）与细胞毒药物或抗疟药合用时，这些药本身即可引起与金诺芬类似的毒性；（2）与青霉胺合用，可能引起皮疹、骨髓抑制。

卡泊芬净　Caspofungin

（1）环孢素（4mg/kg 一次给药，或 3mg/kg 两次给药）能使卡泊芬净的 AUC 增加大约 35%。AUC 增加可能是由于肝脏减少了对卡泊芬净的摄取所致。本品不会使环孢素的血浆浓度升高。当本品与环孢素同时使用时，会出现肝酶 ALT 和 AST 水平的一过性升高；（2）本品能使他克莫司（FK-506）的 12 小时血浓度（C12hr）下降 26%。对于同时接受这 2 种药物治疗的病人，建议对他克莫司的血药浓度进行标准的检测，同时适当地调整他克莫司的剂量；（3）利福平既诱导又抑止卡泊芬净的消除，稳态显示净诱导作用。在其中一项研究中，同一天开始给予利福平和卡泊芬净合用 14 天。在第二项研究中，单独给予利福平 14 天使其诱导作用达到稳态，然后再给予利福平和卡泊芬净合用 14 天。当利福平的诱导作用达到稳态时，卡泊芬净 AUC 或输注末浓度变化很小，但卡泊芬净谷浓度减少了约 30%。利福平的抑制作用表现在当同一天开始使用利福平和卡泊芬净时，卡泊芬净血浆浓度在第 1 天有短暂的升高（AUC 升高约 60%）。当卡泊芬净加至已进行的利福平治疗中，没有发现这种抑止作用，卡泊芬净的浓度没有升高；（4）当本品与其他药物清除诱导剂（依非韦伦、奈韦拉平、苯妥英、地塞米松或卡马西平）同时使用时，可能使卡泊芬净的浓度产生有临床意义的下降。目前获得的数据显示在卡泊芬净消除中的可诱导药物清除机理更象一种摄取运转过程，而不是代谢。因此，当本品与药物清除诱导剂如依非韦伦、奈韦拉平、利福平、地塞米松、苯妥英或卡马西平同时使用时，应考虑给予本品每日 70mg 的剂量

卡那霉素　Kanamycin

（1）与其他氨基苷类合用或先后局部或全身应用，可增加耳毒性、肾毒性以及神经肌肉阻滞作用；（2）与神经肌肉阻滞剂合用，可加重神经肌肉阻滞作用，导致肌肉软弱、呼吸抑制等；（3）与卷曲霉素、顺铂、依他尼酸、呋塞米或万古霉素（或去甲万古霉素）等合用，或先后连续局部或全身应用，可能增加耳毒性与肾毒性；（4）与头孢噻吩或头孢唑林局部或全身合用可能增加肾毒性；（5）与多黏菌素类注射剂合用，或先后连续局部或全身应用，可增加肾毒性和神经肌肉阻滞作用；（6）其他肾毒性及耳毒性药物均不宜与本品合用或先后应用，以免加重肾毒性或耳毒性；（7）氨基苷类与 β-内酰胺类（头孢菌素类与青霉素类）混合时可导致相互失活。本品与上述抗生素联合应用时必须分瓶滴注。亦不宜与其他药物同瓶滴注。

卡培他滨 Capecitabine

（1）制酸剂：可以使本品及其一种代谢产物（5′-DFCR）的血浆浓度轻微增加，对三种主要代谢产物5′-DFUR、5-FU和FBAL没有影响；（2）抗凝剂：对于接受本品合并口服香豆素衍生物类抗凝治疗的患者，应经常密切监测其抗凝反应和应调节抗凝剂剂量。在使用本品并伴随华法林及苯丙香豆素等香豆素衍生物类抗凝治疗的患者中，已有凝血指标改变和/或出血的报道；（3）CYP2-C9底物：同用适应谨慎；（4）苯妥英：服用本品者应仔细监测苯妥英水平，苯妥英的剂量可能需要降低；（5）甲酰四氢叶酸：甲酰四氢叶酸增加5-氟尿嘧啶的浓度，并可能增强其毒性；（6）建议本品与食物一同服用。

可待因 Codeine

（1）本品与抗胆碱药合用时，可加重便秘或尿潴留等不良反应；（2）与美沙酮或其他吗啡类药合用时，可加重中枢性呼吸抑制作用；（3）与肌肉松弛药合用时，呼吸抑制更为显著。

可的松 Cortisone

（1）非甾体消炎镇痛药可加强其致溃疡作用；（2）可增强对乙酰氨基酚的肝毒性；（3）与两性霉素B或碳酸酐酶抑制剂合用，可加重低钾血症，长期与碳酸酐酶抑制剂合用，易发生低血钙和骨质疏松；（4）与蛋白质同化激素合用，可增加水肿的发生率，使痤疮加重；（5）与抗胆碱能药（如阿托品）长期合用，可致眼压增高；（6）三环类抗抑制药可使其引起的精神症状加重；（7）糖尿病患者应用本药时可使血糖升高，应适当调整降糖药剂量；（8）甲状腺激素可使其代谢清除率增加，故甲状腺激素或抗甲状腺药与其合用，应适当调整后者的剂量；（9）与避孕药或雌激素制剂合用，可加强其治疗作用和不良反应；（10）与强心苷合用，可增加洋地黄毒性及心律紊乱的发生；（11）与排钾利尿药合用，可致严重低血钾，并由于水钠潴留而减弱利尿药的排钠利尿效应；（12）与麻黄碱合用，可增强其代谢清除；（13）与免疫抑制合用，可增加感染的危险性，并可能诱发淋巴瘤或其他淋巴细胞增生性疾病；（14）可增加异烟肼在肝脏代谢和排泄，降低异烟肼的血药浓度和疗效；（15）可促进美西律在体内代谢，降低血药浓度；（16）与水杨酸盐合用，可减少血浆水杨酸盐的浓度；（17）与生长激素合用，可抑制后者的促生长作用；（18）糖皮质激素与致溃疡药物（如水杨酸盐和NSAID）合用，会增加发生消化道并发症的危险；（19）糖皮质激素与噻嗪类利尿药合用，会增加糖耐量异常的危险；（20）糖皮质激素会增加糖尿病患者对胰岛素和口服降糖药的需求；（21）服用皮质类固醇的患者不可接种牛痘，也不可接受其他免疫措施，特别是大剂量服用的患者，因为有出现神经系统并发症和/或缺乏抗体反应的危险；（22）皮质类固醇与乙酰水杨酸联合用于凝血酶原过少的患者时应谨慎；（23）有报道说同时服用甲泼尼龙和环孢菌素会引起惊厥。因为上述两种药物会互相抑制对方的代谢，所以服用任一药物时引起的惊厥和其他副反应在同时服用两种药物时更易发生。

克拉霉素 Clarithromycin

（1）本品可轻度升高卡马西平的血药浓度，两者合用时应对后者进行血药浓度监测；(2) 本品对氨茶碱、茶碱的体内代谢略有影响，一般不需要调整后者的剂量，但氨茶碱、茶碱应用剂量偏大时需监测血药浓度；(3) 本品为大环内酯类抗生素，可升高需要经 CYP3A4 代谢的药物的血清浓度（如阿司咪唑、华法林、麦角生物碱、三唑仑、咪达唑仑、环孢素、奥美拉唑、雷尼替丁、苯妥因、溴隐亭、阿芬他尼、海索比妥、丙吡胺、洛伐他汀、他克莫司等）；(4) 与他汀类药物如洛伐他汀和辛伐他汀合用，可致横纹肌溶解综合征；(5) 与西沙必利、特非那定、匹莫齐特合用会升高后者血浓度，导致 Q-T 间期延长，心律失常如室性心动过速、室颤和充血性心力衰竭。与阿司咪唑合用会导致 Q-T 间期延长；(6) 与地高辛合用会引起地高辛血浓度升高，应进行血药浓度监测；(7) 同时口服本品和齐多夫定时，本品会干扰后者的吸收，使其稳态血药浓度下降，应错开服用时间；(8) 与利托那韦合用，本品代谢会明显被抑制，故本品每天剂量大于 1g 时，不应与利托那韦合用；(9) 与氟康唑合用会增加本品血药浓度。

克林霉素 Clindamycin

(1) 本品与神经肌肉阻滞剂、中枢性麻醉剂、阿片类具呼吸抑制作用的镇痛药合用，可使神经肌肉阻滞现象和呼吸抑制现象加强。而与抗肌松药合用可使抗肌松作用减弱；(2) 氯霉素和红霉素可置换或阻止克林霉素与细菌核糖体 50S 亚基的结合，彼此减效，故不宜与本品合用；(3) 本品与庆大霉素、多黏菌素合用，可能使抗菌作用增强。

克霉唑 Clotrimazol

本品与制霉菌素、两性霉素 B 及氟胞嘧啶对白色念珠菌无协同作用。

拉氧头孢 Latamoxef

(1) 本品与抗凝血药物如肝素等以及抗血小板聚集药物如阿司匹林、二氟尼柳等合用可增加出血倾向；(2) 本品不宜与强效利尿剂同时应用，以免增加肾毒性。

利巴韦林 Ribavirin

与齐多夫定合用有拮抗作用，因本品可抑制齐多夫定转变成活性型的磷酸齐多夫定。

利多卡因 Lidocaine

(1) β 受体拮抗剂可以减少肝血流量，故合用时可能减低肝脏对本品的清除，不良反应增多加剧；(2) 神经肌肉阻滞药合用较大剂量利多卡因（按体重 5mg/kg 以上），可使这类药的阻滞作用增强；(3) 与抗惊厥药合用，可增加心肌抑制作用，产生心脏停搏。此外二者合用，中枢神经系统不良反应也增加。苯妥英钠及苯巴比妥也可以增快本品的肝脏代谢，从而降低静注后的血药浓度。曾有报道用本品静注再加以戊巴比妥静注时，可产生窒息致死；(4) 与普鲁卡因胺合用，可产生一过性谵妄及幻觉，但不影响本品的血药浓度；(5) 异丙肾上腺素，试验证明因增加肝血流量，故本品的总清除率随之增高；(6) 去甲肾上腺素，试验证明因减低肝血流量，故本品的总清除率下降；(7) 西咪替丁可减少本品的清除。有报告普萘洛尔使利多卡因清除减少，而增大不良反应的发生率。利多卡因与 β 受体拮抗剂合用有良好的相互作用。

利福定　Rifandin

（1）服用利福定时每日饮酒可导致利福定性肝毒性发生率增加，并增加利福定的代谢；（2）肾上腺皮质激素（糖皮质激素、盐皮质激素）、抗凝药、香豆素或茚满二酮衍生物、口服降血糖药、促皮质素、氨苯砜、洋地黄苷类、丙吡胺、奎尼丁等与利福定合用时，由于后者对肝微粒体酶活性的刺激作用，可使上述药物的药效减低，因此除地高辛和氨苯砜外，在用利福定前和疗程中上述药物需调整剂量。该品与香豆素或茚满二酮类合用时应每日或定期测定凝血酶元时间，据以调整剂量；（3）对氨基水杨酸盐可影响利福定的吸收，导致利福定血药浓度减低；患者服用对氨基水杨酸盐和利福定时，两药之间至少相隔6小时；（4）利福定可刺激雌激素的代谢或减少其肠肝循环，降低口服避孕药的作用，导致月经不规则，月经间期出血和计划外妊娠，患者服用利福定时，应改用其他避孕方法；（5）利福定可诱导肝微粒体酶，增加抗肿瘤药达卡巴嗪（dacarbazine）、环磷酰胺的代谢，烷化代谢物的形成，促使白细胞减低，因此需调整剂量；（6）异烟肼与利福定或咪康唑（静脉）、酮康唑合用可增加肝毒性发生的危险，尤其是原有肝功能损害者和异烟肼快乙酰化患者。此外，异烟肼或利福定与咪康唑或酮康唑合用，可使后两者血药浓度减低，故该品及异烟肼不宜与咪唑类合用；（7）利福定与地西泮（安定）合用可增加后者的消除，使其血药浓度减低，故需调整剂量；（8）利福定与乙硫异烟胺合用可加重其不良反应；（9）利福定可增加左旋甲状腺素在肝脏中的降解，因此两者合用时左旋甲状腺素剂量应增加。利福定亦可增加美沙酮、美西律在肝脏中的代谢，引起美沙酮撤药症状和美西律血药浓度减低，故合用时后两者需调整剂量。利福定可增加苯妥英钠在肝脏中的代谢，故二者合用时应测定苯妥英钠血药浓度并调整用量；（10）丙磺舒可与利福定竞争被肝细胞摄入，使利福定血药浓度增高并产生毒性反应。但该作用不稳定，故通常不宜加用丙磺舒以增高利福定的血药浓度；（11）利福定可增加甲氧苄啶的消除，增加黄嘌呤类的代谢，使茶碱的清除增加；（12）与乙胺丁醇合用有加强视力损害的可能；（13）可使香豆素类抗凝药、口服降糖药、洋地黄类、皮质激素、氨苯砜等药物加速代谢而降效；（14）长期服用该品可降低避孕药的作用而导致避孕失败；（15）该品可干扰维生素D的代谢，可导致骨软化，在营养不良的人或孕妇，其发病危险性较大。

利福喷丁　Rifapentine

（1）服用本品时每日饮酒，可导致本品肝毒性增加，故服用本品期间应戒酒；（2）对氨基水杨酸盐可影响本品的吸收，导致其血药浓度减低；如必须联合应用时，两者服用间隔至少6小时；（3）苯巴比妥类药可能会影响本品的吸收，故不宜与本品同时服用；（4）本品与口服抗凝药同时应用时会降低后者的抗凝效果，应加以注意；（5）本品与异烟肼合用可致肝毒性发生危险增加，尤其是原有肝功能损害者和异烟肼快乙酰化患者；（6）本品与乙硫异烟胺合用可加重其不良反应；（7）制酸药合用会明显降低本品的生物利用度；（8）肾上腺皮质激素（糖皮质激素、盐皮质激素）、氨茶碱、茶碱、氯霉素、氯贝丁酯、环孢素、维拉帕米

（异搏定）、妥卡尼、普罗帕酮、甲氧苄啶、香豆素或茚满二酮衍生物、口服降血糖药、促皮质素、氨苯砜、洋地黄苷类、丙吡胺、奎尼丁等与本品合用时，由于后者诱导肝微粒体酶活性，可使上述药物的药效减弱，因此除地高辛和氨苯砜外，在用本品前和疗程中上述药物需调整剂量。与香豆素或茚满二酮类合用时应每日或定期测定凝血酶原时间，据以调整剂量；（9）本品可诱导肝微粒体酶，增加抗肿瘤药达卡巴嗪、环磷酰胺的代谢，形成烷化代谢物，促使白细胞减低，因此需调整剂量；（10）与地西泮（安定）合用可增加后者的消除，使其血药浓度减低，故需调整剂量；（11）本品可增加苯妥英在肝脏中的代谢，故两者合用时应测定苯妥英血药浓度并调整用量；（12）本品可增加左旋甲状腺素在肝脏中的降解、因此两者合用时左旋甲状腺素剂量应增加；（13）本品亦可增加美沙酮、美西律在肝脏中的代谢，引起美沙酮撤药症状和美西律血药浓度减低，故合用时后两者需调整剂量；（14）丙磺舒可与本品竞争被肝细胞摄入，使本品血药浓度增高并产生毒性反应。但该作用不稳定，故通常不宜加用丙磺舒以增高本品的血药浓度；（15）氯苯酚嗪可减少本品的吸收，达峰时间延迟且半衰期延长；（16）与咪康唑或酮康唑合用，可使后两者血药浓度减低，故本品不宜与咪唑类合用。

利福平　Rifampicin

（1）饮酒可致利福平性肝毒性发生率增加，并增加利福平的代谢，需调整利福平剂量，并密切观察患者有无肝毒性出现；（2）对氨基水杨酸盐可影响本品的吸收，导致其血药浓度减低；如必须联合应用时，两者服用间隔至少6小时；（3）本品与异烟肼合用肝毒性发生危险增加，尤其是原有肝功能损害者和异烟肼快乙酰化患者；（4）利福平与乙硫异烟胺合用可加重其不良反应；（5）氯苯酚嗪可减少利福平的吸收，达峰时间延迟且半衰期延长；（6）利福平与咪康唑或酮康唑合用，可使后两者血药浓度减低，故本品不宜与咪唑类合用；（7）肾上腺皮质激素（糖皮质激素、盐皮质激素）、抗凝药、氨茶碱、茶碱、氯霉素、氯贝丁酯、环孢素、维拉帕米（异搏定）、妥卡尼、普罗帕酮、甲氧苄啶、香豆素或茚满二酮衍生物、口服降血糖药、促皮质素、氨苯砜、洋地黄苷类、丙吡胺、奎尼丁等与利福平合用时，由于后者诱导肝微粒体酶活性，可使上述药物的药效减弱，因此除地高辛和氨苯砜外，在用利福平前和疗程中上述药物需调整剂量。本品与香豆素或茚满二酮类合用时应每日或定期测定凝血酶原时间，据以调整剂量；（8）本品可促进雌激素的代谢或减少其肠肝循环，降低口服避孕药的作用，导致月经不规则，月经间期出血和计划外妊娠。所以，患者服用本品时，应改用其他避孕方法；（9）本品可诱导肝微粒体酶，增加抗肿瘤药达卡巴嗪、环磷酰胺的代谢，形成烷化代谢物，促使白细胞减低，因此需调整剂量；（10）本品与地西泮（安定）合用可增加后者的消除，使其血药浓度减低，故需调整剂量；（11）本品可增加苯妥英在肝脏中的代谢，故两者合用时应测定苯妥英血药浓度并调整用量；（12）本品可增加左旋甲状腺素在肝脏中的降解，因此两者合用时左旋甲状腺素剂量应增加；（13）本品亦可增加美沙酮、美西律在肝脏中的代谢，引起美沙酮撤药症状和美西律血药浓度减低，故合用时后两者需调整剂量；（14）丙磺舒可与本品竞争被肝细胞摄入，使本品血药浓度增高并产生毒性反应。但该作用不稳定，故通常不宜加用丙磺舒以增高本品的血药浓度。

利奈唑胺　Linezolid

（1）使用利奈唑胺的患者应避免食用酪胺含量高的食物或饮料；（2）接受利奈唑胺治疗的患者如同时给予5-羟色胺类药物，应当严密监测5-羟色胺综合征的症状和体征（如：认知功能障碍、高热、反射亢进和共济失调）。

链霉素　Streptomycin

（1）本品与其他氨基苷类合用，可增加耳毒性、肾毒性以及神经肌肉阻滞作用；（2）本品与神经肌肉阻滞药合用，可加重神经肌肉阻滞作用。本品与卷曲霉素、顺铂、依他尼酸、呋塞米或万古霉素（或去甲万古霉素）等合用，可能增加耳、肾毒性；（3）本品与头孢噻吩或头孢唑林合用可增加肾毒性；（4）本品与多黏菌素B注射剂合用，可增加肾毒性和神经肌肉阻滞作用；（5）其他肾毒性药物及耳毒性药物均不宜与本品合用或先后应用，以免加重肾毒性或耳毒性。

两性霉素B　Amphotericin B

（1）肾上腺皮质激素，此类药物在控制两性霉素B的药物不良反应时可合用，但一般不推荐两者同用，因可加重两性霉素B诱发的低钾血症。如需同用时则肾上腺皮质激素宜用最小剂量和最短疗程，并需监测患者的血钾浓度和心脏功能；（2）洋地黄苷，本品所致的低钾血症可增强潜在的洋地黄毒性。两者同用时应严密监测血钾浓度和心脏功能；（3）氟胞嘧啶与两性霉素B具协同作用，因本品可增加细胞对前者的摄取并减少其肾排泄，从而增强氟胞嘧啶的毒性反应；（4）本品与咪唑类抗真菌药（包括咪唑类与三唑类）如酮康唑、氟康唑、伊曲康唑等在体外具拮抗作用；（5）氨基苷类、抗肿瘤药物、卷曲霉素、多黏菌素B、万古霉素等肾毒性药物与本品同用时可增强其肾毒性；（6）骨髓抑制剂、放射治疗等可加重患者贫血，与两性霉素B合用时宜减少其剂量；（7）本品诱发的低钾血症可加强神经肌肉阻滞药的作用，两者同用时需监测血钾浓度；（8）应用尿液碱化药可增强本品的排泄，并防止或减少肾小管酸中毒发生的可能。

林可霉素　Lincomycin

（1）可增强吸入性麻醉药的神经肌肉阻滞现象，导致骨骼肌软弱和呼吸抑制或麻痹（呼吸暂停），在手术中或术后合用时应注意；（2）与抗蠕动止泻药或含白陶土止泻药合用，本品在疗程中甚至在疗程后数周有引起伴严重水样腹泻的伪膜性肠炎可能。前者可使结肠内毒素延迟排出，后者显著减少其吸收。必要时可间隔一定时间（至少2小时）给药；（3）本品具神经肌肉阻滞作用，与抗肌无力药合用时将导致后者对骨骼肌的效果减弱。为控制重症肌无力的症状，在合用时抗肌无力药的剂量应予调整；（4）氯霉素或红霉素在靶位上可置换本品，或阻抑后者与细菌核糖体50S亚基的结合，体外试验显示林可霉素与红霉素具拮抗作用，故林可霉素不宜与氯霉素或红霉素合用；（5）与阿片类镇痛药合用，本品的呼吸抑制作用与阿片类的中枢呼吸抑制作用可因累加现象而有导致呼吸抑制延长或引起呼吸麻痹（呼吸暂停）的可能，故必须对病人进行密切观察或监护；（6）本品可增强神经肌肉阻滞药的作用，两者应避免合用；（7）与新生霉素、卡那霉素在同瓶静滴时有配伍禁忌。

磷霉素　Fosfomycin

磷霉素与β-内酰胺类、氨基苷类、大环内酯类、氟喹诺酮类抗菌药物合用，有相加或协同作用，并可减少耐药菌株的产生。

硫喷妥钠　Thiopental Sodium

（1）与降压药并用，不论是利尿降压药（如噻嗪类药）、中枢性降压药［如可乐定、甲基多巴、帕吉林（pargylina 优降宁）等］，作用于肾上腺能神经末梢的萝芙木类药如利血平等，交感神经节阻滞药如曲咪芬，均应减至最小维持量，但不要随便停药。静注巴比妥类药用量理应酌减并减慢注速，以免出现血压剧降、心血管虚脱或休克；（2）事先使用钙通道阻滞药的患者也应同样办理，以免血压下降严重；（3）麻醉前、全麻诱导或全麻辅助用药时，已用过其他中枢性抑制药，静注本品须减量，否则不仅中枢性抑制过甚，同时还可伴有呼吸微弱或暂停、血压下降和苏醒迟延；（4）与大量的氯胺酮同时并用，常出现低血压、呼吸慢而浅，两者均应减量；（5）与静注硫酸镁并用，中枢性抑制加深；（6）与吩噻嗪类药尤其是异丙嗪并用时，血压下降过程中，中枢神经也可先出现兴奋状态，而后才进入抑制；（7）本品溶液为碱性，与硫酸阿托品、氯化筒箭毒碱、氢化琥珀胆碱等混合即发生沉淀。

氯胺酮　Ketamine

（1）与氟烷等含卤全麻药同用时，氯胺酮的半衰期延长，苏醒延迟；（2）与抗高血压药或中枢神经抑制药同用时，尤其当氯胺酮的用量偏大，静注又快时，可导致血压剧降或（和）呼吸抑制；（3）服用甲状腺素的病人，氯胺酮有可能引起血压过高和心动过速；（4）与苯二氮䓬类和阿片类药物合用时，可延长作用时间并减少不良反应发生。剂量应酌情减少。

氯化琥珀胆碱　Suxamethonium Chloride

（1）本品在碱性溶液中分解，故不宜与硫喷妥钠混合注射；（2）下列药物可降低假性胆碱酯酶活性，而增强本品的作用。①抗胆碱酯酶药。②环磷酰胺、氮芥、塞替哌等抗肿瘤药。③普鲁卡因等局麻药。④单胺氧化酶抑制药、雌激素等。3、与下列药物合用也须谨慎，如：吩噻嗪类、普鲁卡因胺、奎尼丁、卡那霉素、多黏菌素 B、新霉素等有去极化型肌松作用，能增强本品作用。

氯霉素　Chloramphenicol

（1）抗癫痫药（乙内酰脲类），由于氯霉素可抑制肝细胞微粒体酶的活性，导致此类药物的代谢降低，或氯霉素替代该类药物的血清蛋白结合部位，均可使药物的作用增强或毒性增加，故当与氯霉素同用时或在其后应用须调整此类药物的剂量；（2）与降血糖药（如甲苯磺丁脲）同用时，由于蛋白结合部位被替代，可增强其降糖作用，因此需调整该类药物剂量。格列吡嗪和格列本脲的非离子结合特点，使其所受影响较其他降糖药为小，但同用时仍须谨慎；（3）长期使用含雌激素的避孕药，如同时使用氯霉素，可使避孕的可靠性降低，以及经期外出血增加；（4）由于本品具有维生素 B_6 拮抗剂作用或使后者经肾排泄量增加，可导致贫血或周围神经炎的发生，因此维生素 B_6 与本品同用时机体对前者的需要量增加；（5）本品可拮抗维生素 B_{12} 的造血作用，因此两者不宜同用；（6）与某些骨髓抑制药同用时，可增强骨髓抑制作用，如抗肿瘤药物、秋水仙碱和青霉胺等。同时进行放射治疗时，亦可增强骨髓抑制作用，须调整骨髓抑制剂或放射治疗的剂量；（7）如在术前或术中应用，由于本品对肝酶的抑制作用，可降低诱导麻醉药阿芬他尼的清除，延长其作用时间；（8）苯巴比妥、利福平等肝药酶诱导剂与本品同用时，可增强其代谢，致使血药浓度降低；（9）本品可拮抗林可霉素类或红霉素类等大环内酯类抗生素作用，因此不宜联合应用。

氯诺昔康　lornoxicam

（1）西咪替丁能降低氯诺昔康口服后的清除率，升高氯诺昔康血清浓度；（2）氯诺昔康能显著加强华法林的抗凝作用，并能增强口服磺脲类药物的抗糖尿病作用；（3）正在使用大剂量阿司匹林、小剂量甲氨蝶呤、地高辛（特别是在肾功能受损情况下）或使用呋塞米的病人，应当慎用氯诺昔康；（4）与血管紧张素转换酶（ACE）抑制药合用时，后者药效降低。

氯己定　Chlorhexidine

与肥皂、碘化钾等配伍禁忌。0.05%浓度的本品与硼砂、碳酸氢盐、碳酸盐、氧化物、枸橼酸盐、磷酸盐和硫酸盐配伍亦禁忌，因可形成低溶解度的盐在 24 小时后沉淀下来。

氯唑西林　Cloxacillin

（1）本品与氨基苷类、去甲肾上腺素、间羟胺、苯巴比妥、维生素 B 族、维生素 C 等药物存在配伍禁忌，不宜同瓶滴注；（2）丙磺舒可减少氯唑西林的肾小管分泌、延长本品的血清半衰期；（3）阿司匹林、磺胺药抑制本品与血清蛋白结合，提高本品的游离血药浓度。

罗红霉素　Roxithromycin

（1）不与麦角胺、二氢麦角胺、溴隐亭、特非那定、酮康唑及西沙必利配伍；（2）对氨茶碱的代谢影响小，对卡马西平、华法林、雷尼替丁及其他制酸药基本无影响。罗库溴铵安氟醚和异氟醚也许会延长本品的作用时间。缓慢滴注卡马西平和苯妥英钠能减短本品神经肌阻断时间。事先琥珀酰胆碱给药会增强本品的作用，所以直至琥珀酰胆碱作用消失后才可使用本品。本品可以和 5%的葡萄糖注射液或乳酸 Ringer's 溶液相混合。本品呈酸性不能和碱性溶液相混（例如，巴比妥液）于同一注射器中，也不能在静滴时通过同一导管同时滴注。氨基苷类抗生素和丁二酰二胆碱会影响本品的效果。

罗哌卡因　Ropivacaine

接受其他麻醉药或与酰胺类局麻药结构相关的药物治疗的病人如同时使用盐酸罗哌卡因注射液应慎用。罗哌卡因在 pH0.6 以上难溶，所以在碱性环境中会导致沉淀。

罗通定　Rotundine

（1）与其他中枢抑制剂同服，可引起嗜睡及呼吸抑制现象；（2）如正在服用其他药品，使用本品前请咨询医师或药师。

洛美沙星　Lomefloxacin

（1）本品对茶碱类药物和咖啡因的肝内代谢、体内清除过程影响小；（2）硫糖铝和制酸药可使本品吸收速率减慢25%，曲线下面积（AUC）降低约30%，如在本品服用前4小时或服用后6小时服用硫糖铝和制酸药则影响甚微；（3）与芬布芬可致中枢兴奋、癫痫发作；（4）丙磺舒可延迟本品的排泄，使平均曲线下面积（AUC）增大63%，平均达峰时间（t_{max}）延长50%，平均峰浓度（C_{max}）增高4%；故合用时可致本品血药浓度增高而产生毒性；（5）可加强口服抗凝药如华法林等的作用，应监测凝血酶原时间及其他项目；（6）尿碱化剂可减低本品在尿中的溶解度，导致结晶尿和肾毒性；（7）去羟肌苷（DDI）制剂中含铝和镁可与奎诺酮类螯合，不宜合用；（8）与环孢素合用，可致环孢素血药浓度升高，必须监测环孢素血药浓度，并调整剂量；（9）服用本品前后2小时内不宜服含金属离子的营养剂和维生素。

洛索洛芬　Loxoprofen

（1）本品可增加香豆素类抗凝药（华法林等）、磺酰脲类降血糖药（甲苯磺丁脲等）的作用，故合用时应减少这些药物的剂量；（2）慎与新喹诺酮类抗菌药及其他消炎镇痛药合用。

吗啡　Morphine

（1）药液不得与氨茶碱、巴比妥类钠盐等碱性液、溴或碘化物、碳酸氢钠、氧化剂（如高锰酸钾）、植物收敛剂、氢氯噻嗪、肝素钠、苯妥英钠、呋喃妥因、新生霉素、甲氧西林、氯丙嗪、异丙嗪、哌替啶、磺胺嘧啶、磺胺甲基异噁唑以及铁、铝、镁、银、锌化合物等接触，以免发生混浊沉淀；（2）与吩噻嗪类、镇静催眠药、三环抗抑郁药、抗组织胺药等合用，可加剧及延长吗啡的抑制作用；（3）酗酒者给予吗啡特别危险，当血液中有高浓度的酒精时，即使小剂量吗啡（0.3~0.4mg）也可能致死；（4）当患者还处于肌肉松弛药后作用的影响下，给予吗啡也会使呼吸抑制作用增强。因为麻醉性镇痛药除抑制呼吸中枢的传入冲动外，也能损害传出（运动）神经对呼吸肌的支配；（5）单胺氧化酶抑制剂能增强麻醉性镇痛药的作用，引起惊恐、精神错乱和严重的呼吸抑制，并可致中枢神经系统兴奋及高血压；（6）与西咪替丁合用，可能引起呼吸暂停、精神错乱、肌肉抽搐等；（7）吗啡能减弱利尿药的作用；（8）吗啡与香豆素类药物同时应用，可致凝血酶原时间延长。

麦迪霉素　Midecamycin

本品可抑制茶碱的代谢，与茶碱合用时可致茶碱的血药浓度异常升高而致中毒，甚至死亡，故两药合用时应监测茶碱的血药浓度。

美罗培南　Meropenem

不推荐美罗培南和丙磺舒联用。

美洛西林/舒巴坦　Mezlocillin and Sulbactam

（1）与丙磺舒、阿司匹林、吲哚美辛、保泰松、磺胺合用，可使本药经肾脏的排泄时间延长，血药浓度增高；（2）与庆大霉素、卡那霉素等氨基苷类药合用，对铜绿假单胞菌、沙雷杆菌、克雷白杆菌等有协同抗菌作用；（3）与头孢他啶合用，对铜绿假单胞菌和大肠埃希杆菌可产生协同或累加抗菌作用；（4）与维库溴铵类肌松药合用，可延长其神经肌肉阻滞作用；（5）与头孢噻肟合用，可使后者的总清除率降低；（6）与甲氨蝶呤合用，可干扰甲氨蝶呤的肾小管排泄，降低甲氨蝶呤肾脏清除率，出现甲氨蝶呤毒性反应；（7）与华法林、肝素、香荚兰醛、茚满二酮等抗凝血药合用，可能增加凝血障碍和出血的危险；（8）与伤寒活疫苗合用，可降低伤寒活疫苗的免疫效应。可能的机制是本药对伤寒沙门菌有抗菌活性。

美洛西林　Mezlocillin

（1）氯霉素、红霉素、四环素类等抗生素和磺胺类药等抑菌剂可干扰本品的杀菌活性，不宜与本品合用，尤其是在治疗脑膜炎或急需杀菌剂的严重感染时；（2）丙磺舒、阿司匹林、吲哚美辛、磺胺类药物可减少本品自肾脏排泄，因此与本品合用时使其血药浓度增高，排泄时间延长，毒性也可能增加；（3）本品与重金属，特别是铜、锌和汞呈配伍禁忌，因后者可破坏其氧化噻唑环。由锌化合物制造的橡皮管或瓶塞也可影响其活力。也可为氧化剂、还原剂或羟基化合物灭活；（4）本品静脉输液加入头孢噻吩、林可霉素、四环素、万古霉素、琥乙红霉素、两性霉素 B、去甲肾上腺素、间羟胺、苯妥英钠、盐酸羟嗪、丙氯拉嗪、异丙嗪、维生素 B 族、维生素 C 等后将出现混浊；（5）避免与酸碱性较强的药物配伍，pH4. 5 以下会有沉淀发生，pH4. 0 以下及 pH8. 0 以上效价下降较快；（6）本品可加强华法林的作用；（7）与氨基苷类抗生素合用有协同作用，但混合后，两者的抗菌活性明显减弱，因此两药不能置同一容器内给药。

美洛昔康　Meloxicam

（1）同时使用一种以上的非甾体抗炎药可能增加胃肠道溃疡及出血的可能；（2）与抗凝剂、氯苄噻哌啶、系统地使用肝素、溶栓剂合用，可增加出血的可能，如果上述合并用药不可避免，必须密切监视抗凝剂的作用；（3）非甾体抗炎药可增加锂的血浆浓度，故在开始使用、调节和停用本品时监控血浆锂水平；（4）美洛昔康会增加甲氨喋呤的血液毒性，在这种情况下，建议严格监控血细胞数；（5）非甾体抗炎药会降低宫内避孕器的效能；（6）用非甾体抗炎药治疗有使脱水病人出现严重肾功能不全的可能。使用本品和利尿剂的病人应补充足够的水，在治疗开始前监控肾功能；（7）有报导非甾体抗炎药与抗高血压药合用时，通过抑制致血管舒张作用的前列腺素，可能使抗高血压作用降低；（8）与考来烯胺同时使用可加快本品的排除；（9）通过肾前列腺素间接作用，非甾体抗炎药会提高环孢素的肾毒性，在结合治疗期间要测定肾功能；（10）与口服降糖药的相互作用不能排除。

美沙酮　Methadone

（1）与碱性液、氧化剂、糖精钠以及苋菜红等接触，药液显混浊；（2）苯妥英钠和利福平等能促进肝细胞微粒体酶的活动增强，因而本品在体内的降解代谢加快，用量应相应增加；（3）与其他镇痛药、镇静催眠药、抗抑郁药等合用时，可加强这些药物的作用；（4）赛庚啶、甲基麦角酰胺可减弱本品的作用；（5）异烟肼、酚噻嗪类、尿液碱化剂可减少本品的排泄，合用时需酌情减量；（6）与抗高血压药合用，可致血压下降过快，严重的可发生昏厥；（7）与颠茄合用，可发生严重便秘。

咪达唑仑　Midazolam

（1）咪达唑仑可增强催眠药、镇静药、抗焦虑药、抗抑郁药、抗癫痫药、麻醉药和镇静性抗组胺药的中枢抑制作用；（2）一些肝酶抑制药，特别是细胞色素P450-3A抑制药物，可影响咪达唑仑的药代动力学，使其镇静作用延长；（3）酒精可增强咪达唑仑的镇静作用。

咪康唑　Miconazole

（1）本品与香豆素或茚满二酮衍生物等抗凝药合用时，可增强此类药物的作用，导致凝血酶原时间延长，对患者应严密观察，监测凝血酶原时间，调整抗凝药的剂量；（2）本品可使环孢素的血药浓度增高，并可能使肾毒性发生的危险性增加，当两药合用时，应对环孢素的血药浓度进行监测；（3）利福平可增强本品的代谢，增加肝脏毒性，合用时可降低本品的血药浓度，导致治疗失败。与异烟肼合用时亦可降低本品的血药浓度，故应谨慎合用上述药物；（4）苯妥英钠与本品合用可引起两种药物代谢的改变，并使本品的达峰时间延迟，两药合用时应严密观察其反应；（5）本品与降糖药合用时，可由于抑制后者的代谢而致严重低血糖症；（6）本品与西沙必利合用属禁忌，因合用时抑制细胞色素P450代谢通道，可导致心律紊乱。本品若与阿司咪唑或特非那定合用也有发生心律失常的危险，故也应避免；（7）注射剂、内服制剂不能与下列药物合用：肝毒性药物、组胺H_2受体拮抗剂等。

米卡芬净　Micafungin

（1）本品可使西罗莫司的AUC增加21%；（2）本品可使硝笨地平的AUC、Cmax分别增加18%和42%。

米诺环素　Minocycline

（1）由于本品能降低凝血酶原的活性，故本品与抗凝血药合用时，应降低抗凝血药的剂量；（2）由于制酸药（如碳酸氢钠）可使本品的吸收减少、活性降低，故应避免同用；（3）本品与含铝、钙、镁、铁离子的药物合用时，可形成不溶性络合物，使本品的吸收减少；（4）降血脂药物考来烯胺或考来替泊与本品合用时，可能影响本品的吸收；（5）由于巴比妥类、苯妥英或卡马西平可诱导微粒体酶的活性致使本品血药浓度降低，故合用时须调整本品的剂量；（6）全麻药甲氧氟烷和本品合用可导致致命性的肾毒性；（7）由于本品能干扰青霉素的杀菌活性，所以应避免本品与青霉素类合用；（8）本品与强利尿药（如呋塞米等）合用可加重肾损害；（9）本品与其他肝毒性药物（如抗肿瘤化疗药物）合用可加重肝损害；（10）本品和口服避孕药合用，能降低口服避孕药的效果。

莫西沙星　Maxioffoxacin

参见环丙沙星外；（1）慎与下列药物合用：Ⅰa类或Ⅲ类抗心律失常药、红霉素、抗精神病药物和三环类抗抑郁药；（2）抗酸药、抗逆转录病毒制剂和其他含有镁、铝等的制剂需要在口服本药4小时前或2小时后服用。

奈替米星 Netilmicin

（1）本品避免与其他氨基苷类抗生素、万古霉素、多黏菌素、强利尿药和神经肌肉阻断药等肾毒性和神经毒性药物合用；（2）本品与β-内酰胺类（头孢菌素类或青霉素类）混合可导致相互失活，需联合应用时必须分瓶滴注；（3）本品亦不宜与其他药物同瓶滴注。

奈韦拉平 Nevirapine

奈韦拉平是肝细胞色素P450代谢酶（CYP3A，CYP2B）的诱导剂，其他主要由CYP3A，CYP2B代谢的药物在与本药合用时，奈韦拉平可以降低这些药物血浆浓度。因此，如果一个患者正在接受由CYP3A或CYP2B代谢的药物的一个稳定剂量的治疗，若开始合用本药，前者药物剂量需要调整；（1）核苷类逆转录酶抑制剂：①当奈韦拉平与叠氮胸苷，去羟肌苷或扎西他宾合用时，不需调整这些药物的剂量。②奈韦拉平对拉米夫定的清除无影响；（2）蛋白酶抑制剂：①与沙奎那韦合用导致沙奎那韦AUC平均下降24%（$P=0.041$），但奈韦拉平血浆浓度无明显变化。由于相互作用，导致沙奎那韦AUC下降，可能进一步引起沙奎那韦血浆浓度下降，两者相互作用的临床意义尚不清楚。联合用药不影响奈韦拉平的药代动力学。②当本药与利托那韦合用时，不需调整剂量。③和茚地那韦合用，茚地那韦AUC平均下降28%（$P<0.01$），而奈韦拉平血浆浓度无明显变化。对于奈韦拉平和茚地那韦合用的潜在相互影响，还没有肯定的临床结论。奈韦拉平与茚地那韦合用时，当奈韦拉平剂量为200mg，每日2次时，茚地那韦剂量可考虑增加到1000mg，每8小时一次。但是，目前尚无资料显示给予茚地那韦1000mg，每8小时一次，加奈韦拉平200mg，每日2次与茚地那韦800mg，每8小时一次，加奈韦拉平200mg，每日2次，两方案的短期或长期抗病毒作用有何不同。④奈非那韦在合用本药后，奈非那韦的药代动力学参数没有统计学上显著变化（AUC+4%，Cmax+14%和Cmin−2%）。与以前的资料相比，奈韦拉平的药物水平无变化。当本药与任何蛋白酶抑制剂合用时，尚无安全性降低的报道；（3）酮康唑（Ketoconazole）：奈韦拉平200mg，每日2次，和酮康唑400mg，每日1次合用时，有关酮康唑药代动力学参数明显降低（AUC平均下降63%，Cmax平均下降40%）。同一试验中，与以前的资料相比，酮康唑可使奈韦拉平的血浆水平上升15%～28%。因此，酮康唑和奈韦拉平不应合并用药；（4）奈韦拉平对伊曲康唑的影响尚不清楚。虽然尚无药物相互作用的试验，但从肾脏排泄的抗真菌药物（如氟康唑）可代替酮康唑。（5）CYP同功酶诱导剂：①本药对利福平的稳态药代动力学参数Cmax和AUC无显著影响。相反，同以前的资料相比，利福平可显著降低奈韦拉平的AUC（−58%）、Cmax（−50%）和Cmin（−68%）。当奈韦拉平和利福平合用时，目前尚无足够的资料对所需剂量调整进行评估。②利福布丁：奈韦拉平合用利福布丁，结果显示利福布丁的浓度没有显著变化（AUC平均升高12%，C_{minss}平均下降3%），C_{maxss}显著增高（20%）。活性代谢产物25-O-desacetyl-利福布丁的浓度没有显著变化。同时服用奈韦拉平和利福布丁是安全的，不需要调整剂量。

③不推荐患者同时服用本药和 St. John wort 或含 St. John wort 的产品，因为有报告显示 St. John wort 和其他抗病毒药物之间有相互作用。服用 St. John wort 的同时服用非核苷逆转录酶抑制剂，包括奈韦拉平，可降低非核苷逆转录酶抑制剂的浓度，可能影响本药的药效而失去抗病毒作用，并可使病毒产生对奈韦拉平或其他非核苷类逆转录酶抑制剂的耐药性；（6）CYP 同工酶抑制剂：①奈韦拉平和克拉霉素的药物相互作用研究结果表明，药物合用时，克拉霉素的 AUC（-30%）、Cmax（-21%）和 Cmin（-46%）显著降低，而克拉霉素的活性代谢物 14-OH 克拉霉素的 AUC（58%）和 Cmax（62%）显著升高。奈韦拉平的 Cmin（28%）显著升高，AUC（26%）和 Cmax（24%）非显著性升高。这些结果提示当两药合用时，两药的剂量不需调整。②对参加本药临床试验患者的亚人群分析中，接受甲氰米胍（cimetidine，n=13）治疗的患者，奈韦拉平的稳态谷值血浆浓度上升（7%）；（7）口服避孕药：奈韦拉平与单剂量含有 0.035mg 乙炔基雌二醇（EE）和 1.0mg 炔诺酮（Ortho-Novum 1/35）的口服避孕药同时服用时，与以前单独服用奈韦拉平血浆浓度比较，服用 28 天奈韦拉平后，17a-EE 的 AUC 显著下降（29%）。EE 的平均残留期和半衰期显著缩短。炔诺酮的平均 AUC 显著降低（18%），平均残留期和半衰期没有改变。如果合并应用奈韦拉平，口服避孕药的剂量能够调整到对除避孕以外的适应证治疗（如子宫内膜异位症）。但如果合用含有雌激素/孕酮的口服避孕药，很可能避孕失败。对正在服用奈韦拉平的有可能妊娠的妇女，建议使用其他方式避孕（如药具避孕）。患者口服避孕药用以调节激素水平时，若合服奈韦拉平，应对前者进行监测；（8）其他资料：①利用人的肝细胞微粒体的体外研究表明，奈韦拉平羟化代谢产物的形成不受氨苯砜（dapsone）、利福布丁、利福平和三甲氧苄二氨嘧啶/磺胺甲基异噁唑的影响。②酮康唑和红霉素可明显抑制奈韦拉平羟化代谢产物的形成，尚无相关的临床试验。③应注意到，当与本药合用时，作为 CYP3A 和 CYP2B6 的底物的药物的血浆浓度可下降。④基于对美沙酮代谢机制的了解，奈韦拉平可通过增加肝代谢而可能降低美沙酮的血浆浓度。据报道，同时应用本药和美沙酮治疗的患者曾出现戒断综合征。因此，美沙酮维持给药的病人合用本药时，建议仔细观察戒断综合征征象并对美沙酮的剂量进行相应的调整。

萘丁美酮　Nabumetone

（1）氢氧化铝凝胶，对乙酰氨基酚、阿司匹林对萘丁美酮的生物利用度无影响。但通常不主张同时用两种或多种非甾体抗炎药；（2）萘丁美酮的主要循环代谢物有很高的蛋白结合力，患者在同时接受口服抗凝血剂，乙内酰脲类抗惊厥药或磺酰脲类降低血糖的药物治疗时，应检查这些药物过量的征兆。如果需要，可调整剂量。

萘普生　Naproxen

（1）饮酒或与其他消炎药同用时，胃肠道的不良反应增多，并有溃疡发作的危险；（2）与肝素、双香豆素等抗凝药同用，出血时间延长，可出现出血倾向，并有导致胃肠道溃疡的可能；（3）与阿司匹林或其他水杨酸制剂同用时，对症状缓解并无增效，反而增加胃肠道不良反应；（4）本品可降低呋塞米的排钠和降压作用；（5）本品可抑制锂随尿排泄，使锂的血药浓度升高；（6）与丙磺舒同用时，本品的血药浓度升高，$t_{1/2}$延长，可增加疗效，但毒性反应也相应地加大；（7）与碳酸氢钠同服时本药吸收加快；（8）本品与皮质激素合用较安全，但与皮质激素合用的疗效并不比单用皮质激素时好。

尼美舒利　Nimesulide

（1）本品可能与阿司匹林、其他非甾体类抗炎药有交叉反应，因此，对这些药物过敏的病人禁用；（2）本品为高度蛋白质结合药物，所以可能置换其他蛋白质结合药物；（3）并用其他非甾体类抗炎药后，如出现视力下降，应停止治疗，进行眼科检查。

诺氟沙星　Norfloxacin

（1）尿碱化剂可减少本品在尿中的溶解度，导致结晶尿和肾毒性；（2）本品与茶碱类合用时可能由于与细胞色素P450结合部位的竞争性抑制，导致茶碱类的肝清除明显减少，血消除半衰期（$t_{1/2}$）延长，血药浓度升高，出现茶碱中毒症状，如恶心、呕吐、震颤、不安、激动、抽搐、心悸等，故合用时应测定茶碱类血药浓度和调整剂量；（3）环孢素与本品合用，可使前者的血药浓度升高，必须监测环孢素血药浓度，并调整剂量；（4）本品与抗凝药华法林同用时可增强后者的抗凝作用，合用时应严密监测患者的凝血酶原时间；（5）丙磺舒可减少本品自肾小管分泌约50%，合用时可因本品血药浓度增高而产生毒性；（6）本品与呋喃妥因有拮抗作用，不推荐联合应用；（7）多种维生素或其他含铁、锌离子的制剂及含铝或镁的制酸药可减少本品的吸收，建议避免合用，不能避免时在本品服药前2小时，或服药后6小时服用；（8）去羟肌苷可减少本品的口服吸收，因其制剂中含铝及镁，可与氟喹诺酮类螯合，故不宜合用；（9）本品干扰咖啡因的代谢，从而导致咖啡因清除减少，血消除半衰期延长，并可能产生中枢神经系统毒性。

帕尼培南/倍他米隆　Panipenem and Betamipron

可致血中丙戊酸钠浓度降低，导致癫痫发作。

哌库溴铵　Pipecuronium Bromide

下列药物可影响非去极化的神经肌肉阻断药物作用强度和作用时间：（1）加强和/或延长作用：吸入麻醉药（氟烷、甲氧氟烷、乙醚、安氟醚、异氟烷、环丙烷）；静脉麻醉药：（氯胺酮、芬太尼、丙泮尼地、巴比妥酸盐、嘧羟酯）；大剂量的局醉药；其他非去极化肌肉松弛剂，预先给予琥珀酰胆碱；某些抗生素（氨基苷类和多肽类抗生素、咪唑类、甲硝唑等）；利尿药、β受体阻滞剂、维生素B_1、单胺氧化酶抑制剂、胍类、鱼精蛋白、α受体阻滞剂、钙拮抗剂、镁盐；大多数抗心律失常药物，包括奎尼丁和静脉注射的利多卡因，增强非去极化肌松药的阻断作用；（2）作用变化：术前长期使用皮质类固醇激素、新的斯明、氯化滕喜龙、吡啶斯的明、去甲肾上腺素、咪唑硫嘌呤、茶碱、术前给予氯化钾、氯化钠、氯化钙。去极化肌松药减弱非去极化肌松药的作用；（3）不确定的反应：应用本药后在予去极化肌松药可以引起神经肌肉阻断作用的增强和减弱（取决于剂量、应用时间和个体敏感性）；（4）不推荐本药和其他溶液在同一注射器中或输液袋中混合使用。

哌拉西林　Piperacillin

本品与庆大霉素、阿米卡星联合应用有协同抗菌作用。

哌拉西林/舒巴坦　Piperacillin and sulbactam

（1）氨基苷类：①体外试验中，本品与氨基苷类药物同用，可以灭活氨基苷类药物。②当本品与妥布霉素同用时，由于哌拉西林/他唑巴坦可能使妥布霉素失活，使妥布霉素的曲线下面积、肾脏清除率及尿中排泄将分别下降11%、32%和38%。严重肾功能不全患者如血透患者，联合应用妥布霉素与哌拉西林时，前者的药代动力学将会发生变化；（2）丙磺舒：本品与丙磺舒联合应用，可以使哌拉西林半衰期延长21%，他唑巴坦半衰期延长71%；（3）万古霉素：本品与万古霉联合应用时，药代动力学不受影响；（4）本品与肝素、口服抗凝剂和可能影响血酶系统、血小板功能的其他药物时，应定期检查凝血指标；（5）与维库溴铵合用时，可延长其神经肌肉阻滞作用。

哌拉西林钠-他唑巴坦　Piperaoillin Sodium and Tazobatam

（1）与丙磺舒合用，可延长本药的半衰期；（2）与非去极化肌松剂合用，可使神经肌肉阻滞作用延长；（3）与可能影响血凝系统的药物同时应用期间，应经常检测凝血指标；（4）与甲氨喋呤合用时，必须监测甲氨喋呤的血药浓度。

哌替啶　Pethidine

（1）注射液不得接触氨茶碱、巴比妥类药钠盐、肝素钠、碘化物、碳酸氢钠、苯妥英钠、磺胺嘧啶、磺胺甲噁唑、甲氧西林，否则可致混浊；（2）能促使双香豆素、茚满二酮等抗凝药增效，后者用量应按凝血酶原时间而酌减；（3）务必在单胺氧化酶抑制药停用14天以上才给药，否则会发生难以预料的并发症，临床表现为多汗、肌肉僵直、血压先升后剧降、呼吸抑制、紫绀、昏迷、惊厥、高热，终致虚脱而死亡；（4）此药与吩噻嗪类或三环抗抑郁药合用时，可使哌替啶的呼吸抑制作用增强；（5）此药与苯巴比妥合用时，危险性增大，可能由于后者通过增强N-去甲基化作用使哌替啶的毒性代谢产物（包括去甲哌替啶）的产生增多；（6）哌替啶可从血浆蛋白结合部位将丁哌卡因置换下来，而使后者的毒性增强；（7）与芬太尼因化学结构相似，可有交叉敏感。

泮库溴铵　Pancuronium Bromide Inject

影响泮库溴铵非去极化神经肌肉阻断作用的药物如下：（1）增效作用的药物：吸入麻醉剂（如氟烷、乙醚、安氟醚、异氟醚）、硫喷妥钠、氯胺酮、芬太尼、甲苄咪唑等，尤以安氟醚和异氟醚作用更为强大。其他非去极化神经肌肉松弛剂如，琥珀酰胆碱、氨基苷类抗生素、多肽类抗生素、利尿剂、肾上腺素阻断剂、维生素B_1、单胺氧化酶抑制剂、奎尼丁、鱼精蛋白、苯妥英、咪唑安定、甲硝唑、镁盐等都能增强其作用，应予充分注意；（2）减效作用药物：新斯的明、滕喜龙、吡啶斯的明、去甲肾上腺素、硫唑嘌呤、茶碱、氯化钾、氯化钙。

培氟沙星　Pefloxacin

（1）避免同时服用茶碱、含镁或氢氧化铝抗酸剂；（2）稀释液不能用氯化钠溶液或其他含氯离子的溶液。

喷昔洛韦　Penciclovir

（1）影响造血系统的药物、骨髓抑制剂及放射治疗等与本品同用时，可增强对骨髓的抑制作用；（2）本品与肾毒性药物同用时（如两性霉素 B、环孢素）可能加强肾功能损害，使本品经肾排出量减少而引起毒性反应；（3）与齐多夫定同用时可增强对造血系统的毒性，必须慎用；（4）与去羟肌苷同用或先后使用可使后者药时曲线下面积显著增加（增加 72%～111%），两者经肾清除量不变；（5）本品与亚胺培南-西司他丁同用可发生全身抽搐；（6）与丙磺舒或抑制肾小管分泌的药物合用可使本品的肾清除量减少约 22%，其药时曲线下面积增加约 53%，因而易产生毒性反应；（7）应避免与氨苯砜、喷他咪、氟胞嘧啶、长春碱、多柔比星、甲氧苄啶、磺胺类及核苷类药物合用。

普鲁卡因　Procaine

（1）可加强肌松药的作用，使肌松药的作用延长，使肌松药合用宜减少肌松药的用量；（2）与其他麻醉药合用时应减量；（3）本品可消减磺胺类药物的药效，不宜同时应用磺胺类药物；（4）本品可增强洋地黄类药物的作用，合用时可导致其毒性反应；（5）新的斯明等抗胆碱酯酶药物可干扰本品的代谢，使本品毒性增强，忌联合应用；（6）本品可加深麻醉性镇痛药对呼吸的抑制及低血压的作用；（7）本品忌与下列药物配伍：碳酸氢钠、巴比妥类、氨茶碱、硫酸镁、肝素钠、硝普钠、甘露醇、甲基硫酸新斯的明、氢化可的松、地塞米松。

普鲁卡因青霉素　Procaine Benzylpenicillin

（1）丙磺舒、阿司匹林、吲哚美辛和磺胺类药物减少青霉素的肾小管分泌而延长本品的血清半衰期；（2）青霉素可增强华法林的抗凝作用。

七氟烷　Sevoflurane

与非去极化肌松药合用可增强肌松作用。与氧化亚氮合用可使七氟醚的 MAC 显著降低，如吸入 63.5%氧化亚氮，MAC 可从 1.71%降至 0.66%。

齐多夫定　Zidovudine

（1）对醋氨酚、乙酰水杨酸、苯二氮䓬类、西咪替丁、保泰松、吗啡、磺胺药等都抑制本品的葡萄糖醛酸化，而降低清除率，应避免联用；（2）与阿昔洛韦（无环鸟苷）联用可引起神经系统毒性，如昏睡、疲劳等。丙磺舒抑制本品的葡萄糖醛酸化，并减少肾排泄，可引起中毒危险。

羟丁酸钠　Sodium Hydroxybutyrate Injection

（1）与阿托品并用可减少本品对副交感神经兴奋作用，防止心率减慢发生；（2）与肌松药并用时，可增强肌松作用；（3）与巴比妥类及安定类药物并用时可减少锥体外系症状。

青霉素　Benzylpenicillin

（1）氯霉素、红霉素、四环霉素、磺胺类药可干扰本品活性；（2）丙磺舒、阿司匹林、吲哚美辛和磺胺类药可减少青霉素的肾小管分泌而延长血清半衰期。可增强华法林的抗凝作用；（3）本品与重金属，特别是铜、锌、汞呈配伍禁忌；

(4) 青霉素静脉输液中加入头孢噻吩、林可霉素、四环素、万古霉素、琥乙红霉素、两性霉素 B、去甲肾上腺素、间羟胺、苯妥英钠、盐酸羟嗪、丙氯拉嗪、异丙嗪、维生素 B 族、维生素 C 等后将出现浑浊；(5) 本品与氨基苷类抗生素同瓶滴注，两者抗菌活性降低，应予以避免。

青霉素 V 钾　Phenoxymethylpenicillin

(1) 丙磺舒、阿司匹林、吲哚美辛、磺胺类药物可减少本品在肾小管的排泄，因而使本品的血药浓度升高，血消除半衰期（$t_{1/2}$）延长，毒性也可能增加；(2) 本品与别嘌醇合用时，皮疹发生率显著增高，故应避免合用；(3) 本品不宜与双硫仑等乙醛脱氢酶抑制药合用；(4) 本品与氯霉素合用于细菌性脑膜炎时，远期后遗症的发生率较两者单用时高；(5) 本品可刺激雌激素代谢或减少其肠肝循环，因此可降低口服避孕药的效果；(6) 氯霉素、红霉素、四环素类等抗生素和磺胺类药等抑菌药可干扰本品的杀菌活性，因此不宜与本品合用，尤其在治疗脑膜炎或急需杀菌药的严重感染时；(7) 本品可加强华法林的作用；(8) 克拉维酸可增强本品对产 β-内酰胺酶细菌的抗菌活性；氨基苷类抗生素在亚抑菌浓度时一般可增强本品对粪肠球菌的体外杀菌作用；(9) 水杨酸、苯磺唑酮与止痛、消炎、抗风湿及痛风药物可升高本药血浓度及延长其作用时间；(10) 氨基苷类抗菌药，如新霉素可减少本药的吸收。

庆大霉素　Gentamycin Sulfate Injection

(1) 与其他氨基苷类合用或先后连续局部或全身应用，可能增加其产生耳毒性、肾毒性及神经肌肉阻滞作用的可能性；(2) 与神经肌肉阻滞剂合用，可加重神经肌肉阻滞作用，导致肌肉软弱、呼吸抑制等症状；(3) 与卷曲霉素、顺铂、依他尼酸、呋塞米或万古霉素（或去甲万古霉素）等合用，或先后连续局部或全身应用，可能增加耳毒性与肾毒性；(4) 与头孢噻吩、头孢唑林局部或全身合用可能增加肾毒性；(5) 与多黏菌素类注射剂合用或先后连续局部或全身应用，可增加肾毒性和神经肌肉阻滞作用；(6) 其他肾毒性及耳毒性药物均不宜与本品合用或先后连续应用，以免加重肾毒性或耳毒性；(7) 氨基苷类与 β-内酰胺类（头孢菌素类与青霉素类）混合时可导致相互失活。本品与上述抗生素联合应用时必须分瓶滴注。本品亦不宜与其他药物同瓶滴注。

曲马多　Tramadol

(1) 与中枢神经抑制药物或酒精合用时有强化本品的镇静作用，特别是呼吸抑制作用。与神经阻滞剂合用，个别病例有惊厥的报道；(2) 与单胺氧化酶抑制剂不宜合用，可能会出现对中枢神经、循环、呼吸系统的严重影响；(3) 同时使用或用药前使用卡马西平（酶诱导剂）会导致镇痛效果及药物有效作用时间的降低。

去甲万古霉素　Norvancomycin

(1) 氨基苷类、两性霉素 B 注射液、阿司匹林、其他水杨酸盐、杆菌肽（注射）、布美他尼注射液、卷曲霉素、卡氮芥、顺铂、环孢素、依他尼酸注射液、呋塞米注射液等药物与去甲万古霉素合用或先后应用，可增加耳毒性或肾毒性；可能发生听力减退。即使停药后仍可能继续进展到耳聋，反应呈可逆性，但通常呈永久性；（2）抗组胺药、布克利嗪、赛克利嗪，曲美苄胺等与本品合用时，可能掩盖耳鸣、头昏、眩晕等耳毒性症状；（3）与碱性溶液有配伍禁忌，遇重金属可发生沉淀。

去羟肌苷　Didanosine

（1）药物相互作用研究表明，本品与 daspone、洛哌丁胺、甲氧氯普胺、nevirapine、雷尼替丁、rifabutin、ritonavir、司他夫定、磺胺甲噁唑、甲氧苄啶和齐多夫定，在药物代谢动力学上均无临床的相互作用。其中，与氨苯砜、nevirapine、利福布丁、ritonavir、司他夫定和齐多夫定相互作用的研究是多剂量研究；与洛哌丁胺、甲氧氯普胺、雷尼替丁、磺胺甲噁唑和甲氧苄啶是单剂量研究，其稳态动力学的相互影响不明；（2）本品与已知对胰腺有毒性的药物合用，会增加胰腺毒性，需格外谨慎，只有当无其他治疗方案或必须使用时，方可采用此治疗方案。有神经病变病史的和同时使用如司他夫定有神经毒性药物的患者，较易发生外周神经病变；（3）别嘌醇：在两个肾功能减退的患者（肌酐清除率分别为 15 和 18ml/min）单剂量 200mg 的本品与别嘌醇（300mg/日）同时使用，结果去羟肌苷的 AUC 增加了四倍。至于在肾功能正常的患者，别嘌醇对去羟肌苷药物代谢动力学的影响不明；（4）抗酸药物：服用本品时，同时服用含镁和铝的抗酸药物，两者的抗酸成分会加重不良反应；（5）吸收受胃中酸度影响的药物：诸如酮康唑和伊曲康唑需至少在服用本品前两小时服用；（6）更昔洛韦：在服用更昔洛韦前两小时或同时服用本品，后者稳态 AUC 将增加至 111（±14%）（n=12）。在服用更昔洛韦前两小时服用本品，前者的稳态 AUC 减少 21（±17%），而同时服用对更昔洛韦的 AUC 无影响（n=12）；（7）喹诺酮类抗生素：因抗酸成分如镁、钙会降低环丙沙星的血浆浓度，本品应在服用环丙沙星后 2 小时或前 6 小时服用。在 8 例 HIV 感染的患者中，当环丙沙星在服用本品两小时前服用，环丙沙星的稳态 AUC 下降 26%（95%可信限为 14%，37%）。在 12 例健康受试者中，同时给予环丙沙星和去羟肌苷安慰剂，前者 AUC 下降 15 倍。有一个受试者在服用去羟肌苷安慰剂前服用环丙沙星，后者的 AUC 减少 50%以上。抗酸成分如镁、钙会降低喹诺酮类抗生素的血浆浓度。若需服用本品，须参阅相应的喹诺酮包装里的说明书，以决定两药使用的间隔时间；（8）与其他抗病毒药物的相互作用：同时服用本品，会显著降低 delaviridine（20%）和 indinavir（84%）的 AUC。为避免此药物相互作用，delaviridine 和 indinavir 应在服用本品前 1 小时给药。nelfinavir 在服用本品后一小时给药，同时进少量食物，前者的药物代谢动力学不受影响。

舒巴坦　Sulbactam

（1）丙磺舒可减少舒巴坦和氨苄西林经肾的排泄，所以与后两者合用时将增高和延长舒巴坦和氨苄西林血药浓度。（2）别嘌醇与氨苄西林合用可使皮疹反应发生率增高。舒巴坦/氨苄西林亦不能与双硫仑合用。

舒芬太尼　Sufentanil

（1）与中枢镇静药、组胺拮抗剂、抗精神病药、镁盐及酒精合用时，虽可加强镇痛效果，但可加强中枢神经抑制，有诱发或增强对呼吸抑制的危险；（2）喷他佐辛可减弱本品的镇痛作用，并加强中枢抑制，禁忌合用；（3）单胺氧化酶抑制剂可增强本品毒性。（4）肌松剂可拮抗本品出现的胸壁肌肉强直的不良反应。

舒林酸 Sulindac

（1）二甲亚砜、阿司匹林、二氟苯水杨酸与舒林酸合用，均能显著降低活性硫化物代谢产物的血药浓度，引起疗效降低，因此不宜伍用；（2）舒林酸与环孢素合用时，可能减低前列腺素的合成而引起环孢素的毒性。两者同服应小心处理并监测患者肾功能的情况；（3）丙磺舒对血浆硫化物水平仅有轻微影响，舒林酸对丙磺舒的促尿酸尿作用的降低也不显著；（4）舒林酸不降低用于治疗轻度和中度高血压患者的多种药物的抗高血压作用；（5）对口服抗凝药或口服降血糖药的相互作用无临床意义，但对患者仍应严密监护和监测；（6）能削弱吲哚美辛和噻嗪类利尿药的降压作用；（7）增强华法林的作用；（8）与甲氨蝶呤合用可减少甲氨蝶呤的分泌及增加其毒性。

双氯芬酸 Diclofenac

（1）与非甾体抗炎药或糖皮质激素类药合用，可能会增加副作用的发生；（2）可增加锂剂、地高辛、苯妥英钠、非甾体抗炎药的血浆浓度，也可增加保钾利尿药的血钾水平及加强环孢素对肾脏的损害；（3）阿司匹林可降低本品的生物利用度；（4）与甲氨蝶呤前后24小时应用本品，应注意观察后者的血浆浓度和毒性；（5）未见有乳胶剂与其他药物的相互作用。

双氢可待因 Dihydrocodeine

（1）与阿片受体激动药或拮抗药（如纳洛酮）同时应用可竞争性结合阿片受体，从而诱发戒断症状；（2）利福平可通过诱导肝细胞色素P450酶而影响本药代谢，使其血药浓度下降，疗效降低；（3）正在服用或过去两周内服用抗抑郁药（如单胺氧化酶抑制剂）的患者不应服用本药。

司坦夫定 Stavudine

齐多夫定能竞争性抑制司坦夫定在细胞内的磷酸化过程，因此，不建议齐多夫定与本药合用。

四氢帕马丁 Tetrahydropalmatine

（1）与中枢神经系统抑制药合用可增强中枢抑制效应，必要时应调整剂量。（2）东莨菪碱可增强本药引起昏厥的作用；（3）毒扁豆碱可降低本药引起昏厥的作用。

索米痛 Somiton

（1）在长期饮酒或应用其他肝酶诱导剂，尤其是应用巴比妥类药或其他抗痉药的患者，长期或超量服用本品时，更有发生肝脏毒性反应的危险；（2）大量或长期应用本品时，因可增强抗凝药的作用，故抗凝药的用量应根据凝血酶原时间进行调整；（3）长期大量与阿司匹林、其他水杨酸盐制剂或其他非甾体类抗炎药合用时（如每年累计用量至1000g，应用3年以上时），可明显增加肾毒性（包括肾乳头坏死、肾及膀胱癌等）的危险；（4）与抗病毒药齐多夫定合用时，由于两药可互相降低与葡糖醛酸的结合作用而降低清除率，从而增加毒性，因此应避免同时服用。

特比萘芬　Terbinafine

几乎不影响大多经细胞色素 P450 代谢的药物。一些药酶诱导剂如利福平可加速本药的血浆清除，另一些药酶如西咪替丁可抑制本药的清除。

替比夫定　Telbivudine

替比夫定通过肾小球滤过和肾小管被动扩散的方式经肾脏排泄，故与其他经肾小管分泌的药物发生相互作用的可能性很小。替比夫定与其他经肾小管分泌的药物或改变肾小管分泌功能的药物合用可能增加替比夫定或合用药物的血清浓度。

替加环素　Tigecycline

替加环素不会抑制细胞色素 P450 酶系介导的代谢。华法林也不会影响替加环素的药代动力学特性。

替卡西林-克拉维酸钾　Ticarcillin-Clavulanate Potassium

丙磺舒能延缓替卡西林在肾脏的排泄，但不影响克拉维酸的肾脏排泄。

替考拉宁　Teicoplanin

本药常与其他类药物同时使用，包括其他抗生素、降压药、麻醉剂、心脏病药、降糖药等，但未发现有不良的交叉反应。

替硝唑　Tinidazole

（1）本品能抑制华法林和其他口服抗凝药的代谢，加强它们的作用，引起凝血酶原时间延长；（2）与苯妥英钠、苯巴比妥等诱导肝微粒体酶的药物合用时，可加强本品代谢，使血药浓度下降，并使苯妥英钠排泄减慢；（3）与西咪替丁等抑制肝微粒体酶活性的药物合用时，可减慢本品在肝内的代谢及其排泄，延长本品的血消除半衰期，应根据血药浓度测定的结果调整剂量；（4）本品干扰双硫仑代谢，两者合用时，患者饮酒后可出现精神症状，故 2 周内应用双硫仑者不宜再用本品；（5）本品可干扰血清氨基转移酶和乳酸脱氢酶测定结果，可使胆固醇、三酰甘油水平下降。

酮康唑　Ketoconazole

（1）由于本品的吸收依赖于足够的胃液分泌，因此应避免与抑制胃液分泌的药物（如抗胆碱能药、抗酸药、H_2 受体拮抗药等）同时服用。如需同时服用这类药物时，应至少间隔 2 小时以上分别服用；（2）利福平、异烟肼与酮康唑同时服用可使后者的血药浓度降低；（3）酮康唑为 CYP3A4 抑制剂，可降低依赖此酶代谢的药物的清除。使其血药浓度增高，不良反应增加，如环孢素、特非那定、抗凝剂、甲基强的松龙和马利兰等；（4）偶有病例报道本品对饮酒者有戒酒硫样作用，表现为潮红、皮疹、外周水肿、恶心和头痛，这些症状在数小时内可完全消失；（5）用灰黄霉素治疗的患者，开始用本品前最好停药一个月。

头孢氨苄　Cefolexin

（1）与考来烯胺（消胆胺）合用时，可使头孢氨苄的平均血药浓度降低；（2）丙磺舒可延迟本品的肾排泄，也有报告认为丙磺舒可增加本品在胆汁中的排泄。

头孢吡肟　Cefepime

本品溶液不宜与甲硝唑、万古霉素、庆大霉素、硫酸妥布霉素或硫酸奈替米星溶液混用。

头孢丙烯　Cefprozil

（1）与氨基苷类抗生素合用可能增加肾毒性；（2）与丙磺舒合用可使头孢丙烯 AUC 增加一倍；（3）血液中头孢丙烯不干扰用碱性苦味酸盐法对血或尿中肌酐量的测定。

头孢泊肟　Cefpodoxime

（1）抗酸剂或 H_2 受体拮抗剂可减少其吸收并降低其血药浓度峰值；（2）丙磺舒可升高其血浆浓度水平。

头孢地尼　Cefdinir

（1）与铁剂合用可降低本品吸收；（2）抗酸药导致本品吸收降低，应在使用本品 2 小时后才可使用抗酸药物。

头孢呋辛　Cefuroxime

（1）本品与下列药物有配伍禁忌：硫酸阿米卡星、庆大霉素、卡那霉素、妥布霉素、新霉素、盐酸金霉素、盐酸四环素、多粘菌素 E 甲磺酸钠、硫酸多黏菌素 B、葡萄糖酸红霉素、乳糖酸红霉素、林可霉素、磺胺异噁唑、氨茶碱、可溶性巴比妥类、氯化钙、葡萄糖酸钙、盐酸苯海拉明和其他抗组胺药、利多卡因、去甲肾上腺素、间羟胺、哌甲酯、琥珀胆碱等；（2）偶亦可能与下列药物发生配伍禁忌：青霉素、甲氧西林、琥珀氢化可的松、苯妥英纳、丙氯拉嗪、维生素 B 族和维生素 C、水解蛋白；（3）本品不可用碳酸氢钠溶液溶解，也不可与其他抗菌药物在同一注射容器中给药；（4）本品与强利尿药合用可引起肾毒性。

头孢克洛　Cefaclor

（1）呋塞米、依他尼酸、布美他尼等强利尿药，卡氮芥、链佐星等抗肿瘤药及氨基苷类抗生素等肾毒性药物与本品合用有增加肾毒性的可能；（2）克拉维酸可增强本品对某些因产生 β-内酰胺酶而对本品耐药的革兰阴性杆菌的抗菌活性；（3）口服丙磺舒可延迟本品的排泄；（4）服用本药 1 小时内不应服用含镁及氢氧化铝的抗酸剂。

头孢克肟　Cedixime

（1）本品避免与其他氨基苷类抗生素、万古霉素、多黏菌素、强利尿药和神经肌肉阻断药等肾毒性和神经毒性药物合用；（2）本品与 β-内酰胺类（头孢菌素类或青霉素类）混合可导致相互失活，需联合应用时必须分瓶滴注；（3）本品亦不宜与其他药物同瓶滴注。

头孢拉定　Cefradine

（1）本品与下列药物有配伍禁忌，不可同瓶滴注：硫酸阿米卡星、硫酸卡那霉素、盐酸金霉素、盐酸土霉素、盐酸四环素、葡萄糖酸红霉素、硫酸多黏菌素 B、多粘菌素 E 甲磺酸钠，戊巴比妥、葡萄糖酸钙；（2）与呋塞米、依他尼酸、布美他尼等强利尿药，氨基苷抗生素及卡氮芥、链佐星等抗肿瘤药合用可能增加肾毒性；（3）丙磺舒可使本品血药浓度提高，血半衰期延长；（4）克拉维酸可增强本品对某些因β-内酰胺酶而对之耐药的革兰阴性杆菌的抗菌活性。

头孢硫脒　Cephathiamidine

本品肌内注射合用丙磺舒1g后，12小时尿排泄量降为给药量的65.7%。

头孢美唑　Cefmetazole

与利尿剂如呋喃苯胺酸合用，可能加重肾功能损害。

头孢米诺　Cefminox

利尿剂可能增加本品肾毒性。

头孢哌酮　Cefoperazone

与氨基苷类抗生素的药液不能直接混合使用。

头孢哌酮/舒巴坦　Cefoperazone and sulbactam

患者需要肠内或肠外营养时，应避免给予含有酒精成分的液体

头孢匹罗　Cefpirome

丙磺舒可影响肾小管对头孢匹罗的转运，从而延缓其排泄，增加其血浆浓度。

头孢羟氨苄　Cefadroxil

丙磺舒可提高本品血药浓度，延缓肾排泄。

头孢曲松　Ceftriaxone

（1）体外试验发现氯霉素与头孢曲松合用会产生拮抗作用；（2）不能与含钙注射液同瓶滴注。

头孢噻肟　Cefotaxime

（1）与氨基苷类抗生素、强效利尿药合用时，应随访肾功能；（2）与阿洛西林或美洛西林合用，需适当减低本品剂量。

头孢他啶　Ceftazidime

同头孢呋辛。

头孢特仑　Cefteram

应用本品时尿糖试验可呈假阳性。Coombs试验可呈假阳性

头孢替安　Cefotiam

与其他头孢类抗生素、呋塞米等利尿药并用可增强肾毒性。

头孢妥仑　Cefditoren

与抗酸剂合用会使其吸收率降低，与丙磺舒合用会使其尿中排泄率降低。

头孢西丁　Cefoxitin

（1）本品与氨基苷类抗生素联合应用时应注意对肾功能的影响；（2）丙磺舒可减少本品排泄；（3）可使Coombs试验出现假阳性反应。

头孢唑林　Cefazolin

同头孢呋辛。

头孢唑肟　Ceftizoxime

与华法林或利尿剂合用，可发生相互作用。

土霉素　Oxytetracycline

（1）与制酸药如碳酸氢钠同用时，由于胃内 pH 值增高，可使本品吸收减少，活性减低，故服用本品后 1~3 小时内不应服用制酸药；（2）含钙、镁、铁等金属离子的药物，可与本品形成不溶性络合物，使本品吸收减少；（3）与全麻药甲氧氟烷同用时，可增强其肾毒性；（4）与强利尿药如呋塞米等药物同用时可加重肾功能损害；（5）与其他肝毒性药物（如抗肿瘤化疗药物）同用时可加重肝损害；（6）降血脂药考来烯胺或考来替泊可影响本品的吸收，必须间隔数小时分开服用；（7）本品可降低避孕药效果，增加经期外出血的可能；（8）本品可抑制血浆凝血酶原的活性，所以接受抗凝治疗的患者需要调整抗凝药的剂量。

妥布霉素　Tobramycin

（1）本品与其他氨基苷类合用或先后连续局部或全身应用，可增加耳毒性、肾毒性以及神经肌肉阻滞作用。可能发生听力减退，停药后仍可能进展至耳聋；听力损害可能恢复或呈永久性。神经肌肉阻滞作用可导致骨骼肌软弱无力、呼吸抑制或呼吸麻痹（呼吸暂停），用抗胆碱酯酶药或钙盐有助于阻滞作用恢复；（2）本品与神经肌肉阻滞药合用，可加重神经肌肉阻滞作用，导致肌肉软弱、呼吸抑制或呼吸麻痹（呼吸暂停）。与代血浆类药如右旋糖酐、海藻酸钠，利尿药如依他尼酸、呋塞米及卷曲霉素、顺铂、万古霉素等合用，或先后连续局部或全身应用，可增加耳毒性与肾毒性，可能发生听力损害，且停药后仍可能发展至耳聋，听力损害可能恢复或呈永久性；（3）本品与头孢噻吩局部或全身合用可能增加肾毒性；（4）本品与多黏菌素类合用，或先后连续局部或全身应用，因可增加肾毒性和神经肌肉阻滞作用，后者可导致骨骼肌软弱无力，呼吸抑制或呼吸麻痹（呼吸暂停）；（5）本品不宜与其他肾毒性或耳毒性合用或先后应用，以免加重肾毒性或耳毒性；（6）本品与 β-内酰胺类（头孢菌素类或青霉素类）合用常可获得协同作用；（7）本品与 β-内酰胺类（头孢菌素类或青霉素类）混合可导致相互失活，需联合应用时必须分瓶滴注。本品亦不宜与其他药物同瓶滴注。

万古霉素　Vancomycin

（1）氨基苷类、两性霉素 B、阿司匹林、其他水杨酸盐、杆菌肽、布美他尼注射液、卷曲霉素、卡氮芥、顺铂、环孢素、依他尼酸注射液、呋塞米注射液等药物与去甲万古霉素合用或先后应用，可增加耳毒性或肾毒性；（2）抗组胺药、布克利嗪、赛克利嗪，曲美苄胺等与本品合用时，可能掩盖耳鸣、头昏、眩晕等耳毒性症状；（3）与碱性溶液有配伍禁忌，遇重金属可发生沉淀。

维库溴铵　Vecuronium Bromide

（1）挥发性麻醉药，尤其是恩氟烷可增强其作用并延长作用时间；（2）氨基苷类抗菌素、四环素、林可霉素、多粘菌素都可增强其肌松作用；（3）钙通道阻滞药可增强肌松效能；（4）β 受体阻滞药可损害交感神经代偿性反应，与本品合用可发生心动过缓；（5）若用琥珀胆碱作气管插管，必须待琥珀胆碱作用完全消失后方可使用本品；（6）与其他非去极化肌松药合用有增强作用。

新霉素 Neomycin

（1）与口服避孕药（含雌激素）长期合用可能导致避孕失败，并增加出血的发生率；（2）口服新霉素可影响洋地黄苷类、氟尿嘧啶、甲氨蝶呤、青霉素V、维生素A或维生素 B_{12} 的吸收，使疗效降低；因此应严密观察患者对洋地黄类药物的疗效是否发生改变。口服新霉素的患者合用秋水仙碱及维生素A时，其维生素 B_{12} 的需要量可能增加；（3）本品不宜与其他肾毒性药物及耳毒性药物合用；（4）与神经肌肉阻滞药合用时，可能增加神经肌肉阻滞作用，导致骨骼肌软弱等。

亚胺培南/西拉司丁 Imipenem-Cilastatin

与丙氧鸟苷合用时引起癫痫发作。

亚胺培南/西司他丁钠 Imipenem and Cilastatin Sodium

已有与丙氧鸟苷合用时引起癫痫发作的报道。

氧氟沙星 Ofloxacin

（1）碱化剂可减低本品在尿中的溶解度，导致结晶尿和肾毒性；（2）喹诺酮类抗菌药与茶碱类合用时可能由于与细胞色素P450结合部位的竞争性抑制，导致茶碱类的肝清除明显减少，血消除半衰期延长，血药浓度升高，出现茶碱中毒症状。如恶心、呕吐、震颤、不安、激动、抽搐、心悸等。本品对茶碱的代谢影响虽较小，但合用时仍应测定茶碱类血药浓度和调整剂量；（3）本品和环孢素合用，可使环孢素的血药浓度升高，必须监测环孢素血浓度，并调整剂量；（4）本品和华法林合用时虽对后者的抗凝作用增强较小，但合用时严密监测患者的凝血时间；（5）丙磺舒可减少本品自肾小管分泌约50%，合用时可因本品血浓度增高而产生毒性；（6）本品可干扰咖啡因的代谢，从而导致咖啡因消除减少，血清除半衰期延长，并可能产生中枢神经系统毒性；（7）含铝、镁的致酸药可减少本品口服吸收，不宜合用。

氧化亚氮 Nitrous Oxide

（1）与抗生素同用，尤其是氨基苷类的链霉素、庆大霉素或卡那霉素，以及林可霉素等，吸入全麻药的肌松作用可被增强；（2）与非去极化肌松药同用时，后者的用量须减去一半或三分之一，如呼吸暂停历久不恢复，须用乙酰胆碱酯酶抑制药以拮抗，有时须加用钙剂；对去极化类肌松药如琥珀胆碱的增效，一般并不明显；（3）对双香豆素、茚满二酮类、枸橼酸钠等抗凝药，不同的吸入全麻药都有程度不等增效，全麻消失后才恢复；（4）抗高血压药如胍乙啶类药、肠屈嗪类药、美加明等，以及血管扩张药如硝普钠等的降压作用，于吸入全麻期间常可加剧，全麻愈深而愈甚；（5）抗肌无力药如新斯的明或吡斯的明，可减弱乙醚、恩氟烷、异氟烷等的肌松效应；（6）与儿茶酚胺类药如多巴胺、肾上腺素、去甲肾上腺素等，以及麻黄碱、间羟胺等同用，氟烷可导致室性早搏、心律失常。左旋多巴可促使内源性多巴胺释放增加，使后者的血药浓度相应升高，宜于吸入全麻前6~8小时即停用。甲基多巴也应减量；（7）吸入全麻前和全麻进行中中枢神经抑制药的用量宜酌减，避免效应彼此协同；（8）甲氧氟烷所释放的氟离子多，常导致多尿性肾病，恩氟烷忌与异烟肼和其他肼类药并用，关键在游离的氟离子增加，发生肾病或肾脏中毒；（9）吸入全麻药与氯胺酮同用，后者的清除半衰期（$t_{1/2}$）延长，苏醒也推迟；（10）恩氟烷浓度>1.5%、氟烷浓度>1.0%，甚至异氟烷也无例外，可使缩宫药的效应减弱，后者用量宜酌增。恩氟烷浓度>3.0%，缩宫药常失效以致失血过多；（11）服用苯妥英钠的病人吸入氟烷，肝功能损害常更严重。服用黄嘌呤类药的病人，吸入全麻药尤其是氟烷，易致心律失常。与氟烷同用于冠心病患者可导致低血压，从而有使心肌受损的可能。

叶酸　Folic Acid

与维生素C合用，后者可抑制本品在胃肠道中的吸收；与二氢叶酸还原酶抑制剂如甲氨蝶呤、乙胺嘧啶等合用，后者能阻止叶酸转化为四氢叶酸，使叶酸失去治疗作用；大剂量叶酸能拮抗苯巴比妥、苯妥英钠和扑米酮的抗癫痫作用，可使癫痫发作的临界值明显降低，并使敏感患者的发作次数增多；口服大剂量叶酸，可以影响微量元素锌的吸收。

伊曲康唑　Itraconazole

（1）拉米夫定与具有相同排泄机制的药物（如甲氧苄啶、磺胺甲噁唑）同时使用时，拉米夫定血浓度可增加40%，无临床意义，但有肾脏功能损害的患者应注意；（2）与齐多夫定合用可增加后者的血药峰浓度（Cmax），但不影响两者的消除和药时曲线下面积。

依替米星　Etimicin Sulfate For Injection

本品应当避免与其他具有潜在耳、肾毒性药物如多黏菌素、其他氨基苷类等抗生素、强利尿酸及呋塞米等联合应用，以免增加肾毒性和耳毒性。

依托咪酯　Etomidate

（1）与任何降压药合用，如与中枢性抗高血压药可乐定、甲基多巴、萝芙木碱、利血平等，利尿性抗高血压药，钙通道阻滞剂等均可导致血压剧降，应避免伍用；（2）当与芬太尼配伍用时，可出现不能自制的肌肉强直或阵挛，安定可减少其发生；（3）长期大剂量静脉滴注依托咪酯可抑制肾上腺皮质对促肾上腺素的应激，导致血浆皮质激素低于正常，如遇中毒性休克、多发性创伤或肾上腺皮质功能低下的病人，可同时给适当氢化考的松。

乙胺丁醇　Ethambutol

（1）与乙硫异烟胺合用可增加不良反应；（2）与氢氧化铝合用能减少本品的吸收；（3）与神经毒性药物合用的增加神经毒性，如视神经炎或周围神经炎；（4）本品宜与异烟肼、链霉素、利福平等药合用。

乙酰螺旋霉素　Acetylspiramycin

（1）本品不影响氨茶碱等药物的体内代谢；（2）在接受麦角衍生物类药物的患者中，同时使用某些大环内酯类曾出现麦角中毒，目前尚无麦角与乙酰螺旋霉素相互作用的报道，但理论上仍存在这一可能性，因此乙酰螺旋霉素与麦角不宜同时服用。

异氟烷　Isoflurane

可增强非去极化肌肉松弛药的作用，也能增加琥珀胆碱快速耐药性和Ⅱ相阻滞的发生。与 70%氧化亚氮合用 MA 可降至 0.5%。

异烟肼 Isoniazid

（1）服药同时饮酒易引起本品诱发的肝脏毒性反应，并加速异烟肼代谢，需调整剂量，密切观察肝毒性征象，并劝告患者避免酒精饮料；（2）含铝制酸药可延缓并减少本药口服吸收，降低血药浓度；（3）抗凝血药（如香豆素或茚满二酮衍生物）与异烟肼同服，抑制了抗凝药代谢，使抗凝作用增强；（4）与环丝氨酸同服可增加中枢神经系统不良反应；（5）不可与麻黄碱、颠茄同时服用，以免发生或增加不良反应；（6）本品为维生素 B_6 拮抗剂，可增加维生素 B_6 经肾排出量；（7）与肾上腺皮质激素（尤其是泼尼松龙）合用时，可增加异烟肼在肝内的代谢和排泄；（8）与阿芬太尼（alfentanil）合用时，由于异烟肼为肝药酶抑制剂，可延长阿芬太尼的作用；与双硫仑（disulfiram）合用可增强其中枢神经系统作用，产生眩晕、动作不协调、易激惹、失眠等；与安氟醚合用可增加具有肾毒性的无机氟代谢物的形成；（9）与乙硫异烟胺、吡嗪酰胺、利福平等其他抗结核药物合用时，可加中本品的肝毒性，尤其是已有肝功能损害或为异烟肼快乙酰化者，因此应尽可能避免合用或在疗程的头三个月密切随访有无肝毒性征相出现；（10）可使酮康唑或咪康唑的血药浓度降低；（11）与苯妥英钠或氨茶碱合用时可抑制二者在肝脏中的代谢，而导致苯妥英钠或氨茶碱血药浓度增高，故异烟肼与两者先后应用或合用时，苯妥英钠或氨茶碱的剂量应适当调整；（12）与对乙酰氨基酚合用时，诱导肝细胞色素 P450，使前者形成毒性代谢物的量增加，可增加肝毒性及肾毒性；（13）抑制卡马西平代谢而引起毒性反应；卡马西平可诱导异烟肼的微粒体代谢，形成具有肝毒性的中间代谢物增加；（14）本品不宜与其他神经毒药物合用，以免增加神经毒性。

益康唑 Econazole

（1）与多非利特合用，可抑制其代谢，升高其血药浓度；（2）与两性霉素 B 在药效上有拮抗作用。

吲哚美辛 Indomethacin

（1）与对乙酰氨基酚长期合用可增加肾脏毒性，与其他非甾体抗炎药同用时消化道溃疡的发病率增高；（2）与阿司匹林或其他水杨酸盐同用时并不能加强疗效，而胃肠道不良反应则明显增多，由于抑制血小板聚集的作用加强，可增加出血倾向；（3）饮酒或与皮质激素、促肾上腺皮质激素同用，可增加胃肠道溃疡或出血的危险；（4）与洋地黄类药物同用时，本品可使洋地黄的血药浓度升高（因抑制从肾脏的清除）而增加毒性，因而需调整洋地黄剂量；（5）与肝素、口服抗凝药及溶栓药合用时，因本品与之竞争性结合蛋白，使抗凝作用加强。同时本品有抑制血小板聚集作用，因此有增加出血的潜在危险；（6）本品与胰岛素或口服降糖药合用，可加强降糖效应、须调整降糖药物的剂量；（7）与呋塞米同用时，可减弱后者排钠及抗高血压作用。其原因可能是由于抑制了肾脏内前列腺素的合成。本品还有阻止呋塞米、布美他尼及吲达帕胺等对血浆肾素活性增强的作用，对高血压病人评议其血浆肾素活性的意义时应注意此点；（8）与氨苯蝶啶合用时可致肾功能减退（肌酐清除率下降、氮质血症）；（9）本品与硝苯地平或维拉帕米同用时，可致后二者血药浓度增高，因而毒性增加；（10）丙磺舒可减少本品自肾及胆汁的清除，增高血药浓度，使毒性增加，合用时须减量；（11）与秋水仙碱、磺吡酮合用时可增加胃肠溃疡及出血的危险；（12）与锂盐同用时，可减少锂自尿排泄，使血药浓度增高，毒性加大；（13）本品可使甲氨蝶呤血药浓度增高，并延长高血浓度时间。正在用本品的病人如需作中或大剂量甲氨蝶呤治疗，应于24~48小时前停用本品，以免增加其毒性；（14）与抗病毒药齐多夫定同用时，可使后者清除率降低，毒性增加。同时本品的毒性也增加，故应避免合用。

左奥硝唑　Levornidazole

（1）同其他硝基咪唑类药物相比，本品对乙醛脱氢酶无抑制用用；（2）因为有报道奥硝唑能抑制抗凝药华法林的代谢，使其半衰期延长，增强抗凝药的药效，当与华法林同用时，应注意观察凝血酶原时间并调整给药剂量，所以此时左奥硝唑也应给予注意；（3）文献报道，奥硝唑与呋布西林钠、萘夫西林钠、奥美拉唑、沃必唑、注射用炎琥宁、阿洛西林钠存在配伍禁忌，左奥硝唑在使用时也应注意。

左氧氟沙星　Levofloxacin

（1）与含镁或铝之抗酸剂、硫酸铝、金属阳离子、含锌的多种维生素制剂同时使用时，应有至少2小时的服药间隔；（2）慎与茶碱、NSAID同时使用；（3）与华法林或其衍生物合用时，应监测凝血酶原时间或其他凝血试验。

注：本书药物相互作用由庞浩龙、李站立、张晨曦共同参与编写。

附录3　常用药物的皮肤敏感试验

有些药品如抗生素中β-内酰胺类的青霉素、头孢菌素；氨基苷类抗生素的链霉素、庆大霉素，维生素、有机碘造影剂、局麻药、免疫调节剂、生物药品（酶、抗毒素、类毒素、血清、菌苗、疫苗）等药品在给药后极易引起过敏反应，甚至出现过敏性休克。为安全起见，需根据相关规定用前进行皮肤敏感试验，皮试后观察15~20分钟，以确定阳性或阴性反应。

对青霉素、头孢菌素、破伤风抗毒素等易致过敏反应的药品，注意提示患者在用药前（或治疗结束后再次应用时）进行皮肤敏感试验，在明确药品敏感试验结果为阴性后，再调配药品；对尚未进行皮试者、结果阳性或结果未明确者拒绝调配药品，同时注意提示有家族过敏史或既往有药品过敏史者在应用时提高警惕性，于注射后休息和观察30分钟，或采用脱敏方法给药。

鉴于头孢菌素类抗生素可引起过敏性反应或过敏性休克，同时与青霉素类抗生素存在有交叉过敏性，概率在3%~15%，但目前头孢菌素应用前是否做皮肤试验的临床意义尚有极大争议，《中华人民共和国药典临床用药须知》（2005年版）等相关著作尚无定论。国外文献证实：若患者以前发生过青霉素过敏性休克者，应禁用头孢菌素，若过敏反应轻微，必要时可在严密监护下，给予头孢菌素类抗生素。但近年来有多例报道，头孢菌素可致过敏性休克甚至死亡，为慎重起见和对患者的安全用药负责，建议在应用前做皮肤试验，并提示应用所注射的药品品种进行皮试。另外，具体到药物是否需要做药物皮肤敏感试验，请参照药品说明书和官方的药物治疗指南。鉴于各药品生产企业的产品标准不同而对皮肤试验的要求不一，在用药前宜仔细阅读药品说明书。《中华人民共和国药典临床用药须知》（2005 年版）中必须做皮肤敏感试验的药物情况，见附表 3-1。

附表 3-1　常用药物皮肤敏感试验的药液浓度和给药方法与剂量

药物名称	皮试药液浓度（ml）	给药方法与剂量
细胞色素 C 注射剂	0.03mg（皮内注射），注射液原液（划痕）5mg（滴眼）	皮内注射 0.03～0.05ml 划痕 1 滴；滴眼 1 滴
降纤酶注射剂	0.1BU	皮内注射 0.1ml
门冬酰胺酶注射剂	20U	皮内注射 0.02ml
青霉素钾注射剂	500U	皮内注射 0.1ml
青霉素钠注射剂	500U	皮内注射 0.1ml；划痕 1 滴
青霉素 V 钾片	500U	皮内注射 0.1ml
普鲁卡因青霉素注射剂-青霉素	500U	皮内注射 0.1ml
普鲁卡因青霉素注射剂-普鲁卡因	2.5mg	皮内注射 0.1ml
苄星青霉素注射剂	500U	皮内注射 0.1ml
抑肽酶注射剂	2500kU	静脉注射 1ml
胸腺素注射剂	25μg	皮内注射 0.1ml
白喉抗毒素注射剂	稀释 20 倍	皮内注射 0.1ml
破伤风抗毒素注射剂	75U（稀释 20 倍）	皮内注射 0.1ml
多价气性坏疽抗毒素注射剂	250U（稀释 20 倍）	皮内注射 0.1ml
抗蛇毒血清注射剂	稀释 20 倍	皮内注射 0.1ml
抗炭疽血清注射剂	稀释 20 倍	皮内注射 0.1ml
抗狂犬病血清注射剂	20U（稀释 20 倍）	皮内注射 0.1ml
肉毒抗毒素注射剂	稀释 10 倍	皮内注射 0.05ml
玻璃酸酶注射剂	150U	皮内注射 0.02ml
α-糜蛋白酶注射剂	500μg	皮内注射 0.1ml
鱼肝油酸钠注射剂	1mg	皮内注射 0.1～0.2ml

苯唑西林钠、氯唑西林钠、氨苄西林钠、阿莫西林、羧苄西林钠、哌拉西林钠、磺苄西林钠注射剂和青霉胺片剂等皮试药液浓度和给药剂量同青霉素。

此外，在部分权威性较高的二次文献中，对部分常用药品也记载应做皮肤敏感试验，在此也列附表3-2提示。

附表3-2 部分提示应做皮肤敏感试验药物的药液浓度和给药方法与剂量

药物名称	皮试药液浓度（ml）	给药方法与剂量
链霉素注射剂	1mg	皮内注射0.1ml
头孢菌素类注射剂	300μg或500μg	皮内注射0.1ml
庆大霉素注射剂	400U	皮内注射20~40U；儿童5~10U
甲氧西林钠注射剂	250μg	皮内注射0.1ml
氯唑西林钠注射剂	250μg	皮内注射0.1ml
苯唑西林钠注射剂	500μg	皮内注射0.1ml
萘夫西林钠注射剂	250μg	皮内注射0.1ml
氨氯西林钠注射剂	250μg	皮内注射0.1ml
氟氯西林钠注射剂	500μg	皮内注射0.1ml
磷酸组胺注射剂	0.1mg	皮内注射0.1ml
右旋糖酐注射剂	原液	皮内注射0.1ml
维生素 B_1 注射剂	5mg	皮内注射0.1ml
普鲁卡因注射剂	2.5mg	皮内注射0.1ml
促皮质素注射剂	1U	皮内注射0.1ml
绒促性素注射剂	500U	皮内注射0.1ml
胰蛋白酶	0.5mg	皮内注射0.1ml
胸腺5肽	0.1mg	皮内注射0.1ml
胸腺素 α_1	1.6mg	皮内注射0.05~0.1ml
胸腺素生成素	0.1mg	皮内注射0.1ml（0.01mg）
甘露聚糖肽	2.5mg	皮内注射0.1ml
蕲蛇酶	0.75U	皮内注射0.1ml
鲑降钙素注射剂	10U	皮内注射0.1ml
天花粉蛋白	0.5μg	皮内注射0.1ml
有机碘造影剂	30%溶液	静脉注射1ml；皮内注射0.1ml

①凡头孢菌素规格（每瓶）为0.5、0.75、1g的先依次应用0.9%氯化钠注射液10、15、20ml稀释原药后，抽取0.1ml，再用0.9%氯化钠注射液稀释至10ml，抽取0.1ml做皮试。规格为1.5g、2g的依次用0.9%氯化钠注射液15ml、20ml稀释原药后，抽取0.05ml，再用0.9%氯化钠注射液稀释至10ml，抽取0.05ml做皮试；②若皮试为阳性反应，可采取脱敏治疗给药；*有机碘造影在应用中仍可出现过敏反应，尚需注意。

附录4 静脉给药注意事项

一、静脉输注药品的一般原则

1. 由于静脉注射给药起效迅速、作用强并且难以逆转，可能会给患者带来较大的风险，因此，应该遵循能够口服给药就不要注射给药的原则。

2. 只有当患者的疾病状况不宜口服药品，或者疾病的治疗需要持续、恒定的血药浓度时，才可以采用静脉输注的方式给药。

3. 一般而言，静脉输液中只能加入一种药品，溶液必须稳定，无物理和化学的配伍禁忌。如果需要加入两种药品，应该先加浓度较高者到输液中，充分混匀后，检查有无可见的配伍禁忌，再加入浓度较低的药品。

4. 不应该将药品加入到血液制品、甘露醇或者碳酸氢钠溶液中。只有特殊组分的药品（如脂溶性维生素注射液）方可加入脂肪乳或氨基酸溶液中使用。

5. 应用输液前应充分振摇混匀，并且检查有无不溶性颗粒。

6. 给药期间应严格保证药液无菌，配制好的药液通常应在24小时内使用。

7. 输液瓶上应注明患者的姓名、药品名称与剂量、给药日期与给药时间以及停药日期与停药时间。以上内容不应影响患者阅读输液瓶上的标签内容。尽可能将使用过的输液器材保存一段时间备查。

8. 在给药过程中应经常检查药液的状态，当出现浑浊、结晶、颜色改变或观测到其他发生相互作用或污染的迹象时，应及时停药。

二、静脉输液容易产生的问题

（一）病原微生物污染

静脉输液有可能被偶然进入或后期滋生的微生物污染，尤其是念珠菌属、肠杆菌属及克雷伯杆菌属等而引起发热、寒战等全身性反应，严重者可发生昏迷、血压下降、休克和呼吸衰竭等症状而致死亡。静脉输液应该严格执行配制过程的无菌操作。

（二）物理和化学配伍禁忌

物理配伍禁忌是指药物混合后，由于溶解度的变化，溶液pH的改变等；或者药物与容器间发生反应等原因引起的沉淀、浑浊、黏度变化、液体分层等现象，又称为外观配伍禁忌。化学配伍禁忌是指药物之间水解、光解、氧化还原等化学反应导致药物分子结构发生了变化。因而导致药物有可能发生药物相互作用，并且当含有一种以上药物时发生配伍禁忌的可能性增大。物理或化学的配伍禁忌会使药效降低、毒性增加或由于微粒的形成产生严重不良事件，因而必须避免。

（三）微粒污染

微粒污染是输液中普遍存在的问题。静脉输液的配制过程中，多次加药和穿刺会带入微粒，输液环境中的细小微粒也可能进入药液。当微粒进入肺微血管，可引起巨噬细胞增生而导致肉芽肿、肺栓塞，也可引起热原样反应。微粒较大者，可直接导致血管闭塞，局部组织缺血和水肿，红细胞聚集在异物上可形成血栓；某些微粒还可引起变态反应。生物制品，尤其是血液制品，即使是正常配制操作也可能不完全溶解；输液配制过程稍有不慎，如振摇、消毒、温度等均可导致药物不能完全溶解，产生肉眼可见或难以观察的不溶性物质。因此，从配制到输液必须严格遵守操作规程。

三、静脉输液相关的不良反应

（一）静脉炎

某些晶体溶液，可致血栓性静脉炎。另外，静脉滴注红霉素乳糖酸盐、万古霉素、依替米星等药物，如果输液配制浓度或输液速度不当也可刺激血管而导致静脉炎。

（二）胃肠道反应

静脉滴注某些抗感染药物，如氟喹诺酮类、青霉素、红霉素等会不同程度地引起恶心、呕吐等胃肠道反应。

（三）神经系统反应

青霉素类药物静滴给药时，由于剂量过大和（或）滴速过快时，可对大脑皮质产生直接刺激作用，出现“青霉素脑病”主要表现为肌阵挛、惊厥、癫痫、昏迷等严重反应。氨基苷类、多黏菌素类静脉滴注速度过快对神经肌肉接头可产生阻滞作用。亚胺培南滴注速度过快使脑内血药浓度过高可出现的惊厥、癫痫发作等。氟喹诺酮类药物脂溶性高，易透过血脑屏障进入脑组织，诱发惊厥、抽搐和癫痫样发作。

（四）心血管系统反应

青霉素大剂量快速静滴偶可引起一过性心电图变化。咪康唑注射过快可发生心律失常，严重者心跳、呼吸停止。万古霉素静脉滴注速度过快也可引起心血管系统反应，曾有报道静滴万古霉素过快，引起心搏骤停、呼吸衰竭死亡。氨基苷类抗生素也可引起心肌抑制、外周血管扩张、血压下降和呼吸衰竭等。两性霉素B滴速过快有引起心室颤动或心搏骤停的可能。林可霉素滴速过快可引起血压下降和心电图变化，甚至可导致神经肌肉接头传导阻滞而引起呼吸、心搏停止。

（五）肾功能损害

低分子和小分子量右旋糖酐有导致急性肾衰竭的危险。氨基苷类抗生素和万古霉素等药物，如果静脉输注过快，使单位时间内经肾脏排泄的药物浓度过高，可致药物性肾损害。大多数头孢菌素类药物主要通过肾脏排泄，可抑制、干扰肾小管细胞酶活性，引起急性肾小管坏死。而这类现象在小儿、老年人及肾功能不全的患者身上尤易发生。抗病毒药物阿昔洛韦、更昔洛韦、利巴韦林、阿糖腺苷、膦甲酸钠等静脉滴注也宜缓慢。阿昔洛韦静脉滴注过快可发生肾小管内药物结晶沉积，引起肾功能的损害。在使用两性霉素B疗程中几乎所有患者均可出现不同程度的肾功能损害，故应注意选择适当剂量，缓慢静滴，必要时监测肾功能和血药浓度。

（六）其他不良反应及对策

所有药物静脉输液滴注过快均可引起血容量过高，致心脏负荷过重，发生肺水肿。静脉滴注含钾、钙、镁等离子的抗菌药物时，滴速过快可引起患者不适或病情变化。右旋糖酐、明胶制剂和羟乙基淀粉等胶体溶液的常见不良反应有凝血功能障碍、肾功能障碍、过敏和类过敏反应等。

1. 局部封闭

化疗药物外渗，应用局部封闭，可阻止化疗药物扩散并起到止痛、消炎的作用。临床上多用普鲁卡因、地塞米松局部封闭，因普鲁卡因有麻醉止痛、减少炎症渗出和促进组织修复的作用；地塞米松具有稳定生物膜，减少炎性物质释放，提高组织耐受性和特异性抗炎作用。

2. 局部使用血管扩张药物

在输入刺激性大、浓度高的药物时，使用2%的山莨菪碱外敷局部静脉，扩张局部浅表血管后再给药，减轻药物对血管的刺激。

3. 静脉渗漏性损伤及其处理

静脉渗漏性损伤的诸多因素中主要的是药物本身的理化性质。有效的预防措施可积极消除引起渗漏的危险因素，如提高静脉穿刺技术，避免机械性损伤、根据不同药物掌握好其浓度和静脉输注速度、加强护理观察，尽量避免药物外漏。对已发生渗漏损伤者，应及时根据药物理化性质，渗漏损伤程度及个体差异，适当选择热敷、冷敷、药敷或拮抗药注射等处理，若能早期治疗完全可以避免严重并发症的发生。

四、静脉注射液外渗的处理

（1）一旦发生静脉注射液外渗，应立即停止注射或更换注射部位，并且采取治疗措施，消除组织水肿，消除药物对细胞的毒性作用。

（2）热敷：主要用于血管收缩药、阳离子溶液、高渗液及化疗药物外渗的治疗。如肾上腺素、间羟胺、葡萄糖酸钙、甘露醇等溶液的外渗治疗。但是，部分高渗溶液，如20%甘露醇、10%葡萄糖酸钙外渗超过24小时，此时局部皮肤由白转为暗红，产生局部充血，若局部进行热敷使温度增高、代谢加快、耗氧增加，会加速组织坏死。因此，必须根据具体情况采取相应措施，不应该不加思考地只要是药物外渗就给病人热敷。

（3）冷敷：冷敷可使局部血管收缩，减少药物的吸收，减轻局部水肿和药物的扩散，从而减轻局部组织的损害，如化疗药物外渗用20%~40%碳酸氢钠冷敷治疗，取得较好的效果。

（4）药物湿敷：采用50%的硫酸镁溶液湿敷，一日2次，一次20分钟。

（5）中药湿敷：主要用于长期静脉注射的药物，如氯化钾、红霉素、10%葡萄糖酸钙等致注射部位的静脉壁炎性渗出而引起的炎症症状，可以采取活血通络、舒筋利脉、温经散寒、清热利湿的中药进行湿敷。

附录5 特殊药品目录

麻醉药品、精神药品、医疗用毒性药品、放射性药品属于特殊管理药品的范畴。

一、医疗用毒性药品

医疗用毒性药品系指毒性剧烈、治疗剂量与中毒剂量相近，使用不当会致人中毒或死亡的药品。

毒性中药品种（包括原药材和饮片）主要有：砒石（红砒、白砒）、砒霜、水银、生马前子、生川乌、生草乌、生白附子、生附子、生半夏、生南星、生巴豆、斑蝥、青娘虫、红娘虫、生甘遂、生狼毒、生藤黄、生千金子、生天仙子、闹羊花、雪上一枝蒿、白降丹、蟾酥、洋金花、红粉、轻粉、雄黄。

毒药化学药品种（仅指原料药，不包括制剂）主要有：去乙酰毛花苷C、阿托品、洋地黄毒苷、氢溴酸后马托品、三氧化二砷、毛果芸香碱、升汞、水杨酸毒扁豆碱、亚砷酸钾、氢溴酸东莨菪碱、士的宁、A型肉毒素。毒药化学药品种（制剂）亚砷酸注射液。

毒性药品的收购、经营，由各级医药管理部门指定的药品经营单位负责；配方用药由国营药店、医疗单位负责。其他任何单位或者个人均不得从事毒性药品的收购、经营和配方业务。

二、放射性药品

放射性药品是指用于临床诊断或者治疗的放射性核素制剂或者其标记药物。

三、麻醉药品

麻醉药品是指连续使用后易产生生理依赖性、能成瘾癖的药品；麻醉药品包括：阿片类、可卡因类、大麻类、合成麻醉药类及卫生部指定的其他易成瘾癖的药品、药用原植物及其制剂。

我国生产及常用的麻醉药品品种包括吗啡、芬太尼、氯胺酮、二氢埃托啡、可卡因、罂粟秆浓缩物、哌替啶、地芬诺酯、美沙酮、羟考酮、阿片、罂粟壳、舒芬太尼、瑞芬太尼、蒂巴因、可待因、布桂嗪、右丙氧芬、双氢可待因、复方樟脑酊、乙基吗啡、福尔可定等，详见附表5-1。

附表 5-1　我国生产及使用的麻醉药品品种目录（摘录）

阿法罗定	Alphaprodine
可卡因	Cocaine
罂粟秆浓缩物	Concentrate of Poppy Straw
二氢埃托啡	Dihydroetorphine
地芬诺酯	Diphenoxylate
芬太尼	Fentanyl
氢可酮类	Hydrocodone
美沙酮	Methadone
吗啡	Morphine
阿片	Opium
羟考酮	Oxycodone
哌替啶	Pethidine
罂粟壳	Poppy Shell
瑞芬太尼	Remifentanil
舒芬太尼	Sufentanil
蒂巴因	Thebaine
布桂嗪	Bucinnazine
可待因	Codeine
复方樟脑酊	Compound Camphor Tincture
右丙氧芬	Dextropropoxyphene
双氢可待因	Dihydrocodeine
乙基吗啡	Ethylmorphine
福尔可定	Pholcodine
阿桔片	Compound Platycodon Tablets
吗啡阿托品注射液	Morphine and Atropine Sulfate Injection

①上述品种包括其可能存在的盐和单方制剂；②上述品种包括其可能存在的化学异构体及酯、醚；③本目录根据 2007 版《麻醉品种目录》中摘选其中有 * 的麻醉药品，均为我国生产及使用的品种。

四、精神药品

精神药品是指直接作用于中枢神经系统，使之兴奋或抑制，连续使用能产生依赖性的药品。依据精神药品使人体产生的依赖性和危害人体健康的程序，分为第一类和第二类，各类精神药品的品种由国务院药品监督管理部门会同国务院公安部门、国务院卫生部门制定、调整并公布。我国生产及常用的精神药品品种目录见附表5-2。

附表 5-2 我国生产及使用的精神药品品种目录（摘录）

第一类	
丁丙诺啡	Buprenorphine
γ-羟丁酸	γ-hydroxybutyrate（GHB）
氯胺酮	Ketamine
马吲哚	Mazindol
哌甲酯	Methylphenidate
司可巴比妥	Secobarbital
三唑仑	Triazolam
第二类	
异戊巴比妥	Amobarbital
布托啡诺及其注射剂	Butorphanol and its injection
咖啡因	Caffeine
安钠咖	Caffeine Sodium Benzoate（CNB）
去甲伪麻黄碱	Cathine
地佐辛及其注射剂	Dezocine and its injection
芬氟拉明	Fenfluramine
格鲁米特	Glutethimide
喷他佐辛	Pentazocine
戊巴比妥	Pentobarbital
阿普唑仑	Alprazolam
巴比妥	Barbital
溴西泮	Bromazepam
氯氮䓬	Chlordiazepoxide
氯硝西泮	Clonazepam
地西泮	Diazepam
艾司唑仑	Estazolam
氯氟䓬乙酯	Ethyl Loflazepate
氟西泮	Flurazepam
劳拉西泮	Lorazepam
甲丙氨酯	Meprobamate

续 表

咪达唑仑	Midazolam
纳布啡及其注射剂	Nalbuphine and its Injection
硝西泮	Nitrazepam
奥沙西泮	Oxazepam
氨酚氢可酮片	Paracetamol and Hydrocodone Bitartrate Tablets
匹莫林	Pemoline
苯巴比妥	Phenobarbital
替马西泮	Temazepam
曲马朵	Tramadol
唑吡坦	Zolpiden
扎来普隆	Zaleplone
麦角胺咖啡因片	Ergotamine and Caffeine Tablets

①上述品种包括其可能存在的盐和单方制剂（除非另有规定）；②上述品种包括其可能存在的化学异构体及酯、醚（除非另有规定）；③本目录根据 2007 版《精神药品品种目录》中摘选其有 * 的精神药品，均为我国生产及使用的品种。

我国生产及使用的第一类精神药品品种有：丁丙诺啡、γ-羟丁酸、马吲哚、哌甲酯、司可巴比妥、三唑仑等。

我国生产及常用的第二类精神药品品种有：异戊巴比妥、布托啡诺及其注射剂、咖啡因、去甲伪麻黄碱、安钠咖、地佐辛及其注射剂、喷他佐辛、阿普唑仑、巴比妥、氯氮䓬、地西泮、艾司唑仑、氟西泮、劳拉西泮、甲丙氨酯、咪达唑仑、纳布啡及其注射剂、硝西泮、匹莫林、苯巴比妥、曲马朵、唑吡坦、扎来普隆、麦角胺咖啡因等。

五、易制毒化学品

易制毒化学品系指可利用其制备毒品的化合物，分为三类。第一类是可以用于制毒的主要原料；第二类、第三类是可以用于制毒的化学配剂。

第一类：①1-苯基-2-丙酮；② 3, 4-亚甲基二氧苯基-2-丙酮；③胡椒醛；④黄樟素；⑤黄樟油；⑥异黄樟素，⑦N-乙酰邻氨基苯酸；⑧邻氨基苯甲酸；⑨麦角酸 *；⑩麦角胺 *、⑪麦角新碱 *；⑫麻黄碱、伪麻黄碱、消旋麻黄碱、去甲麻黄碱、甲基麻黄碱、麻黄浸膏、麻黄浸膏粉等麻黄素类物质 *。（带有 * 标记的品种为药品类易制毒化学品，包括原料药及其单方制剂）。

第二类：①苯乙酸；②醋酸酐；③三氯甲烷；④乙醚；⑤哌啶。

第三类：①甲苯；②丙酮；③甲基乙基酮；④高锰酸钾；⑤硫酸；⑥盐酸。

第一类、第二类所列物质可能存在的盐类，也纳入管制。

附录6 部分监测药物的药动学参数

详见附表6-1。

附表6-1 部分监测药物的药动力学参数

药品名称	口服生物利用度（%）	达峰时间（小时）	血浆蛋白结合率（%）	表观分布容积（L/kg）	消除半衰期（小时）	消除途径	达稳态时间（日）	清除率（ml/kg）	有效浓度范围（mg/L）	潜在中毒浓度（mg/L）	剂量（mg/kg）
卡马西平	75~85	4~8	75~80	0.8~2.2	25~65	肝99%	7~14	成人一日11~26 儿童一日28	4~12	>12	成人一日7~19，分次儿童一日10~20，分次
乙琥胺	~100	成人2~4 儿童3~7	<10	0.65	成人50~60 儿童30~36	肝70% 肾30%	成人8~12 儿童6~10	成人一日10~13 儿童一日16	40~100	>150	成人一日15~30 儿童一日15~40
苯巴比妥	80~90	2~18	20~45	成人0.7 儿童0.9	成人50~144 儿童40~70	肝80% 肾20%	成人14~21 儿童10~18	成人一日3.2 儿童一日8.2	10~40	>40	成人一日1~5，分次儿童一日3~6，分次
苯妥英	95	4~12	85~95	0.5~0.8	7~42	肝>95% 肾<5%	成人5~14 儿童2~5		10~20	>25	负荷量一日15，维持量一日5（成人）
扑米酮	92	成人2.7~5.2 儿童4~6	0~20	0.64~0.72	10	肝、肾	2~4	一日31（单用）	6~15	>18	成人一日7.5~20，分次儿童一日5~25，分次

续 表

药品名称	口服生物利用度（%）	达峰时间（小时）	血浆蛋白结合率（%）	表观分布容积（L/kg）	消除半衰期（小时）	消除途径	达稳态时间（日）	清除率（ml/kg）	有效浓度范围（mg/L）	潜在中毒浓度（mg/L）	剂量（mg/kg）
丙戊酸	~100	空腹 0.5 ~ 1.5 食后 2 ~ 8	85 ~ 95	0.1 ~ 0.4	成人 12 ~ 15 老年 14 ~ 17 新生儿 30 ~ 40	肝	2 ~ 2.5	成人每小时 7 ~ 8	50 ~ 100	未定	成人一日 5 ~ 45，分次儿童一日 15 ~ 60，分次
丙吡胺	90	1 ~ 3	35 ~ 95	3 ~ 5.7	4 ~ 10	肝 ~ 25% 肾 ~ 50%	成人 25 ~ 30 小时	一日 1.5 ~ 4	2 ~ 4	>7	负荷量一次 300mg，维持量一日 400 ~ 800mg
奎尼丁	44 ~ 98	1 ~ 3	80 ~ 88	2 ~ 3	成人 6 ~ 8 儿童 2.5 ~ 6.7	肝主要肾少量	2	一日 4.70	3 ~ 6	>5	一日 14 ~ 30，分次
普萘洛尔	30	1 ~ 1.5	93	2.0 ~ 4.6	2 ~ 3	肝 95%	10 ~ 30 小时	每分钟 12	0.05 ~ 0.1	未定	负荷量一次 300mg，维持量一日 400 ~ 800mg
利多卡因	35	不规则	66	1	1 ~ 2（心力衰竭 1.9 ~ 6）	肝	5 ~ 10 小时	一日 0.54 ~ 1.44	1.5 ~ 5	>5.0	负荷量一次 100 ~ 150mg，维持量每分钟 0.9 ~ 1.8mg
普鲁卡因胺	75 ~ 95	1 ~ 1.5	15 ~ 20	1.75 ~ 2.5	2 ~ 3	肝肾	11 ~ 20 小时	每小时（8.6±1.9）	2 ~ 10	>16	负荷量一日 10 ~ 15，维持量 35 ~ 50mg

续 表

药品名称	口服生物利用度（%）	达峰时间（小时）	血浆蛋白结合率（%）	表观分布容积（L/kg）	消除半衰期（小时）	消除途径	达稳态时间（日）	清除率（ml/kg）	有效浓度范围（mg/L）	潜在中毒浓度（mg/L）	剂量（mg/kg）
地高辛	60～80	2～6	20～25	6～10	32～48	肾	成人7～11	成人188ml/（min·1.73m³）	0.5～2μg/L	>2.4μg/L	负荷量一次8～125μg/kg，维持量一日3～5μg/kg
庆大霉素	几不吸收	即刻（注）	0～30	0.2～0.25	成人2～3（肾衰竭40～50）儿童5～11.5	肾	2.5～15小时（>30岁）	1.33±0.6119	峰4～10 谷1～2	峰>12 谷>2	负荷量一次1.0～2.5，维持量一日3.0～5.0
妥布霉素	几不吸收	即刻（注）	低	0.26	1.9～2.2	肾	约10小时	每小时（75.65±16.88）	峰4～10 谷1～2	峰>12 谷>2	一日5～7
万古霉素	几不吸收	即刻（注）	55	0.43～1.25	成人4～11 儿童2～3	肝	3～5	老年人：每分钟（61.05±10.30）ml 成人：每分钟（87.35±9.45）ml	峰25～40 谷5～10	峰>50 谷>20	成人一日10～30，分次儿童一日10～40，分次
阿米替林	56～70	8～12	90	5.4～8.6	9～25	肝	4～10	5.3～26	0.15～0.25	>0.5	成人一日75～300mg，老年一日20～100mg

续 表

药品名称	口服生物利用度（%）	达峰时间（小时）	血浆蛋白结合率（%）	表观分布容积（L/kg）	消除半衰期（小时）	消除途径	达稳态时间（日）	清除率（ml/kg）	有效浓度范围（mg/L）	潜在中毒浓度（mg/L）	剂量（mg/kg）
碳酸锂	97	0.5～3	0	0.4～1.4	20～24（肾衰竭 40～50）	肾	2～7	15～30	急性治疗 0.8～1.2 mmol/L 维持治疗 0.4～0.8 mmol/L	>1.4 mmol/L	成人一日 0.9～1.5g，分次
茶碱	～100	2～3	60	0.3～0.7	成人 4～10.9 儿童 2.6～4.8 新生儿>24	肝	3～8	每分钟（0.67±0.13）	<15	>15	视制剂不同而定
环孢素	20～30	3～4	90	3.5～4	10～30	肝～94% 肾～6%		每分钟 5～7ml	骨髓移植：100～200 ng/ml 肝移植：200～300 ng/ml 肾移植：100～200 ng/ml		视移植后时间及移植种类而定
他克莫司	10～20	0.7～6	>98.8	16.1	4～41	肝	3	成年每小时 2.43L 肝移植：每小时 4.1L	10～20 ng/ml		视移植后时间及移植种类而定

附录7 药品使用提示标签

药师在调配药品时，必须在药品的外包装上标记出使用药品的信息，包括剂量、给药次数等。药品使用提示标签是为了提醒患者在药品使用和保存方面应特别重视的问题，内容简单明了，作为医嘱和药品说明书关于用药的重要信息的强化和补充。根据用药的实际情况，遴选下列34个药品使用提示标签，其中黑体字作为提示标签用于，非黑体字作为标签含义、适用范围的解释，见附表7-1。

标签【1】~【19】和【29】~【31】可以作为单独的标签用语；标签【21】~【28】是可以和用法与用量一起作为标签使用；变迁【32】~【34】是提示药品报关与储存。

药品的使用提示标签序号，见附表7-2。

附表7-1 药品使用提示标签用语与说明

【1】	**提示用语：可致困倦** 限含量有抗组胺药的儿童制剂。
【2】	**提示用语：可致困倦或其他症状（如视物模糊、精神不集中、眩晕、恶心）、服用期间不要操作机器、高空作业或驾驶，同时禁止饮酒** 有些药品仅在服药的前几天感觉困倦，有些药品仅在大剂量时引起困倦，应该告诉患者症状消失后再进行以上操作。
【3】	**提示用语：可导致困倦，服用期间不要操作机器、高空作业或驾驶，同时禁止饮酒或含乙醇饮料** 用于含单胺氧化酶抑制药的药品。
【4】	**提示用语：不要饮酒** 服用某些药品时同时饮酒，会增强某些药品的作用和不良反应。
【5】	**提示用语：不要同时服用抗酸药** 用于肠溶衣制剂或受抗酸药显著影响吸收、影响药效的药品。
【6】	**提示用语：不要同时服用含铁、铝、钙、镁、锌等金属离子的药品** 这些药品易与铁、铝、钙、镁、锌等离子螯合，减少吸收。应间隔2~3小时服用。
【7】	**提示用语：不要与牛奶同服的药品** 牛奶可影响部分药品的吸收，间隔2~3小时服用。
【8】	**提示用语：应遵医嘱，不要随便停药** 适用于长期服用或突然停药会造成严重后果的药品。
【9】	**提示用语：遵照医嘱，完成处方的疗程** 用于需要完成一定疗程的药品，如抗感染药、糖皮质激素等。
【10】	**提示用语：请按照打印说明用药** 某些特殊药品应该给患者治疗卡片说明用药方法，如抗凝药、锂剂和糖皮质激素类等。

续 表

【11】	**提示用语：用药后，避免阳光直射** 有些药品可致易感患者的光敏反应，尤其在高强度的紫外灯和阳光下。
【12】	**提示用语：用药期间不要服用含阿司匹林的药品** 阿司匹林可降低某些药品的疗效。
【13】	**提示用语：用水溶液或与水混匀后服用** 用于服前需用水溶解的药品（可溶性片剂）或用前需用水混匀（粉剂，颗粒剂）的药品。
【14】	**提示用语：可能引起尿液变色** 用于可使尿液变色的药品，包括酚酞致粉红碱性尿，氨苯蝶啶使尿液见光呈蓝色，左旋多巴使尿液变深红色，利福平使尿液呈红色。
【15】	**提示用语：药品易燃，远离火焰** 含易燃的药品要远离明火。
【16】	**提示用语：舌下含化，不要转移包装，注意密封** 提醒患者不要将硝酸甘油片从包装中取出放入塑料袋或其他不合适的器皿内。
【17】	**提示用语：24 小时内服用药品不要超过限量**
【18】	**提示用语：一日内或一周内服用药品不要超过限量**
【19】	**提示用语：可导致困倦并持续较长时间，服用期间不要操作机器，高空作业或驾驶，同时禁止饮酒** 用于镇静、催眠且具有后效应的药品。
【20】	**提示用语：餐后或与食物同服** 避免对胃肠道的刺激、与食物同服吸收更好、增强疗效或减少不良反应的药品。
【21】	**提示用语：餐前 0.5~1 小时服用** 可促进药品的吸收、发挥疗效、保护胃黏膜、健胃、助消化的药品。
【22】	**提示用语：空腹或餐前 1 小时服用** 有些药品的吸收可被胃内食物和胃酸破坏，减少吸收。
【23】	**提示用语：咀嚼或含服** 用于需要吮吸或咀嚼的制剂。
【24】	**提示用语：需整片吞咽，不要咀嚼或掰碎** 用于包肠溶衣或缓、控释的药品，以及以为刺激或损伤口腔黏膜的药品。
【25】	**提示用语：舌下含化** 用于舌下含化的药品。将药品放于舌下含化，不要吞咽或饮水。有时将药品放在齿龈和颊部之间。
【26】	**提示用语：大量饮水** 需大量水稀释的制剂，促进排泄或需水化治疗的药品。应注意“大量”指的是至少 150ml。

续 表

【27】	**提示用语：稀薄涂敷** 用于外用制剂。
【28】	**提示用语：不宜随意服用，每次或每日剂量须严格限定** 用于解热镇痛药、解痉药等或标示必要时服用的药品。
【29】	**提示用语：不要与其他含对乙酰氨基酚的制剂同时服用** 用于所有含对乙酰氨基酚的药品的外包装上。
【30】	**提示用语：含阿司匹林和对乙酰氨基酚。不要服用其他含相同成分的复方制剂** 用于含阿司匹林和对乙酰氨基酚的所有药品的外包装。
【31】	**提示用语：含阿司匹林** 用于药品名称中没有阿司匹林字样的含阿司匹林的药品。
【32】	**提示用语：避光保存**
【33】	**提示用语：冷处保存（2~10℃）**
【34】	**提示用语：防潮、密封保存**

附表 7-2　部分药品的使用提示标签

药品名称	推荐药品使用注意提示标签	药品名称	推荐药品使用注意提示标签
阿苯达唑	【9】	奥氮平	【2】
阿伐斯汀	【2】	奥卡西平	【3】【8】
阿夫唑嗪	【2】	奥美拉唑	【2】【5】
阿夫唑嗪缓释剂	【2】【20】【24】	奥美拉唑肠溶片	【2】【5】【24】
阿卡波糖	【2】【20】	奥沙拉秦	【20】
阿洛西林缓释片	【9】【24】	奥沙西泮	【2】
阿米替林	【2】	奥司他韦	【2】【9】
阿米替林缓释剂	【2】【24】	奥昔布宁	【2】【24】
阿莫西林	【9】	巴氯芬	【2】【8】
阿莫西林干混悬剂	【9】【13】【32】	倍他米松	【10】
阿莫西咀嚼片	【9】【23】	倍他米松外用制剂	【27】
阿普唑仑	【2】	倍他司汀	【20】
阿奇霉素	【2】【6】【9】【22】	苯巴比妥	【2】【8】
阿奇霉素混悬液	【2】【6】【9】【22】	苯海索	【2】
阿司匹林肠溶片	【5】【24】【31】【34】	苯噻啶	【20】
阿司匹林分散片	【13】【20】【31】【34】	苯扎贝特	【20】【24】
阿司匹林缓释片	【24】【31】【34】	苯扎贝特缓释片	【20】【24】
阿司匹林泡腾片	【13】【20】【31】【34】	比沙可啶肠溶片	【5】【24】
阿司匹林栓剂	【31】【32】【34】	比索洛尔	【2】【8】
阿替洛尔	【8】【21】	吡拉西坦	【2】
阿替洛尔缓释片	【8】【21】【24】	吡美莫司乳膏	【27】
阿托伐他汀	【2】	吡嗪酰胺	【8】【20】
阿昔洛韦	【9】	别嘌醇	【2】【8】【26】
阿昔莫司	【20】	丙吡胺缓释片	【24】
埃索美拉唑	【21】【24】	丙硫异烟胺	【8】【20】
氨苯蝶啶	【14】【20】	丙戊酸钠	【8】
氨苯砜	【8】	丙戊酸钠肠溶片	【5】【8】【24】
氨苄西林	【9】【22】	丙戊酸钠缓释片	【8】【24】
氨茶碱片	【32】【34】	布地奈德吸入剂	【8】【10】
胺碘酮	【11】	布洛芬	【2】【20】【32】

续 表

药品名称	推荐药品使用注意提示标签	药品名称	推荐药品使用注意提示标签
布洛芬缓释片	【2】【24】	泛昔洛韦	【9】
布洛芬颗粒剂	【2】【13】【20】	非洛地平缓释片	【24】
茶碱	【20】【32】	非诺贝特	【2】【20】
茶碱缓释片	【20】【24】【32】	非索非那定	【2】
雌二醇	【10】	芬太尼贴剂	【2】
雌莫司汀	【5】【22】	奋乃静	【2】
醋酸氢化可的松	【10】【20】	伏立康唑	【2】【9】【11】【22】
单硝酸异山梨酯缓释片	【24】	氟比洛芬	【20】
		氟比洛芬缓释片	【2】【24】
地蒽酚软膏	【27】	氟伐他汀	【2】
地尔硫䓬缓释片	【24】	氟伐他汀缓释片	【20】【24】
地塞米松	【10】【20】	氟奋乃静	【2】
地西泮	【2】【19】	氟伏沙明	【2】
丁螺环酮	【2】	氟康唑	【9】
丁酸氢化可的松外用制剂	【27】	氟氯西林	【9】【22】
		氟哌啶醇	【2】
度洛西汀	【2】	氟西泮	【19】
对氨基水杨酸钠片	【32】	氟西汀	【2】
对乙酰氨基酚	【29】	复方甘草片	【34】
多塞平	【2】	格列齐特缓释片	【21】【24】
多沙唑嗪缓释片	【2】【24】	更昔洛韦	【20】【24】
多沙唑嗪控释片	【2】【24】	枸橼酸铋雷尼替丁	【2】【21】
多西环素	【6】【9】【11】	鬼臼毒素酊剂	【15】
厄洛替尼	【20】	桂利嗪	【2】
二甲双胍	【20】	红霉素肠溶片	【5】【9】【24】
二甲双胍缓释片	【20】【24】	红霉素颗粒剂	【9】【13】
二氯尼特	【9】	华法林	【10】
亚硝酸异山梨酯缓释片	【24】	环孢素	【2】【10】
		环丙沙星	【2】【7】【9】【11】
伐昔洛韦	【2】【9】	环磷酰胺	【22】【26】

续　表

药品名称	推荐药品使用注意提示标签	药品名称	推荐药品使用注意提示标签
环丝氨酸	【2】【8】	乐卡地平	【2】【21】
黄酮哌酯	【2】【20】	雷米普利	【2】
磺胺嘧啶	【9】【26】	利巴韦林	【2】【5】【9】【20】
吉非贝齐	【21】	利福平	【8】【14】【21】【32】
甲氨蝶呤	【2】【26】	利奈唑胺	【9】
甲氟喹	【2】【20】【24】【26】	利培酮	【2】
甲基多巴	【2】【8】	利血平	【2】
甲泼尼龙	【10】	硫酸亚铁片	【34】
甲泼尼龙注射剂	【10】	硫糖铝	【5】【22】【34】
甲硝唑片	【2】【4】【9】【20】	硫唑嘌呤	【20】
甲氧氯普胺	【2】【24】【32】	柳氮磺吡啶肠溶片	【5】【14】【20】【24】【26】
降钙素鼻喷雾剂	【33】		
金刚烷胺	【2】	氯苯那敏	【2】
金诺芬	【20】	氯丙嗪	【2】【11】
卡巴克洛片	【32】	氯氮平	【2】【10】
卡马西平	【2】【8】	氯法齐明	【2】【8】【14】【20】
卡马西平缓释片	【2】【8】【24】	氯化铵片	【34】
卡马西平混悬液	【2】【8】	氯化钾片	【34】
卡马西平咀嚼片	【2】【8】【20】【23】	氯喹	【2】【5】
卡培他滨	【2】【20】	氯雷他定	【2】
卡维地洛	【8】	氯马斯汀	【2】
可乐定	【2】【8】	氯米帕明	【2】
克拉霉素	【2】【9】	氯米帕明缓释剂	【2】【24】
克拉霉素缓释片	【2】【9】【24】	氯硝西泮	【2】【8】
克林霉素	【9】	螺内酯	【20】
喹硫平	【2】	吗啡缓释片	【2】
拉贝洛尔	【2】【8】	吗氯贝胺	【3】【10】【20】
拉莫三嗪	【2】【8】【11】	美洛昔康	【20】
兰索拉唑肠溶片	【5】【24】	美司坦	【5】【21】【24】
劳拉西泮	【2】【19】	美托洛尔	【8】【20】

续 表

药品名称	推荐药品使用注意提示标签	药品名称	推荐药品使用注意提示标签
美托洛尔缓释片	【8】【20】【24】	羟氯喹	【2】【5】【20】
美西律	【2】【20】【26】	羟嗪	【2】
孟鲁司特咀嚼片	【2】【22】【23】	青霉胺	【6】【20】
咪康唑	【9】【20】	氢化可的松外用制剂	【27】
咪唑斯汀缓释片	【2】【24】	氢化可的松注射剂	【10】
米非司酮	【10】【22】	曲马朵	【2】【32】
米诺环素	【6】【9】	曲马朵缓释片	【2】【24】【32】
米诺环素缓释片	【6】【9】【24】	曲唑酮	【2】
米索前列醇	【2】【20】	噻吗洛尔	【8】【20】
莫西沙星	【2】【6】【9】【11】	赛庚啶	【2】
奈多罗米钠	【8】	三氟拉嗪	【2】
奈非那韦	【20】	色甘酸钠吸入剂	【8】
萘丁美酮	【2】【20】	沙美特罗吸入剂	【8】
萘丁美酮分散片	【2】【13】【20】	舍曲林	【2】
萘普生	【2】【20】	舒必利	【2】
萘普生肠溶片	【2】【5】【24】	舒马普坦	【2】【10】
尼卡地平缓释片	【24】	双氯芬酸	【2】【21】【24】
诺氟沙星	【2】【7】【9】【11】【22】【26】	双氯芬酸肠溶/控释片	【2】【5】【21】【24】
帕罗西汀	【2】【20】	双氯芬酸分散片	【2】【13】【21】
哌甲酯缓释片	【24】	双嘧达莫	【21】
哌替啶	【2】	双嘧达莫缓释片	【2】【24】
哌唑嗪	【2】	双歧三联活菌胶囊	【33】
泮托拉唑肠溶片	【2】【21】【24】	水杨酸溶液	【15】
培哚普利	【2】【21】	司可巴比妥	【19】
泼尼松龙	【10】	司来吉兰	【3】
葡萄糖酸钙含片	【23】	司他夫定	【9】
普伐他汀	【2】【20】	四环素	【7】【9】【22】
普罗帕酮	【2】【20】	索拉菲尼	【22】
普萘洛尔	【8】【32】	索他洛尔	【8】
普萘洛尔缓释片	【8】【24】【34】	他克莫司	【2】【11】【22】
齐多夫定口服溶液	【2】【9】	他克莫司软膏	【11】【27】

续　表

药品名称	推荐药品使用注意提示标签	药品名称	推荐药品使用注意提示标签
坦洛新缓释片	【20】【24】	文拉法辛胶囊	【2】
碳酸钙咀嚼片	【23】	西咪替丁	【2】【20】
碳酸钙颗粒剂、泡腾剂	【13】【34】	西酞普兰	【2】
		西替利嗪	【2】
碳酸锂	【2】【10】	硝苯地平缓释片	【24】
碳酸锂缓释片	【2】【10】【24】	硝酸甘油	【16】
特拉唑嗪	【2】	硝酸甘油口服缓释片	【24】
替硝唑	【2】【4】【9】【20】	硝西泮	【19】
酮康唑	【2】【5】【9】【20】	辛伐他汀	【2】【20】
酮替芬	【2】【20】	熊去氧胆酸	【2】【20】
头孢氨苄	【9】	亚硝酸异戊酯吸入剂	【33】
头孢呋辛	【4】【9】【20】【24】	氧氟沙星	【2】【6】【9】【11】
头孢呋辛粉剂	【4】【9】【13】【20】	伊马替尼	【20】【26】
头孢呋辛缓释片	【4】【9】【20】【24】	伊曲康唑胶囊	【5】【9】【20】【24】
头孢克洛	【4】【9】【22】	依西美坦	【20】
头孢克洛缓释片	【9】【20】【24】	胰岛素	【33】
头孢克肟	【4】【9】【22】	胰酶	【5】【21】【24】【34】
头孢拉定	【9】【22】	乙胺丁醇	【2】【8】【20】
头孢羟氨苄	【9】	乙醇溶液	【15】
托吡酯	【2】【8】	乙酰唑胺	【2】
托特罗定	【2】【11】	乙酰唑胺缓释剂	【2】【24】
万古霉素	【9】	异丙嗪	【2】
维 A 酸	【11】【20】	异维 A 酸凝胶	【11】【27】
维拉帕米缓释片	【2】【24】	异烟肼	【2】【3】【8】【21】【32】
维生素 B_1片	【32】【34】		
维生素 B_2片	【32】【34】	益康唑乳膏	【27】
维生素 B_6片	【32】【34】	吲达帕胺缓释片	【2】【24】
维生素 C 片	【32】【34】	吲哚美辛	【2】【20】
维生素 K	【32】	茚地那韦	【22】【26】
伪麻黄碱	【2】	扎鲁司特	【22】
文拉法辛缓释胶囊	【2】【24】	左氧氟沙星	【2】【6】【9】【11】

附录8 卫生部临床路径相关政策文件

一、卫生部关于印发《临床路径管理指导原则（试行）》的通知

卫医管发〔2009〕99号

各省、自治区、直辖市卫生厅局，新疆生产建设兵团卫生局：

为指导医疗机构开展临床路径管理工作，规范临床诊疗行为，提高医疗质量，保障医疗安全，我部组织制定了《临床路径管理指导原则（试行）》。现印发给你们，供卫生行政部门和医疗机构在医疗质量管理工作中参照执行。

二〇〇九年十月十三日

临床路径管理指导原则（试行）

第一章　总　　则

第一条　为提高医疗质量，保障医疗安全，指导医疗机构开展临床路径管理工作，制定本指导原则。

第二条　各级各类医疗机构应当参照本指导原则实施临床路径管理工作。

第二章　临床路径的组织管理

第三条　开展临床路径工作的医疗机构应当成立临床路径管理委员会和临床路径指导评价小组（以下分别简称管理委员会和指导评价小组）。医疗机构可根据实际情况指定本机构医疗质量管理委员会承担指导评价小组的工作。

实施临床路径的临床科室应当成立临床路径实施小组（以下简称实施小组）。

第四条　管理委员会由医院院长和分管医疗工作的副院长分别担任正、副主任，相关职能部门负责人和临床专家任成员。管理委员会履行以下职责：

（一）制订本医疗机构临床路径开发与实施的规划和相关制度；

（二）协调临床路径开发与实施过程中遇到的问题；

（三）确定实施临床路径的病种；

（四）审核临床路径文本；

（五）组织临床路径相关的培训工作；

（六）审核临床路径的评价结果与改进措施。

第五条　指导评价小组由分管医疗工作的副院长任组长，相关职能部门负责人任成员。指导评价小组履行以下职责：

（一）对临床路径的开发、实施进行技术指导；

（二）制订临床路径的评价指标和评价程序；

（三）对临床路径的实施过程和效果进行评价和分析；

（四）根据评价分析结果提出临床路径管理的改进措施。

第六条 实施小组由实施临床路径的临床科室主任任组长，该临床科室医疗、护理人员和相关科室人员任成员。临床路径实施小组履行以下职责：

（一）负责临床路径相关资料的收集、记录和整理；

（二）负责提出科室临床路径病种选择建议，会同药学、临床检验、影像及财务等部门制订临床路径文本；

（三）结合临床路径实施情况，提出临床路径文本的修订建议；

（四）参与临床路径的实施过程和效果评价与分析，并根据临床路径实施的实际情况对科室医疗资源进行合理调整。

第七条 实施小组设立个案管理员，由临床科室具有副高级以上技术职称的医师担任。个案管理员履行以下职责：

（一）负责实施小组与管理委员会、指导评价小组的日常联络；

（二）牵头临床路径文本的起草工作；

（三）指导每日临床路径诊疗项目的实施，指导经治医师分析、处理患者变异，加强与患者的沟通；

（四）根据临床路径实施情况，定期汇总、分析本科室医护人员对临床路径修订的建议，并向实施小组报告。

第三章 临床路径的开发与制订

第八条 医疗机构一般应当按照以下原则选择实施临床路径的病种：

（一）常见病、多发病；

（二）治疗方案相对明确，技术相对成熟，诊疗费用相对稳定，疾病诊疗过程中变异相对较少；

（三）结合医疗机构实际，优先考虑卫生行政部门已经制定临床路径推荐参考文本的病种。

第九条 临床路径诊疗项目包括医嘱类项目和非医嘱类项目。

医嘱类项目应当遵循循证医学原则，同时参考卫生部发布或相关专业学会（协会）和临床标准组织制定的疾病诊疗常规和技术操作规范，包括饮食、护理、检验、检查、处置、用药、手术等。

非医嘱类项目包括健康教育指导和心理支持等项目。

第十条 医疗机构应当根据本机构实际情况，遵循循证医学原则，确定完成临床路径标准诊疗流程需要的时间，包括总时间和主要诊疗阶段的时间范围。

循证医学的运用应当基于实证依据，缺乏实证依据时应当基于专家（专业团体）共识。制订临床路径的专家应当讨论并评估实证依据的质量和如何运用于关键环节控制。

第十一条 临床路径文本一般应当包括医师版临床路径表和患者版临床路径告知单。

（一）医师版临床路径表。

医师版临床路径表是以时间为横轴、诊疗项目为纵轴的表单，将临床路径确定的诊疗项目依时间顺序以表格清单的形式罗列出来。各医疗机构可根据本机构实际情况，参考附件1制订医师版临床路径表。

（二）患者版临床路径告知单。

患者版临床路径告知单是用于告知患者其需要接受的诊疗服务过程的表单。各医疗机构可根据本机构实际情况，参考附件2制订患者版临床路径告知单。

第四章 临床路径的实施

第十二条 实施临床路径的医疗机构应当具备以下条件：

（一）具备以病人为中心的服务标准；

（二）临床路径文本所列诊疗项目的可及性、连续性有保障；

（三）相关科室有良好的流程管理文本和训练；

（四）关键环节具有质控保障；

（五）具备紧急情况处置和紧急情况警告值管理制度能力评估。

第十三条 临床路径实施前应当对有关业务科室医务人员进行相关培训，培训内容应当包括：

（一）临床路径基础理论、管理方法和相关制度；

（二）临床路径主要内容、实施方法和评价制度。

第十四条 临床路径一般应当按照以下流程实施（流程图略）：

（一）经治医师完成患者的检诊工作，会同科室个案管理员对住院患者进行临床路径的准入评估；

（二）符合准入标准的，按照临床路径确定的诊疗流程实施诊疗，根据医师版临床路径表开具诊疗项目，向患者介绍住院期间为其提供诊疗服务的计划，并将评估结果和实施方案通知相关护理组；

（三）相关护理组在为患者作入院介绍时，向其详细介绍其住院期间的诊疗服务计划（含术前注意事项）以及需要给予配合的内容；

（四）经治医师会同个案管理员根据当天诊疗项目完成情况及病情的变化，对当日的变异情况进行分析、处理，并做好记录；

（五）医师版临床路径表中的诊疗项目完成后，执行（负责）人应当在相应的签名栏签名。

第十五条 进入临床路径的患者应当满足以下条件：诊断明确，没有严重的合并症，能够按临床路径设计流程和预计时间完成诊疗项目。

第十六条 进入临床路径的患者出现以下情况之一时，应当退出临床路径：

（一）在实施临床路径的过程中，患者出现了严重的并发症，需要改变原治疗方案的；

（二）在实施临床路径的过程中，患者要求出院、转院或改变治疗方式而需退出临床路径的；

（三）发现患者因诊断有误而进入临床路径的；

（四）其他严重影响临床路径实施的情况。

第十七条 医疗机构应当设立紧急情况警告值管理制度。警告值是指患者在临床路径实施过程中出现严重异常情况，处于危险边缘的情况，应当迅速给予患者有效的干预措施和治疗。

第十八条　临床路径的变异是指患者在接受诊疗服务的过程中，出现偏离临床路径程序或在根据临床路径接受诊疗过程中出现偏差的现象。变异的处理应当遵循以下步骤：

（一）记录。

医务人员应当及时将变异情况记录在医师版临床路径表中，记录应当真实、准确、简明。

（二）分析。

经治医师应当与个案管理员交换意见，共同分析变异原因并制订处理措施。

（三）报告。

经治医师应当及时向实施小组报告变异原因和处理措施，并与科室相关人员交换意见，并提出解决或修正变异的方法。

（四）讨论。

对于较普通的变异，可以组织科内讨论，找出变异的原因，提出处理意见；也可以通过讨论、查阅相关文献资料探索解决或修正变异的方法。对于临床路径中出现的复杂而特殊的变异，应当组织相关的专家进行重点讨论。

第五章　临床路径评价与改进

第十九条　实施小组每月常规统计病种评价相关指标的数据，并上报指导评价小组。指导评价小组每季度对临床路径实施的过程和效果进行评价、分析并提出质量改进建议。临床路径实施小组根据质量改进建议制订质量改进方案，并及时上报指导评价小组。

第二十条　医疗机构应当开展临床路径实施的过程和效果评价。

第二十一条　临床路径实施的过程评价内容包括：相关制度的制订、临床路径文本的制订、临床路径实施的记录、临床路径表的填写、患者退出临床路径的记录等。

第二十二条　手术患者的临床路径实施效果评价应当包括以下内容：预防性抗菌药物应用的类型、预防性抗菌药物应用的天数、非计划重返手术室次数、手术后并发症、住院天数、手术前住院天数、住院费用、药品费用、医疗耗材费用、患者转归情况、健康教育知晓情况、患者满意度等。

第二十三条　非手术患者的临床路径实施效果评价应当包括以下内容：病情严重程度、主要药物选择、并发症发生情况、住院天数、住院费用、药品费用、医疗耗材费用、患者转归情况、健康教育知晓情况、患者满意度等。

第二十四条　医疗机构应当加强临床路径管理与医疗机构信息系统的衔接。

第六章　附　　则

第二十五条　各省级卫生行政部门可根据本指导原则，结合当地实际情况制订实施细则。

第二十六条 本指导原则由卫生部负责解释。

第二十七条 本指导原则自发布之日起施行。

二、卫生部办公厅
关于进一步加强临床路径管理试点工作的通知

卫办医政函〔2011〕574号

各省、自治区、直辖市卫生厅局，新疆生产建设兵团卫生局，各试点单位：

按照深化医药卫生体制改革有关工作要求，为推动公立医院改革，我部于2009年启动了临床路径管理试点工作（以下简称试点工作）。各地在我部的统一部署下，积极开展工作，试点工作取得初步成效。为确保2011年临床路径管理工作取得实效，现就进一步加强试点工作提出如下要求：

一、进一步扩大临床路径管理试点范围

（一）扩大临床路径管理试点医院范围。各省级卫生行政部门要在前期临床路径管理试点工作基础上，按照《2011年实施临床路径管理试点医院目标数》（见附件）要求，进一步扩充辖区内临床路径管理试点医院的数量，达到50%的三级甲等综合医院、20%的二级甲等综合医院开展临床路径管理的目标。各省级卫生行政部门要结合公立医院改革试点工作要求，根据各医院既往临床路径管理工作开展情况和重视程度，重点考虑在公立医院改革试点城市和县级医院综合改革地区扩大开展临床路径管理医院的范围，并将试点医院和试点专业名单报我部医政司。

（二）增加临床路径管理试点专业和病种数。各试点医院要在现有临床路径管理工作基础上，进一步增加试点专业和病种数量。三级甲等综合医院要选取不少于10个病种开展临床路径管理，其中至少包括心血管介入、神经血管介入和骨关节植入治疗各1个病种；二级甲等综合医院不少于5个病种实施临床路径管理，其中至少包括骨关节植入治疗1个病种。

（三）提高临床路径管理病例入组率和完成率。各试点医院要进一步加大临床路径管理的执行力度，加强对本院实施临床路径管理病种的质量管理与控制，对于符合进入临床路径标准的患者，达到入组率不低于50%，入组后完成率不低于70%的目标。

二、细化完善各病种临床路径

各省级卫生行政部门要组织、指导辖区内试点医院做好临床路径管理试点相关工作。各试点医院要在我部印发的相关病种临床路径基础上，依据《临床诊疗指南》、《临床技术操作规范》、《国家基本药物目录》和《国家处方集》等规范性文件，结合本院医疗实际，进一步细化各病种临床路径，优化诊疗流程，明确治疗药物，限定使用的耗材，科学测算并严格控制单病种诊疗费用。对于城镇职工基本医疗保险、城镇居民基本医疗保险和新型农村合作医疗患者，原则上不得超过我部公布的单病种诊疗费用推荐标准。

三、着力落实试点工作绩效考核指标

各试点医院要按照我部《临床路径管理试点工作评估方案》（卫办医政发〔2010〕56号），建立以医疗质量、医疗安全、医疗服务、患者满意度、医疗效率和费用控制等为主要内容的综合评估机制，不断完善医院和科室绩效考核制度，科学引导医务人员开展临床路径管理工作。重点考核以下指标：

（一）医疗质量管理与控制指标。

1. 效率指标。临床路径管理病种平均住院日较前缩短或持平，如有延长需分析说明原因。

2. 医疗质量与医疗安全指标。

（1）临床路径管理病种死亡率、医院感染发生率、手术部位感染率、再住院率、非计划重返手术室发生率、常见并发症发生率较前下降或持平，如有升高需分析说明原因。

（2）临床路径管理病种治愈及好转率较前升高或持平，如有下降需分析说明原因。

3. 加强对抗菌药物合理使用的管理。预防性抗菌药物使用率较前下降或持平，如有升高需分析说明原因。

（二）卫生经济学指标。

1. 加强对单病种总费用的监控。临床路径管理病种单病种总费用较前下降或持平，如有升高需分析说明原因。

2. 加强对重点科室医疗费用的监控。对心血管介入、神经血管介入、肿瘤、骨科等重点科室医疗费用加强监控，尤其是对高值耗材的使用进行管理，规范诊疗行为，控制不合理医疗费用。各单病种总费用较前下降或持平，费用增长率较前下降，如有升高需分析说明原因。

四、稳步推进临床路径管理信息化建设

各试点医院要进一步加强以电子病历为核心的医院信息化建设工作，充分借鉴国内外医院信息化管理有益经验，探索临床路径信息化管理与现有医院信息系统相衔接，充分发挥信息化管理优势，减轻医务人员工作负担，提高工作效率，加强质量管理和费用控制。加强临床路径管理数据上报工作，及时向卫生部临床路径管理信息网络直报系统上传数据。各省级卫生行政部门要充分利用信息平台，及时掌握辖区内各试点医院试点工作开展情况，加强对试点工作的指导。

五、为付费制度改革奠定坚实基础

各省级卫生行政部门要深入开展临床路径管理工作，科学测算单病种诊疗费用，为建立健全单病种付费、按疾病诊断相关组付费（DRGs）等付费方式改革奠定基础。引导医院和医务人员合理利用医疗资源，进一步规范诊疗行为，提高医疗服务效率，控制不合理费用，促进医院积极主动开展临床路径工作。

六、进一步加强对试点工作评估和专项督导检查

各省级卫生行政部门要加强对本辖区内各试点医院临床路径管理工作的评估，定期组织对试点工作的督导检查，不断总结经验，及时发现问题并整改。要加强

对医务人员的培训，进一步提高对临床路径管理工作的认识，推进试点工作。我部医政司将适时组织临床路径管理试点工作办公室和临床路径技术审核专家委员会成员等有关专家，对各省（区、市）和试点医院临床路径管理试点工作进行督导和指导。请各省级卫生行政部门和各试点医院及时将有关工作情况报我部医政司。

联 系 人：卫生部医政司医疗处 邓一鸣、胡瑞荣、焦雅辉
电　　话：010-68792413、68792840、68792097
传　　真：010-68792513
邮　　箱：mohyzsylc@163.com
附件：2011年实施临床路径管理试点医院目标数

二〇一一年六月十七日

2011年实施临床路径管理试点医院目标数

省份	三级综合医院	二级综合医院	合计
	开展临床路径管理试点医院目标数（所）	开展临床路径管理试点医院目标数（所）	试点医院目标数（所）
北京	13	19	32
天津	6	5	11
河北	17	63	80
山西	13	45	58
内蒙古	13	20	33
辽宁	29	46	75
吉林	12	29	41
黑龙江	21	59	80
上海	8	32	40
江苏	14	52	66
浙江	21	35	56
安徽	14	32	46
福建	10	17	27
江西	13	26	39
山东	28	50	78
河南	25	51	76
湖北	23	47	70
湖南	17	45	62
广东	21	58	79
广西	13	26	39
海南	4	4	8
重庆	7	8	15
四川	18	64	82
贵州	10	26	36
云南	14	33	47
西藏	0	0	0
陕西	15	29	44
甘肃	12	16	28
青海	2	9	11
宁夏	2	6	8
新疆	5	34	39
合计	420	986	1406

药品名称索引（汉英对照）

C

D

E

F

G

H

J

K

L

M

N

O

P

T

W

X

Y

Z

名词缩略语

ADE	药品不良事件
ADR	药品不良反应
ALT	丙氨酸转氨酶
AST	天冬氨酸转氨酶
CEA	血清癌胚抗原
CT	电子计算机 X 射线断层扫描技术
ICD	国际代码标识符
MAC	局部浸润麻醉联合监测麻醉
PTH	甲状旁腺激素
TEM	透射电子显微镜
TG	甲状腺球蛋白
TSH	促甲状腺激素

参 考 文 献

《中国国家处方集》　人民军医出版社，2010 年版
《中国国家处方集·儿童版》　人民军医出版社，2012 年版
《马丁代尔大药典》　Milliam Martindale，药典出版社，第 37 版
《中国药典》　国家药典委员会编，中国医药科技出版社，2010 年版
《欧洲药典》中文版　欧洲药品质，中国医药科技出版社，2010 年版
《美国药典/国家处方集》　美国药典委员，第 31 版
《日本药典》　日本公定书协会，广川书店，第 3 版
《国际药典》　世界卫生组织专家委员会
韩国抗生物质医药品基准（韩抗基）　厚生大臣　津岛雄二，厚生省，1990 年版
日本抗生物质医药品基准（日抗基）　日本抗生物质学术协议会，药业时报社，1998 年版
《抗菌药合理临床应用指南》　许桓忠，张健，化学工业出版社，2008 年版
《北京市基本医疗保险和工伤保险用药信息参考》　贡联兵等，中国医药科技出版社，2006 年版

致 读 者

本系列图书中介绍的药物剂量和用法是编委专家根据当前医疗观点和临床经验并参考本书附录中的相关文献资料慎重制定的，并与通用标准保持一致，编校人员也尽了最大努力来保证书中所推荐药物剂量的准确性。但是，必须强调的是，临床医生开出的每一个医嘱都必须以自己的理论知识、临床实践为基础，以高度的责任心对患者负责。本书列举的药物用法和用量主要供临床医师作参考，并且主要是针对诊断明确的疾病的典型患者。读者在选用药物时，还应该认真研读药品说明书中所列出的该药品的适应证、禁忌证、用法、用量、不良反应等，并参考《中华人民共和国药典》、《中国国家处方集》等权威著作为据。此书仅为参考，我社不对使用此书所造成的医疗后果负责。

中国协和医科大学出版社
《临床路径治疗药物释义》编辑室